Nongzuowu Feiqiwu Yaoyong Yanjiu

农作物废弃物药用研究 I

（芒果叶、芒果核及其提取物芒果苷）

邓家刚◎主编

北京科学技术出版社

图书在版编目（CIP）数据

农作物废弃物药用研究 I（芒果叶、芒果核及其提取物芒果苷）/邓家刚主编 . —北京：北京科学技术出版社，2018.5
ISBN 978 - 7 - 5304 - 9200 - 0

Ⅰ. 农…　Ⅱ. ①邓…　Ⅲ. ①芒果苷 – 研究　Ⅳ. ①R93

中国版本图书馆 CIP 数据核字（2017）第 182110 号

农作物废弃物药用研究 I（芒果叶、芒果核及其提取物芒果苷）

主　　编：	邓家刚
责任编辑：	杨朝晖　张　洁　董桂红　吕　艳　周　珊
责任校对：	贾　荣
责任印制：	李　茗
出 版 人：	曾庆宇
出版发行：	北京科学技术出版社
社　　址：	北京西直门南大街 16 号
邮政编码：	100035
电话传真：	0086 - 10 - 66135495（总编室）
	0086 - 10 - 66113227（发行部）
	0086 - 10 - 66161952（发行部传真）
电子信箱：	bjkj@ bjkjpress. com
网　　址：	www. bkydw. cn
经　　销：	新华书店
印　　刷：	三河市国新印装有限公司
开　　本：	787mm × 1092mm　1/16
字　　数：	718 千字
印　　张：	29.5
版　　次：	2018 年 5 月第 1 版
印　　次：	2018 年 5 月第 1 次印刷

ISBN 978 - 7 - 5304 - 9200 - 0/R · 2352

定　　价： **498.00 元**

编 委 会

前　　言

　　农作物废弃物作为中药用于防治疾病和养生保健具有悠久的历史。我国现存最早的经典本草著作《神农本草经》就收载了多种来源于农作物废弃物的中药，如桑根白皮、大豆黄卷、桃仁、杏仁、郁李仁等。从《神农本草经》所载作为中药的农作物废弃物的来源之广、应用之多，足可窥古人重视废物利用之智慧！自《神农本草经》之后，历代本草著作都收载有大量的来源于农作物废弃物的中药，且其来源及应用范围也在不断地扩大。无论是植物的还是动物的，陆生的抑或水生的，可食用的或不可食用的，都可被医家用来防治疾病和养生保健。古代农作物废弃物作为中药应用具备以下特点：一是与农业社会的技术发展水平相适应，主要以自然存在的物质和农业生产获得的物质为药物的主要来源；二是应用中医药的传统方法，在反复临床观察总结的基础上，引入哲学的思维，加以抽象概括，获得宏观的认识，并逐渐将其上升为用药规律和中药理论；三是医家是药用价值发现的主体，在医药一体化的个体实践积累中起直接的、主要的作用。这三个特点其实也是我国传统中药新药发现的特点。

　　芒果叶，为漆树科植物芒果的叶，味酸、甘，性凉、平，归肺、脾、胃经，具有行气疏滞、去瘀积的功效，用于热滞腹痛、气胀、小儿疳积、消渴（《广西中药材标准》1990年版）。此外，在壮族地区，人们常用其治疗外感风热、咳嗽痰多等疾病，这说明其具有清热、止咳、化痰等功效。广西中医药大学自20世纪70年代初利用芒果叶成功研制出"芒果止咳片"以来，一直将芒果叶列为重点的研究对象。特别是2001年以来，在国家和地方政府的大力支持下，我带领科研团队，先后承担了科技部西部重大专项、国家自然科学基金课题、广西科学技术厅科技攻关计划课题等一批省部级以上的科研课题，在中医药理论与传统应用经验的指导下，应用天然药物化学、药理学、分子生物学及多种现代分析手段，对芒果叶及其提取物芒果苷进行了系统深入地研究，证实了芒果叶及其芒果苷具有抗炎、止咳化痰、调节免疫、保肝和抗肿瘤等多种药理作用，并从多个层面揭示了这些药效的作用机制。同时，我们还开展了以芒果叶和芒果苷为原料的制剂工艺、质量标准和临床应用研究，为将芒果叶及其提取物芒果苷开发成创新中药提供了科技依据，也为大宗农作物废弃物综合利用，特别是将农作物废弃物作为中药新资源的重要来源进行研究提供了有益的示范。

　　正是从将芒果叶开发成为一种治疗药物"芒果止咳片"的例子中看到农作物废弃物作为中药新资源的巨大潜力，同时结合温习中医药发展史、传统中药发现途径所得到的启示，经过从个别例子到普遍规律的思维整合，2009年，我首次提出了开展农作物废弃物药用研究的重大命题，从中医药学科领域阐明了农作物废弃物药用研究的范畴、开展农作物废弃物药用研究的基本任务和途径、开展农作物废弃物药用对中药可持续发展及保护生态和促进农业循环经济的发展等方面的意义。我还在广西百色国家农业科技园区成立了我国第一个"农作物废弃物功能成分筛选研究与产品开发中心"，并依托园区的博士后工作站，首次招收以农作物废弃物药用研究为研究方向的博士后。以此为开端，我全面开展了农作物废弃物药用研究科研平台和科研团队建设和国际合作、学术交流等一系列科研活动，且经过8年多的努力，取得了可喜的成绩。例如，在平台建设方面，2013年经广西教育厅批准资助创建了"广西高校农作物废弃物功能成分研究协同创新中心"。在人才培养方面，先后培养博士后、博士研究生、硕士研究生40多名。在研究对象方面，除了芒果叶外，所研究的农作物废弃物扩大到芒果核、甘蔗叶、西瓜藤茎、番茄叶、肉桂叶、八角叶、木薯叶、木菠萝叶、香蕉皮、荔枝核、梭子蟹壳、三七药渣等。在科研项目方面，承担了各类科研课题60多项，发表论文150多篇，获得多项科研奖项，如2005年"芒果止咳片的研制与开发"获广西科学技术进步奖三等奖（2005 - 3 - 006 - 01），2008年"芒果苷国家标准品及芒果叶提取物质量控制关键技术的研究"获广西科学技术进步奖二等奖（2008 - 2 - 033 - 01），2010年"芒果叶药用基础系统研究与产品开发"获中华中医药学会科学技术奖二等奖（201002 - 12ZY - 27）、"工业提取用芒果叶"（DB45/T 513 - 2008）获广西政府重要技术标准奖。在国际合作与交流方面，以农作物废弃物药用为主要研究方向，与泰国、澳大利亚等国家的高校分别组建了"中 - 泰传统药物联合实验室"和"中 - 澳传统药物现代研究联合实验室"；先后成功地召开了三届"农作物废弃物功能成分筛选暨芒果苷研究国际学术研讨会"，来自泰国、越南、马来西亚、老挝、缅甸、澳大利亚、印度、古巴、德国、美国、英国、法国等国家以及中国香港、台湾等地区的专家，和中国药科大学中药学院、中国医学科学院药物研究所、中国中医科学院、南开大学、北京中医药大学、成都中医药大学、黑龙江中医药大学、天津药物研究院等国内著名科研院所的专家学者出席会议并进行了广泛的学术交流。我先后应邀在南宁、桂林、柳州、钦州、北京、天津、成都等地的学术会议上做专题报告。在2010年"第四届中泰传统医药和天然药物研究国际学术研讨会"（泰国孔敬）、2011年"第八届世界中医药大会"（英国）和2012年"首届世界中联美洲中医药国际合作与发展论坛"（墨西哥）等国际学术大会上，我以芒果叶药用研究为例，介绍了我的研究团队在农作物废弃物药用研究方面所做的积极而卓有成效的探索，受到国内外专家学者的普遍关注。

春华秋实。为了更好地展示农作物废弃物药用研究的阶段性成果，总结经验与教训，我从2000年以来所发表的与芒果叶及其提取物芒果苷研究相关的近百篇学术论文中选择了80余篇，编成《农作物废弃物药用研究Ⅰ（芒果叶、芒果核及其提取物芒果苷）》一书。本书共分为"概论""质量控制技术研究""药效毒理研究""制剂工艺研究"四章，其中"药效毒理研究"部分又分为"抗炎作用研究""免疫保肝作用研究""抗肿瘤作用研究""复方及衍生物药效研究""毒性研究""其他"。书后附有已经公开发表的与芒果叶、芒果核及芒果苷研究相关的论文索引和博士后、博士研究报告摘要。

本书能够顺利编撰出版，不仅得到国家自然科学基金、国家科学技术部、广西科学技术厅、广西壮族自治区教育厅、广西中医药管理局及广西中医药大学的大力支持，而且得到了芒果叶研究团队全体成员的支持，是芒果叶研究团队集体智慧与汗水和心血的结晶。

为此，谨致以衷心的感谢！在本书编撰整理和编排出版过程中，我的学生陈仪新、杜正彩、郝二伟、侯小涛等及北京科学技术出版社中医学图书事业部编辑都付出了辛勤的劳动，于此一并致以诚挚的谢意！

人类社会的文明与进步，总是依赖于不断发明或发现新的物质、新的方法、新的知识和新的理论。中医药也是在不断吸取时代进步的成果来丰富自我的过程中得到发展和日臻完善的。当今时代，由于生态环境的人为破坏，中药野生资源锐减，部分中药品种濒临枯绝；中医药国际化进程促进中药全球化，应用中药的人口增加，中药供求的矛盾突出。因此，采取积极的措施，将大宗农作物废弃物作为中药的新资源开展广泛系统的药用研究，能为中医药可持续发展提供有力保障。真心希望本书能为中医药协同创新研究提供有益的借鉴和示范。

邓家刚

2017 年 3 月 30 日于邕城

目　　录

第一章 概 论

农作物废弃物药用研究的战略意义与基本思路

2009 年 3 月底，作者在多种场合上公开表述了"关于中药资源可持续发展的三大非主流战略思考"这样一个命题：要实现中药资源的可持续发展，应当将化学物质作为一种中药新资源来研究；要实现中药资源的可持续发展，应当开展农作物废弃物的药用研究；要实现中药资源的可持续发展，应当调整中药国际化的思路，限制非医用中药的消耗。本文主要从宏观层面上，讨论为何要开展农作物废弃物药用研究及采取哪些措施来实施这一项研究。

1 开展农作物废弃物药用研究的战略意义

所谓"农作物废弃物"，是指农民种植的作物的非主要经济目标产品部分，且在传统的生产活动中，该部分主要不以药物或其他有价值的商品来应用。如，菜农种植番茄，其主要的经济目标产品是番茄的果实，而番茄的茎、叶为非主要经济目标产品部分；又如，果农种植芒果、西瓜、香蕉，其主要的经济目标产品是芒果、西瓜、香蕉的果实，而在芒果生长过程中剪枝所产生的芒果叶、在摘收西瓜及香蕉后剩余的茎和叶，即为芒果、西瓜、香蕉的非主要经济目标产品部分。诸如此类，即为我们所称的"农作物废弃物"。在以往的生产活动中，这些非主要经济目标产品大部分被丢弃了。我们所要做的，就是应用现代科学技术来研究这些部分的药用价值，从而赋予其新的用途。关于这项研究的战略意义，可以从其对医药、生态及社会等方面的意义来认识。

1.1 开展农作物废弃物药用研究，是保障中药（植物药）资源可持续发展的重要途径

中药（植物药）资源是中医药（传统医药）的基础。中医药的存在与发展，很大程度上取决于中药资源的可持续发展。我国开发利用中药资源的历史源远流长，有资料指出，我国天然药物种类已达 12772 种，其中植物来源的为 11118 种，动物来源的为 1574 种，矿物来源的为 80 种。这一数字，不仅说明我国的天然药物品种极为丰富，而且也说明我们对植物药的极大依赖。尤其在当今世界，社会各项事业迅猛发展，中药资源与社会需求之间的矛盾越来越突出。在众多因素中，以下四个因素对中药资源的影响尤为重要。

其一是应用中药的人口激增。从国内人口来看，我国人口在新中国成立之初约为 4.50 亿，20 世纪 60 年代约为 6.00 亿，第四次全国人口普查时为 11.60 亿，第五次全国人口普

查为12.95亿。而且随着我国对外开放的不断深入，中医药的影响半径不断增大，世界各国应用中药的人越来越多，仅海外华人就有4800万以上。2008年，我国中药出口总额为13.00亿美元，全球与中国开展中药贸易的国家有163个，其中进口中药的国家154个。尽管现代社会已不像古代中国那样单纯地应用中药治病，且很大比例上应用的是化学药物，但应用人口基数大，消耗的中药资源自然就多。

其二是非医用中药的消耗。这也是加剧中药资源供求矛盾的主要因素。当代中药的应用目的已远远超过医治疾病的范围。各种中药产业，如保健、美容、药膳等，迅猛发展，与中医医疗市场争夺着有限的中药资源。

其三是天然植物提取物市场日益扩大。随着全球对天然药物的热衷，以及植物化学、现代制药等高新技术的迅速发展，从天然植物药中寻找新的药物化合物或前体药物的研究方兴未艾，并已逐渐形成了产业规模，有资料指出，植物提取物消耗的药材量大约占药材总量的10%。一方面，这是一种药物开发研究的进步；但另一方面，这也是对中药资源的一种残酷掠夺。例如，葛根中的葛根素提取率为3.58%（微波辅助），罗汉果甜苷V只占鲜果0.5%，银杏叶中银杏总黄酮只有0.15%，而在提取完所需物质后，这些药物的其余部分都被丢弃了。诚然，通过天然植物活性成分的研究来寻找新药开发的思路，是一条很好的途径，且这方面已经有延胡索素、麻黄素等成功的例子，但现在的情况不是这样，大量的提取物生产企业犹如雨后春笋般在各地纷纷设立，这对中药资源的可持续发展来说，福兮祸兮？

其四是自然环境、物种的变化、无序的采挖以及国际上动植物保护法律法规的实施等。这一系列因素的综合作用，加剧了中药资源紧缺的局面。如近年来各地开展的大面积种植经济林及对林地的经济性开发，破坏了大量的植被，造成大量原生植物资源被破坏及毁灭；有些野生物种资源由于多年来工业化的生产而被大量采挖，蕴藏量急剧减少，如两面针、甘草等。

基于以上原因，不少专家学者对如何满足国人与国际市场对中药不断增长的需求这样一个亟待解决的问题，进行了从宏观到微观的思考，提出了不少有利于中药资源可持续发展的设想。也正是这个时候，我们提出了开展农作物废弃物药用研究的构想，目的就是要开拓中药资源研究的新视野、新思路，增加药用植物的新资源。

1.2 开展农作物废弃物药用研究，有利于保护环境，促进生态农业的发展

中药产业是一种资源依赖性的产业。在中药的应用需求有增无减，而中药的天然资源则有减无增这对矛盾中，前者是改变不了的，所以只能想方设法改变后者。

近十多年来，为了解决这个问题，在实施中药现代化的过程中，国家加大投入力度，建设了若干中药生产基地；一些规模大的中药制药企业，也纷纷选择适宜的产地，建立与自身主导产品相关的大宗中药品种生产基地。宛西制药不惜花费巨资，在全国一些地方建立起年产量200吨以上的中药材定点种植基地，如河南武陟县的山药基地，河南温县的地黄基地，安徽金寨县、铜陵县的茯苓和牡丹皮基地，福建省建瓯县的泽泻基地等。又如三九药业在河北、安徽、贵州、内蒙古、山东等地建立了沙参、瓜蒌、板蓝根、桔梗、人参、红花、太子参、远志、玫瑰花、云木香、柴胡、黄芪、黄芩等13个中药材的GAP种植基地。全国目前已经有中药种植基地一千多个，接近国家GAP认证的基地有500个；中药材的种植面积在140万公顷左右。

大规模的中药种植，形成了新兴的中药农业。这在一定程度上缓解了中药的供需矛盾。但由于我国是土地资源极其紧缺的国家，大量的中药种植，占用了大量农业经济作物的用地，加剧了土地资源紧缺的矛盾。因此，开辟新的植物药资源、寻找具有新用途的或可能替代现有品种的植物药物，是一项紧迫而又任重道远的任务。我们提出的开展农作物废弃物药用研究，就是一项能够增加新的药用植物资源而又不占用土地资源的措施。而且，农业生产中所产生的大量农作物废弃物，以往绝大部分或被就地焚烧，或被直接丢弃在田埂、河道中，造成严重的环境污染。如广西每年生产的甘蔗约 5000 万吨，产生的甘蔗叶多达 750 万吨，而这些甘蔗叶除少量被用作牛的饲料外，绝大部分被就地焚烧处理。又如广西是芒果的种植大省之一，仅百色右江河谷就有近 27 万公顷，每年修枝、剪枝所产生的芒果叶超过 20 万吨，而这些芒果叶也大都被焚烧或丢弃。番茄叶、西瓜叶等大宗农作物的情况亦大概如此。焚烧这些数量众多的农作物废弃物，会使大量的废气排入空中，造成空气质量下降，影响生态环境。只有将这些农作物废弃物利用起来，才有可能改变这种状况。

1.3 开展农作物废弃物药用研究，有利于促进循环经济发展，构建和谐社会

所谓循环经济，是一种以资源的高效利用和循环利用为核心的经济增长模式。从对资源利用的角度说，传统经济是粗放的、一次性的，通过把资源持续不断地变成废物来实现经济的数量型增长，而循环经济倡导的则是一种与环境和谐的经济发展模式。我们所提出的农作物废弃物药用研究，属次级再循环，即"将废物资源转化成其他产品的原料"，也就是将农作物废弃物转化为药品或保健品等的原料。

为推进我国循环经济的发展，国家发展改革委员会、环境保护部采取了若干项措施，其中提到要"大力开展资源综合利用，最大限度利用资源，减少废弃物的最终处置，要对生产过程中产生的农业废弃物进行综合利用"。事实上，自从 20 世纪 90 年代可持续发展战略确立以来，发达国家正在把发展循环经济、建立循环型社会看作是实施可持续发展战略的重要途径和方式。我国在发展循环经济时也进行了不少的试点，但多数是工业方面的项目，在农业方面，特别是在将农作物废弃物开发成新的药用资源方面，尚没有先例。我们提出开展农作物废弃物药用研究，正符合国家发展循环经济的战略需求，有着广阔的应用前景。

另一方面，开展农作物废弃物药用研究，将原来被视为废物的东西，利用现代科学技术将其应用价值挖掘出来，变废为宝，不仅解决了原来处理方式所带来的污染环境等问题，而且也增加了农作物的附加值，从而给农民脱贫致富找到新的路子。可以说，这是既有经济效益又有社会效益，既有必要性又有可行性的科研项目。芒果叶研究就是一个典型的例子。20 世纪 70 年代初，广西中医学院对芒果叶的药效作用开展了研究，并成功地开发了以芒果叶为主要原料的"芒果止咳片"。经过近 30 年的不断发展，现全国已有 4 家制药企业和 1 家医院在生产此药及其他以芒果叶为原料的医院制剂，且这些药物的年销售收入已超过 6000 万元。这为百色等地区的农民带来近百万元的收入。这项研究更重要的意义在于，有力地延伸和扩展了芒果种植的产业链，成为衔接农业与工业、果业与药业之间的桥梁。

2 开展农作物废弃物药用研究的基本思路

我们提出的农作物废弃物药用研究的总目标就是以芒果叶、甘蔗叶、西瓜叶、番茄叶等大宗农作物废弃物为研究对象，筛选具有抗炎、抗肿瘤、抗衰老、降血糖、降血脂等功能的成分，并进行相应的药效评价，探明其作用机制与靶点，建立农作物废弃物中可利用的活性成分的数据库，力争从农作物废弃物中寻找到可利用的药用资源，解决中药资源日益枯竭、农作物废弃物污染环境等现实问题。要实现这个目标，现阶段及今后相当长的一个时期，我们必须着力做好以下四个方面的事情。

2.1 开展农作物废弃物药用研究的学术讨论，形成共识，争取政策支持

将农作物废弃物作为一种新的药用资源来研究，在理论上具有深远的意义，但在实际操作上却有很多的困难。首先是认识上、政策上的问题。尽管多数学者及政府官员对此持赞赏的态度，但由于它问世时间短，还是医药学界的新生儿，大家对此还很陌生，且除芒果叶研究外，其余废弃物的前期研究基础还很薄弱，甚至连文献资料都难以找到，所以还不可能令大多数人信服。这就需要学术界给予大力的支持，需要学术界一边脚踏实地积极开展研究，一边通过各种途径，宣传论证这个学术主张的可行性。更重要的是，要呼吁政府对此给予立项支持，只有将其列入国家发展循环经济和生态农业、保障中药资源可持续发展战略的措施中，才有可能将此项目开展起来并实现其预期的目标。

2.2 构建农作物废弃物药用研究的技术平台

技术平台是科学研究的基础。尤其是涉及多学科的研究，必须有一个技术集成的平台，才有可能保证研究目标的实现。开展农作物废弃物药用研究，是一项复杂的系统工程。从学科领域上看，其涉及农学与医药学；从产业分类上看，其涉及第一产业的农业与第二产业的制药业，承前启后，衔接两大产业；从科学技术的角度来看，其涉及现代生物信息处理技术、植物化学（中药化学）技术、制药工艺技术、质量控制与仪器分析技术、现代药效筛选技术、食品工程技术等。因此，开展农作物废弃物研究必须选择基础条件较好的研究机构。例如，在广西，可以选择百色国家农业科技园区与广西中药药效筛选研究中心，前者是国家级的农业科技研究平台，后者则是省级的中药科技研究平台。在构建农作物废弃物功能性成分筛选技术平台的研究体系、研究团队、技术装备、运行机制等时，均应按国际先进水平的要求来设计，并给予足够的科研经费支持，以保证项目研究的顺利开展，力争在较短的时间内取得示范性的成果。

2.3 开展农作物废弃物民间应用情况的调查，制定中长期结合的研究规划

尽管这项研究是最近才提出的，但其研究对象却是与人们日常生活息息相关的农作物，而农作物的用途是人类社会经历漫长的农耕时代而逐步积累和发展起来的，中医药学中的"药食同源"就是建立在对这种生产与生活方式的认识上的。因此，有理由认为，民间一定有极为丰富的应用农作物废弃物来防治疾病的经验，只不过可能是以散在的、个别的形式存在罢了，这些经验将为农作物废弃物研究提供科研线索。芒果叶的研究线索就是来源于20世纪70年代初中国的中草药运动。在那次运动中，科研人员在百色等地进行寻医问药调查时，发现当地农民有用芒果叶煮水喝来治疗咳嗽、痧证等病的习惯。根据这一民间应用所提供的思路，科研人员对芒果叶进行了一系列的研究，从而产生了"芒果止咳

片"等广西原创的治疗感冒、咳嗽的中药新药。因此，可以说，民间对农作物废弃物的应用经验是我们开展这项研究的源泉。我们必须在构建技术平台的同时，对农作物废弃物的应用情况展开全面的调查（包括文献的和现场的调查），并在掌握第一手资料的基础上，制定此项研究的规划，明确其近期和远期的研究目标、任务、具体对象和具体内容、实施的步骤、进度和经费筹措等，确保研究方向和目标任务的稳定可行，避免半途而废。

2.4　组成农作物废弃物药用研究的科研联盟

农业是人类社会的基础产业，即使最发达的国家也离不开农作物（只是种植方式不同而已）。以芒果为例，全球有近 70 个国家种植芒果。西瓜、番茄等也都是世界性的大宗农作物。在我国，从东到西，从南到北，都种植西瓜。也就是说，农作物废弃物药效作用研究，是可以成为、也应该成为国际性合作项目的。事实上，在我们较系统地研究与芒果苷有关的文献时发现，西方国家对于芒果叶和芒果苷的研究起步比中国要早，尤其是在基础研究方面做得比较深入，而我们的工作则更多地注重应用研究，尤其是在临床应用与产品开发方面，取得了不少的成果。不同国家的专家学者在这个方面各有优势、各有特色，应该联合起来，组成科研联盟，搭建起两个平台——学术交流平台和技术支撑平台，就共同感兴趣的某一农作物废弃物形成合作科研项目，制定统一的、可执行的科研方案，并按各自的科技优势进行分工协作。这样，我们就有望在较短的时间里，在农作物废弃物药效作用研究这一领域里做出划时代的贡献。

（邓家刚）

中药非传统药用部位的研究概况

目前使用的中药材往往取自植物或动物体的某一部位，如仅用植物的根、根茎、叶、花或果实等，或者仅用动物的角、骨、甲（壳）等。非药用部位常被作为废料而丢弃。以人参为例，人参以其根入药，而人参的茎叶都含有人参皂苷，药用价值很高，却常被忽视。近年来，由于应用现代科学技术对单味药进行深入的研究，人们在许多中药的非药用部位的取舍上有了新的见解[1]。另外，随着中药被世界越来越多的人所认识，中药需求量猛增。但是中药野生资源逐年减少，有些品种已濒临灭绝。通过对某些植物的不同部位进行化学分析、药理实验和临床观察等对比研究证明，可以扩大它们的应用或药用部位，提高中药的利用率。杨宝德[2]认为，传统中药非药用部位研究的内容主要有两个方面：一方面是证明需要去除非药用部位的机制，纠正过去以讹传讹的是非问题；另一方面是研究非药用部位的药用价值，开发中药新资源。本文对我国 18 种常用中药的非传统药用部位的研究概况进行综述，为合理去除非药用部位、保证药用部位的疗效以及充分利用非药用部位资源提供一定的理论基础。

1　根与根茎

胡跃等[3]对阿魏根茎的化学成分进行了系统的研究，从阿魏根茎的95%乙醇提取物的乙酸乙酯萃取层分离鉴定了3个化合物。Kojima K 等[4]从蒙古产的阿魏根中得到13个化合物，其中4个为新化合物。杨俊荣等[5,6]从臭阿魏根中提取分离得到9个化合物并分别鉴定了其结构，其中5个化合物为首次从该植物中分离得到；另首次从新疆阿魏中得到7个化合物。朱耕新等[7,8]从铜山阿魏的根石油醚提取部位中分离得到7个化合物，并鉴定了其中6个化合物的结构。倪慧等[9]从多伞阿魏根的挥发油中分离出的62个色谱峰中鉴定了34种成分，测定了其相对含量。宋东伟等[10]从多伞阿魏中分离得到7个化合物。杨新涛等[11]首次从圆锥茎阿魏根中提取分离得到2种化合物。白权等[12]采用紫外分光光度法比较测定，发现半夏皮及须根中都含有较多的总生物碱，认为半夏在加工过程中去除皮及须根的问题值得进一步研究。毕丽[13]以药用枸橘的根制成枸橘根酊剂，且发现其止牙痛作用近期疗效显著，与盐酸吗啡注射液的镇痛作用相似。郭志凌等[14]研究发现穿心莲根具有减轻心肌缺血再灌注损伤的作用，且其作用与抗氧自由基有关。彭小梅等[15]通过实验明确地肤子的根具有降血糖、预防糖尿病肾病的作用，并可能有降甘油三酯作用；其降血糖机制可能是刺激胰岛 B 细胞释放胰岛素。

2　茎叶

秦坤良等[16]用电感耦合等离子体原子发射光谱法测定了温郁金根、茎叶中 Ca^{2+} 等8种微量元素的含量，并对不同部位微量元素的含量进行了比较。汤淙淙等[17]从温郁金茎叶的石油醚提取部位分离纯化得到5个化合物，并对其进行了结构鉴定，认为温郁金茎叶石油醚提取部位是抗肿瘤的主要活性部位。王利霞等[18]首次从温郁金地上茎叶部分的石油醚提取部位分离得到9个倍半萜类化合物。秦坤良等[19]从温郁金茎叶中共分离得到80个气相色谱峰，并鉴定出了25个成分，发现茎叶中所含成分与传统用药部位块根中成分差异较大，但是其仍含 β-榄香烯等丰富的活性成分。

3　叶

张少梅等[20]从广西巴豆叶精油中分离出27个组分，并鉴定出了其中21种化合物。畅行若等[21]从补骨脂叶中分离得到2种化合物，并鉴定出了其结构。张广江等[22]分别采用4种不同的浸提方法对补骨脂叶甲醇溶液进行高效液相色谱分析，并结合紫外光谱比对，发现补骨脂叶中含有补骨脂素类成分，且不同的处理方法使化学成分发生了显著的量变。罗思齐等[23]从北柴胡茎叶中分离得到5个化合物，并分别鉴定了其结构。Kobayashi Y等[24]从圆叶柴胡分离得到新的三萜皂苷 rotundiosides E 和 rotundiosides F 以及微量的新三萜皂苷元 rotundiogenin C 和 rotundiogenin F。李钧敏等[25]观察了大血藤叶片的抑菌作用。结果显示，大血藤叶片70%乙醇提取物对金黄色葡萄球菌及大肠杆菌都有明显的抑制作用，且对大肠杆菌的抑制效果好于金黄色葡萄球菌；不同溶剂的萃取物中石油醚与四氯化碳萃取物对大肠杆菌及金黄色葡萄球菌都有明显的杀菌作用，而相应的乙醚萃取物只对大肠杆菌有明显的杀菌作用。葛明菊等[26]通过高效液相色谱（HPLC）法对大血藤叶片的黄酮类化合物进行含量测定。结果表明，大血藤叶片主要含有8种不同的黄酮，总黄酮含量为 82.25mg/g。李钧敏等[27]对不同产地大血藤叶片提取物的抑菌活性进行了比较，发现大血藤叶片有一定的抑菌活性。周凤琴等[28]对丹参叶进行化学成分的预试，初步确定丹参叶中含黄酮类、酚酸类、皂苷类及香豆素类成分，并采用 HPLC 法测定丹参酚酸 B。潘晓军等[29]测定温郁金不同部位挥发油含量及挥发油中莪术醇含量。结果表明，温郁金叶等传统非药用部位跟温郁金块根等药用部位的提油率接近或比之稍高。汪冰等[30]从钩藤叶中分离得到 5 种化合物。辛文波等[31-32]对毛钩藤叶的化学成分进行研究，分离鉴定了 11 种化合物，其中 9 种为黄酮类化合物；还对毛钩藤叶的生物碱类成分进行研究，分离鉴定了 11 种化合物。林晓亮等[33]通过小鼠的自主活动及诱导小鼠睡眠时间实验，观察毛钩藤叶的镇静催眠作用。结果表明，毛钩藤叶具有显著的中枢抑制作用。李弘等[34]采用薄层扫描法考察各产地厚朴叶中厚朴酚及和厚朴酚的含量，发现厚朴叶中厚朴酚及和厚朴酚含量约为厚朴皮中含量的 1/4。刘晓鹏等[35]采用正交试验，研究超声辅助提取厚朴叶中厚朴酚及和厚朴酚的方法，用 HPLC 法测定厚朴酚及和厚朴酚的含量，确定了其最佳提取工艺。黄晓燕等[36]采用 HPLC 法测定厚朴叶不同采收期中厚朴酚、和厚朴酚的含量并进行动态研究。结果表明，厚朴叶中总酚含量最高期在 10 月下旬。卫莹芳等[37]通过小鼠最大耐受量测定法进行厚朴叶的急性毒性研究，并对叶和皮不同溶剂部位提取物的镇咳和胃肠推进作用进行了比较研究。结果显示，在实验剂量范围内，厚朴叶几无毒性；其低剂量的石油醚和乙醚提取部位有较强的镇咳和胃肠推进效果。陈耀祖等[38]对甘肃岷县所产道地当归新鲜叶的挥发油的化学成分运用气质联用技术进行分析，鉴定出 16 种成分，并通过药理实验证明其对面部黄褐斑有一定的疗效。兰州医学院第一附院妇产科等单位[39]用当归叶浸膏片治疗 281 例痛经、月经不调和闭经患者，发现其对痛经疗效最高，其次为月经不调，疗效最差者的是闭经。结果显示当归叶浸膏片长期服用可促进子宫发育，且无其他不良反应，其药理作用在性质上及作用强度上与当归流浸膏相比没有明显差异。

4 果实及种子

牟茂森等[40]提取菘蓝种子中的脂肪酸并对其进行分析，鉴定出了 11 种脂肪酸成分。Ishikawa 等[41]从新鲜北沙参果实中分离得到了 7 种单萜或单萜苷、11 种芳香苷、6 种烷基化糖苷类以及腺苷、5 种糖苷。梁淑芳等[42]对杜仲果实的含油率、杜仲油的理化常数、油的脂肪酸组成、杜仲种仁蛋白质的氨基酸组成、维生素和矿质元素分别进行了测定和分析。结果表明，杜仲种仁含有丰富的营养素，含油脂蛋白质等成分。陈振江等[43]应用十二烷基硫酸钠 - 聚丙烯酰胺凝胶电泳（SDS - PAGE）技术进行研究，测定厚朴种子蛋白质成分的分子量，并由电泳图谱鉴别其品种。

5 花

王筠默等[44]发现刺五加花水提液能显著缩短戊巴比妥钠所致小鼠入睡时间，能明显提高小鼠的抗电惊厥能力；水提液及挥发油制剂可使豚鼠离体心脏冠脉流量增加，可使兔耳血管扩张、灌流量增加，可使麻醉猫血压下降，大鼠静脉注射刺五加花水提液可对抗垂体后叶素所致心电图 T 波抬高；小鼠腹腔注射刺五加水提液及挥发油制剂后可明显提高其常压耐缺氧能力，小鼠口服刺五加花水提液和挥发油制剂后可显著增加其在温水中游泳时间，表明刺五加花水具有一定的抗疲劳作用；急性毒性试验小鼠静脉注射刺五加花水提液的半数致死量为（7.61±0.71）g/kg，腹腔注射的半数致死量为（31.2±2.25）g/kg。胥保生等[45]报道了刺五加花及果的挥发油、乙醇提取物和水提取物在中枢神经系统、心血管系统、免疫系统方面和它的解毒作用的初步药理研究，认为刺五加花果有相当广泛的药理作用，可提高机体对有害刺激的非特异抵抗力，增强垂体－肾上腺皮质系统的功能，提高机体的适应性和耐受性，降低多种致病因子对机体损害。

6 小结

对传统中药非药用部位的研究主要涉及其化学成分、生药鉴别、药理作用、临床应用等几个方面，作者将18种常见中药的传统药用部位与非药用部位进行了对比，见表1-1。

表1-1 传统药用部位与非药用部位比较

药名	传统药用部位	传统药用部位功效	非药用部位	新作用或新发现
阿魏	树脂	消积，散痞，杀虫	根茎、根	分离鉴定出多种新化合物
半夏	干燥块茎	燥湿化痰，降逆止呕，消痞散结	半夏皮及须根	半夏皮及须根中都含有较多的总生物碱
枸橘	果、叶、刺	果：健胃消食，理气止痛；叶：行气消食，止呕；刺：主治风虫牙痛	根	止痛、镇痛作用
穿心莲	干燥地上部分	清热解毒，凉血，消肿	根	具有减轻心肌缺血再灌注损伤、抗氧自由基作用
地肤子	干燥成熟果实	清热利湿，祛风止痒	根	具有降血糖、预防糖尿病肾病的作用
温郁金	干燥块根	治疗肺癌、肝癌、乳腺癌、胸腹水等	茎、叶	①叶中 Ca、K、Mg、Mn 含量较高；②分离鉴定出9个倍半萜类化合物；③茎叶中所含挥发油成分与块根中成分差异较大
巴豆	果实	治冷积凝滞，胸腹胀满急痛，血瘕，痰癖，泻痢，水肿，喉风，喉痹；外用蚀疮	叶	从广西巴豆叶精油中鉴定出21种化合物
补骨脂	果实	温肾助阳，纳气，止泻	叶	分离得到2种化合物，并鉴定为补骨脂素及异补骨脂素
柴胡	干燥根	和解表里，疏肝，升阳	叶、花	①从叶中得到5个化合物和3个新的三萜皂苷类化合物；②北柴胡花中分离得到7个化合物
大血藤	干燥藤茎	清热解毒，活血，祛风	叶	①叶片乙醇提取物有一定的抑菌活性；②叶片主要含有8种不同的黄酮，总黄酮含量为82.25mg/g

续表

药名	传统药用部位	传统药用部位功效	非药用部位	新作用或新发现
丹参	干燥根及根茎	祛瘀止痛，活血通经，清心除烦	叶	丹参叶中含黄酮类、酚酸类、皂苷类及香豆素类成分
钩藤	带钩茎枝	清热平肝，息风定惊	叶	①分离得到 5 个化合物；②显著的中枢抑制作用
当归	干燥根	补血活血，调经止痛，润肠通便	叶	①鲜叶挥发油中鉴定出 16 个成分，对治疗面部黄褐斑有疗效；②当归叶制剂与当归流浸膏的药理作用基本一致
厚朴	干燥皮、根皮及枝皮	燥湿消痰，下气除满	叶	①厚朴叶中也含有厚朴酚与和厚朴酚；②叶的石油醚和乙醚提取部位有较强的镇咳和胃肠推进效果
菘蓝	根，叶	清热解毒，凉血	种子	鉴定了菘蓝种子中 11 种脂肪酸成分
北沙参	干燥根	养阴清肺，益胃生津	果实	分离得到了 7 种单萜或单萜苷、11 种芳香苷、6 种烷基化糖苷类以及腺苷、5 种糖苷
杜仲	干燥树皮、叶	补肝肾，强筋骨，安胎	种子	杜仲种仁含有丰富的营养素，含油脂、蛋白质
刺五加	根和地下根茎、叶	益气健脾，补肾安神	花	对中枢神经系统、心血管系统、非特异性防御能力均有一定影响，增强垂体－肾上腺皮质系统的功能，提高机体适应性和耐受性及减低多种致病因子对机体损害

　　研究结果显示，不少非药用部位具有与传统药用部位相同或相近的化学成分及作用，可考虑将其作为替代药材资源；部分非药用部位中含有与药用部位不同的新的化学成分，或者是有新的药理作用和临床用途，这对于开发新的药材资源具有一定的意义。但是此研究比较零散和粗浅，有必要进行更为深入及系统的研究。

参考文献

[1] 张振山，刘金成，李玉山，等. 中药标准化初探. 中医药学，1993(3)：27－29.

［2］杨宝德. 浅谈中药非药用部位的取舍. 中医药研究，1994（3）：56 － 57.

［3］胡跃，李晓东，李国玉，等. 阿魏的化学成分研究. 中国现代中药，2009，11（7）：18 － 19.

［4］Kojima K，Isala K，Purev O，et al. Sesquiterpenoid Derivatives from Ferula ferulioides. Ⅱ. Chem Pharm Bull，1999，47（5）：690 － 691.

［5］杨俊荣，李国强，李志宏，等. 臭阿魏化学成分研究. 天然产物研究与开发，2006（18）：246 － 248.

［6］杨俊荣，敬松，李志宏，等. 新疆阿魏化学成分研究. 中国中药杂志，2007，32（22）：2382 － 2384.

［7］朱耕新，张涵庆. 铜山阿魏根化学成分的研究. 中国药科大学学报，1996，27（10）：585.

［8］朱耕新，张涵庆. 铜山阿魏根中的一个新化合物. 中国药科大学学报，1998，29（1）：2019.

［9］倪慧，姜传义，陈茂齐. 新疆多伞阿魏根中挥发油成分研究. 中成药，2001，23（1）：54 － 57.

［10］宋东伟，赵文军，吴雪萍，等. 新疆多伞阿魏化学成分研究. 中草药，2006，37（11）：1627 － 1628.

［11］杨新涛，陈计峦，李国强. 圆锥茎阿魏化学成分的研究. 农产品加工，2009（9）：36 － 37.

［12］白权，李敏，贾敏如，等. 南充半夏不同部位总生物碱含量研究. 中国药师，2004，7（12）：977 － 978.

［13］毕丽. 枸橘根配剂疗效观察. 山东医药工业，1998，17（4）：41.

［14］郭志凌，赵华月，郑倍华. 穿心莲根提取液抗心肌缺血 － 再灌注损伤与氧自由基的关系. 中药药理与临床，1993（4）：17 － 19.

［15］彭小梅，龚智峰，张文欣，等. 地肤根降血糖及预防糖尿病肾病作用的实验研究. 广西医科大学学报，2002，19（6）：830 － 832.

［16］秦坤良，汤淙淙，黄可新. 温郁金根茎叶微量元素含量的测定. 广东微量元素科学，2005，12（9）：30 － 32.

［17］汤淙淙，秦坤良，黄可新. 温郁金茎叶化学成分及抗肿瘤活性. 温州医学院学报，2007，37（2）：110 － 113.

［18］王利霞，邓志威，黄可新，等. 温郁金茎叶化学成分研究. 中国中药杂志，2008，33（7）：785 － 788.

［19］秦坤良，汤淙淙，黄可新. 温郁金茎叶与块根中挥发油成分的比较研究. 温州医学院学报，2006，36（2）：95 － 97.

［20］张少梅，莫鉴玲，王恒山，等. 广西巴豆叶精油的 GC － M 分析. 广西师范大学学报：自然科学版，2008，26（2）：53 － 55.

［21］畅行若，冯铭. 补骨脂叶药用成分的分离鉴定. 山西新医药，1981，10（3）：55.

［22］张广江，刘建利，刘竹兰. 补骨脂叶中补骨脂素和异补骨脂素研究. 天然产物研究与开发，2009（21）：638 － 640，653.

［23］罗思齐，金惠芳. 北柴胡茎叶的化学成分研究. 中药通报，1988，13（1）：36 － 38.

［24］Kobayashi Y，Takeda T，Ogihara Y. New triterpenoid glycosides from the leaves of Bupleurum rotundifolium L.. Chem Pharm Bull，1981，29（8）：2222 － 2229.

［25］李钧敏，虞优优，柯喜丹，等. 大血藤叶片不同有机溶剂萃取物的抑菌作用. 台州学院学报，2002，24（6）：59 － 61.

［26］葛明菊，李钧敏，张利龙，等. 大血藤叶片黄酮类化合物的 HPLC 分析. 浙江中医学院学报，2002，26（6）：71 － 72.

［27］李钧敏，金则新，邵红. 大血藤叶片提取物的抑菌活性分析. 中药材，2005，28（10）：906 － 909.

［28］周凤琴，黄尚荣，王婷，等. 丹参叶化学成分的初步研究. 山东中医药大学学报，2007，31（6）：504 － 506.

［29］潘晓军，林观样，蔡进章. 温郁金不同部位的挥发油含量比较. 中药材，29（10）：1016 － 1017.

[30] 汪冰，袁丹，马斌，等. 钩藤叶化学成分的研究. 中国药物化学杂志，2006，16(6)：369－373.

[31] 辛文波，俞桂新，王峥涛. 毛钩藤叶的化学成分. 中国天然药物，2008，6(4)：262－264.

[32] 辛文波，顾平，俞桂新，等. 毛钩藤叶生物碱成分的研究. 中国中药杂志，2008，33(17)：2124－2128.

[33] 林晓亮，罗超华，莫志贤. 毛钩藤叶对中枢抑制作用的初步研究. 时珍国医国药，2009，20(9)：2132－2133.

[34] 李弘，黄念桃，王蓉. 薄层扫描法考察不同产地厚朴叶中厚朴酚及和厚朴酚的含量. 时珍国医国药，2004，15(3)：141－142.

[35] 刘晓鹏，姜宁. 超声辅助提取厚朴叶中厚朴酚及和厚朴酚的研究. 时珍国医国药，2008，19(2)：278－280.

[36] 黄晓燕，卫莹芳，张盈娇，等. 高效液相色谱法测定厚朴叶不同采收期中厚朴酚、和厚朴酚的含量. 中国中药杂志，2005，30(9)：717－718.

[37] 卫莹芳，龙飞，谢达温，等. 厚朴叶和皮不同提取部位的药理作用比较研究. 天然产物研究与开发，2007(19)：772－775.

[38] 陈耀祖，李海泉，陈能煜，等. 毛细管气相色谱－质谱联用分析甘肃岷县当归叶挥发油. 兰州大学学报：自然科学版，1985，21(3)：130－132.

[39] 兰州医学院第一附院妇产科，甘肃省人民医院妇产科，甘肃省妇产科医院，等. 当归草制剂的临床实验和观察. 兰州医学院学报，1960(3)：321－324.

[40] 牟茂森，王喆之. 菘蓝种子脂肪酸的GC－MS分析. 现代生物医学进展，2007，7(2)：221－223.

[41] Ishikawa T, Sega Y, Kitajima J. Water-soluble constituents of Glehnia littoralis fruit. Chem Pharm Bull (Tokyo). 2001, 49(5)：584－588.

[42] 梁淑芳，马柏林，张康健，等. 杜仲果实化学成分的研究. 西北林学院学报，1997，12(1)：43－47.

[43] 陈振江，殷丹，曹艳，等. 厚朴种子蛋白质成分分子量测定. 中成药，2005，27(6)：711－712.

[44] 王筠默，陈长勋，季敏，等. 刺五加花的药理作用研究. 中药药理与临床，1985：176.

[45] 胥保生，张佩华. 刺五加花果的药理研究. 中成药研究，1984(5)：23－24.

（邓家刚，侯小涛）

经典"农作物废弃物"的药用价值分析

随着现代医学模式的转变、疾病谱的变化、预防保健需求的增长，中医药受到国际社会的普遍关注，世界范围内对中医药的需求日益增长。近10年来人们对天然药物的需求翻了三番。作为中药产业基础的中药资源所面临的压力也空前增加，如重楼、川贝母、沉香、猪苓、红景天、雷公藤等药材正处于濒临灭绝的境地，这严重制约着我国制药用药安全。国内学者邓家刚[1]提出，要实现中药资源的可持续发展，应当在保护现有药用资源、开展规范化种植的同时，另辟蹊径，对"农作物废弃物"的药用价值进行研究。"农作物废弃物"，指农民种植的作物中非主要经济目标产品的部分，在传统的生产活动中，该部分主要不以药物或其他有价值的商品来应用。近年来，国内一些学者开始对其药用价值进行了研究，本文就目前这些废弃物的研究概况，尤其是药用价值方面的研究概况做一综述，为全面开展"农作物废弃物"研究提供一点信息。

1 化学成分研究

现代研究发现，芒果叶含抗坏血酸、鞣质、芒果苷、异芒果苷、槲皮素、α-儿茶精、高芒果苷、原儿茶酸、没食子酸、鞣花酸、莽草精、山柰醇等多种化学成分[2]。桂圆核甲醇提取物的乙酸乙酯萃取物中含有酸、醛、胺、醇、酮等40种化合物[3]。西瓜藤的水、95%乙醇、石油醚提取物中可能含有糖类、有机酸、皂苷、黄酮类、生物碱、甾体类等化学成分[4]。

2 药效学研究

2.1 芒果叶

韦应芳等[5]发现芒果叶对小鼠有明显的镇痛作用。韦乃球等[6]通过芒果叶水煎液、去芒果苷芒果叶水煎液及芒果苷化痰止咳的药效比较，发现三种药物的高、中剂量均能极显著地抑制浓氨水及二氧化硫所致小鼠咳嗽次数，延长小鼠咳嗽的潜伏期；三药均具有祛痰作用。韦国锋等[7]发现芒果叶的水和醇提取物对氨水诱导的小鼠咳嗽有明显的镇咳作用（$P < 0.05$），而醇提取物作用强于水提取物，且随着剂量增加，镇咳作用增强。

2.2 甘蔗叶

甘蔗叶石油醚、乙酸乙酯、正丁醇和95%乙醇4个部位提取物对人胃癌细胞株SGC7901、宫颈癌细胞株HeLa、肝癌细胞株BEL7404的生长均有抑制作用，其中乙酸乙酯部位提取物的抑制作用最为明显，并在测定浓度范围内呈现良好的剂量依赖性[8]。甘蔗叶水提物、50%醇提物、石油醚提取物、正丁醇提取物对肾上腺素所致高血糖小鼠的血糖升高有抑制作用，而对正常小鼠的血糖无明显影响；其对四氧嘧啶所致糖尿病小鼠、链脲佐菌素所致的高血糖模型的血糖升高均有不同程度的抑制作用[9]。在抗菌方面，甘蔗叶不同溶剂提取物对金黄色葡萄球菌、大肠埃希菌、铜绿假单胞菌、伤寒沙门菌、枯草芽孢杆菌和肺炎克雷伯菌均有不同程度的抑制作用[10]。

2.3 西瓜茎叶

邓家刚等[11]通过西瓜茎叶提取物对二甲苯致小鼠耳肿胀、角叉菜胶致炎大鼠足跖肿胀及大鼠棉球肉芽肿等模型进行药效学研究发现其具有良好的抗炎作用；通过热板实验、扭体实验研究发现，其具有良好的镇痛作用。急性毒性试验显示，小鼠最大耐受量为87g/kg，相当于人体日常用剂量的348倍，属于安全范围。西瓜藤提取物对金黄色葡萄球菌、大肠埃希菌、铜绿假单胞菌、伤寒沙门菌、枯草芽孢杆菌和肺炎克雷伯菌均有不同程度的抑制作用，但对链球菌作用不明显[12]。另外，研究发现[13,14]西瓜叶不同溶剂提取物对疟蚊具有良好的杀虫卵、抑制幼虫生长的作用，尤其是苯提取物对疟蚊和黑斑蚊生物活性指数的影响效果最好。

2.4 葡萄藤叶、籽

林春驿等人[15]研究发现，山葡萄根及藤叶均具有明显可靠的止血作用，山葡萄藤叶对小白鼠断尾的止血时间为1min50s，对兔股动、静脉半切开的止血时间为1min20s，对兔耳动脉切开的止血时间为40s。郭英等人[16]研究发现，葡萄籽提取物（GSE）可明显降低大鼠肝、脑组织自发性丙二醛（MDA）的生成，减轻 CCl_4、H_2O_2、Fe_e^{2+} 加维生素 C 所致的肝脏脂质过氧化反应，减轻肝组织谷胱甘肽（GSH）耗竭，提示 GSE 具有良好的抗脂质过氧化作用。

3 工艺研究

3.1 芒果叶

采用比较法和正交试验设计法，以包衣片外观合格率、硬度、增重、耐湿度、溶出度等作为考核指标，确定薄膜包衣的最佳工艺参数。经研究建立了可用于芒果叶提取物芒果苷原料药的质量控制的质量标准[17]。不同的提取方法，提取率也会有所不同。李学坚等人[18]采用D101树脂富集、D301树脂除杂、弱碱性水作提取溶剂的方法得到具有安全、环保、低成本、提取率高的提取工艺。许丽丽等人[19]通过单因素试验和正交试验，对提取芒果叶中多酚类化合物的工艺条件进行研究。唐玉莲等人[20]采用纯物理工艺流程对芒果叶中黄酮类物质进行了提取研究。

3.2 甘蔗叶

吴玉强等人[21]采用 $L_9(3^4)$ 正交试验设计法优化甘蔗叶提取工艺，通过分光光度法，以苯酚-硫酸法测定粗多糖含量，以多糖提取量为指标优选甘蔗叶粗多糖最佳提取工艺；发现甘蔗叶粗多糖提取的最佳条件为：料液比1:30，于100℃提取3次，每次5h。吴建中等人[22]采用30%的乙醇从甘蔗叶中提取出黄酮类成分，提取物的总黄酮含量为12.5%。李敏等人[23]研究了木聚糖酶酶解甘蔗叶高温蒸煮液的工艺条件，发现最优化条件为：液固比13:1，酶用量40IU/g干基，酶解温度60℃，pH 为6.0，反应时间2.5h。

3.3 其他

李培[24]采用乙醇提取西瓜藤中总黄酮，通过单因素试验和正交试验研究表明，最优提取条件为：固液比1:20、提取时间4h，提取温度80℃、乙醇浓度60%。莫丽玲等人[25]研究发现，超声波乙醇浸提法提取八角叶总黄酮的效果最佳、总黄酮含量最高。张纵圆等人[26]采用正交试验法研究发现葡萄叶总黄酮的最佳提取工艺的条件为：45%的乙醇溶剂，液料比1:40，提取温度60℃，提取时间2h；在最佳工艺条件下葡萄叶总黄酮含量为5.329mg/g。蔡健等人[27]采用分光光度法和乙醇提取，以芦丁为标准品，测定了黄瓜叶中总黄酮的含量。

4 小结

综上所述，芒果叶具有解热镇痛、抗菌、止咳化痰等作用；甘蔗叶具有抗菌、降血糖、抗肿瘤等作用；山葡萄根及藤叶均具有明显的止血作用；西瓜藤具有抗菌、镇痛抗炎等作用。据2009年统计，我国每年产生各种农作物废弃物约6.00亿吨，约2/3被废弃或焚烧，每年有约 1.00×10^9 吨的农业废弃物（秸秆）未能资源化利用。利用现代科学技术将这些原来被视为废弃物的东西的应用价值挖掘出来，变废为宝，不仅解决了原来处理方式所带来的污染环境等问题，而且也增加了农作物的附加值。如能运用于医药行业，也就解决了目前中药资源日益枯竭的难题。但就目前而言，关于农作物废弃物药用价值的研究尚处于起步阶段。对于芒果叶、甘蔗叶、葡萄藤等的药用研究已经起步，甚至已有一些成果运用于临床，而对于常见的一些大型农作物废弃物如荞麦秆、小麦秆、水稻秆、木薯秆、玉米秆等的研究还处于一片空白，值得我们进一步去做。

参考文献

［1］邓家刚. 农作物废弃物药用研究的战略意义与基本思路. 广西中医药，2010，33(1)：1-3.

［2］Deng JG, Ceng CH. Survey of research of mango Leaves and mangiferin in 30 years. Joumal of Guangxi Traditional Chinese Medical University，2003，6(2)：44-47.

［3］黄儒强，刘学铭. 龙眼核乙酸乙酯萃取物的 GC-MS 分析. 食品工业科技，2005，26(3)：178-179.

［4］王硕，龚小妹，周小雷，等. 四种不同品种西瓜藤化学成分预实验. 时珍国医国药，2012，23(2)：390-391.

［5］韦应芳，廖兰艳，林洁. 芒果叶中芒果苷的提取及其镇痛作用的研究. 右江民族医学院学报. 2008，30(1)：15-16.

［6］韦乃球，邓家刚，冼寒梅，等. 芒果叶水煎液、去芒果苷芒果叶水煎液及芒果苷祛痰镇咳药效比较的实验研究. 河南中医，2009，29(1)：42-44.

［7］韦国锋，黄祖良，何有成. 芒果叶提取物的镇咳祛痰作用研究. 时珍国医国药，2006，17(10)：1594-1595.

［8］邓家刚，郭宏伟，侯小涛，等. 甘蔗叶提取物的体外抗肿瘤活性研究. 辽宁中医杂志，2010，37(1)：32-34.

［9］侯小涛，邓家刚，李爱媛，等. 甘蔗叶不同提取物对 3 种糖尿病模型的降血糖作用. 华西药学杂志，2011，26(5)：451-453.

［10］侯小涛，邓家刚，马建凤，等. 甘蔗叶提取物的体外抑菌作用研究. 华西药学杂志，2010，25(2)：161-163.

［11］Jia-gang DENG, Shuo WANG, Li-cheng GUO, et al. Extracts from watermelon roots and leaves have protective roles in anti-inflammation and analgesia. Chinese Herbal Medicines，2010，2(3)：231-235.

［12］王硕，龚小妹，戴航，等. 西瓜藤提取物的抑菌作用研究. 广西植物，2013，33(3)：428-431.

［13］Mullai K, Jebanesan A, Pushpanathan T. Mosquitocidal and repellent activity of the leaf extract of Citrullus vulgaris（cucurbitaceae）against the malarial vector, Anopheles stephensi liston（diptera culicidae）. Eur Rev Med PharmacolSci JT-European review for medical and pharmacological sciences，2008，12(1)：17.

［14］Mullai K, Jebanesan A, Pushpanathan T. Effect of bioactive fractions of Citullus vulgaris Schrad leaf extract against Anopheles stephensi and Aedes aegypti. Parasitol Res JT-Parasitology research，2008，102(5)：951-955.

［15］林春驿，冯建国，牛和平，等. 山葡萄藤叶止血效果的实验. 黑龙江八一农垦大学学报，1988，1：91-94.

［16］郭英，蔡秀成，陈秋丽，等. 葡萄籽提取物的体外抗脂质过氧化作用. 卫生研究，2002，31(1)：28-30.

［17］邓家刚，陈勇，王勤，等. 芒果苷原料药的质量标准研究. 中药材，2007，30（11）：1464 - 1466.

［18］李学坚，杜正彩，邓家刚. 采用水基溶剂提取芒果苷的工艺研究. 中成药，2012，34（1）：161 - 164.

［19］周丽明，李春美. 芒果多酚提取条件的研究. 食品科技，2007，3：107 - 109.

［20］唐玉莲，黎海妮，刘海花. 芒果叶中总黄酮的提取及含量测定. 右江民族医学院学报，2006，28（1）：8 - 10.

［21］吴玉强，侯小涛，郭振旺，等. 多指标正交优选甘蔗叶多糖的提取工艺. 中国实验方剂学杂志，2011，17（19）：11 - 13.

［22］吴建中，欧仕益，汪勇. 甘蔗叶中黄酮类物质的提取及其抗氧化性研究. 广东省食品学会年会论文集，2008：235 - 237.

［23］李敏，李坚斌，梁欣泉，等. 甘蔗叶酶法制取低聚木糖的工艺研究. 中国酿造，2011，237（12）：54 - 57.

［24］李培. 西瓜藤中黄酮类化合物提取工艺的优化. 试验报告与理论研究，2008，2（11）：29 - 31.

［25］莫丽玲，肖词英，黄锁义，等. 八角叶总黄酮的提取及其捕获自由基作用研究. 中国野生植物资源，2011，30（1）：50 - 53.

［26］张纵圆，彭秧. 葡萄叶中总黄酮的提取工艺研究. 生物技术，2007，17（6）：58 - 60.

［27］蔡健，王薇. 黄瓜叶中总黄酮含量的研究. 食品科学，2005，26（8）：194 - 197.

（周丹丹，戴航，王硕，邓家刚，龚小妹，李婵）

第二章 质量控制技术研究

芒果叶与芒果枝条中芒果苷的含量对比研究

芒果叶为漆树科植物芒果的叶[1]。芒果叶具有行气疏滞、去瘀积的功效；可用于热滞腹痛、气胀、小儿疳积、消渴等证。国内外的研究结果表明，芒果叶含有芒果苷、异芒果苷、高芒果苷等成分，其中芒果苷是芒果叶的主要有效成分，在芒果叶中含量也较高，有明显的平喘止咳祛痰、免疫等多种活性作用[2,3]。20世纪80年代以来，由芒果叶制成的制剂取得了较好的市场效果，目前广西、广东等地已有多家制药企业生产以芒果叶为主要原料的制剂。在实际生产中，芒果枝条经常和芒果叶一起应用。如国家中药保护品种芒果止咳片的主要成分是芒果叶干浸膏，而芒果叶干浸膏的制法为取芒果叶（连同嫩枝），加水煎煮2次[4]。关于芒果枝条中芒果苷含量的研究尚未见有报道。为了保障药品的质量，扩大药用资源，为提取工艺提供科学的依据，本实验采用高效液相色谱（HPLC）法，分析测定了芒果叶与芒果枝条中芒果苷的含量。

1 仪器与试药

美国Agilent 1100 Series高效液相色谱仪，包括四元泵、在线脱气机、自动进样器（G1313A）、柱温箱、可变波长检测器、超纯水系统（MILLIPORE）；SB3200 - T超声清洗仪［必能信超声（上海）有限公司］。

甲醇为色谱纯，其余试剂均为分析纯，水为高纯水。芒果苷对照品由中国药品生物制品检定所提供，供含量测定用（批号111607 - 200301）。芒果叶与芒果枝条样品分别为采自广西亚热带作物研究所芒果园（南宁市）、百色市永乐乡三合果场、田阳县田州镇东江村梁允彦果场，经广西亚热带作物研究所黄国第工程师鉴定为漆树科植物芒果的6个栽培品种红象牙芒、台农一号芒、桂热82号芒、金煌芒、紫花芒、田阳香芒的叶和枝条。芒果枝条的直径均在1cm以下。

2 方法与结果

2.1 色谱条件

美国Phenomenex公司LunaC$_{18}$（2）柱（5μm，4.6mm × 250mm）。流动相：甲醇 - 0.1%磷酸（30∶70）。流速：1ml/min。柱温：30℃。检测波长：258nm。进样量：5μl。理论塔板数以芒果苷峰计应不低于3500。色谱图见图2 - 1 ~ 2 - 3。

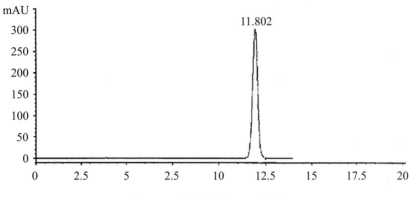

图 2 - 1 芒果苷的 HPLC 图谱

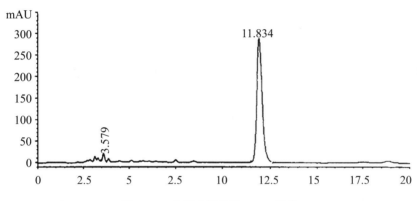

图 2 - 2 芒果叶样品的 HPLC 图谱

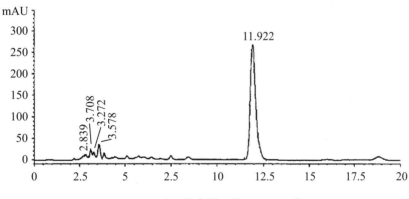

图 2 - 3 芒果枝条样品的 HPLC 图谱

2.2 对照品溶液的制备

精密称取芒果苷对照品 26.3mg，置于 100ml 容量瓶中，加 40% 甲醇溶解并定容至刻度，即得芒果苷对照品溶液。

2.3 供试品溶液的制备

精密称取过 25 目筛的样品粉末 120mg，加入 40% 甲醇 20ml，称定重量，浸泡 30min，超声提取40min，冷置至室温，用40%甲醇补足减失的重量，摇匀，用0.45μm滤膜滤过，即得芒果叶供试品溶液。

2.4 线性关系的考察

用自动进样器精密吸取芒果苷对照品溶液0.5、2、4、6、8、10μl注入高效液相色谱仪，按上述色谱条件测定峰面积。以峰面积 Y 对进样量 X（μg）进行回归，得标准曲线：$Y=4343X-6.512$，$r=0.999$。其线性范围为 $0.132\sim2.630\mu g$。

2.5 精密度试验

取对照品溶液，连续进样6次，每次进样5μl，对峰面积进行考察，峰面积的相对标准差（RSD）为0.36%。这说明仪器精密度良好。

2.6 稳定性试验

取同一份芒果叶供试品溶液，分别于0、1、2、4、6、12h不同时间间隔点进样分析，对峰面积进行考察，峰面积的 RSD 为0.32%。这表明样品溶液在12h内稳定。

2.7 重复性试验

取同一芒果叶样品粉末6份，精密称定，分别按2.3项下芒果叶供试品溶液的制备方法制备供试品溶液，在上述色谱条件下分别测定其色谱图，并计算其芒果苷的含量。结果显示芒果苷的平均含量为4.23%，RSD 为1.7%（$n=6$），这说明该法重复性较好。

2.8 加样回收率试验

精密称取已知芒果苷含量的芒果叶样品粉末6份各0.0600g，分别精密加入40%甲醇10ml及芒果苷对照品溶液10ml，其余操作同2.3项中的方法，结果表明芒果苷平均回收率为99.36%，RSD 为1.3%（$n=6$）。（表2-1）这说明本方法准确度较好。

表2-1 芒果苷加样回收率试验结果（$n=6$）

编号	原有量/mg	加入量/mg	测得量/mg	回收率/%	平均回收率/%	RSD/%
1	2.48	2.63	5.05	98.83		
2	2.58	2.63	5.10	97.89		
3	2.54	2.63	5.26	101.74	99.36	1.3
4	2.53	2.63	5.10	98.84		
5	2.50	2.63	5.10	99.42		
6	2.61	2.63	5.21	99.43		

2.9 样品测定

取不同产地及不同品种的芒果叶样品粉末，按2.3项下方法制备各供试品溶液。取芒果苷对照品溶液和供试品溶液各5μl，注入高效液相色谱仪，按所设定的HPLC条件进行测定；每个样品重复测定3次，按外标法计算各样品中芒果苷的含量，结果见表2-2。

表 2-2　各样品中芒果苷含量测定结果（n=3）

编号	品种	产地	叶中含量/%	RSD/%	枝条中含量/%	RSD/%
1	红象牙芒	南宁	4.44	1.3	3.15	1.5
2	红象牙芒	百色	4.31	1.9	3.38	1.7
3	红象牙芒	田阳	3.35	1.2	1.51	1.5
4	台农一号芒	南宁	5.42	1.7	2.13	1.3
5	台农一号芒	田阳	5.87	1.8	2.91	1.4
6	紫花芒	南宁	5.03	1.2	3.75	1.9
7	紫花芒	田阳	4.78	1.9	3.55	1.1
8	田阳香芒	南宁	8.71	1.6	3.32	1.6
9	田阳香芒	百色	3.67	1.4	2.31	1.6
10	桂热82号芒	南宁	6.25	1.1	3.07	1.8
11	金煌芒	百色	6.15	2.0	4.76	1.4
12	金煌芒	南宁	6.02	1.7	2.82	1.7

3　讨论

（1）本文建立了运用 HPLC 法检测芒果苷的定量分析方法，该方法快速、简便、准确，可用于芒果药材中芒果苷的含量测定。

（2）本实验所用枝条，均为直径在 1cm 以下，与在芒果叶干浸膏提取过程中所用的枝条大小相符。

（3）通过对不同产地、不同品种的芒果叶和枝条中芒果苷含量的研究，得出如下数据。叶中芒果苷含量最高的为南宁产田阳香芒，达到 8.71%；最低的为田阳产红象牙芒，含量仅为 3.35%。枝条中芒果苷含量最高的为百色产金煌芒，达到 4.76%，比某些品种的叶中所含芒果苷含量要高；最低的为田阳产红象牙芒，含量仅为 1.51%。枝条中芒果苷的含量与叶中含量的比值最大的为百色产红象牙芒，达到 78.4%；最小的为南宁产田阳香芒，仅为 38.1%。从试验数据上看，不同产地的芒果叶与枝条中芒果苷的含量有明显差异，且随着种植环境、种植方法的不同而有所改变。

（4）芒果枝条中含有芒果苷，所以用芒果枝条来提取芒果苷是可行的。但芒果枝条能否替代芒果叶作药用，还需要在成分、药理等方面做进一步研究。

参考文献

［1］江苏新医学院编. 中药大辞典（上册）. 上海：上海人民出版社，1977：1040.

［2］广西中医药大学芒果叶研究小组. 芒果叶治疗慢性气管炎的药理实验及临床疗效观察. 中医教学，1974（2/3）：38.

［3］邓家刚，郑作文，曾春晖. 芒果苷的药效学实验研究. 中医药学刊，2002，20（6）：37.

［4］中华人民共和国卫生部药典委员会. 中华人民共和国卫生部药品标准：中药分册 第 5 册，2000：51.

（邓家刚，冯旭，王勤，覃洁萍，叶勇，陈锋）

不同良种芒果叶中芒果苷的含量比较

芒果叶系漆树科植物芒果的叶子，在广西有丰富的资源，是生产芒果止咳片的主要原料[1]。研究表明，芒果苷是芒果叶止咳、化痰的主要活性成分[2]。100 多年前有人从南洋引种芒果，将其种植于广西田阳县百育镇，当地称之为"土芒"或"本地芒"。田阳县由于盛产芒果，1995 年被农业部命名为"芒果之乡"。据调查，1980 年以来，芒果果树不断改良，在田阳县先后种植过的芒果良种有 30 多种，已淘汰不种的有四季芒、桂西芒、红芒 6 号、粤西一号、桂叶 10 号、爱民一号、凯特、秋芒、肉民芒、红台农、白象牙、鸡蛋芒、珍珠芒等；目前普遍种植的有田阳香芒、红象牙 9 号和 22 号、紫花芒、红苹芒、台牙芒、金穗芒、农院 3 号和 5 号、泰国芒等；正在推广的新良种有台农一号、红贵妃、美国红芒、玉文芒、桂七芒、金煌芒等。作者采集不同良种的芒果叶，测定其中的芒果苷含量。结果报道如下。

1 仪器与试药

HP1100 系列高效液相色谱仪，包括 G1131 四元泵，G1313 自动进样器，G1131 脱气机，G1314A 紫外可见检测器，G1316 柱温箱，配备 HP 工作站。甲醇为色谱纯，水为去离子重蒸水，其余试剂均为分析纯。

2 方法与结果

2.1 芒果叶采集

芒果叶于 2005 年 7 月采自田阳县。每个良种在 3 个不同的地点采集，采集后即置太阳下晒干；经广西中医药大学刘寿养副教授鉴定为芒果的干燥叶子。

2.2 芒果叶供试品溶液的制备

将芒果叶打成 12~24 目的细粉，取 1.0g 精密称定，置索氏提取器中，加石油醚（30~60℃）100ml，热回流除尽叶绿素，弃去石油醚。药渣挥干石油醚后用甲醇 90ml 索氏热回流提取至无色，放冷，转移至 100ml 容量瓶中，加甲醇至刻度，摇匀，得芒果叶供试品溶液。

2.3 芒果苷含量测定

按文献[3]方法测定。结果见表 2-3。

表 2 - 3　不同良种芒果叶中芒果苷的含量 ($\bar{x} \pm s$)

良种	含量/%	良种	含量/%
本地芒	1.53 ± 0.11	玉文芒	1.70 ± 0.13
田阳香芒	1.72 ± 0.14	桂七芒	1.37 ± 0.11
红象牙 9 号	1.65 ± 0.40	金煌芒	1.81 ± 0.14*
红象牙 22 号	1.67 ± 0.12	红苹芒	1.74 ± 0.19
紫花芒	1.72 ± 0.41	台牙芒	1.41 ± 0.34
金穗芒	2.07 ± 0.29*	农院 3 号	1.42 ± 0.21
台农一号	2.35 ± 0.20*	农院 5 号	1.51 ± 0.27
红贵妃	1.56 ± 0.17	泰国芒	1.61 ± 0.11
美国红芒	1.68 ± 0.16	平均值	1.69

注：与本地芒的含量比较，* $P < 0.05$，$n = 3$。

3　讨论

（1）芒果叶中芒果苷含量最低的是桂七芒（1.37%），最高的是台农一号（2.35%）。在统计学上，与本地芒叶中芒果苷的含量相比，金穗芒、台农一号、金煌芒叶中的含量较高，其余的没有显著差异。

（2）大部分芒果叶中的芒果苷含量集中在平均值（1.69%）附近。文献[3]曾报道本地芒不同月份叶子中芒果苷的含量，其中 7 月份的含量为 1.70%，与本次本地芒的测定值（1.53%）接近。

（3）同系良种，如"红象牙"系的 9 号和 22 号、"农院"系的 3 号和 5 号，芒果苷含量极为相近。

（4）芒果良种是相对芒果果实而言的，果实的品质改善，叶子的品质不一定改善。研究结果显示，在田阳县有上百年种植历史的本地芒的叶子的芒果苷含量不是最高的；测定的 16 种良种中，有 3 种叶子的芒果苷含量高于本地芒叶子的芒果苷含量。作为一种药材，芒果叶在种植、采收时，有必要选择特定的良种，以保证其有效成分芒果苷的含量达到一定水平。

参考文献

[1] 中华人民共和国卫生部药典委员会. 中华人民共和国药品标准：中药成方制剂 第5册. 1992：50.
[2] 邓家刚, 郑作文, 曾春晖. 芒果苷的药效学实验研究. 中医药学刊, 2002, 7(12)：37.
[3] 黄海滨, 李学坚, 梁秋云. RP - HPLC 法测定芒果叶中芒果苷的含量. 中国中药杂志, 2003, 28 (9)：839.

（李学坚，莫长林，邓家刚）

不同产地及不同品种芒果叶中芒果苷的
含量对比研究

芒果叶为漆树科植物芒果的叶。芒果始载于宋《开宝本草》，芒果叶的应用始见于《岭南采药录》。单独将芒果叶作为中药的记载则始于 1977 年的《中药大辞典》[1]。芒果叶具有行气疏滞、去瘀积的功效；用于热滞腹痛、气胀、小儿疳积、消渴等证。芒果叶含有芒果苷、异芒果苷、高芒果苷等成分，其中芒果苷是其主要有效成分，含量也较高，有明显的平喘止咳祛痰、免疫等多种活性作用[2,3]。广西是芒果的种植大省，芒果种植面积已接近 5 万公顷，芒果叶资源极为丰富。目前，"广西特色药用资源芒果叶深加工关键技术及产品的研究"已经被列入国家科技攻关"西部开发"计划项目。要想更好地从生产源头上保障药品的质量，就必须对芒果叶药材的质量进行控制。为此本文采用高效液相色谱（HPLC）法分析测定了广西不同产地、不同品种芒果叶中芒果苷的含量。

1　仪器与试药

美国 Agilent 1100 Series 高效液相色谱仪：四元泵，在线脱气机，自动进样器（G1313A），柱温箱，可变波长检测器。超纯水系统（美国密里博公司）；SB3200 - T 超声清洗仪（功率250W，频率50kHz）[必能信超声（上海）有限公司]。

甲醇为色谱纯，其余试剂均为分析纯，水为高纯水。芒果苷对照品（中国药品生物制品检定所，供含量测定用，批号 111607 - 200301）。芒果叶样品分别采自广西亚热带作物研究所芒果园（南宁市）、百色市永乐乡三合果场、田阳县田州镇东江村梁允彦果场，经广西亚热带作物研究所黄国第工程师鉴定。

2　方法与结果

2.1　色谱条件

美国 Phenomenex 公司 Luna C_{18}（2）柱（5μm，4.6mm × 250mm）。流动相：甲醇 - 0.1%磷酸（30：70）。流速：1ml/min。柱温：30℃。检测波长：258nm。进样量：5μl。理论塔板数以芒果苷峰计应不低于 3500。

2.2　对照品溶液的配制

精密称取芒果苷对照品 26.3mg，置 100ml 容量瓶中，加40%甲醇溶解并定容至刻度，即得芒果苷对照品溶液。

2.3　供试样品溶液的制备

精密称取过 25 目筛的芒果叶药材粉末 120mg，精密加入 40% 甲醇 20ml，称定重量，浸泡30min，超声提取40min，放冷至室温，用40%甲醇补足减失的重量，摇匀，0.45μm滤膜滤过，即得。

2.4　线性关系的考察

用自动进样器精密吸取芒果苷对照品溶液0.5、2、4、6、8、10μl注入高效液相色谱仪，按上述色谱条件测定峰面积。以峰面积A对进样量C（μg）进行回归，得标准曲线：$A=4343C-6.512$，$r=0.99999$，其线性范围为0.132～2.630μg。

2.5　精密度与稳定性试验

精密度试验：取对照品溶液，连续进样6次，每次进样5μl，对峰面积进行考察，峰面积的RSD为0.36%，说明仪器精密度很好。

稳定性试验：取同一份供试品溶液，分别于0、1、2、4、6、12h不同时间间隔点进样分析，对峰面积进行考察，峰面积的RSD为0.32%，结果表明样品溶液在12h稳定。

2.6　重复性试验

取同一芒果叶样品粉末6份，精密称定，分别按2.3项下供试品溶液的制备方法制备供试品溶液，在上述色谱条件下分别测定其色谱图，并计算其芒果苷的含量，结果芒果苷的平均含量为4.23%，RSD为1.7%（$n=6$），说明该法重复性较好。

2.7　加样回收率试验

精密称取已知芒果苷含量的芒果叶样品粉末6份各0.06g，分别精密加入40%甲醇10ml及芒果苷对照品溶液10ml，其余操作同2.3项中的方法，结果表明芒果苷平均回收率为98.7%，RSD为2.6%（$n=6$），说明本方法准确度较好，结果见表2-4。

表2-4　芒果苷加样回收率试验结果（$n=6$）

原有量/mg	加入量/mg	测得量/mg	回收率/%	平均回收率/%	RSD/%
2.48	2.63	5.05	97.72		
2.58	2.63	5.10	95.81		
2.54	2.63	5.26	103.40	98.7	2.6
2.53	2.63	5.10	97.72		
2.50	2.63	5.10	98.86		
2.61	2.63	5.21	98.86		

2.8　样品测定

取不同产地及不同品种的芒果叶样品粉末，按2.3项下方法制备各供试品溶液。取芒果苷对照品溶液和供试液各5μl，注入高效液相色谱仪，按所设定的HPLC条件进行测定；每个样品重复测定3次，按外标两点法计算各样品中芒果苷的含量，测定结果见表2-5及图2-4、2-5。

表 2 –5   各样品中芒果苷含量测定结果 （ n = 3 ）

编号	品种	产地	含量/%	RSD/%
1	红象牙	南宁 050530	1.51	1.0
2	红象牙	百色 050604	2.51	1.9
3	红象牙	田阳 050604	2.87	1.2
4	台农一号	南宁 050530	4.23	1.7
5	台农一号	百色 050604	3.84	2.1
6	台农一号	田阳 050604	2.33	1.0
7	紫花芒	南宁 050530	2.44	1.2
8	紫花芒	百色 050604	3.05	1.8
9	紫花芒	田阳 050604	3.56	1.9
10	田阳香芒	南宁 050530	5.04	1.0
11	田阳香芒	百色 050604	3.69	1.4
12	田阳香芒	田阳 050604	2.81	1.8
13	桂热 82 号芒	南宁 050530	5.02	1.1
14	桂热 82 号芒	百色 050604	5.20	0.95

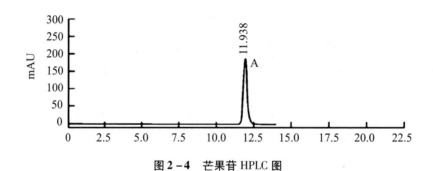

图 2 – 4   芒果苷 HPLC 图

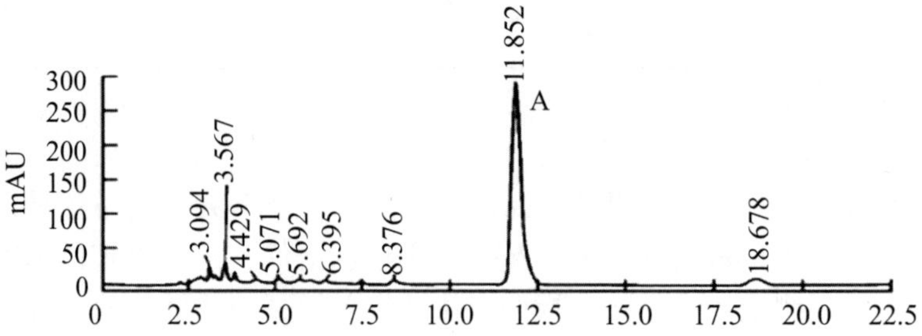

图 2 – 5   芒果叶样品 HPLC 图

3 讨论

（1）据不完全统计，芒果的品种有上百个，本试验所选取的是种植面积较大且具有一定的代表性的品种。紫花芒在近几年内是广西种植面积最大的品种。台农一号和红象牙是目前市场上比较受欢迎的品种，已经成为芒果生产中的主力品种。田阳香芒在芒果中属于上品，是具有一定知名度的名优品种。桂热82号芒是广西亚热带作物研究所自行繁育的新品种，具有高产稳产、果质上乘等优点，目前也有较大的种植面积。

（2）本试验考察了不同浓度的甲醇、乙醇作为提取溶剂及不同提取时间、浸泡时间、溶剂量等影响因素对提取率的影响，并用正交试验法确定本试验所采用的以40%甲醇为溶剂，浸泡30min，超声提取40min是最佳提取方法。

（3）从试验数据上看，不同产地的芒果叶中芒果苷的含量有明显差异，并随着种植环境、种植方法的不同而有所改变。其中百色产桂热82号芒中芒果苷含量最高，且与南宁产桂热82号芒中芒果苷含量非常接近；而其他品种因产地的不同有比较明显的差异。

（4）本文建立了反相高效液相色谱（RP－HPLC）法直接测定芒果叶中芒果苷含量的方法，而且方法学考察表明，该定量检测方法结果可靠，为芒果叶中芒果苷的分析研究提供了可信的检测手段。

参考文献

［1］江苏新医学院. 中药大辞典（上册）. 上海：上海人民出版社，1977：1040.
［2］广西中医药大学芒果叶研究小组. 芒果叶治疗慢性气管炎的药理实验及临床疗效观察. 中医教学，1974(2/3)：38.
［3］邓家刚，郑作文，曾春晖. 芒果苷的药效学实验研究. 中医药学刊，2002，20(6)：37.

（邓家刚，冯旭，王勤，覃洁萍，叶勇）

芒果叶不同组织部位高效液相色谱指纹图谱比较

芒果叶系漆树科植物芒果的干燥叶，味酸、甘，性凉、平，具有行气疏滞、祛疳积的功能，可用于热滞腹痛、气胀、小儿疳积、消渴等证[1]。民间多用其治疗咳嗽。临床证明其对支气管炎所致咳嗽、咳痰有效，并有一定的平喘作用[2]。芒果叶含抗坏血酸、鞣质、芒果苷及鞣花酸、α－儿茶精、莽草精、奎尼酸、山奈醇、l－α－侧柏烯等多种成分[3]，其中芒果苷是芒果叶的主要有效成分。芒果苷（mangiferin）是一种四羟基吡酮的碳糖苷，属双苯吡酮类化合物；研究表明，芒果苷是芒果叶止咳、化痰的主要活性成分[4]。芒果叶为广西地方习用药材，收载于《广西中药材标准》（1990 年版）[1]。但《广西中药材标准》（1990 年版）中只建立了"性状"项，尚未建立鉴别、含量测定和指纹图谱标准。曾有文献报道芒果苷的含量测定方法[5]，但关于芒果叶的指纹图谱尚未见报道。在研究建立不同产地、不同品种芒果叶指纹图谱的工作中，作者发现如果取样不够规范，会使测得的指纹图谱产生较大的差异。为此，作者考察了芒果叶不同组织甲醇提取物的高效液相色谱（HPLC）指纹图谱的差异，为研究和测定芒果叶等叶类药材的 HPLC 指纹图谱提供了方法指导和实验依据。本实验应用反相高效液相色谱（RP - HPLC）法测定了 3 种不同品种的芒果叶样品不同组织部位的 HPLC 指纹图谱，并对其指纹图谱进行了比较，结果显示 3 种不同品种的芒果叶不同组织部位的 HPLC 指纹图谱相差很大，这提示在研究测定芒果叶等叶类药材指纹图谱时必须注意取样的规范和均匀性。

1 仪器与试药

1.1 仪器

美国 Agilent 1100 Series 高效液相色谱仪；Millipore Simplicity - 185 超纯水器（美国密里博公司）；BP211D 电子分析天平（德国赛多利斯公司）；SB3200 - T 超声清洗仪（功率250W，频率50KHz）[必能信超声（上海）有限公司]。

1.2 试药

乙腈，一级色谱纯（天津四友生物医学技术有限公司）；水为高纯水；其余试剂均为分析纯；芒果苷标准对照品（中国药品生物制品检定所提供，供含量测定用，批号：111607 - 200301）。芒果叶样品均采自广西亚热带作物研究所芒果园，经广西亚热带作物研究所黄国第工程师鉴定分别为漆树科植物芒果的 3 个栽培品种"红象牙芒""台农一号芒""桂热芒82 号"的叶。

2 方法

2.1 流动相及梯度洗脱条件的选择

比较甲醇 - 水、乙腈 - 水系统，发现乙腈 - 水系统分离效果较好，且柱压较甲醇 - 水系统低。考虑到芒果叶甲醇提取物含有部分酸性成分，在流动相中加入磷酸可以有效改善图谱中极性较大成分的峰形和分离度。此外，由于芒果叶甲醇提取物所含化学成分复杂，等度洗脱很难在较短的时间内实现各化学成分的分离，采用梯度洗脱可以兼顾强极性和相对弱极性成分的分析，使得到的色谱图信息量丰富、各成分色谱峰峰形尖锐对称，且分离度较好。因此，最后确定用乙腈 - 0.1% 磷酸水溶液作为流动相，进行梯度洗脱。样品色谱图见图 2 - 6。

2.2 检测波长的选择

比较芒果叶甲醇提取物从 190 ~ 400nm 检测波长的色谱图，并依据 DAD 二极管阵列检测器检测的三维图谱在检测波长为 216nm 时可将全谱物质检测到，能体现色谱图整体特征，故选择 216nm 作为检测波长。

2.3 色谱条件

色谱柱为 Waters symmetry C$_{18}$柱（5μm，4.6mm×250mm）。检测波长：216nm。体积

流量：1.0ml/min。柱温：25℃。流动相：A 相为 0.1% （V/V）磷酸水溶液；B 相为乙腈，梯度洗脱。

2.4　对照品溶液的制备

精密称取芒果苷对照品 2.03mg，置 10ml 容量瓶中，加甲醇溶解并定容至刻度，即得芒果苷对照品溶液。

2.5　供试品溶液的制备

将各品种的芒果叶于 50℃烘干，分离叶肉及叶脉，并将叶肉和叶脉分别用粉碎机粉碎成粗粉；取样品粗粉约 0.12g，精密称定，精密加入甲醇 20ml，称定重量，超声提取 40min，冷置至室温，用甲醇补足减失的重量，摇匀，0.45μm 滤膜滤过，即得。

2.6　参照色谱峰的确定

在"2.3 色谱条件"下，取芒果苷对照品溶液进样，得到芒果苷对照品的色谱图（见图 2-7）。在各个芒果叶样品图谱中均出现保留时间、紫外光谱与芒果苷对照品一致的色谱峰（6 号峰），并且该峰与相邻峰分离良好，保留时间适中（20.609min）。经对照实验，确定其为芒果苷的色谱峰。因此，本实验选择芒果苷色谱峰（S）作为参照峰，以计算各峰的相对保留时间和相对峰面积比值。

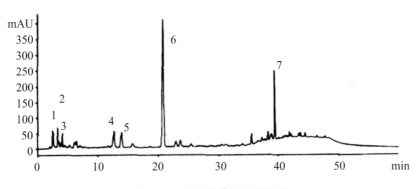

图 2-6　芒果叶药材 HPLC 图

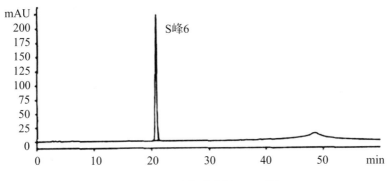

图 2-7　芒果苷对照品 HPLC 图

3 结果

3.1 方法学考察

3.1.1 精密度试验

取同一芒果叶供试品溶液，连续进样 5 次，考察仪器的精密度。结果表明，主要共有峰 1~7 号峰相对保留时间的 RSD 为 0.03%~0.14%，相对峰面积的 RSD 为 0.31%~1.84%。这说明仪器精密度良好。

3.1.2 稳定性试验

取同一芒果叶供试品溶液，在 0、2、6、12、24h 连续进样 5 次，检测色谱图，测定主要共有峰的相对保留时间和相对峰面积。结果显示，主要共有峰 1~7 号峰相对保留时间的 RSD 为 0.07%~0.38%，相对峰面积的 RSD 为 0.60%~2.56%。这说明供试品溶液在常温下 0~24h 之间可保持稳定，并且仪器精密度和稳定性很好。

3.1.3 重现性试验

取同一批号的芒果叶样品 5 份，分别按供试品溶液制备方法制备供试品溶液，并分别测定其色谱图。结果显示，其相对保留时间稳定，主要共有峰 1~7 号峰相对保留时间的 RSD 为 0.05%~0.12%，相对峰面积的 RSD 为 1.88%~2.20%，符合指纹图谱要求（$RSD \leqslant 3\%$）。这说明本方法重现性较好。

3.2 样品测定

分别取不同品种芒果叶叶肉和叶脉，按供试品溶液制备方法制成供试品溶液，精密吸取各供试品溶液 10μl，注入高效液相色谱仪，在相同色谱条件下采集 60min 色谱图。色谱图见图 2-8~2-13。

3.3 结果分析

3.3.1 各样品 HPLC 图谱

由于各样品 HPLC 图谱中单峰面积大于总峰面积 10% 的色谱峰数目只有 1~3 个，为了能有较多的信息说明实验结果，本实验对大于总峰面积 1% 的峰都进行了分析说明。本实验测得的样品 HPLC 指纹图谱共有 6 张，发现有 7 个共有色谱峰，各样品 HPLC 指纹图谱共有峰的相对保留时间见表 2-6。每个样品的指纹图谱均可分为 3 个部分：①保留时间 0~5min，有 3 个共有峰及一些不能分离的小杂峰；②保留时间 5~30min，为特征峰区，有 3 个共有峰，各个样品特征峰数目、峰面积及保留时间均存在较大差异；③保留时间 30~60min，有 1 个共有峰，且峰强度很大，其余部分为不能分离的小杂峰，但从其整体上看有较强的特征性。

表 2-6　6 份芒果叶样品 HPLC 指纹图谱的各主要共有峰的相对保留时间/min

样品编号	峰号						
	1	2	3	4	5	6	7
1	0.1218	0.1635	0.2014	0.6055	0.6700	1.0000	1.9006

样品	峰号						
编号	1	2	3	4	5	6	7
2	0.1220	0.1637	0.2018	0.6063	0.6691	1.0000	1.9037
3	0.1221	0.1640	0.2020	0.6074	0.6721	1.0000	1.9053
4	0.1221	0.1640	0.2021	0.6073	0.6716	1.0000	1.9086
5	0.1216	0.1633	0.2015	0.6070	0.6704	1.0000	1.9012
6	0.1216	0.1631	0.2014	0.6059	0.6697	1.0000	1.9005
RSD/%	0.27	0.28	0.16	0.23	0.12	0.00	0.22

3.3.2 红象牙叶肉

从图 2-8 和图 2-9 可知，红象牙叶肉与叶脉的 HPLC 指纹图谱差异明显。两者在峰数目、峰形及各主要共有峰峰面积比值（见表 2-7）上差别显著。经对比发现，红象牙叶肉的 4 号峰及 H1、H2、H3 峰强度明显比红象牙叶脉强；红象牙叶脉的 1、2、7、H4、H5 号峰强度明显比红象牙叶肉强，H4 号峰为红象牙叶脉的特有峰。

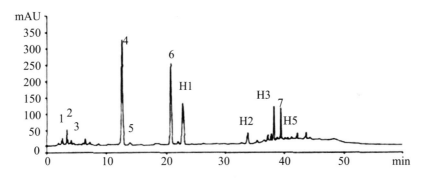

图 2-8 红象牙叶肉 HPLC 指纹图谱

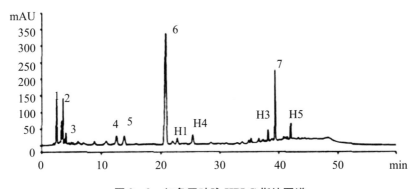

图 2-9 红象牙叶脉 HPLC 指纹图谱

表 2 - 7　红象牙叶肉与叶脉 HPLC 指纹图谱各主要共有峰相对峰面积

样品	峰号						
	1	2	3	4	5	6	7
叶肉	0.0186	0.0551	0.0210	1.3355	0.0414	1.0000	0.1909
叶脉	0.1074	0.0610	0.0355	0.0775	0.0952	1.0000	0.2906

3.3.3　桂热芒 82 号

从图 2 - 10 和图 2 - 11 可知，桂热芒 82 号叶肉与叶脉的 HPLC 指纹图谱差异很明显。两者峰数目、峰形及各共有峰峰面积比值（见表 2 - 8）差别都很大，桂热芒 82 号叶肉的 4、G1、G2、G3、G4 号峰明显比桂热芒 82 号叶脉强；桂热芒 82 号叶脉的 1、2、3、5、7、G5 号峰明显比叶肉强，G5 号峰为桂热芒 82 号叶脉的特有峰。

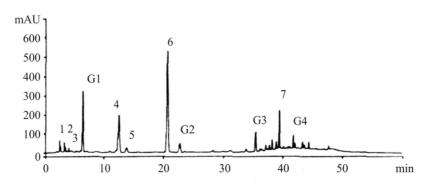

图 2 - 10　桂热芒 82 号叶肉 HPLC 指纹图谱

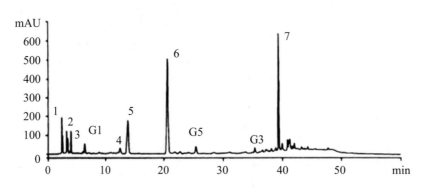

图 2 - 11　桂热芒 82 号叶脉 HPLC 指纹图谱

表 2 - 8　桂热芒 82 号叶肉与叶脉 HPLC 指纹图谱各共有峰相对峰面积

样品	峰号						
	1	2	3	4	5	6	7
叶肉	0.0304	0.0196	0.0149	0.4108	0.0528	1.0000	0.1968
叶脉	0.0996	0.0466	0.0832	0.0513	0.3835	1.0000	0.5628

3.3.4 台农一号

从图 2 - 12 和图 2 - 13 可知, 台农一号叶肉与叶脉的 HPLC 指纹图谱差异很明显。两者峰数目、峰形及各共有峰峰面积比值 (见表 2 - 9) 差别也很大, 台农一号叶肉的 4、T1、T2、T3、T4、T5 号峰明显比叶脉强; 台农一号叶脉的 1、3、5、7 号峰明显比叶肉强, T3 号峰为台农一号叶肉的特有峰。

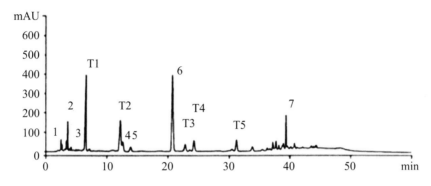

图 2 - 12 台农一号叶肉 HPLC 指纹图谱

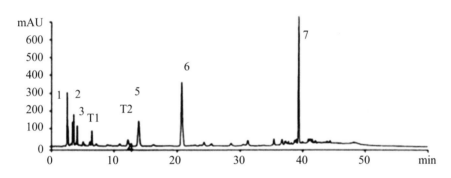

图 2 - 13 台农一号叶脉 HPLC 指纹图谱

表 2 - 9 台农一号叶肉与叶脉 HPLC 指纹图谱各共有峰相对峰面积

样品	峰号						
	1	2	3	4	5	6	7
叶肉	0.0418	0.0348	0.0163	0.1207	0.0581	1.0000	0.2057
叶脉	0.2164	0.0793	0.1095	0.0410	0.4207	1.0000	0.9060

4 讨论

通过将 3 个品种芒果叶叶肉和叶脉的 HPLC 指纹图谱比较, 发现 3 个品种的叶肉和叶脉图谱差异显著。同一品种不同组织部位的 HPLC 指纹图谱均有其特有的色谱峰, 如图 2 - 9 红象牙叶脉的特有峰 H4 号峰, 图 2 - 11 桂热芒 82 号叶脉的特有峰 G5 号峰, 图 2 - 12 台农一号叶肉的特有峰 T3 号峰。这说明 3 个不同品种的芒果叶叶肉和叶脉中所含的化学成分的种类及其含量是不同的, 其中红象牙叶脉的芒果苷含量比叶肉高, 而另两个品种中叶肉的芒果苷含量比叶脉高；3个品种叶肉的4号峰均比叶脉强，1、2、3、5、7号峰均比叶脉弱，其中4、7号峰最为明显。实验结果表明全叶粉碎后取样的均匀程度对指纹图谱的研究测定影响很大。取样不均匀会直接影响峰的大小，甚至会使某些峰消失，间接导致指纹图谱研究结果产生较大的偏差，所以在研究建立如芒果叶等叶类药材的中药指纹图谱时必须考虑取样的影响因素。取样均匀是保证指纹图谱一致性的前提。

按照《中药注射剂指纹图谱实验研究技术指南》中药材的取样要求，供试品取样应注意代表性，以保持实验室取样与实际生产应用药材一致。例如，地上部分的药材，取样约 0.5 ~ 1kg，必要时应做比较试验，考察所含成分有无显著差异，以供生产参考。此外，称样应按照常规要求，将选取的供试品适当粉碎后混合均匀，再从中称取试验所需的数量，一般称取供试品与选取样品的比例为 1∶10，因为指纹图谱需要提供量化的信息，所以称取供试品的精度一般要求取3位有效数字。经考察，将芒果叶药材干燥后粉碎过25目筛，即可达到使样品均匀的目的；经重复性试验考察，各主要峰峰面积的 *RSD* 均在 1.86% ~ 2.20% 之间。

参考文献

[1] 广西壮族自治区卫生厅. 广西中药材标准. 南宁：广西科学技术出版社，1992：54，207.
[2] 陆存蕴. 治疗慢性支气管炎药物芒果苷鉴定会报道. 医药工业，1976，1：51.
[3] 《全国中草药汇编》编写组. 全国中草药汇编（下册）. 北京：人民卫生出版社，1983：306.
[4] 邓家刚，郑作文，曾春晖. 芒果苷的药效学实验研究. 中医药学刊，2002，7(12)：37.
[5] 刘华钢，黄海滨，陈燕军. HPLC法测定芒果止咳片中芒果苷的含量. 中成药，1997，19(10)：14.

（冯旭，邓家刚，覃洁萍，汪锌华，张炜）

芒果苷原料药的质量标准研究

芒果叶提取物芒果苷（Mangiferin）是漆树科植物芒果叶子的主要活性成分。现代药理研究表明，芒果苷及含芒果苷的植物提取物具有多方面的药理活性，如有使中枢神经系统兴奋、增强心肌收缩力、保肝利胆、抗过氧化脂质、抗病毒及免疫、抗炎、镇痛、止咳、化痰、平喘等作用[1~9]。由于芒果叶为广西地方习用药材，收载于《广西中药材标准》1990年版[10]，没有国家药材标准，而且因各生产厂家对芒果叶提取物芒果苷原料药的提取工艺不同，导致原料药质量标准不统一，临床疗效受到了影响。本文通过实验考察了芒果叶提取物芒果苷原料药的薄层色谱鉴别，含量测定及一些理化指标检验，制订出了芒果苷原料药的质量标准，现报道如下。

1 仪器与试药

1.1 仪器

美国 Agilent 1100 Series 高效液相色谱仪，包括在线真空脱气机（G‑1379A）、高压四元梯度泵（G‑1311A）、标准自动进样器（G‑1313A）、智能化柱温箱（G‑1316A）、可变波长检测器（G‑1314A）、二极管阵列检测器、Agilent 1100 series 色谱工作站；CG‑16W 高速微量离心机（北京医用离心机厂）；KQ‑200VDB 型双频数控超声波清洁器（昆山市超声仪器有限公司）；Millipore Simplicity‑185 超纯水器（美国密里博公司）；BP211D 电子分析天平（德国赛多利斯公司）；939 薄层铺板器（重庆南岸贝尔德仪器技术厂）；定容毛细管（美国 Drumm and scientific 公司）。

1.2 试药

芒果苷对照品（中国药品生物制品检定所提供，批号 111607‑200301，供含量测定用）；芒果苷原料药由广西中医药大学制药厂提供。硅胶 G（60 型，青岛海洋化工集团公司）；甲醇（天津市四友生物医学技术有限公司，色谱纯）；甲醇（北京化工厂，优级纯）；磷酸［中国医药（集团）上海化学试剂公司，分析纯］；其他试剂均为分析纯。

2 方法与结果

2.1 芒果苷原料药的薄层色谱法鉴别

取本品约 10mg，加 40% 甲醇 50ml，超声处理 30min，放冷，滤过，取续滤液作为供试品溶液。另取芒果苷对照品，加甲醇制成 0.1mg/ml 溶液，作为对照品溶液。照薄层色谱法（TLC，《中国药典》2005 年版一部附录ⅥB）实验，吸取上述两种溶液各 1μl，分别点于同一以羧甲基纤维素钠为黏合剂的硅胶 G 薄层板上，以甲苯‑正丁醇‑甲酸（3.5∶4∶5）作展开剂，于 20℃ 展开，取出，晾干，喷以 10% 硫酸乙醇溶液，于 105℃ 烘烤显色，在紫外光 365nm 下检视，供试品色谱中，在与对照品相应的位置上，显相同的浅蓝色荧光斑点。

2.2 芒果苷原料药含量测定

2.2.1 色谱条件

以十八烷基硅烷键合硅胶为填充剂。色谱柱：大连依利特 C_{18}（5μm，4.6mm × 250mm）。柱温：30℃。甲醇‑0.1% 磷酸溶液（23∶77）为流动相。检测波长为 258nm。理论塔板数按芒果苷峰计算不低于 8000。

2.2.2 对照品溶液的制备

精密称取芒果苷对照品适量，加甲醇制成每 1ml 含 0.1mg 的溶液，即得。

2.2.3 供试品溶液的制备

取本品约 10mg，精密称定，加 40% 甲醇 50ml，称重，超声提取 30min，放冷，补重，滤过，取续滤液，即得。

2.2.4 标准曲线制备

分别量取上述对照品溶液 1、2、3、4、5ml，置 10ml 量瓶中，加甲醇稀释至刻度，摇匀备用。在上述色谱条件下，分别进样 $5\mu l$，记录色谱图，以峰面积 Y 对进样量 X 进行回归，求得回归方程为：$Y = 45325X + 13.517$，$r = 0.99985$。结果表明芒果苷对照品在 0.195~0.975μg 之间与峰面积值呈良好的线性关系。

2.2.5　精密度试验

取芒果苷对照品溶液 $5\mu l$ 连续进样 5 次，分别测定其峰面积，RSD 为 0.24%。这表明仪器精密度符合要求。

2.2.6　稳定性试验

取供试品溶液，分别在 0、4、8、12、24h 进样，进行了 24h 考察，峰面积的 RSD 为 0.17%。这表明供试品溶液在 24h 内稳定。

2.2.7　重复性试验

取同一批供试品，精密称取约 10mg，共 6 份，按供试品溶液制备方法制备，测定峰面积，结果表明重复性良好。

2.2.8　加样回收试验

精密称取已知含量的同一供试品约 10mg，分别精密加入一定量的芒果苷对照品溶液，按供试品溶液制备方法制备，进样 $5\mu l$，记录色谱图，计算回收率。结果平均回收率为 99.7%，RSD 为 0.12%。

2.2.9　样品测定

取 3 批样品，按含量测定方法依法测定芒果苷原料药的含量。结果见表 2 - 10。

表 2 - 10　样品中芒果苷含量测定结果

批号	含量/%	RSD/%
20060517	94.25	
20060518	93.68	0.50
20060519	93.52	

2.2.10　含量限度的制定

根据 3 批样品测定结果，芒果叶提取物芒果苷原料药的含量最高为 94.25%，最低为 93.52%。考虑到不同品种与产地芒果叶中芒果苷含量不一，以及工业化生产方法的不一致，芒果苷原料药的使用因剂型的不同纯度要求也不一致，故将芒果叶提取物芒果苷原料药的含量限度适当降低，暂规定芒果叶提取物芒果苷原料药的含量限度为不少于 92.0%。

2.3　理化指标检测

2.3.1　水分的检测

取芒果苷原料药约 2g，平铺于干燥至恒重的扁形称量瓶中，在干燥箱中经 105℃ 干燥至恒重，照《中国药典》2005 年版一部附录 47 页ⅨH测定。结果见表 2 - 11。

2.3.2　炽灼残渣的检测

取芒果苷原料药约 1g，精密称定，置已炽灼至恒重的坩埚中，缓缓炽灼至完全炭化

（加入硫酸），放入高温马弗炉中，照《中国药典》2005 年版一部附录 48 页ⅨJ 测定。结果见表 2 - 11。

2.3.3 重金属的检测

取芒果苷原料药适量，精密称定，照《中国药典》2005 年版一部附录 43 页ⅨB 测定。结果见表 2 - 11。

2.4 农药残留量的检测

取芒果苷原料药适量，精密称定，照《中国药典》2005 年版一部附录 52 页ⅨQ 测定。结果见表 2 - 11。

表 2 - 11 芒果叶提取物芒果苷原料药理化指标检测结果

检查项目	要求	检测依据
外观	淡黄色	感官
水分	<5%	《中国药典》2005 年版一部附录
炽灼残渣	≤2%	《中国药典》2005 年版一部附录
重金属/（mg/kg）	<1	《中国药典》2005 年版一部附录
铅/（mg/kg）	<0.3	《中国药典》2005 年版一部附录
砷/（mg/kg）	<0.3	《中国药典》2005 年版一部附录
汞/（mg/kg）	<0.02	《中国药典》2005 年版一部附录
铜/（mg/kg）	<0.6	《中国药典》2005 年版一部附录
镉/（mg/kg）	0	《中国药典》2005 年版一部附录
农药残留 DDT/（g/g）	$<6.0 \times 10^{-11}$	《中国药典》2005 年版一部附录
六六六/（g/g）	$<6.5 \times 10^{-11}$	《中国药典》2005 年版一部附录
五氯硝基苯/（g/g）	$<9.1 \times 10^{-12}$	《中国药典》2005 年版一部附录

3 小结与讨论

（1）在进行芒果苷原料药的 TLC 鉴别时，曾考虑过以氯仿 - 乙酸乙酯 - 甲醇、正己烷 - 乙酸乙酯 - 二乙胺、氯仿 - 甲醇 - 水、苯 - 乙酸乙酯 - 甲醇 - 甲酸、甲苯 - 甲醇 - 正丁醇 - 甲酸等不同比例为展开剂，但效果都不好；结果以甲苯 - 正丁醇 - 甲酸（3.5:4:5）作展开剂，于 20℃展开，喷以 10% 硫酸乙醇溶液，105℃烘烤显色，紫外光 365nm 下检视，效果较好。

（2）芒果苷是一种四羟基吡啶的碳糖苷，属双苯吡酮类化合物。根据其可溶于热稀甲醇的性质，以甲醇为溶液，其紫外最大吸收峰为 258nm（甲醇为溶剂），故以 258nm 作为高效液相色谱测定波长。

（3）对于芒果叶提取物芒果苷原料药，目前还没有药品质量标准。芒果叶药材也只收载于《广西中药材标准》1990 年版，且该标准中只建立了"性状"项，尚未建立鉴别和含量测定项。曾有文献报道芒果苷及芒果叶中芒果苷的含量测定方法[11,12]，但都没有建立相关的质量标准。本文建立的芒果叶提取物芒果苷原料药的质量标准为规范芒果苷原料药的生产、使用，制定含芒果苷原料药制剂及芒果叶药材的质量标准，提供了科学的实验依据。

参考文献

［1］ 农少云，农朝赞，潘莉莉，等. 芒果苷对连蛋白 P120 磷酸化及肝癌细胞生物学行为的影响. 广西医科大学学报，2005，22(4)：495.
［2］ 彭志刚，罗军，夏凌辉，等. 芒果苷诱导慢性髓系白血病 K562 细胞凋亡. 中国实验血液学杂志，2004，12(5)：590.
［3］ 黄华艺，钟鸣，孟刚，等. 芒果苷对大鼠脑组织过氧化脂质损伤及保护作用. 中国中医药科技，1999，6(4)：220.
［4］ 黄华艺，农朝赞，郭凌宵，等. 芒果苷对肝癌大鼠血清上皮钙黏蛋白和癌胚抗原以及单胺氧化酶的影响. 医学综合，2001，7(12)：764－765.
［5］ 彭志刚，罗军，夏凌辉，等. 芒果苷对白血病 K562 细胞增殖抑制作用及研究. 广西医科大学学报，2004，21(2)：168－170.
［6］ 农朝赞，郭凌宵，黄华艺，等. 芒果苷对肝癌大鼠肝组织 B－catenin 和 p120ctn 表达的影响. 右江民族医学院学报，2003(2)：143－146.
［7］ 谢金鲜，林启云，李爱媛，等. 复方芒果叶的薄层层析及抗菌实验. 福建中医药，2001，32(2)：41－42.
［8］ 黄华艺，农朝赞，郭凌宵，等. 芒果苷对肝癌细胞增殖及抑制和凋亡诱导. 中华消化杂志，2002，22(6)：341－343.
［9］ 邓家刚，郑作文，曾春晖. 芒果苷的药效学研究（Ⅰ）. 中医药学刊，2002，20(6)：802－803.
［10］ 广西壮族自治区卫生厅. 广西中药标准. 南宁：广西科学技术出版社，1992：54.
［11］ 刘华刚，黄海滨. HPLC 法测定芒果止咳片中芒果苷的含量. 中成药，1997，19(10)：14－15.
［12］ 黄海滨，李学坚，梁秋云，等. RP－HPLC 法测定芒果叶中芒果苷的含量. 中国中药杂志，2003，28(9)：839－841.

（邓家刚，陈勇，王勤，潘丽娜，李立，李兵，李艳苓）

高效液相色谱法测定芒果叶中没食子酸的含量

芒果叶为漆树科芒果属植物芒果的叶[1]，其性味酸、甘、凉、平，具有行气疏滞、祛瘀积的功效，可用于热滞腹痛、气胀、小儿疳积、消渴等证[2]。芒果叶中含有芒果苷、异芒果苷、高芒果苷、没食子酸、槲皮素、原儿茶酸、没食子酸乙酯等多种化学成分[3]。没食子酸作为芒果叶的有效成分之一，具有抗流感病毒和金黄色葡萄球菌的作用[4]。本文建立了芒果叶中没食子酸含量的测定方法，该法简便、快捷，为芒果叶药材的质量控制提供了科学依据。

1 实验材料

1.1 实验仪器

美国 Agilent 1100 系列高效液相色谱仪，包括四元泵、在线脱气机、自动进样器、柱温箱、可变波长检测器。超纯水系统（MILLIPORE）；SB3200 - T 超声清洗仪 [必能信超声（上海）有限公司]。

1.2 药品与试剂

没食子酸对照品（中国药品生物制品检定所，批号 110831 - 200302）；芒果叶样品经广西亚热带作物研究所黄国第工程师鉴定。甲醇为色谱纯。水为高纯水。其余试剂均为分析纯。

2 方法与结果

2.1 色谱条件

色谱柱：Agilent Eclipse XDB C_{18} 柱（5μm，4.6mm×150mm）。流动相：甲醇 - 0.1% 磷酸（含 0.1% 三乙胺）（5：59）。流速：1.0ml/min。检测波长：270nm。柱温：30℃。进样量：10μl。理论塔板数以没食子酸峰计应不低于 3000。对照品及样品的色谱图见图2 - 14。

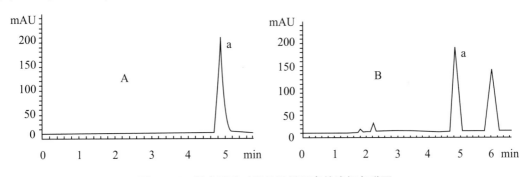

图 2 - 14 没食子酸对照品及样品高效液相色谱图

A. 对照品；B. 样品；a. 没食子酸

2.2 对照品溶液的配制

精密称取没食子酸对照品 5.12mg，置 50ml 容量瓶中，加甲醇溶解并稀释至刻度，即得对照品溶液。

2.3 供试品溶液的制备

取样品粉末约 0.5g，精密称定，精密加入甲醇 20ml，称重，超声提取 40min，放冷至室温，用甲醇补足减失的重量，摇匀，0.45μm 微孔滤膜滤过，取滤液，即得供试品溶液。

2.4 线性关系考察

分别取 2.2 项下的对照品溶液 0.5、1、2、4、6ml，置于 10ml 容量瓶中，加 40% 甲醇稀释至刻度。吸取供试品溶液及 2.2 项下制备的对照品溶液各 10μl，按 2.1 项下的色谱条件进行测定。以峰面积 Y 对进样浓度量 X（$\mu g/\mu l$）进行线性回归，得标准曲线：$Y = 39254X - 6.6131$，$r = 0.9997$。其线性范围为 $0.00512 \sim 0.06144 \mu g/\mu l$。

2.5 精密度试验

取对照品溶液，连续进样 6 次，每次进样 $10\mu l$，对峰面积进行考察，峰面积的 RSD 为 0.73%。这表明仪器精密度良好。

2.6 稳定性试验

取同一供试品溶液，分别于 0、1、2、4、6、12h 不同时间间隔点进样分析，记录色谱图，对峰面积进行考察，峰面积的 RSD 为 0.32%。这表明供试品溶液在 12h 内稳定。

2.7 重复性试验

取南宁田阳香芒样品（批号 050806）6 份，分别按 2.3 项下供试品溶液的制备方法制备供试品溶液，按 2.1 项下的色谱条件进行测定，并计算其没食子酸含量，结果没食子酸的平均含量为 1.74mg/g，RSD 为 1.5%（$n=6$）。这说明该法重复性较好。

2.8 加样回收率试验

取已知没食子酸含量的样品 6 份各 0.25g，精密称定，精密加入甲醇 10ml，再精密加入没食子酸对照品溶液 10ml（浓度为 0.045mg/ml），其余操作同 2.3 项下的方法，结果表明没食子酸的平均回收率为 98.3%，$RSD = 1.7$%（$n=6$）。（见表 2-12）这说明该法的准确度较好。

表 2-12 没食子酸加样回收率试验结果（$n=6$）

编号	原有量/mg	加入量/mg	测得量/mg	回收率/%	平均回收率/%	RSD/%
1	0.445	0.450	0.878	96.1		
2	0.443	0.450	0.892	99.7		
3	0.441	0.450	0.894	100.7	98.3	1.8
4	0.450	0.450	0.888	97.5		
5	0.438	0.450	0.876	97.3		
6	0.448	0.450	0.890	98.2		

2.9 样品没食子酸含量测定

取样品粉末，按 2.3 项下供试品溶液的制备方法制备各供试品溶液。取供试品溶液 $10\mu l$，注入高效液相色谱仪，按 2.1 项下条件进行测定，结果见表 2-13。

表 2-13 各样品中没食子酸含量测定结果

品种	产地	批号	含量/(mg/g)	RSD/%
紫花芒	百色	050807	0.82	2.5
紫花芒	田阳	050808	0.88	2.6
紫花芒	南宁	050806	0.96	1.4

品种	产地	批号	含量/(mg/g)	RSD/%
红象牙	百色	050807	0.83	2.1
红象牙	田阳	050808	0.91	1.6
红象牙	南宁	050806	0.84	1.3
台农一号	百色	050807	1.79	1.2
台农一号	田阳	050808	2.01	2.7
台农一号	南宁	050806	1.26	1.5
田阳香芒	百色	050807	0.41	2.6
田阳香芒	田阳	050808	0.89	0.7
田阳香芒	南宁	050806	1.74	1.5
金煌芒	南宁	050806	2.07	0.1
金煌芒	百色	050807	1.49	0.0
桂热芒 82 号	南宁	050806	2.31	0.6
桂热芒 82 号	百色	050807	1.19	2.5

3 讨论

本文曾采用甲醇 – 0.1% 磷酸，甲醇 – 0.2% 磷酸，甲醇 – 0.1% 磷酸（含 0.1% 三乙胺）为流动相，但分离效果不理想；最终以甲醇 – 0.1% 磷酸（含 0.1% 三乙胺）为流动相达到了较满意的分离效果。

在实验中，对没食子酸对照品溶液，在 200 ~ 400nm 进行光谱扫描，结果其在 270nm 处有较大的吸收，灵敏度最高，故选择 270nm 为测定波长。不同产地、不同品种芒果叶中没食子酸的含量存在差异，其中南宁桂热芒 82 号没食子酸含量最高（2.31mg/g），百色田阳香芒没食子酸含量最低（0.41mg/g）。本文建立了运用高效液相色谱法直接测定芒果叶中没食子酸含量的方法，并通过方法学考察表明该定量检测方法结果可靠，为芒果叶中没食子酸含量的测定提供了可信的检测手段。

参考文献

[1] 江苏新医学院. 中药大辞典（上册）. 上海：上海人民出版社，1977：1040.
[2] 广西壮族自治区卫生厅. 广西中药材标准. 南宁：广西科学技术出版社，1992：54.
[3] 陆仲毅，毛德，何孟如，等. 芒果叶化学成分研究. 中草药，1982，13(3)：3 – 6.
[4] 周沛椿，夏尊成. 芒果叶对镇咳作用有效成分探讨. 医药科技资料，1975(1)：8.

（冯旭，王胜波，邓家刚，覃洁萍）

芒果苷原料药中杂质高芒果苷的含量测定

芒果苷（mangferin）是一种四羟基吡酮的碳糖苷，属双苯吡酮类黄酮类化合物，存在于多种植物中，如漆树科芒果树和扁桃树的叶、果实、树皮等。现代药理研究表明，芒果苷具有抗氧化、抗细菌、抗病毒、免疫调节及抗肿瘤等多方面的生理活性和药理作用[1,2]。目前，"广西特色药用资源芒果叶深加工关键技术及产品的研究"已经被列入国家科技攻关计划"西部开发"科技行动项目。芒果苷原料药是从芒果叶中提取的高纯度芒果苷，现拟将其进一步开发成具有抗病毒等作用的新药。在进行芒果苷原料药的成分分析时，在其高效液相色谱图中除芒果苷峰外，还有一个在各批次原料药中反复出现的杂质色谱峰，其峰面积占相当比例且保留时间固定。经制备色谱分离纯化，并用紫外光谱、红光光谱、核磁共振波谱、质谱等方法分析，确定该杂质结构为高芒果苷（Homomangferin），其分析方法将另文发表。本文采用高效液相色谱（HPLC）法分析测定芒果苷原料药中杂质高芒果苷的含量，为控制芒果苷原料药的质量提供了实验依据。

1 仪器与试药

美国 Agilent 1100 系列高效液相色谱仪，包括四元泵、在线脱气机、自动进样器（G1313A）、柱温箱、可变波长检测器、超纯水系统（MIULIPORE）、SB3200 – T 超声清洗仪（功率250W，频率50kHz）［必能信超声（上海）有限公司］。甲醇为色谱纯。其余试剂均为分析纯。水为高纯水。高芒果苷对照品由制备色谱分离得到，并经 UV、IR、NMR、MS 鉴定为高芒果苷，经 HPLC 按峰面积归一化法检查纯度为100%。芒果苷原料药从芒果叶中提取得到，为本院自制。

2 方法与结果

2.1 色谱条件

色谱柱：Hypersil ODS C_{18}柱（大连依利特分析仪器有限公司，5μm，4.6mm × 250mm）。

流动相：甲醇 – 0.1% 磷酸（32B68）。流速：1ml/min。柱温：30℃。检测波长：258nm。

进样量：10μl。理论塔板数以高芒果苷峰计应不低于2000。结果见图2 – 15 ~ 2 – 17。

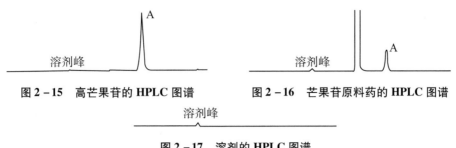

图 2-15 高芒果苷的 HPLC 图谱　　图 2-16 芒果苷原料药的 HPLC 图谱

图 2-17 溶剂的 HPLC 图谱

2.2 对照品溶液的配制

精密称取高芒果苷对照品 10.60mg，置 25ml 容量瓶中，加 40% 甲醇溶解并定容至刻度，即得高芒果苷对照品储备溶液。

2.3 供试品溶液的制备

取芒果苷原料药粉末约 15mg，精密称定，置 25ml 容量瓶中，加入 40% 甲醇溶解，稀释至刻度，摇匀，0.45μm 滤膜滤过，即得。

2.4 线性关系考察

精密吸取高芒果苷对照品储备液各 0.1、0.4、0.8、1.2、1.6、2.0ml 置 10ml 容量瓶中，加 40% 甲醇稀释至刻度，配置成系列浓度对照品溶液，按 2.1 项下色谱条件测定峰面积。以峰面积 A 对进样量 m（μg）进行回归，得标准曲线：$A = 4141.08m - 0.810$，$r = 0.9999$。其线性范围为 $0.0424 \sim 0.848$μg。

2.5 精密度试验

取对照品溶液，连续进样 6 次，对峰面积进行考察，峰面积的 RSD 为 0.11%。这说明仪器精密度很好。

2.6 稳定性试验

取同一份供试品溶液，分别于 0、1、2、4、6、12h 不同时间间隔点进样分析，对峰面积进行考察，峰面积的 RSD 为 0.13%。这表明样品溶液在 12h 稳定。

2.7 重复性试验

取同一芒果苷原料药粉末 6 份，精密称定，分别按 2.3 项下供试品溶液的制备方法制备供试品溶液，在 2.1 项色谱条件下分别测定其色谱图，并计算其高芒果苷的含量，结果高芒果苷的平均含量为 72.3mg/g，RSD 为 1.3%（$n = 6$）。这说明该法重复性较好。

2.8 加样回收率试验

精密称取已知高芒果苷含量的芒果苷原料药粉末 6 份，各 7.5mg，分别精密加入高芒果苷对照品储备液 1.25ml，其余操作同 2.3 项中的方法，精密吸取 10μl 注入高效液相色谱仪，按所设定的 HPLC 条件进行测定，结果表明高芒果苷平均回收率为 97.8%，$RSD = 2.2\%$（$n = 6$）（见表 2-14）。这说明本方法准确度较好。

表 2 - 14　高芒果敢加样回收率实验结果（n = 6）

序号	原有量/(m/mg)	加入量/(m/mg)	测得量/(m/mg)	回收率/%	平均回收率/%	RSD/%
1	0.5488	0.53	1.0808	100.37		
2	0.5350	0.53	1.0680	100.57		
3	0.5249	0.53	1.0385	96.91		
4	0.5220	0.53	1.0325	96.32	97.8	2.2
5	0.5339	0.53	1.0458	96.58		
6	0.5292	0.53	1.0385	96.09		

2.9　样品测定

取芒果苷原料药粉末，按2.3项下供试品溶液的制备方法制备各供试品溶液。取高芒果苷对照品溶液和供试品溶液各10μl，注入高效液相色谱仪，按所设定 HPLC 条件进行测定，每个样品重复测定3次，按外标法计算各样品中高芒果苷的含量。结果见表2 - 15。

表 2 - 15　芒果苷原料药样品中高芒果苷含量测定结果（n = 3）

批号	高芒果苷含量/[c/(mg/g)]			平均值/[c/(mg/g)]	RSD/%
	1	2	3		
20050624	39.4	38.9	39.4	39.2	0.8
20050709	29.4	29.7	30.2	29.8	1.4
20050715	76.2	75.4	76.0	75.9	0.6
20060421	39.1	38.7	38.9	38.9	0.6
20060426	24.1	24.6	24.0	24.2	1.4
20060517	72.3	72.4	72.1	72.3	0.3
20060608	38.8	39.2	38.7	38.9	0.7
20060918	66.0	65.4	66.7	66.0	1.0
20070406	13.1	13.2	13.5	13.3	1.6

3　讨论

高芒果苷与芒果苷分子量接近，结构相似，物理化学性质也较相近，分离较困难。在分析测定中发现，各批次芒果苷原料药中均含有高芒果苷，只是其中含量不同。目前尚未见关于高芒果苷的药效学研究的报道，因此无法确证其功效。今后应在其药理毒理方面进行更深入地研究，寻找其含量与主要药效作用间的相关性，并在此基础上建立其含量控制指标，这对于控制芒果苷原料药质量、提高制剂工艺水平以及临床用药的安全性具有重要的意义。

对高芒果苷对照品溶液200～800nm范围进行扫描，结果高芒果苷的最大吸收波长为258nm，故选择258nm作为高芒果苷的检测波长。

从分析结果可知，各批次芒果苷原料药中高芒果苷的含量差别较大。这可能与不同批次芒果叶原料中高芒果苷含量不同有关，也可能与提取工艺不够稳定有一定的关系。今后应从芒果叶原料和提取纯化工艺方面寻找可能造成杂质高芒果苷含量不一的原因，以进一步提高芒果苷原料药质量的稳定性。

参考文献

[1] 邓家刚，郑作文，曾春晖．芒果苷的药效学实验研究．中医药学刊，2002，20(6)：37.
[2] 黄潇，彭志刚．芒果苷药理作用研究概况．中国药师，2007，10(1)：73.

（冯旭，邓家刚，覃洁萍，席加喜，钟伟东，王胜波）

有机质谱分析在芒果苷原料药微量杂质结构鉴定中的应用

　　近年来，有机质谱分析在鉴定药物成分的结构及质谱裂解途径研究中已有较多应用[1,2]。芒果苷（mangferin）是一种四羟基吡酮的碳糖苷，属双苯吡酮类黄酮类化合物，存在于多种植物中，如漆树科芒果树和扁桃树的叶、果实、树皮等。现代药理研究表明，芒果苷具有抗病毒、抗氧化、降血糖、抗肿瘤及免疫调节等多方面的生理活性和药理作用[3-9]。目前，"广西特色药用资源芒果叶深加工关键技术及产品的研究"已经被列入国家科技攻关计划"西部开发"科技行动项目。芒果苷原料药是从芒果叶中提取的高纯度芒果苷，现拟将其进一步开发成具有抗病毒等作用的新药。在进行 10 个批次的芒果苷原料药的成分分析时，其高效液相色谱图中反复出现 1 个杂质色谱峰，其峰面积占相当比例且保留时间固定。为了确定芒果苷原料药中存在的这个微量杂质化合物的结构，本工作采用高效液相制备色谱对芒果苷原料药中微量杂质进行分离纯化，利用 HR – ESI（ － ）– MS/MS 分析其结构；按质谱裂解规律进行分析，并进一步经 UV、^{1}HNMR、^{13}CNMR 测定，确认芒果苷原料药中微量杂质的结构为 2 – C – β – D – glucopyranosyl – 1，6，7 – trihydroxy – 3 – methoxyxanthen – 9 – one，其结构示于图 2 – 18。

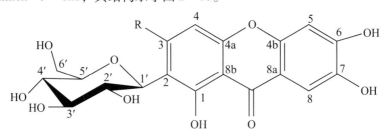

图 2 – 18　芒果苷及杂质的结构图

1. R = OH（芒果苷）；2. R = OCH$_3$（杂质）

1 实验部分

1.1 仪器与材料

质谱分析采用 Bruker LC－micro TOF－Q 质谱仪：美国 Bruker 公司产品。^{1}HNMR、^{13}CNMR 光谱测定采用 Varian Inova－600MHz 超导核磁共振仪（DMSO－d6 为溶剂，TMS 内标）：美国 Varian 公司产品。

色谱分析采用美国 Agilent 1100 系列高效液相色谱仪，其配有四元泵、在线脱气机、自动进样器（G1313A）、柱温箱、二极管阵列检测器（DAD）。制备色谱采用 LC-8A 制备液相色谱仪：日本岛津公司产品，配有 SPD－6AVUV－VIS 检测器。

甲醇（一级色谱纯）：天津四友生物医学技术有限公司产品。水为高纯水。其余试剂均为分析纯。芒果苷标准对照品由中国药品生物制品检定所提供（批号 111607－200301）。芒果苷原料药为从芒果叶中提取精制得到，由广西中医药大学制药厂提供。

1.2 色谱条件

分析用色谱条件如下。色谱柱为 Hypersil ODS C_{18} 柱（大连依利特分析仪器有限公司产品，$5\mu m$，$4.6mm \times 250mm$）。流动相：V（甲醇）：V（0.1%磷酸）为 30：70 的混合溶液。流速：1ml/min。柱温：30℃。检测波长：258nm。进样量：$10\mu l$。

制备用色谱条件如下。色谱柱为 Lichrospher C_{18} 柱（江苏汉邦公司产品，$10\mu m$，250mm $\times 10mm$）。流动相：V（甲醇）：V（0.05% TFA）为 35：65 的混合溶液。流速：2ml/min。柱温：室温。检测波长：258nm。进样：1ml。

1.3 质谱条件

ESI 离子源，采用负离子检测方式；源电压 4.5kV；雾化器 105Pa；干燥气（N_2）温度 200℃；干燥气流量 3.0L/min；$V_{End\ Plate\ Offset}=-500V$；一级质谱质量扫描范围 m/z 50～3000；MS/MS 质量扫描范围 m/z 50～500；采用全扫描一级质谱（Full－scan）及源内碰撞诱导解离（S－CID）全扫描二级质谱等方式进行测定，碰撞池电压（RF）250.0 Vpp。

1.4 样品处理

取芒果苷原料药适量，以 50% 甲醇溶解，分别制成浓度约为 0.4g/L（分析）和 1g/L（制备）的溶液，离心后用 $0.45\mu m$ 的微孔滤膜过滤，注入高效液相色谱仪分别进行分析和制备。

2 结果与讨论

2.1 芒果苷原料药的高效液相色谱分析

取制备好的芒果苷原料药溶液，注入高效液相色谱仪，按 1.2 项的分析条件测定，同时以 DAD 检测各色谱峰的 UV，并将其与芒果苷对照品色谱进行对比分析。结果显示，芒果苷原料药有 2 个色谱峰，其中 1 个色谱峰占总峰面积的 95% 以上，此色谱峰的保留时间、UV 与芒果苷对照品色谱峰一致，确定为芒果苷；而另一个杂质的色谱峰峰面积很小，仅占总峰面积的 5% 以下，但从其 UV 看，与芒果苷的 UV 基本一致。这说明其结构母核可能与芒果苷相似，如图 2－19。

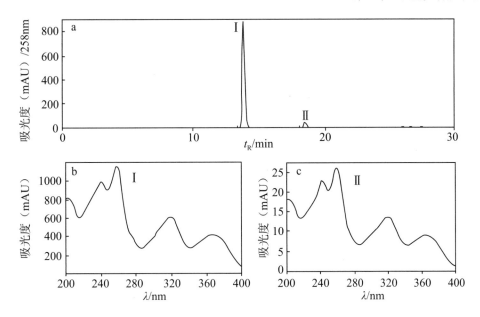

图 2 - 19　芒果苷原料药的高效液相色谱图及 UV 图谱

a. 高效液相色谱图；b. UV 图谱；Ⅰ. 芒果苷；Ⅱ. 杂质

2.2　芒果苷原料药中微量杂质的分离制备

取制备好的芒果苷原料药溶液（浓度为 1g/L），注入 LC - 8A 制备型高效液相色谱仪，以 1.2 项的条件进行制备分离，分别收集各色谱峰流份。第一次收集得到的杂质流份经高效液相色谱分析发现其中仍含有少量芒果苷，这主要是由于杂质流份含量较少，并且是在芒果苷的大峰后流出的缘故，所以需进行第二次制备分离。第二次制备得到的杂质流份经高效液相色谱分析为单一成分后，经旋转蒸发仪减压回收溶剂，得到淡黄色针状结晶。

2.3　芒果苷及杂质的 HR - ESI - MS/MS 分析

取少量芒果苷及制备得到的杂质结晶，分别用含有 0.1% 甲酸的 50% 甲醇溶液溶解成 1mg/L 溶液，以直接进样方式注入 ESI 离子源；按 1.3 项的条件对两个化合物进行质谱分析。芒果苷的一级质谱图呈现 m/z 421.0775 的基峰，经质谱精密质量检索得知［M - H］⁻峰的元素组成为 $C_{19}H_{17}O_{11}$（计算值为 421.0776），如图 2 - 20。杂质的一级质谱图呈现 m/z 435.0973 的基峰，经质谱精密质量检索得知［M - H］⁻峰的元素组成为 $C_{20}H_{19}O_{11}$（计算值为 435.0933），如图 2 - 21。从以上测定结果可见，芒果苷的准分子离子与杂质的准分子离子刚好相差 14u（CH_2）。

为了进一步获取有关结构信息，分别对杂质的［M - H］⁻离子和芒果苷的［M - H］⁻离子进行源内碰撞诱导解离全扫描二级质谱分析，杂质的 HR - ESI - MS/MS 图呈现的一系列产物离子分别为：m/z 345.0657（$C_{17}H_{13}O_8$，计算值 345.0615），m/z 315.0486（$C_{16}H_{11}O_7$，计算值 315.0510），m/z 287.0189（$C_{14}H_7O_7$，计算值 287.0197），m/z 272.0308（$C_{14}H_8O_6$，计算值 272.0326），如图 2 - 22（A）。而芒果苷的 HR - ESI - MS/MS 图所呈现的一系列产物离子分别为：m/z 331.0436（$C_{16}H_{11}O_8$，计算值 331.0459），m/z 301.0335（$C_{15}H_9O_7$，计算值 301.0354），m/z 271.0237（$C_{14}H_7O_6$，计算值 271.0248），m/z

259.0234（$C_{13}H_7O_6$，计算值 259.0248），如图 2 - 22（B）。

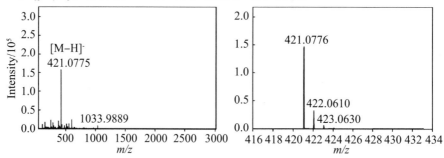

图 2 - 20　芒果苷的一级质谱图

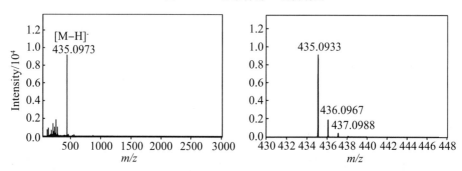

图 2 - 21　杂质的一级质谱图

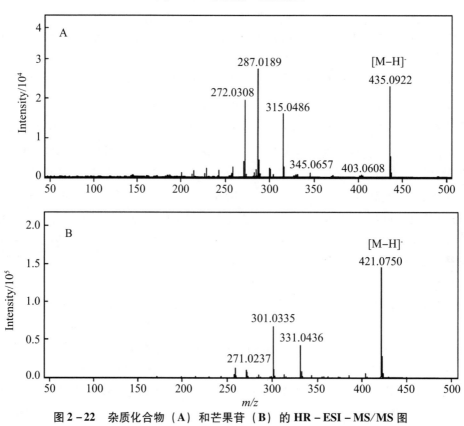

图 2 - 22　杂质化合物（A）和芒果苷（B）的 HR - ESI - MS/MS 图

有关杂质和芒果苷的 HR – ESI – MS/MS 分析测定数据均被列于表 2 – 16。以上测定结果显示，杂质和芒果苷的结构应非常相似，因为杂质的一系列碎片离子 m/z 435、m/z 345、m/z 315 刚好分别为 ［421 + CH$_2$］⁻、［331 + CH$_2$］⁻ 和 ［301 + CH$_2$］⁻。根据杂质碎裂产生的碎片离子及其分析结果，结合 NMR 数据分析，可确定该杂质的结构为 2 – C – β – D – glucopyranosyl – 1，6，7 – trihydroxy – 3 – methoxy – xanthen – 9 – one。有关杂质和芒果苷的碎片离子形成过程及质谱碎裂机制分析示于图 2 – 23 和图 2 – 24。

表 2 – 16　HR – ESI – MS/MS 测定的杂质化合物和芒果苷碎片离子数据

序号	芒果苷				杂质			
	测量值 /(m/z)	计算值 /(m/z)	误差 /mDa	元素组成	测量值 /(m/z)	计算值 /(m/z)	误差 /mDa	元素组成
1	421.0775	421.0776	0.18	$C_{19}H_{17}O_{11}$	435.0973	435.0933	– 3.0	$C_{20}H_{19}O_{11}$
2	331.0436	331.0459	2.4	$C_{16}H_{11}O_8$	345.0657	345.0615	0.99	$C_{17}H_{13}O_8$
3	301.0335	301.0354	1.8	$C_{15}H_9O_7$	315.0486	315.0510	2.4	$C_{16}H_{11}O_7$
4	271.0237	271.0248	1.1	$C_{14}H_7O_6$	287.0189	287.0197	0.84	$C_{14}H_7O_7$
5	259.0234	259.0248	1.4	$C_{13}H_7O_6$	272.0308	272.0326	1.8	$C_{14}H_8O_6$

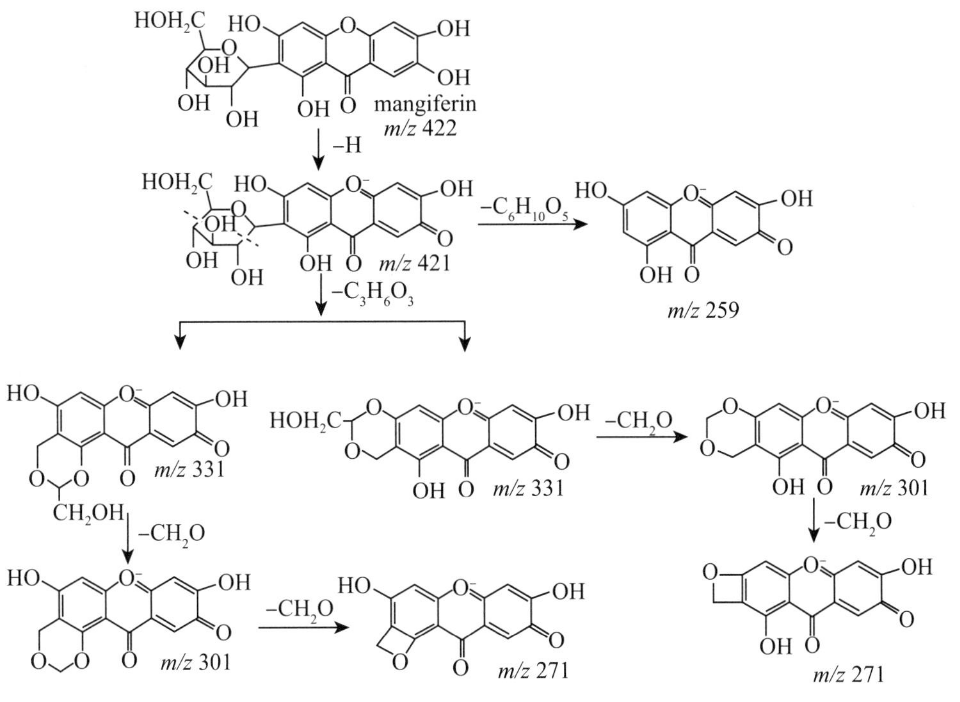

图 2 – 23　芒果苷主要质谱碎片的裂解机制

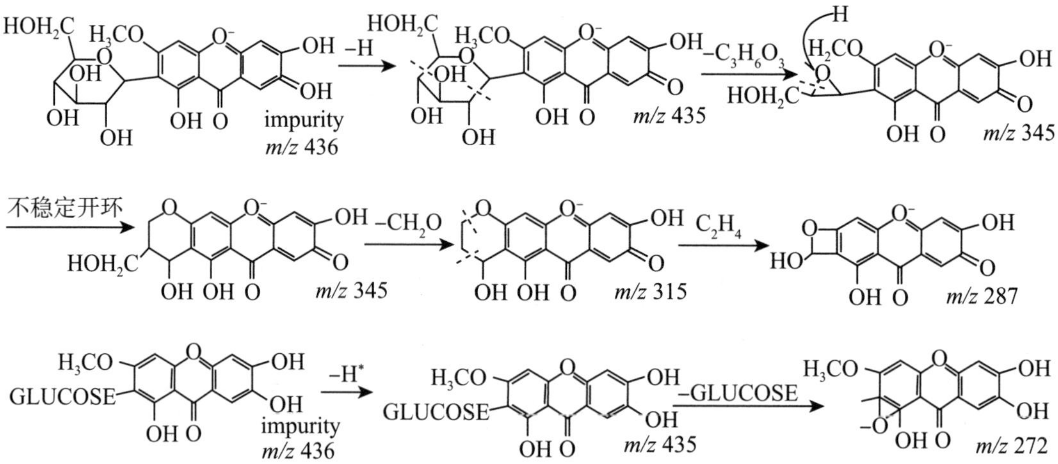

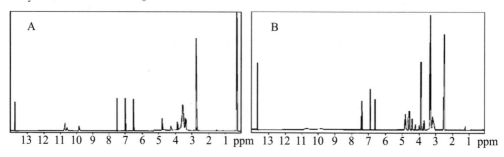

图 2-24　杂质的主要质谱碎片的裂解机制

2.4　NMR 分析

为了进一步确认该杂质的结构，用 VarianInova-600MHz 超导核磁共振仪（DMSO-d6 为溶剂，TMS 内标）分别测定芒果苷及其杂质的 ^{1}HNMR 和 ^{13}CNMR 谱，示于图 2-25 和图 2-26，其 NMR 数据及分析列于表 2-17。

从杂质测得的 ^{1}HNMR 谱中发现，在化学位移为 13.7、10.7 和 9.83ppm 处有 3 个酚羟基质子的特征峰，其中化学位移为 13.7ppm 处的峰为双苯吡酮类化合物螯合羟基的质子特征，说明该杂质存在 C_1—OH[10]，因而排除了 C_1—OH 甲基化的可能。化学位移为 10.7、9.83ppm 处的 2 个峰则分别是 C_6—OH 和 C_7—OH 的质子特征，与芒果苷的 ^{1}HNMR 谱相比少了 1 个酚羟基，而化学位移为 3.90ppm 处出现了甲氧基的特征吸收。此外，通过比较杂质和芒果苷的碳谱可以看到，杂质碳谱的 4 位明显向高场位移，2 位有微弱位移，3 位向低场位移，这是由于 3 位被甲氧基取代而引起的。所以，杂质的结构应该是芒果苷的 3 位羟基生成了甲氧基。另外，从杂质的碳谱可看到许多个碳表现为成对信号，而芒果苷的碳谱并没有表现出成对信号，原因是杂质在二甲基亚砜（DMSO）中有两种立体结构，它们的比例基本上是 1:1，主要差别在于吡喃葡萄糖环和芳环交接处的几个碳原子，这是由杂质结构中甲氧基的空间位阻影响了碳苷葡萄糖的自由翻转所引起的。综合以上光谱数据，芒果苷原料中微量杂质的结构应为 2-C-β-D-glucopyranosyl-1,6,7-trihydroxy-3-methoxy-xanthen-9-one。

图 2-25　芒果苷（A）及杂质（B）的 ^{1}HNMR 图谱

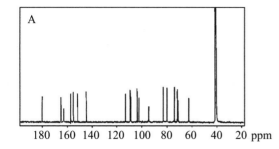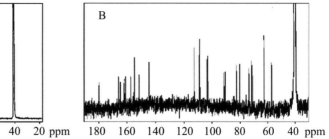

图2-26 芒果苷（A）及杂质（B）的^{13}CNMR 图谱

表2-17 芒果苷及杂质的^{1}HNMR 和^{13}CNMR 谱数据

位移	芒果苷		杂质	
	δ_H	δ_C	δ_H	δ_C
1		162.5		162.0（161.3）
2		108.3		108.7
3		164.5		164.9（166.1）
4	6.34（1H，s）	94.0	6.64（1H，s）	90.4（91.2）
4a		156.9		157.4（157.5）
4b		151.4		151.5（151.6）
5	6.83（1H，s）	103.3	6.90（1H，s）	103.0（103.2）
6		154.7		154.9
7		144.4		145.0
8	7.35（1H，s）	108.7	7.41（1H，s）	108.7（109.1）
8a		112.4		112.5
8b		102.0		102.5（102.7）
9		179.8		179.7（180.1）
1`	4.60（1H，d，J=9.6）	73.7	4.58（4.64）	73.5（73.3）
2`		82.3	3.15	82.3（82.4）
3`		71.3	3.99（4.21）	71.0（70.3）
4`	3.10〔4.10（5H，m）〕	70.9	3.09	71.5（71.6）
5`		79.7	3.20	79.7（79.8）
6`		62.2	3.70，3.37	62.4
1-OH	13.7（1H，s）		13.7（1H，s）	
3-OH	10.6（1H，s）			
6-OH	10.7（1H，s）		10.7（1H，s）	
7-OH	9.78（1H，s）		9.83（1H，s）	
3-OCH3			3.90（3.87）（3H，s）	57.1（56.8）

3　结论

关于芒果苷的提取分离及分析，已有文献报道，其中有关中药知母中芒果苷提取物的报道较多[11,12]，而有关芒果叶中芒果苷的提取物报道较少。文献[13]曾报道用毛细管电泳法分析芒果叶及枝条的提取物时，发现了 1 个未知成分，但未进行结构鉴定。本工作应用有机质谱学规律进行分析，结合 ^{1}HNMR 和 ^{13}CNMR 光谱测定，对从芒果叶中提取精制得到的芒果苷原料药中的微量杂质进行了结构鉴定，确定其化学结构为 2 – C – β – D – glucopyranosy – ll，6，7 – trihydroxy – 3 – methoxyxanthen – 9 – one。本工作根据 HR – ESI（ – ）– MS/MS 分析，给出了芒果苷及其杂质主要碎片的 ESI – MS 裂解途径，这对于明确芒果苷原料的成分组成及原料药的质量控制具有重要意义，也为其进一步研究开发提供了科学依据。

参考文献

［1］黄雪松. 10 – 姜酚的质谱分析. 质谱学报，1999，20(2)：50 – 53.

［2］陈怀侠，杜鹏，韩凤梅，等. 电喷雾串联质谱法分析阿托品在大鼠肠内菌中的代谢产物. 质谱学报，2007，28(3)：169 – 173.

［3］Guha S，Ghosal S，Chattopadhyay U. Antitumor，immunomodulatory and anti-HIV effect of mangiferin，a naturally occurring glucosylxanthone. Chemo therapy，1996，42(6)：443 – 451.

［4］Yoosook C，Bunyapraphatsara N，Boonyakiat Y，et al. Anti- herpes simplex virus activities of crude water extracts of Thai medicinal plants. Phyt omedicine，2000，6(6)：411 – 419.

［5］Sanchezg M，Re L，Giuliani A，et al. Protective effects of *mangifera indica* L. extract，mangiferin and selected antioxidants against TPA-induced biomolecules oxidation and peritoneal macrophage activation in mice. Pharmacological Research，2000，42(6)：565 – 573.

［6］Muruganandan S，Srinivasan K，Gupta S，et al. Effect of mangiferin on hyperglycemia and atherogenicity in streptozotocin diabetic rats. Journal of Ethnopharmacology，2005，97(3)：497 – 501.

［7］Ichiki H，Miura T，Kubo M，et al. New antidiabetic compounds，mangiferin and its glucoside. Biological and Pharmaceutical Bulletin，1998，21(12)：1389 – 1390.

［8］邓家刚，郑作文，曾春晖. 芒果苷的药效学实验研究. 中医药学刊，2002，20(6)：802 – 803.

［9］黄潇，彭志刚. 芒果苷药理作用研究概况. 中国药师，2007，10 (1)：73 – 74.

［10］王杨，王世盛，周丹红，等. 植物叫酮类化合物的特征波谱. 天然产物研究与开发，2002，14(5)：85 – 89.

［11］Sun QH，Sun AL，Liu RM. Preparative isolation and purification of four compounds from the Chinese medicinal herb Rhizoma Anemarrhenae by high-speed counter-current chromatography. Journal of Chromatography A，2006，1104(1/2)：69 – 74.

［12］Wang JJ，Lou ZY，Zhu ZG，et al. Arapid high-performance liquid chromatographic method for quantitative analysis of antidiabetic-active components in anemarrhena asphodeloides rhizomes. Chromatographia，2005，61(11/12)：633 – 636.

［13］Nong CZ，He WS，Fleming D，et al. Capillary electrophoresis analysis of mangiferin extracted from Mangifera indica L. bark and Mangifera persiciformis C. Y. Wu et T. L. Ming leaves. Journal of Chromatography B，2005，826(1/2)：226 – 231.

（覃洁萍，邓家刚，冯钰锜，冯旭）

高效液相色谱法同时测定芒果叶中芒果苷与高芒果苷的含量

芒果叶为漆树科植物芒果的叶[1]，味酸、甘，性凉、平，具有行气疏滞、祛瘀积的功能，主要用于治疗热滞腹痛、气胀、小儿疳积、消渴等证[2]。芒果叶中含有芒果苷、高芒果苷、异芒果苷、槲皮素、原儿茶酸等多种化学成分[3]。目前芒果叶及其制剂中多采用高效液相色谱（HPLC）法对芒果苷含量进行分析测定[4-7]，而本文建立了 HPLC 法同时测定芒果叶中芒果苷与高芒果苷含量的方法，进一步完善了芒果叶的质量控制体系。

1 仪器与试药

美国 Agilent 1100 系列高效液相色谱仪（四元泵，在线脱气机，自动进样器，柱温箱，可变波长检测器）；SB3200 - T 超声清洗仪［必能信超声（上海）有限公司］；超纯水系统（MILLIPORE）。芒果苷对照品（中国药品生物制品检定所，批号 111607 - 200301）；高芒果苷对照品（自制，运用面积归一化法测得其含量为 100%）。芒果叶样品经广西亚热带作物研究所黄国第工程师鉴定。乙腈为色谱纯。水为高纯水。其余试剂均为分析纯。

2 方法与结果

2.1 实验条件

色谱柱为大连依利特 Hypersil ODS C_{18}柱（5μm，4.6mm×250mm）。流动相为乙腈 - 0.1%磷酸溶液梯度洗脱，梯度洗脱程序见表 2 - 18。流速为 1.0ml/min。检测波长为 258nm。柱温为 30℃。进样体积为 5μl。

表 2 - 18 梯度洗脱时间程序表

时间/min	流动相	
	乙腈/%	0.1%磷酸溶液/%
0	10	90
15	12	88
20	15	85
30	45	55
35	10	90

理论塔板数按芒果苷峰计应不低于4000。在此色谱条件下，样品分离良好，结果见图 2 - 27。

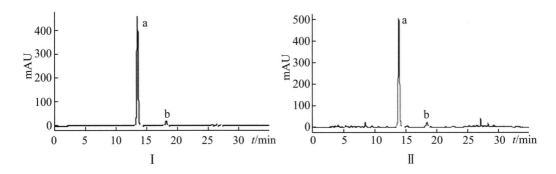

图 2 - 27　芒果叶的高效液相色谱图

I . 对照品的色谱图；II . 样品的色谱图；a. 芒果苷；b. 高芒果苷

2.2　混合对照品溶液的制备

精密称取高芒果苷 9.60mg，置于 10ml 量瓶中，加 40% 甲醇溶解稀释至刻度，摇匀，即得高芒果苷对照品溶液。

精密称取芒果苷 25.40mg，置于 50ml 量瓶中，精密加入上述高芒果苷对照品储备溶液 1ml，再加入 40% 甲醇溶解稀释至刻度，摇匀，即得混合对照品溶液。

2.3　供试品溶液的制备

取样品粉末 0.12g，精密称定，精密加入 40% 甲醇 20ml，称重，浸泡 30min，超声提取 40min，放冷，用 40% 甲醇补足重量，用 0.45μm 微孔滤膜滤过，取续滤液作为供试品溶液。

2.4　线性关系的考察

取 2.2 项下的混合对照品溶液 0.5、2、4、6、8ml，置于 10ml 量瓶中，加 40% 甲醇稀释至刻度。吸取上述混合对照品溶液及 2.2 项下制备的混合对照品溶液各 5μl，按 2.1 项下的实验条件进行测定。以峰面积 Y 对进样浓度量 X（μg/μl）进行线性回归，得标准曲线：芒果苷 $Y = 32153X + 0.8407$，$r = 0.9999$；高芒果苷 $Y = 47757X - 4.2543$，$r = 0.9999$。线性范围分别为芒果苷 0.0254 ~ 0.508μg/μl，高芒果苷 0.000960 ~ 0.0192μg/μl。

2.5　精密度试验

取 2.2 项下的混合对照品溶液 5μl，连续进样 6 次，对芒果苷与高芒果苷的峰面积进行考察，其 RSD 分别为 0.39%（$n = 6$）、0.33%（$n = 6$）。这表明仪器精密度良好。

2.6　稳定性试验

取同一供试品溶液 5μl，分别于 0、1、2、4、6、12h 不同时间间隔点测定芒果苷与高芒果苷的峰面积，对峰面积进行考察，其 RSD 分别为 0.19%（$n = 6$）、0.29%（$n = 6$）。这说明供试品溶液在 12h 内稳定。

2.7　重复性试验

取同一批样品 6 份各 0.12g，按 2.3 项下供试品溶液的制备方法制备供试品溶液，按 2.1 项下的实验条件测定含量，结果芒果苷平均含量为 3.15%，RSD 为 1.8%（$n = 6$）；高芒果苷平均含量为 0.1074%，RSD 为 2.0%（$n = 6$）。

2.8　加样回收率试验

取已知芒果苷、高芒果苷含量的样品6份各0.06g，精密称定，分别精密加入40%甲醇15ml，再精密加入2.2项下的混合对照品溶液5ml，其余操作同2.3项中的方法，结果见表2-19、2-20。

表2-19　芒果苷加样回收率试验结果（n=6）

样品量/g	原有量/mg	加入量/mg	测得量/mg	回收率/%	平均回收率/%	RSD/%
0.0627	2.025	2.540	4.630	102.6		
0.0638	2.061	2.540	4.681	103.2		
0.0622	2.009	2.540	4.527	99.15	101.7	2.0
0.0625	2.019	2.540	4.602	101.7		
0.0648	2.093	2.540	4.743	104.3		
0.0618	1.996	2.540	4.524	99.54		

表2-20　高芒果苷加样回收率试验结果（n=6）

样品量/g	原有量/mg	加入量/mg	测得量/mg	回收率/%	平均回收率/%	RSD/%
0.0627	0.069	0.096	0.168	102.8		
0.0638	0.071	0.096	0.168	101.1		
0.0622	0.069	0.096	0.164	98.76	101.0	1.7
0.0625	0.069	0.096	0.167	101.8		
0.0648	0.072	0.096	0.170	102.4		
0.0618	0.068	0.096	0.164	99.14		

2.9　样品测定

取样品粉末，按2.3项下方法制备各供试品溶液。按2.1项下条件进行测定，每个样品重复测定3次，并用外标法计算各样品中芒果苷、高芒果苷的含量，结果见表2-21。

表2-21　样品含量测定结果

品种	产地	批号	芒果苷含量/%	高芒果苷含量/%
桂热17号	南宁	070713	3.23	0.111
桂热60号	南宁	070713	3.42	0.103
桂热120号	南宁	070713	4.16	0.157

3　讨论

（1）本文对流动相进行了实验研究，曾采用甲醇-水，乙腈-水，甲醇-0.1%磷酸，乙腈-0.1%磷酸为流动相，最终以乙腈-0.1%磷酸溶液为流动相梯度洗脱达到了较满意的分离效果。对芒果苷、高芒果苷对照品溶液进行光谱扫描，结果两者在 258nm 处有较大的吸收，灵敏度高，故选择其为检测波长。

（2）本文建立了 HPLC 法同时测定芒果叶芒果苷、高芒果苷含量的方法，并通过方法学考察表明，该定量检测方法结果可靠，能更全面地评价芒果叶质量，这为综合评价芒果叶的质量提供了参考。

参考文献

[1] 江苏新医学院. 中药大辞典（上册）. 上海：上海人民出版社，1977：1040.

[2] 广西壮族自治区卫生厅. 广西中药材标准. 南宁：广西科学技术出版社，1992：54.

[3] 陆仲毅，毛德，何孟如，等. 芒果叶化学成分研究. 中草药，1982，13(3)：3-6.

[4] 刘华钢，黄海滨，陈燕军. HPLC 法测定芒果止咳片中芒果苷的含量. 中成药，1997，19(10)：14-15.

[5] 黄海滨，李学坚，梁秋云. RP-HPLC 法测定不同产地和不同月份的芒果叶中芒果苷的含量测定. 中国中药杂志，2003，28(9)：839-841.

[6] 邓家刚，冯旭，王勤，等. 芒果叶与芒果枝条中芒果苷的含量对比研究. 广西中医药，2006，29(2)：53-55.

[7] 邓家刚，冯旭，王勤，等. 不同产地及不同品种芒果叶中芒果苷的含量对比研究. 中成药，2006，28(12)：1755-1756.

（冯旭，王胜波，邓家刚，覃洁萍）

反相高效液相色谱法测定家兔粪便中芒果苷的含量

芒果苷又名知母宁[1]，分子式 $C_{19}H_{18}O_{11}$，化学名 $2-\beta-D-glucopyranosyl-1,3,6,7-tetrahydroxytetrahydroxyxanthen-9-one$，是一种四羟基吡酮的碳糖苷，属双苯吡酮类化合物。现代药理学研究表明，芒果苷具有抗炎、抗菌、抗病毒、抗辐射、抗肿瘤、降血糖以及保肝降酶等多种作用[2-8]。关于芒果苷的含量测定方法，有少量报道[9]。为深入研究其药代动力学，本文建立了运用反相高效液相色谱（RP-HPLC）法测定粪便中芒果苷浓度的方法。此方法可用于揭示芒果苷体内药代动力学的排泄规律。

1 材料与方法

1.1 仪器与药品

美国 Agilent 1100 系列高效液相色谱仪、G1311A 四元泵、G1315B 二极阵列管检测器；

日本岛津160A紫外－可见分光光度计。芒果苷对照品购自中国药品生物制品检定所。灌胃用芒果苷由广西中医药大学中药化学教研室提供，为淡黄色粉末，纯度98.39%。磷酸为分析纯。甲醇为色谱纯。水为高纯水。

1.2　动物

雄性日本大耳家兔，由广西中医药大学实验动物中心提供，称重（3.0±0.4）kg。

1.3　色谱条件

色谱柱：大连依利特Hypersil C_{18}柱（4.6mm×250mm）。流动相：0.1%磷酸水溶液－甲醇（70∶30）。柱温：室温。流速：1.0ml/min。进样量：10μl。

在选定条件下，芒果苷和样品中其他组分色谱峰可基线分离，芒果苷与相邻色谱峰的分离度大于1.5；按芒果苷峰计算，理论塔板数（N）为2500以上。

1.4　对照品溶液的制备

精密称取干燥至恒重的芒果苷标准对照品适量，加甲醇制成0.252mg/ml的对照品溶液。

1.5　检测波长的选择

芒果苷在225nm、258nm和320nm处均有吸收峰，在实验考察中发现，以320nm作为测定波长时，空白对照对测定干扰最小，故选320nm作为含量测定波长。

1.6　实验方法

1.6.1　给药及采样

取雄性日本大耳家兔，称重，编号。收集其给药前一天的粪便作为空白对照品，然后一次性灌胃芒果苷（精密称定，约1g/kg，用蒸馏水于研钵中制成混悬液），灌胃容量30ml/kg。灌胃后开始计时，每隔24h收集粪便1次，共6次。

1.6.2　样品处理

每次收集的粪便均干燥至恒重，研细，过40目筛，精密称定6份粪便样品适量（24h后取样约1g，48h后取样约5g），加100ml甲醇，精密称定重量，回流5h，冷却，用甲醇补充损失的重量，混匀，取上清液离心，作为供试品溶液。

2　结果

2.1　分析方法评价

2.1.1　线性关系及检测范围的测定

取1.4项中的对照品溶液，分别进样2.5、5、10、15、17.5μl，进行高效液相色谱（HPLC）测定。按上述色谱条件测定峰面积，以峰面积为纵坐标，以芒果苷进样量为横坐标，绘制标准曲线，计算回归方程为$Y=1532.461X+13.717$，相关系数为$C=0.9994$。这表明芒果苷在0.63~4.41μg范围内具有良好线性关系。

2.1.2　精密度试验

精密吸取1.4项中的标准对照品溶液10μl，重复进样5次，芒果苷峰面积分别为

3415.88、3446.26、3478.29、3433.65、3427.13，其峰面积的 *RSD* 为 0.696%。

2.1.3 稳定性试验

对同一供试品溶液，每隔2h进样 10μl 测定 1 次，连续试验12h，*RSD* 为 1.27%。这表明供试品溶液在 12h 内很稳定。

2.1.4 重复性试验

取一只家兔第一天的粪便样品，分别制备成 6 个供试品溶液，按所确定的含量测定方法测定，样品中芒果苷含量分别为 11.35、11.56、11.47、11.39、11.52、11.61mg/g，*RSD* = 0.87%。这表明本法重复性良好。

2.1.5 回收率试验

采用加样回收法。精密称取已知芒果苷含量的 6 个样品适量，分别精密加入芒果苷对照品适量，按 1.6.2 项制备成供试品溶液，按上述色谱条件测定，结果见表 2 – 22。

表 2 – 22　加样回收率测定结果

粪便样品	取样量/g	已知量/mg	加入量/mg	测出量/mg	回收率/%	平均回收率/%	*RSD*/%
1（24h）	1.0012	11.50	10.02	21.28	97.60		
2（24h）	1.0243	11.77	10.45	22.45	102.20		
3（24h）	1.0024	11.52	10.11	21.71	100.79	99.87	1.92
4（48h）	5.0126	9.02	10.21	19.39	101.57		
5（48h）	5.0017	9.00	10.37	19.27	99.04		
6（48h）	5.0224	9.04	10.13	18.97	98.03		

2.2　空白试验

按制备供试品溶液的方法将空白对照粪便制备成空白对照品溶液，以检查在相同测定条件下是否有干扰成分存在，结果表明缺芒果苷的粪便空白对照品溶液对供试品溶液中芒果苷的测定无干扰，见图 2 – 28。

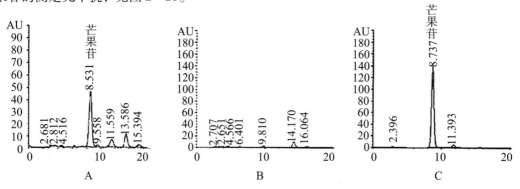

图 2 – 28　芒果苷样品、对照品及阴性对照的高效液相色谱图

A. 样品；B. 空白对照；C. 对照品

2.3 家兔一次性口服芒果苷后粪便样品测定

将给药后第一天至第三天的粪便样品分别按 1.6.2 项下所确定的方法制备成供试品溶液，分别精密吸取各供试品溶液 10μl、对照品溶液（0.252mg/ml）10μl，按上述色谱条件测定，数据用外标一点法计算，结果见表 2-23。

表 2-23 粪便中芒果苷含量测定结果（$\bar{x} \pm s$）

时间/天	动物数 n	排除率/%	总排除率/%
1	6	20.3217 ± 3.2865	24.44
2	6	4.1183 ± 1.4015	
3	6	0	

3 讨论

（1）芒果苷可溶于甲醇、95%乙醇等溶剂中，故曾选用这两种溶剂溶解适量芒果苷对照品，分别进行高效液相色谱测定。结果用 95%乙醇作溶剂所得的芒果苷检测峰峰形宽，有拖尾现象；而用甲醇作溶剂所得的芒果苷检测峰峰形对称。故决定选用甲醇作提取溶剂。

（2）在试验中对供试品的制备方法进行了考察，结果发现，粪便粉末过筛后的测定结果比不过筛的测定结果更准确，这是因为过筛后的样品中芒果苷的分布更均匀；用回流提取的方法比用超声提取的方法测定结果更准确，这可能是因为芒果苷在温度较高的条件下，溶解性更好的缘故。回流提取的时间曾考察过 2、3、5、7h，结果发现提取时间为 5h 时样品中的芒果苷基本被提取完全，故确定回流提取时间为 5h。

（3）从实验的结果推测，家兔一次性口服芒果苷后，第一天测到的芒果苷大部分是不被胃肠道吸收而直接从粪便中排出的芒果苷；第二天测到的芒果苷大部分是被胃肠道吸收后，又以原型从胆汁中分泌出来，然后从粪便中排泄的芒果苷。芒果苷原型占粪便总排泄率的 24.44%。至于芒果苷以其他代谢形式从粪便排泄的情况有待进一步研究。

参考文献

[1] 肖崇厚. 中药化学. 上海：上海科技出版社，1998：168.

[2] 邓家刚，郑作文，曾春晖. 芒果苷的药效学实验研究. 中医药学刊，2002，20(6)：802-803.

[3] 李惠萍，丁劲松，李明，等. 知母宁对豚鼠哮喘的预防作用及对体内一氧化氮和内皮素的影响. 中国药学杂志，1999，34(1)：14-17.

[4] Zhao BL, Shen JG, Li M, et al. Scavenging effect of Chinonin on NO and oxygen free radicals and its protective effect on them yocardium from the injury of ischemia-reperfusion. Biochim Biophys Acta, 1996, 1315(2): 131-137.

[5] 蒋杰，李明，向继洲. 知母宁抗流感病毒作用研究. 中国药师，2004，7(5)：335-338.

[6] 黄华艺，农朝赞，郭凌霄，等. 芒果苷对肝癌细胞增殖的抑制和凋亡的诱导. 中国消化杂志，2002，22(6)：341-343.

[7] Miura T, Ichiki H, HashimotoI, et al. Antidiabetic activity of axanthone compond, mangiferin. Phyto-

medicine, 2001, 8 (2): 85 - 87.

[8] 郑作文，邓家刚，林启云，等. 芒果止咳片的药效学研究（μ）. 中医药学刊，2002，3（6）：358 - 359.

[9] 黄海滨，李学坚，梁秋云. RP - HPLC 法测定芒果叶中芒果苷的含量. 中国中药杂志，2003，28（9）：839 - 841.

（曾春晖，潘小姣，杨柯，唐德智，邓家刚，樊立勇）

复方芒果苷滴眼液中芒果苷和盐酸小檗碱的鉴别及含量测定

芒果苷（mangiferin）是芒果叶、扁桃叶、知母等中草药的有效成分，具有保肝利胆、抗脂质过氧化、抗病毒、免疫、抗炎、镇痛等作用[1]。盐酸小檗碱俗称盐酸黄连素，被广泛用于治疗胃肠炎、细菌性痢疾、肺结核、猩红热、急性扁桃腺炎和呼吸道感染，对溶血性链球菌、金黄色葡萄球菌、淋球菌和福氏志贺菌有较强的抗菌作用，并可增强白细胞吞噬作用[2]。作者将芒果苷和盐酸小檗碱在一定条件下进行混合、复配，制成复方芒果苷滴眼液，用于眼睛炎症的治疗[3]，并建立了滴眼液的定性和定量分析方法。

1　实验部分

1.1　仪器与试药

515 高效液相色谱系统（美国 Waters 公司）。芒果苷（批号 111607 - 200402）、盐酸小檗碱（批号 110713 - 200609）对照品（中国药品生物制品检定所）。水为超纯水。乙腈为色谱纯。其余试剂为分析纯。复方芒果苷滴眼液不含芒果苷和盐酸小檗碱的阴性样品（自制）。

1.2　方法与结果

1.2.1　薄层色谱鉴别

取 8ml 样品，置 10ml 量瓶中，加乙醇定容，作为供试品溶液。取芒果苷对照品，加乙醇制成 1mg/ml 的溶液，作为对照品溶液。取盐酸小檗碱对照品，加乙醇制成 1mg/ml 的溶液，作为对照品溶液。照文献[4]方法，吸取供试品溶液、对照品溶液各 2μl，分别点于同一硅胶 G 薄层板上，以乙酸乙酯 - 甲醇 - 甲酸 - 水（10:1:1:1）为展开剂，展开，取出，晾干，喷以 2% 三氯化铝乙醇溶液，于 105℃ 加热数分钟，置 365nm 紫外线灯下检视。供试品溶液色谱，在与对照品溶液色谱相应的位置上，分别显现相同颜色的荧光斑点：芒果苷为蓝色、盐酸小檗碱为黄色。经多批样品试验发现，薄层色谱的重复性好，可作为定性鉴别方法。

1.2.2　色谱条件与系统适用性试验

色谱柱为大连依利特 Sino Chrom ODS - BP C_{18}柱（5μm，4.6mm×250mm）。流动相用

乙腈－0.05mol/L磷酸二氢钾缓冲液（磷酸调pH 3）（28∶72）。流速：1.0ml/min。检测波长：265nm。柱温：室温。进样量：10μl。在此条件下，理论塔板数按盐酸小檗碱计算不低于8×10^3，待测组分峰与相邻组分峰达到完全分离，分离度大于1.5；芒果苷保留时间约为3.2min，盐酸小檗碱保留时间约为22min，色谱见图2-29。

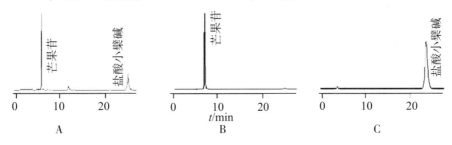

图2-29 供试品（A）、芒果苷对照品（B）、盐酸小檗碱对照品（C）溶液的高效液相色谱图

1.2.3 溶液的制备

分别精密称取10mg芒果苷对照品和10mg盐酸小檗碱对照品，置同一10ml容量瓶中，加流动相定容，作为贮备液；精密吸取0.4ml该液，置10ml容量瓶中，加流动相定容，作为混合对照品溶液（40μg/ml）。精密量取8ml供试品，置10ml容量瓶中，加流动相定容，精密量取2ml于25ml容量瓶中，加流动相定容，用0.45μm微孔滤膜过滤，作为供试品溶液。

1.2.4 线性关系考察

分别精密吸取对照品贮备液0.1、0.2、0.4、0.6、0.8、1.0ml，置10ml容量瓶中，定容，得10、20、40、60、80、100μg/ml系列对照品溶液，按1.2.2项条件分别进样，测定组分峰面积，以峰面积为纵坐标、以进样量为横坐标绘制标准曲线，并求得芒果苷、盐酸小檗碱的回归方程分别为：$Y_{芒果苷} = 2.827 \times 10^6 X + 4.816 \times 10^3$（$r = 0.9994$）；$Y_{盐酸小檗碱} = 4.033 \times 10^6 X + 4.463 \times 10^3$（$r = 0.9999$）。这表明芒果苷、盐酸小檗碱各自进样量0.1~1.0μg与峰面积呈良好的线性关系。

1.2.5 精密度试验

分别取对照品溶液和供试品溶液，各连续重复进样6次，测定样品中待测组分峰面积积分值并计算RSD。计算得芒果苷、盐酸小檗碱对照品溶液的平均值分别为1.128×10^5（$RSD = 0.69\%$）、1.606×10^6（$RSD = 0.78\%$）；供试品溶液的平均值分别为1.281×10^6（$RSD = 1.22\%$）、1.274×10^6（$RSD = 1.13\%$）。

1.2.6 稳定性试验

取供试品溶液，在1.2.2项条件下，12h内间隔2h进样，测定样品中组分面积积分值并计算RSD。计算得芒果苷、盐酸小檗碱平均值分别为：1.287×10^6（$RSD = 1.37\%$）、1.280×10^6（$RSD = 1.45\%$）。

1.2.7 重复性试验

精密量取同一批复方芒果苷滴眼液样品各6份，按1.2.3项下操作，测定芒果苷和盐酸小檗碱的含量并计算RSD。芒果苷、盐酸小檗碱的平均含量分别为56.79%（$RSD =$

1.75% ，$n=6$）、38.90% （$RSD=1.67\%$ ，$n=6$）。

1.2.8　回收率试验

按高（芒果苷 4.8mg、盐酸小檗碱 7.2mg）、中（芒果苷 4mg、盐酸小檗碱 6mg）、低（芒果苷 3.2mg、盐酸小檗碱 4.8mg）3 个浓度制备复方芒果苷滴眼液[3]，配制回收率样品，共 9 份。精密量取样品，混匀，按 1.2.3 和 1.2.2 项下方法制备和测定，计算平均回收率。芒果苷、盐酸小檗碱的平均回收率分别为 101.0% （$RSD=2.09\%$）、100.6% （$RSD=1.87\%$）。

1.2.9　样品的测定

取 3 批样品按 1.2.8 项下方法进行含量测定。计算得 3 批样品中芒果苷和盐酸小檗碱的含量分别为 56.79%、57.13%、58.4% 和 38.90%、38.71%、37.76%。

2　讨论

由于复方芒果苷滴眼液中芒果苷的色谱响应值大于盐酸小檗碱，为使测定的两个待测组分的色谱峰面积尽量相近，检测波长选择了盐酸小檗碱的最大吸收波长 265nm[4,5]。经预试，阴性样品在 TLC 图谱中没有出现斑点，在高效液相色谱图中也未出现吸收峰，这说明辅料无干扰。对不同批次的复方芒果苷滴眼液样品进行测定，结果稳定、准确、重复性好，故所建方法可用于复方芒果苷滴眼液的质量控制。

参考文献

[1] 廖洪利，吴秋业，叶光明. 芒果苷药理研究进展. 天津药学，2005，17(2)：50 – 52.

[2] 崔学军. 小檗碱的药理学研究进展及临床新用途. 时珍国医国药，2006，17(7)：1311 – 1312.

[3] 李学坚，邓家刚. 芒果苷 – 小檗碱组合物. 中国，CN200710126143. 2007 – 11 – 07.

[4] 中华人民共和国国家药典委员会. 中国药典. 北京：化学工业出版社，2005：附录ⅥB, 58.

[5] 戴航，候小涛，谢植轰，等. 芒果止咳胶囊中有效成分的鉴别及芒果苷的测定. 华西药学杂志，2008，3(2)：222 – 224.

（李学坚，邓家刚，覃振林，张雯艳，刘布鸣，林霄）

芒果叶挥发油化学成分研究

芒果叶为漆树科植物芒果的叶。芒果始载于宋《开宝本草》。芒果叶的应用始见于《岭南采药录》。单独将芒果叶作为中药记载则始于 1977 年的《中药大辞典》[1]。芒果叶具有行气疏滞、去瘀积的功效，可用于治疗热滞腹痛、气胀、小儿疳积、消渴。芒果叶含有芒果苷、异芒果苷、高芒果苷等成分，其中芒果苷是其主要有效成分，含量也较高。芒果苷有明显的平喘止咳祛痰、免疫等多种活性作用[2,3]。广西是芒果的种植大省，芒果种植面积已经接近 5 万公顷，芒果叶资源极为丰富。目前，"广西特色药用资源芒果叶深加工关键技术及产品的研究"已经被列入国家科技攻关"西部开发"计划项目。要想更好地从生产源头上保障药品的质量，就必须对芒果叶药材的质量进行控制。为进一步系统地研究芒果叶的化学成分，为其质量控制提供依据，本文采用气象层析 - 质谱联用（GC - MS）对芒果叶挥发油的化学成分进行了分析，鉴定了其中 18 种成分。

1　仪器与材料

美国 HP6890/5973N 气相色谱 - 质谱联用仪：HP - 5MS 弹性石英毛细管柱（30m × 250μm × 0.25μm）；G1701DA MSD 化学工作站。芒果叶（采自南宁市广西亚热带作物研究所，经广西亚热带作物研究所黄国第工程师鉴定）。

2　方法

2.1　挥发油的提取

根据 2005 年版《中国药典》一部附录 XD 挥发油测定法，取干燥的芒果叶粉末 100g，置圆底烧瓶中，加水 800ml 及数粒玻璃珠，振摇均匀，浸泡 2h，连接挥发油测定器与回流冷凝管；自冷凝管上端加水使其充满挥发油测定器的刻度部分并溢流入烧瓶为止，置电炉上方隔石棉网空气浴缓缓加热至微沸 7h，冷却后用甲醇将提取器里的挥发油萃取出来。

2.2　GC - MS 实验条件

2.2.1　气相色谱条件

柱温：程序升温 70 ~ 230℃；初始温度 70℃，保留 3min；升温速率 20℃/min；终止温度 230℃，保留 2min。载气：氦气。进样口温度：250℃。载气流量：1ml/min。分流比：1:50。进样量：0.5μl。

2.2.2　质谱条件

EI 电离方式：离子源温度 230℃；四极杆温度 150℃；倍增电压 1247V；发射电流 34.6μA；接口温度 250℃；质量范围 45 ~ 350amu；电离能量 70eV。

3　结果

本实验在上述 GC - MS 实验条件下，从芒果叶挥发油中共分离出 37 个峰，并采用气相色谱数据处理系统，以峰面积归一化法测得其中各组分相对百分含量。对总离子流图中的各峰经质谱扫描后得到的质谱图，经过 NIST02 质谱计算机数据系统检索，结合人工谱图解析，将各色谱峰的质谱裂片图与文献核对，并查有关质谱文献[4-6]，在基峰、质荷比和相对丰度等方面将其进行直观比较；同时还对一些主要组分采用标准物质对照，分别对各色谱峰加以确认；综合各项分析鉴定，确定出芒果叶挥发油中的化学成分 18 个，占已分离总组分含量的 90% 以上。结果见表 2 - 24。

4　讨论

分别试验了以下程序升温方法和条件，对芒果叶挥发油样品进行了分离条件的选择：

①170~230℃，初始温度70℃，升温速率10℃/min，终止温度230℃，保留2min；②70~230℃，初始温度70℃，保留3min，升温速率20℃/min，终止温度230℃，保留2min；③70~230℃，初始温度70℃，保留2min，升温速率20℃/min，升温到110℃，然后再以15℃/min的速率升温，终止温度230℃，保留2min。经对照发现方法②的分离效率较高；在此基础上，又对色谱条件进行了进一步研究，发现该分离方法重复性较好，从而确定了上述分析条件。

表 2 - 24　芒果叶挥发油 GC - MS 分析结果

序列	保留时间 /(t/min)	化合物名称	分子式	相对分子量	相对含量/%
1	3.77	1R - α - 蒎烯	$C_{10}H_{16}$	136	0.29
2	4.86	2 - 蒈烯	$C_{10}H_{16}$	136	0.30
3	6.47	α - 萜烯	$C_{10}H_{16}$	136	0.72
4	6.90	β - 榄香烯	$C_{15}H_{24}$	204	3.97
5	7.12	α - 古芸烯	$C_{15}H_{24}$	204	18.13
6	7.23	2 - 亚甲基 - 4，8，8 - 三甲基 - 4 - 乙烯基 - 二环壬烷	$C_{15}H_{24}$	204	18.32
7	7.41	β - 愈创烯	$C_{15}H_{24}$	204	1.19
8	7.56	α - 葎草烯	$C_{15}H_{24}$	204	12.32
9	7.63	别香橙烯	$C_{15}H_{24}$	204	2.30
10	7.72	ι - 古芸烯	$C_{15}H_{24}$	204	1.70
11	7.83	吉马烯 - D	$C_{15}H_{24}$	204	2.31
12	7.90	雅槛蓝烯	$C_{15}H_{24}$	204	1.40
13	8.00	ι - 榄香烯	$C_{15}H_{24}$	204	25.19
14	8.06	α - 布黎烯	$C_{15}H_{24}$	204	0.96
15	8.23	δ - 杜松烯	$C_{15}H_{24}$	204	0.47
16	9.21	喇叭烯	$C_{15}H_{24}$	204	0.71
17	13.69	棕榈酸	$C_{16}H_{32}O_2$	256	0.90

有关芒果叶挥发油化学成分的研究，目前国内外尚未见报道。本文采用 GC - MS 对芒果叶挥发油的化学成分进行了研究，鉴定了其中的18种成分；该法简便、快速、灵敏度高。本研究对弄清该中药材的化学成分，更好地进行药物的质量控制具有重要意义。

参考文献

[1] 江苏新医学院. 中药大辞典（上册）. 上海：上海人民出版社，1977：1040.

［2］广西中医药大学芒果叶研究小组. 芒果叶治疗慢性气管炎的药理实验及临床疗效观察. 中医教育，1974(2/3)：38.

［3］邓家刚，郑作文，曾春晖. 芒果苷的药效学实验研究. 中医药学刊，2002，20(6)：37.

［4］林启寿. 中草药成分化学. 北京：科学出版社，1977：112.

［5］丛浦珠，质谱学在天然有机化学中的应用. 北京：科学出版社，1987：23.

［6］丛浦珠，苏克曼. 分析化学手册（第九分册）. 北京：化学工业出版社，2003：425.

（冯旭，邓家刚，覃洁萍，苏倩）

D101 大孔树脂吸附芒果苷的影响因素

芒果苷（mangiferin）是芒果叶的主要活性成分，具有镇咳、祛痰、平喘等作用[1]。因芒果苷不溶于水，前人开发的提取工艺都是采用甲醇、乙醇等作提取溶剂，而且效率不高，仅停留在实验室的少量制备规模[2,3]。作者试图从常用的树脂中筛选可在酸水溶液中有效吸附芒果苷的树脂，并对影响吸附的因素进行优化研究，以为开发新芒果苷生产工艺提供依据，结果报道如下。

1 仪器与试药

美国 Waters 515 型高效液相色谱仪，2487 型紫外检测仪，威玛龙色谱工作站。芒果苷对照品（购自中国食品药品检定研究院，批号 111607 - 200402）。芒果苷（广西邦尔植物制品有限责任公司，批号 20091128，标示量 98.6%）。各种树脂的批号和生产厂家见表 2 - 25，按说明书进行预处理，沥干过夜，备用。含量测定用试剂为色谱纯。水为重蒸水。其余制剂为分析纯。

2 方法与结果

2.1 芒果苷含量测定方法

芒果苷含量测定方法参考文献[4]。

2.2 不同树脂对芒果苷的吸附作用

用 pH 为 2 的 HCl 水溶液配制芒果苷溶液 5000ml，浓度为 7.530×10^{-6} mol/ml（C_A）。取 100ml 烧杯，加入预先处理好的树脂 20g 和芒果苷溶液 40ml，于 30℃ 磁力搅拌 30min，取样测定溶液中的芒果苷含量（C_B），计算吸附率［吸附率 =（$C_A - C_B$）/$C_A \times 100\%$］，结果见表 2 - 25。试验结果表明，001×7（732）树脂和 D001 树脂吸附率均超过 93%，但难以洗脱；D101 树脂和 AB - 8 树脂相似，吸附率超过 81%，洗脱率超过 96%，且除去溶剂后能得到结晶；其余树脂吸附均不理想。

表 2 − 25　不同树脂对芒果苷的吸附作用（$n = 3$）

树脂型号	批号/厂家	吸附率/%	75%乙醇解析率/%
001×7（732）	20090411/广东汕头市西陇化工厂	94.58	基本不解析
D001	20090611/西安蓝深特种树脂有限公司	93.22	基本不解析
D101	F20080919/国药集团化学试剂公司	83.74	97.66
AB − 8	20080615/西安电力树脂厂	81.62	96.58
D301	20091011/西安电力树脂厂	85.17	61.73
D900	20081014/沧州远威化工有限公司	90.07	38.68
D296	20090621/西安电力树脂厂	75.59	52.16
D318	20090419/西安电力树脂厂	26.88	—
201×7（717）	20091028/广东汕头市西陇化工厂	0.26	—
D113	20081015/西安蓝深特种树脂有限公司	21.44	—
YWD01G	20080512/沧州远威化工有限公司	18.84	—
YWD02	20080425/沧州远威化工有限公司	16.78	—
H − 20	20090222/西安蓝深特种树脂有限公司	12.59	—
YWD04	20080613/沧州远威化工有限公司	12.15	—
ADS − 7	20091011/西安蓝深特种树脂有限公司	10.78	—
XDA − 1	20090527/西安蓝深特种树脂有限公司	3.42	—
XDA − 1B	20090809/西安蓝深特种树脂有限公司	3.18	—
D208	20090510/西安电力树脂厂	2.86	—
D215	20090326/西安电力树脂厂	1.73	—
D309	20091028/西安电力树脂厂	2.97	—
D360	20090702/西安电力树脂厂	2.81	—
D390	20090814/西安电力树脂厂	3.05	—
YWD04C	20080310/沧州远威化工有限公司	5.45	—
YWD04C1	20081125/沧州远威化工有限公司	3.61	—
YWD04F	20080516/沧州远威化工有限公司	3.56	—
YWD04F2	20080518/沧州远威化工有限公司	5.32	—
YWD05	20080406/沧州远威化工有限公司	2.37	—
YWD06B	20080930/沧州远威化工有限公司	2.52	—
YWD02D	20080708/沧州远威化工有限公司	2.75	—
YWD04C2	200800519/沧州远威化工有限公司	3.84	—
YWD12M	200800522/沧州远威化工有限公司	2.19	—
YWD05A	200800623/沧州远威化工有限公司	1.73	—
LSA − 10	20090116/西安蓝深特种树脂有限公司	2.25	—

树脂型号	批号/厂家	吸附率/%	75%乙醇解析率/%
LSA – 40	20090528/西安蓝深特种树脂有限公司	3.92	—
SA – 8	20080723/西安蓝深特种树脂有限公司	3.57	—
SA – 1	20090423/西安蓝深特种树脂有限公司	4.66	—
LSI – 632	20091011/西安蓝深特种树脂有限公司	2.09	—
XDA – 5	20081013/西安蓝深特种树脂有限公司	2.04	—
H – 30	20080805/西安蓝深特种树脂有限公司	4.17	—
H – 60	20090617/西安蓝深特种树脂有限公司	1.67	—

2.3　影响 D101 吸附芒果苷的因素

预试验结果显示，影响 D101 吸附芒果苷的因素主要有溶液 pH、芒果苷浓度、吸附温度和吸附时间。综合考虑实际应用时的操作条件，选取的因素水平见表 2 – 26。按表 2 – 26 取控制试验条件，吸附试验方法和芒果苷吸附率计算方法同 2.2，正交试验结果见表 2 – 27、2 – 28。结果表明 $A_1B_2C_3D_3$ 为最优条件，即用 pH 为 2 以下的酸水溶解芒果苷，浓度达 2.841×10^{-5} mol/ml 或以上，吸附时间大于 5min，操作温度为室温。按此优化条件进行验证试验，芒果苷吸附率为 87.62%（$n = 3$），符合优化预期。

表 2 – 26　D101 树脂吸附芒果苷 L_9（3^4）正交试验因素水平

水平	A pH	B 芒果苷浓度/（ $\times 10^{-6}$ mol/ml）	C 吸附温度/℃	D 吸附时间/min
1	2	1.184	20	0.5
2	3	7.103	30	3
3	4	28.414	40	5

表 2 – 27　D101 树脂吸附芒果苷正交试验（$n = 3$）

No.	A	B	C	D	芒果苷吸附率/%
1	1	1	1	1	32.17
2	1	2	2	2	74.52
3	1	3	3	3	91.46
4	2	1	2	3	62.72
5	2	2	3	1	30.95
6	2	3	1	2	51.24
7	3	1	3	2	45.78
8	3	2	1	3	24.16
9	3	3	2	1	10.11
K_1	198.15	140.67	107.57	73.23	
K_2	144.91	129.63	147.35	171.54	
K_3	80.05	152.81	168.19	178.34	
R	118.1	23.18	60.62	105.11	

表 2 – 28　方差分析

方差来源	SS	f	MS	F	P
A	2 332. 10	2	1 166. 05	26. 0	< 0. 05
B	89. 62	2	44. 81		
C	632. 39	2	316. 20	7. 0	
D	2 306. 58	2	1 153. 29	25. 7	< 0. 05

注：$F_{0.05}(2, 2) = 19.00$，$F_{0.01}(2, 2) = 99.00$，芒果苷解析率 $= 100C_C/(60C_A \times 93.22\%) \times 100\%$。

2.4　洗脱条件的选择

将预先处理好的 D101 树脂 210g 和 420ml 芒果苷溶液混合，于 30℃磁力搅拌 30min，沥干，用去离子水淋洗 3 次，每次 100ml，沥干过夜。将吸附有芒果苷的 D101 树脂分成 7 等份，每份分别与 100ml 不同体积分数（30%、40%、50%、60%、70%、80%、95%）的乙醇水溶液混合，室温下磁力搅拌 20min，取样测定乙醇溶液中的芒果苷含量（C_C），计算出芒果苷的解析率分别为 12.73%、26.35%、42.99%、63.84%、74.18%、52.64%、10.57%，结果表明 60% ~ 80% 乙醇有良好的洗脱作用，70% 乙醇洗脱作用最好。

2.5　验证试验

将 100g 预先处理好的 D101 树脂湿法装柱，柱的高径比为 12。将 300ml 含量为 2.841×10^{-2} mol/L 的 pH 为 2 的芒果苷水溶液于室温下通过树脂柱，流速 2BV/h。可据流速计算出料液与树脂的接触时间为 0.5h。用 300ml 去离子水洗柱，流速 2BV/h，随后用 70% 乙醇洗脱，流速 2BV/h。收集洗脱液，到检测不到芒果苷为止，得 350ml。回收溶剂，使芒果苷析出，滤过，滤饼在 80℃烘干 24h，得到芒果苷 3.29g，回收率为 91.46%。

3　讨论

芒果苷微溶于水；在 pH > 4 的水液中，芒果苷不能被 D101 树脂所吸附；在强酸性水溶液中（pH ≤ 3），芒果苷可能与酸根离子形成某种形态的盐，可被 D101 树脂所吸附；芒果苷在酸性水中可被 001 × 7（732）树脂所吸附，也说明了这一点。

60% ~ 80% 乙醇溶液有良好的洗脱效果，乙醇的体积分数越大，洗脱作用越强。乙醇体积分数大于 80% 时，虽然洗脱作用足够强，但因芒果苷的溶解度减小，故洗脱率反而急剧减小。

参考文献

［1］邓家刚，郑作文，郝二伟，等. 芒果苷片治疗急性支气管炎的药效学研究. 中成药，2010，32（2）：300.

［2］唐燕青，丘丹萍，罗泳林. 芒果叶总皂苷提取工艺的优化研究. 化工技术与开发，2009，38（7）：18.

［3］ 谢黎崖，任宽，黄鑫，等. 正交设计优选芒果苷的微波提取工艺. 中国医院药学杂志，2010，30（15）：1331.

［4］ 冯旭，王胜波，邓家刚，等. 高效液相色谱法同时测定芒果叶中芒果苷与高芒果苷的含量. 中成药，2008，30(10)：1504.

（李学坚，杜正彩，邓家刚）

芒果苷乳膏质量标准研究

芒果苷（mangiferin）是从芒果叶中提取得到的一种多酚类化合物，是藏茵陈治疗肝炎的主要有效成分，是知母根茎中抗病毒的活性成分，又是古巴国内广受欢迎的具有抗氧化功能的营养补充剂（food supplement）VIMANG 中的主要有效成分。VIMANG 是一种从芒果 Mangifera indica L. 树皮中提取得到的溶液制剂，且其还被进一步制成 VIMANG 片（规格为每片含芒果树皮提取物 300mg）[1]。利用丰富的芒果叶资源，提取具有药用价值的芒果苷，可带来重大的经济效益及社会效益。本课题组依托丰富的芒果苷资源及深厚的研究基础，拟开发一种用于治疗疱疹病毒感染的芒果苷乳膏。按照《药品注册管理办法》要求，在确定芒果苷乳膏（规格为 0.5g/10g）制备工艺后，对芒果苷乳膏的质量标准进行研究，本文着重报道芒果苷乳膏的薄层色谱鉴别和含量测定[2-6]，为制订制剂的质量标准提供研究基础。

1 仪器与试药

1.1 仪器

Waters 2695 高效液相色谱仪（Waterse - 2489 UV 检测器，美国 Waters 公司）；Diamonsil C$_{18}$（2）色谱柱（DIKMA 公司，5μm，4.6mm×250mm）；BS1103 电子天平（北京 Sartorius 公司）；硅胶 G 预制板（青岛海洋化工厂）；高速离心机（北京离心机厂）。

1.2 试药

芒果苷原料药（从芒果的叶中提取纯化，纯度大于 98.0%，广西中医药大学中药学教研室提供）；芒果苷对照品（中国药品生物制品检定所提供，批号 111607 - 200402，纯度 >99.0%）；芒果苷乳膏（5%，g/g，自制）；甲醇、乙腈（色谱纯，Fisher）；其他试剂均为分析纯。

2 方法与结果

2.1 性状

根据 3 批样品观察，本品为淡黄色至黄色乳膏，外观细腻、均匀，易于涂布在皮

· 67 ·

肤上。

2.2 薄层色谱鉴别

取本品约100mg，加40%甲醇50ml，超声30min，放冷，滤过，取续滤液作为供试品溶液。另取芒果苷对照品，加甲醇制成0.1mg/ml溶液，作为对照品溶液。照薄层色谱法（TLC，《中国药典》2010年版一部附录ⅥB）考察，吸取上述两种溶液各1μl，分别点于同一以羧甲基纤维素钠为黏合剂的硅胶G薄层板上，以甲苯－正丁醇－甲酸（3.5：4.0：5.0）为展开剂，展开，取出，晾干，喷10%硫酸乙醇溶液，于105℃烘烤显色，置365nm紫外线下检视。结果显示，供试品溶液色谱中在与对照品溶液相应的位置上，显相同浅蓝色荧光斑点，芒果苷斑点的Rf值为0.4~0.5。

2.3 检查

2.3.1 粒度

取3批芒果苷乳膏适量，涂成薄层，薄层面积相当于盖玻片的面积，覆以盖玻片，每个批号涂3片，照粒度测定法（《中国药典》2010年版一部附录ⅪB）测定，未检出大于180μm的粒子。

2.3.2 最低装量

照最低装量检查法（《中国药典》2010年版一部附录ⅫC）检查，符合规定。

2.3.3 微生物限度

照微生物限度检查法（《中国药典》2010年版一部附录ⅩⅢC）检查，结果显示，细菌数6/g、霉菌和酵母菌数40/g、未检出控制菌（金黄色葡萄球菌、铜绿假单胞菌、大肠埃希菌），结果符合规定。

2.4 含量测定

2.4.1 色谱条件

色谱柱为Diamonsil C_{18}（2）柱（5μm，4.6mm×250mm）；流动相为乙腈－0.1%冰醋酸（15：85）；流速为1ml/min；检测波长为258nm；柱温为30℃；进样量为10μl。在上述色谱条件下芒果苷峰理论塔板数不低于3500。

2.4.2 对照品溶液的制备

精密称取芒果苷对照品适量，置50ml容量瓶中，加40%甲醇适量使溶解，并稀释至刻度，超声10min，放冷，摇匀，即得每1ml含212.0μg的对照品溶液。

2.4.3 供试品溶液的制备

称取芒果苷乳膏100mg，精密称定，置100ml容量瓶中，加入40%甲醇适量使溶解并定容至刻度，超声10min，冷却至室温，即得。

2.4.4 阴性对照溶液的制备

称取空白基质100mg，精密称定，置100ml容量瓶中，加入40%甲醇适量使溶解并定容至刻度，超声10min，冷却至室温，即得。

2.4.5 线性关系考察

精密吸取芒果苷对照品溶液1.25、2.50、5.00、10.00、20.00μl注入高效液相色谱仪，按上述色谱条件测定峰面积。以峰面积 Y 对芒果苷浓度 X（μg/ml）进行回归，回归方程为 $Y = 47879935.5669X - 730909.9424$（$r = 0.9992$），芒果苷浓度在 $26.5 \sim 424.0$μg/ml范围内与峰面积有良好的线性关系。芒果苷对照品、供试品、阴性对照溶液的高效液相色谱图见图 2 - 30。

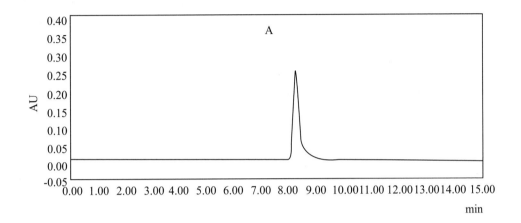

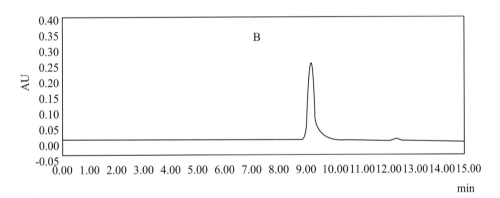

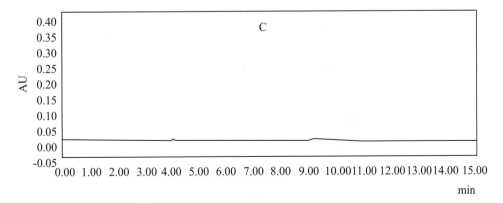

图 2 - 30 芒果苷对照品、供试品、阴性对照溶液的高效液相色谱图
A. 芒果苷对照品溶液；B. 供试品溶液；C. 阴性对照溶液

2.4.6 精密度试验

精密吸取对照品溶液 10μl，注入色谱仪，记录峰面积，重复进样 6 次，峰面积 RSD 值为 2.01%（$n=6$）。这表明仪器精密度良好。

2.4.7 稳定性试验

取同一份供试品溶液，分别于 0、1、2、4、6、12、24h 进样分析，依法测定峰面积，RSD 值为 1.82%（$n=7$）。这表明样品溶液在 24h 内稳定。

2.4.8 重复性试验

精密称取同一批号乳膏 6 份，按供试品溶液的制备方法制成供试品溶液，按上述色谱条件测定芒果苷峰面积，按照外标法计算乳膏中芒果苷的平均含量为 5.39%（$RSD=$ 1.11%，$n=6$）。

2.4.9 加样回收率试验

取芒果苷乳膏 6 份，精密称定重量，分别加入芒果苷对照品适量，按 2.4.3 项下方法处理，依法测定芒果苷的量，并计算平均回收率为 102.4%（$RSD=0.84\%$，$n=6$）。见表 2-29。

表 2-29 加样回收率试验结果

样品量/g	含有量/mg	加入量/mg	回收率/%	平均回收率/%	RSD/%
0.1009	5.43	5.53	101.36		
0.1017	5.48	5.52	101.64		
0.1018	5.48	5.47	103.05	102.40	0.84
0.1015	5.47	5.62	101.98		
0.1015	5.47	5.43	103.47		
0.1020	5.49	5.98	102.92		

2.4.10 样品测定

取 3 批芒果苷乳膏，照供试品溶液的制备方法处理得到供试品溶液，精密吸取供试液 10μl，注入高效液相色谱仪，按上述色谱条件测定芒果苷面积，按外标法计算乳膏中芒果苷的含量，结果见表 2-30。

表 2-30 样品含量测定结果（$n=3$）

批号	含量/%	RSD/%
20110701	5.39	1.02
20110702	4.87	0.97
20110703	5.16	1.04

3　讨论

3.1　样品的处理方法

芒果苷的溶解度较低，在40%左右的甲醇溶液中溶解度较大，且用40%甲醇作为样品提取溶剂时的回收率符合要求，故最终选取40%甲醇作为提取溶剂。

3.2　检测波长的考察

芒果苷在200~400nm范围内最大吸收波长为258nm[1]，且实验发现空白基质在258nm处无吸收峰，故选择258nm作为制剂中芒果苷的检测波长。

3.3　含量限度范围的确定

芒果苷的溶解度很低，处方量的芒果苷不能完全溶解在乳膏中，即乳膏制剂中的芒果苷以混悬状态存在，在制剂制备过程中，芒果苷难以达到理想的均匀分散状态。根据实测数据，拟定芒果苷乳膏含量限度为标示量的90%~110%。

参考文献

［1］Núnez-Sellés AJ. Antioxidant Therapy：Myth or Reality. JBraz Chem Soc，2005，16(4)：699－710.

［2］邓家刚，陈勇，王勤，等. 芒果苷原料药的质量标准研究. 中药材，2007，30(11)：1464－1466.

［3］刘彬，王刚，杜甦，等. 复方松馏油乳膏的制备及质量标准研究. 中国药房，2010，21(9)：831－832.

［4］廖雅萍，郑婷婷，刘春平. 维肤灵乳膏的制备及质量控制. 中国医药导报，2007，4(20)：105.

［5］康艳萍，刘紫英. 吡罗昔康乳膏的制备及稳定性考察. 时珍国医国药，2008，19(10)：2429－2430.

［6］林宏，陈贵起. 复方林可霉素乳膏质量标准研究. 天津药学，2011，23(1)：18－20.

（吴玉强，邓家刚，梁健钦，李学坚，王珊珊）

第三章 药效毒理研究

第一节 抗炎作用研究

芒果苷的药效学实验研究

芒果苷（mangiferin）是从百合科植物知母或漆树科植物芒果叶中提取的化学成分，实验证明以芒果叶为主药的芒果止咳片有止咳、化痰、平喘及抗炎等作用[1]；芒果叶水提十膏也有止咳、化痰、抗炎等作用[2]。为寻找芒果叶的主要有效成分及确证其药理作用，我们对从芒果叶中提取分离的化学成分芒果苷进行了药效学试验研究。

1 实验材料

药物和试剂：芒果苷（由广西中医药大学中药化学教研室提供）；氨茶碱片（湖南制药厂有限公司，批号 020201 - 4）；醋酸地塞米松片（重庆临江制药厂，批号 20000212）；氯乙酰胆碱（北京市东环联合化工厂）；磷酸组胺（上海丽珠东风生物技术有限公司）；磷酸可待因（青海制药厂，批号 000131）。

动物：昆明种小鼠及豚鼠（由广西中医药大学实验动物中心提供）。

实验仪器：722 分光光度计（上海第三分析仪器厂）。

2 方法和结果

2.1 对小鼠腹腔通透性和二甲苯致耳肿胀的影响

取 18 ~ 22g 雄性小鼠 40 只，分为芒果苷高剂量组（1 组）、低剂量组（2 组）及地塞米松阳性对照组（3 组）和生理盐水空白对照组（4 组）共 4 组。每鼠每天每 10g 体重灌胃 0.2ml，连续 5 天。末次药后 1h，尾静脉注射 0.25% 伊文思蓝每 10g 体重 0.1ml，右耳滴二甲苯 0.02ml 致炎，腹腔注射 0.6% 冰醋酸 0.2ml。15min 后，脱颈椎处死小鼠，用 6mm 的打孔器沿左右耳郭相同部位打下两侧耳片，分别称重，用生理盐水冲洗腹腔，收集腹腔液，于 722 分光光度计 590nm 处测定光密度（OD）值，做 t 检验；以两耳片重量差值作为肿胀度，比较药物与对照组之间的差异。结果见表 3 - 1 - 1。

表 3 − 1 − 1　对小鼠腹腔通透性和二甲苯致小鼠耳肿胀的影响（$n = 10$）

组别	剂量/（g/kg）	OD 值（$\bar{x} \pm s$）	肿胀度（$\bar{x} \pm s$）/（mg）
1	0.2	0.175 ± 0.03*	1.54 ± 0.89
2	0.1	0.177 ± 0.074*	1.61 ± 0.69
3	0.045	0.185 ± 0.067*	0.93 ± 0.63*
4	—	0.311 ± 0.132	2.08 ± 1.41

注：与空白对照组比较，* $P < 0.05$。

结果表明，芒果苷高、低剂量组能明显降低腹腔通透性，与空白对照组比较，有显著性差异。对二甲苯引起的耳肿胀，芒果苷高、低剂量组虽然与空白对照组比较无显著性差异，但有降低耳肿胀度的趋势。这提示芒果苷具有较好的抗炎作用。

2.2　平喘试验[3]

实验前一天取体重小于 200g 的幼年豚鼠先进行筛选，用 2%氯乙酰胆碱和 0.1%磷酸组胺等溶液混合物进行喷雾 20s，观察豚鼠的引喘潜伏期，以 2min 内倒下者为合格。将筛选合格的豚鼠随机分为芒果苷高剂量组（1 组）、低剂量组（2 组）及氨茶碱阳性对照组（3 组）和生理盐水空白对照组（4 组）共 4 组。1、2 组每天灌胃 10ml/100g 体重，连续给药 3 天，3 组于第 3 天灌胃给药 1 次。末次药后 1h，观察 20s 喷雾后豚鼠的引喘潜伏期。分别以药后药前引喘潜伏期的变化，做 t 检验。结果见表 3 − 1 − 2。

表 3 − 1 − 2　对豚鼠引喘潜伏期的影响（$n = 10$）

组别	剂量/（g/kg）	引喘潜伏期（药后 − 药前）（$\bar{x} \pm s$）/s
1	0.2	48.44 ± 26.69*
2	0.1	40.78 ± 13.80*
3	0.125	90.33 ± 39.99*
4	—	22.0 ± 20.19

注：与空白对照组比较，* $P < 0.05$。

结果表明，芒果苷高、低剂量组均能明显延长引喘潜伏期，与空白对照组比较，有显著性差异。这提示芒果苷具有明显的平喘作用。

2.3　对浓氨水致咳的止咳作用

取 18 ~ 22g 小鼠 48 只，随机分为芒果苷高剂量组（1 组）、低剂量组（2 组）及磷酸可待因阳性对照组（3 组）和生理盐水空白对照组（4 组）共 4 组。每鼠每 10g 体重灌胃 0.2ml，药后 1h 开始接受浓氨水（25% ~ 28%）喷雾 20s，压力为 120 ~ 200W，喷雾终止，立即取出小鼠，记录 2min 内小鼠咳嗽数和潜伏期。结果见表 3 − 1 − 3。

表 3 − 1 − 3　对浓氨水致咳的止咳作用

组别	动物数	剂量/（g/kg）	潜伏期（$\bar{x} \pm s$）/s	咳嗽次数（$\bar{x} \pm s$）/次
1	11	0.2	90.25 ± 37.65*	2.40 ± 2.96*

组别	动物数	剂量/(g/kg)	潜伏期 ($\bar{x} \pm s$) /s	咳嗽次数($\bar{x} \pm s$) /次
2	12	0.1	85.10 ± 31.45[*]	2.76 ± 3.18[*]
3	12	0.05	93.84 ± 40.35[*]	2.35 ± 3.01[*]
4	12	—	35.45 ± 22.75	14.45 ± 9.67

注：与空白对照组比较，[*] $P < 0.05$。

结果表明，芒果苷高、低剂量组均能明显延长小鼠咳嗽潜伏期，并减少其咳嗽次数，与空白对照组比较有显著性差异。这提示芒果苷有明显的止咳作用。

2.4 对小鼠气管排泌酚红的影响

取 18 ~ 22g 小鼠 48 只，随机分为芒果苷高剂量组（1 组）、低剂量组（2 组）及 100% 远志水提液阳性对照组（3 组）和生理盐水空白对照组（4 组）共 4 组。实验前小鼠禁食 1 天，不禁水。每 10g 体重灌胃 0.2ml，45min 后每鼠再腹腔注射 5% 酚红生理盐水液 0.5ml，15min 后，处死小鼠，钝性分离气管，用 5% $NaHCO_3$ 洗涤 3 次，每次 0.5ml，回收洗液，于 722 分光光度计测定吸收度。结果见表 3 - 1 - 4。

表 3 - 1 - 4 对小鼠气管排泌酚红的影响（$n = 12$）

组别	剂量/(g/kg)	A ($\bar{x} \pm s$) /u
1	0.2	0.43 ± 0.163[*]
2	0.1	0.38 ± 0.097[*]
3	20	0.43 ± 0.093[*]
4	—	0.31 ± 0.085

注：与空白对照组比较，[*] $P < 0.05$。

结果表明，芒果苷高、低剂量均能明显增加小鼠酚红排泌量，与空白对照组比较有显著性差异。这提示芒果苷有明显的祛痰作用。

3 小结

结果表明芒果苷对豚鼠组胺、乙酰胆碱混合引喘有明显延长引喘潜伏期作用；对小鼠浓氨水引咳有明显延长引咳潜伏期并明显减少小鼠咳嗽次数的作用；对小鼠醋酸所至腹腔毛细血管通透性增高有明显抑制作用；对小鼠气管酚红排泌有明显促进作用。综上所述，芒果苷有止咳、化痰、平喘及抗炎作用，芒果苷是芒果叶的主要有效成分之一。

参考文献

[1] 郑作文，邓家刚，林启云. 芒果止咳片的药效学研究（Ⅰ）. 中医药学刊，2002，20(3)：358 - 359.

[2] 郑作文，邓家刚，周智. 芒果止咳片的药效学研究（Ⅱ）. 中医药学刊，2002，20(7)：101 - 102.

[3] 徐叔云，卞如濂，陈修，等. 药理实验方法学. 北京：人民卫生出版社，1982：118.

（邓家刚，郑作文，曾春晖）

芒果苷抑制哮喘小鼠气道炎症的机制

芒果苷（mangiferin）是漆树科植物芒果叶中的主要活性成分，又名芒果素、知母宁，是一种天然多酚类化合物，分子式 $C_{19}H_{18}O_{11}$，相对分子量 422，具有解热、抗炎、抗病毒、免疫调节、止咳平喘等多种药理活性[1,2]。本课题组前期研究表明芒果苷及芒果苷单钠盐均可显著延长乙酰胆碱 - 组胺诱发豚鼠喘息的引喘潜伏期时间[3,4]，古巴学者最近也报道了芒果苷具有抑制哮喘小鼠气道炎症及 Th2 型细胞因子的作用[5]，但对芒果苷抑制气道炎症的机制缺乏系统研究。本实验利用卵白蛋白（OVA）诱导的 BALB/c 小鼠哮喘模型，通过观察芒果苷对哮喘小鼠气道炎症细胞及炎症介质的影响，进一步探讨了芒果苷平喘的作用机制。

1 材料

1.1 试剂

芒果苷（由广西中医药大学中药药效筛选研究中心提供，纯度 98.5%）；OVA（Grade V，美国 Sigma 公司，批号 118K7002）；Al（OH）$_3$凝胶（13g/L，美国 Sigma 公司，批号MKBC0623）；地塞米松（浙江仙琚制药股份有限公司，批号：090754）；OVA - sIgE 酶联免疫分析试剂盒（GBD 公司，批号 O035 - 52）；白三烯 C_4（LTC_4）酶联免疫分析试剂盒（美国 R&D 公司，批号 CK - E20358M）；前列腺素 D_2（PGD_2）酶联免疫分析试剂盒（美国 R&D 公司，批号 CK - E30441M）。

1.2 动物

4~5 周 SPF 级、健康 BALB/c 雌性小鼠 72 只，体重（18 ±2）g，由广西医科大学实验动物中心提供，许可证号为 SCXK（桂）2009 -0002。

1.3 仪器

EL204 1/万电子天平（瑞士 Mettler Toledo 公司）；PARI Tur BOY N 型空气压缩雾化器（0.5ml/min，德国百瑞公司）；5810R 型低温超速离心机（德国 Eppendorf 公司）；Elx800 型全自动酶标仪（奥地利 DIALAB 公司）；BX60 型光学显微镜（日本 Olympus 公司）；Nikon D700 型数码相机（1210 万像素，日本尼康公司）。

2 方法

2.1 动物分组及给药

BALB/c 雌性小鼠 72 只，随机分为 6 组，分别为正常对照组，模型对照组，地塞米松阳性对照组，芒果苷高、中、低剂量组，每组 12 只。各组于实验第 16 ~29 天灌胃，芒果苷治疗组给药剂量分别为 0.4、0.2、0.1g/kg，地塞米松组给药剂量为 0.00125g/kg，灌胃体积 20ml/kg，空白和模型对照组灌胃给予等量生理盐水。

2.2　模型制备

除正常组外，其余各组每小鼠分别于实验第 1、8、15 天腹腔注射 OVA 致敏液（含 OVA 20μg + 氢氧化铝佐剂 150μl）0.2ml。于第 25～29 天将小鼠置于特制的密闭玻璃容器中，以 1% OVA 进行雾化吸入激发，20min/次，1 次/日。正常组采用磷酸盐缓冲溶液（PBS）（pH 为 7.4，高压灭菌）代替。

2.3　行为学观察

激发时观察小鼠有无头面部瘙痒、喷嚏或呛咳、呼吸急促、躁动不安、紫绀、腹肌抽搐、俯卧不动、大小便失禁等变化。

2.4　血清 OVA – sIgE、支气管肺泡灌洗液（BALF）中的 LTC_4 和 PGD_2 含量测定和细胞分类计数

各组于末次激发 24h 后，摘眼球取血，静置后，于 4℃ 离心（3000rmp × 10min），取血清。小鼠取仰卧位固定，分离颈部皮肤暴露气管，结扎右肺，左肺用预冷无菌 PBS 行支气管肺泡灌洗，灌洗体积为 0.6ml，分 2 次进行，回收支气管肺泡灌洗液约 1.0ml（回收率 80%）于无菌 EP 管中，于 4℃ 离心（3000rmp × 10min），分别收集上清液及沉淀。用酶联免疫吸附测定（ELISA）法检测血清 OVA – sIgE、BALF 上清液中的 LTC_4 和 PGD_2 的含量，具体步骤按试剂盒说明书进行。BALF 沉淀用 0.5ml 预冷无菌 PBS 重悬，取 0.1ml 于血细胞计数板测定细胞总数；取 0.2ml 涂片，瑞氏染色，计数 300 个细胞作细胞分类计数。

2.5　肺组织标本制备

肺泡灌洗结束后，取小鼠右肺置于 4% 多聚甲醛固定 24h，石蜡包埋切片，苏木精 – 伊红染色（HE 染色）观察炎性细胞浸润情况。

2.6　统计学分析

采用 SPSS11.5 软件进行统计分析，数据以 $\bar{x} \pm s$ 表示，进行单因素方差分析（One – Way ANOVA），组间比较采用最小显著差数法（LSD 法），以 $P < 0.05$ 为差异有统计学意义。

3　结果

3.1　行为学表现

模型组小鼠于激发时出现烦躁不安、抓耳挠腮、喷嚏或呛咳、呼吸急促、收腹明显等症状，并随着激发次数的增加不断加重，口鼻、耳朵及脚趾部发绀严重，食欲降低，粪便增多稀溏；多数激发时小鼠弓背或俯卧不动，反应迟钝，毛色较差且无光泽。各给药组小鼠亦出现抓耳挠腮、喷嚏或呛咳、呼吸急促、呼吸幅度加深等症状，但与模型组相比较轻，且症状从出现至消失的时间比模型组短。正常组激发过程中只出现轻微的抓耳挠腮、喷嚏或呛咳等症状，说明模型激发成功。

3.2　对哮喘小鼠 BALF 中白细胞总数及分类的影响

与正常组相比，模型组小鼠 BALF 中白细胞总数及嗜酸性粒细胞（EOS）比例均明显

升高（$P < 0.01$）；与模型组相比，地塞米松组及芒果苷高、中剂量组均能减少白细胞总数及 EOS 比例（$P < 0.01$）；芒果苷低剂量组可降低 EOS 比例（$P < 0.05$），但对白细胞总数影响不大（见表 3 - 1 - 5）。

表 3 - 1 - 5　BALF 中白细胞总数及细胞分类（$\bar{x} \pm s$，$n = 12$）

组别	剂量 /（g/kg）	白细胞总数/（×10^5/ml）	细胞分类/%			
			嗜酸性粒细胞	中性粒细胞	淋巴细胞	单核细胞
正常	—	8.10 ± 0.78#	0.96 ± 0.10#	13.26 ± 1.35#	25.00 ± 2.41#	60.57 ± 6.02#
模型	—	83.25 ± 10.19	6.57 ± 1.44	50.02 ± 8.54	34.92 ± 3.15	8.26 ± 1.09
地塞米松	1.25 × 10^-3	22.51 ± 5.95#	1.03 ± 0.05#	42.94 ± 4.19*	32.20 ± 5.99	23.21 ± 2.46#
芒果苷	0.4	25.66 ± 6.16#	1.63 ± 0.43#	45.96 ± 9.94	35.01 ± 4.11	17.02 ± 1.23#
	0.2	53.38 ± 9.19#	2.72 ± 0.83#	47.27 ± 5.16	42.31 ± 4.67*	7.42 ± 0.93
	0.1	79.37 ± 13.40	4.11 ± 1.08*	53.84 ± 8.20	32.38 ± 3.7*	9.60 ± 1.89

注：与模型组比较，*$P < 0.05$，#$P < 0.01$。

3.3　芒果苷对哮喘小鼠肺组织病理改变的影响

由图 3 - 1 - 1 可以看到，模型组支气管壁增厚，气道黏膜皱襞增多，管腔狭窄，上皮细胞肿胀脱落；肺泡壁明显增厚、充血、水肿及炎细胞浸润；肺间隔细胞成分增多，黏膜下和支气管周围组织有大量以 EOS 为主的炎性细胞浸润。与模型组比较，芒果苷各个剂量组和地塞米松组肺组织上述病变明显减轻，其中芒果苷高剂量组效果尤为明显。

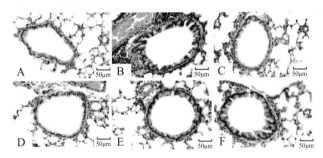

图 3 - 1 - 1　芒果对哮喘小鼠肺组织病理改变的影响（HE 染色 ×400）

A. 正常组；B. 模型组；C. 地塞米松（1.25mg/kg）组；D. 芒果苷高剂量（0.4g/kg）组；

E. 芒果苷中剂量（0.2g/kg）组；F. 芒果苷低剂量（0.1g/kg）组

3.4　对哮喘小鼠血清 OVA - sIgE、BALF 中的 LTC$_4$ 和 PGD$_2$ 含量的影响

模型组小鼠血清 OVA - sIgE、BALF 中的 LTC$_4$ 和 PGD$_2$ 水平均较正常组明显升高（$P < 0.05$）。与模型组比较，芒果苷各剂量组和地塞米松组均可显著降低血清中 OVA - sIgE 含量（$P < 0.01$）；芒果苷高剂量组和地塞米松组可降低 BALF 中 PGD$_2$ 水平（$P < 0.05$），而芒果苷中、低剂量组对 PGD$_2$ 的降低无统计学意义；芒果苷各剂量组对 BALF 中 LTC$_4$ 水平均有降低作用，但无统计学意义（见表 3 - 1 - 6）。

表 3 - 1 - 6　血清 OVA - sIgE、BALF 中的 LTC_4 和 PGD_2 含量（$\bar{x} \pm s$，$n = 12$）

组别	剂量 /（g/kg）	OVA - sIgE /（μg/L）	BALF/（μg/L）	
			LTC_4	PGD_2
正常	—	0.03 ± 0.01[#]	52.57 ± 19.06[*]	47.56 ± 12.61[#]
模型	—	0.26 ± 0.04	75.27 ± 22.18	74.36 ± 22.72
地塞米松	1.25×10^{-3}	0.05 ± 0.03[#]	56.07 ± 16.76[*]	54.25 ± 13.37[#]
芒果苷	0.4	0.10 ± 0.04[#]	63.63 ± 19.54	60.30 ± 12.19[*]
	0.2	0.12 ± 0.02[#]	67.90 ± 21.12	62.90 ± 14.58
	0.1	0.18 ± 0.03[#]	66.25 ± 29.49	69.58 ± 13.3

注：与模型组比较，[*] $P < 0.05$，[#] $P < 0.01$。

4　讨论

支气管哮喘是一种由多种细胞（如肥大细胞、嗜酸性粒细胞、中性粒细胞、T 淋巴细胞、气道上皮细胞）和细胞组分参与的气道慢性变应性疾病[6]。研究表明哮喘患者的气道炎症与体内高水平的 IgE 及 Th1/Th2 细胞因子失衡有关。当机体遇到诱发因素时，IgE 与肥大细胞膜上的受体结合促使它们释放各种介质，如组胺、前列腺素（PG）、白三烯（LT）等，这些炎症介质直接参与哮喘气道炎症、气道高反应性（AHR）、平滑肌痉挛和气道重塑，并和其他细胞因子相互影响构成哮喘的病理生理基础[7]。IL - 4、IL - 5 等 Th2 型细胞因子可促进体内 IgE 的合成以及 EOS 的增生活化，诱导 EOS 向气道炎症部位聚集并释放嗜酸性粒细胞阳离子蛋白（ECP）、主要碱性蛋白（MBP）和过氧化物酶（EPO）等毒性蛋白颗粒，引起气道慢性炎症的持续发生及 AHR[8]。

芒果苷的前期研究结果已证实芒果苷及芒果苷单钠盐均可显著延长乙酰胆碱 - 组胺诱发豚鼠喘息的引喘潜伏期时间。本研究利用不同的哮喘模型进一步探讨了芒果苷的平喘作用及其作用机制。实验结果显示芒果苷可明显减轻哮喘小鼠肺组织病理学改变、抑制 EOS 的数量及其在气道的浸润，减轻气道炎症。对于引起气道炎症的主要炎症介质检测，我们发现芒果苷可以减少哮喘小鼠 BALF 中 PGD_2 的含量，但对 LTC_4 的抑制作用不明显，这说明芒果苷可通过环氧化酶途径抑制花生四烯酸的代谢，从而发挥抗炎作用，与此前芒果苷的相关研究结果一致[9]。另外，本研究结果亦显示，芒果苷干预后，可明显降低血清中 OVA - sIgE 水平，这说明芒果苷可以调节哮喘小鼠体内免疫的类型，其原因可能与芒果苷纠正 Th1/Th2 细胞因子失衡从而发挥免疫调节作用有关。本实验为芒果苷治疗哮喘提供了新的理论依据。至于芒果苷治疗哮喘的作用机制，可能是多方面的，值得进一步深入探讨。

参考文献

[1] 任晓光，李东伟，何彩梅，等. 芒果苷药理活性研究进展. 中成药，2011，33（5）：860.

[2] 邓家刚，郑作文，杨柯. 芒果苷对内毒素致热家兔体温的影响. 中国实验方剂学杂志，2006，12（2）：72.

[3] 邓家刚，郑作文，曾春晖. 芒果苷的药效学实验研究. 中医药学刊，2002，20（6）：802.

［4］袁叶飞，邓家刚，余昕，等. 芒果苷单钠盐的药效学实验研究. 时珍国医国药，2008，19（4）：816.

［5］Rivera DG, Hernández I, Merino N, et al. *Mangifera indica* L. extract (Vimang) and mangiferin reduce the airway inflammation and Th2 cytokines in murine model of allergic asthma. J Pharm Pharmaeol, 2011, 63(10): 1336.

［6］卓进盛. 补肺汤治疗支气管哮喘慢性持续期的临床观察. 中国实验方剂学杂志，2011，17（6）：256.

［7］南云蓉，刘东芹. 孟鲁司特纳治疗小儿轻、中度持续性哮喘. 中国实验方剂学杂志，2011，17（14）：313.

［8］冯里，徐立，范欣生，等. 三拗汤及类方挥发油对卵蛋白致敏哮喘豚鼠模型的效应评价. 中国实验方剂学杂志，2009，15（5）：35.

［9］邓家刚，阎莉，郭力城. 芒果苷对花生四烯酸代谢产物的影响. 中国民族医药杂志，2008，8（8）：62.

（郭宏伟，邓家刚，运晨霞，侯光菡，杜军）

芒果苷对脂多糖诱导慢性炎症的抗炎作用

芒果苷（Mangiferin）是芒果叶中的主要活性成分，又名芒果素、知母宁，是一种天然多酚类化合物，对急性炎症具有较好的抗炎活性[1,2]，但芒果苷对脂多糖（lipopolysaccharide，LPS）引起的慢性炎症是否同样有效尚不明确。本研究以 LPS 间断尾静脉注射建立的大鼠慢性炎症模型为研究对象，考察不同剂量芒果苷对此慢性炎症的抗炎作用，并初步探讨其作用机制。

1 材料与方法

1.1 试验药物

芒果苷由广西中医药大学中药药效研究重点实验室提供，纯度为 98.6%，批号 20081217。醋酸泼尼松片，浙江仙琚制药股份有限公司产品，批号 100453。

1.2 动物

无特定病原体（SPF）级雄性 SD 大鼠 90 只，体重 220～240g，购自湖南斯莱克景达实验动物有限公司［实验动物生产许可证号 SCXK（湘）2009－0004］。

1.3 试剂

戊巴比妥钠，北京化学试剂公司（20071019）。大肠杆菌脂多糖，美国 Sigma 公司（血清型 O55：B5，L8880）。白细胞稀释液，南京建成科技有限公司。超敏 C－反应蛋白（hs－CRP）、肿瘤坏死因子－α（TNF－α）、白介素－6（IL－6）、可溶性细胞黏附分子－1（sICAM－1）的 ELISA 试剂盒，美国 R&D 公司（201004）。红细胞裂解液、总 RNA 提取试剂盒、Qucant dDNA 第一链合成试剂盒、2μTaq Plus PCR MasterMix 试剂盒，天根生化科技（北京）有限公司。NF－κB 基因 PCR 引物，由上海生工生物工程公司设计、合成。

1.4 仪器

细胞计数板，上海求精医疗仪器公司产品。Multiskan MK3 酶标仪，美国 Thermo Fisher Scientific 公司产品。T－gradient Thermoblock 梯度 PCR 仪，德国 Biometra 公司产品。Power-Pac Basic 电泳仪、Mini Sub CellGT 水平电泳槽、T－2A 凝胶成像分析仪，均为美国 Bio－Rad 公司产品。

1.5 方法

大鼠随机分为正常组、模型组、泼尼松组与芒果苷高、中、低剂量组，每组 15 只。模型组、泼尼松组与芒果苷高、中、低剂量组每周尾静脉注射 1 次 LPS（200μg/kg），正常组注射等量无菌生理盐水，共 4 周。首次注射 LPS 后次日开始灌胃给药，正常组给生理盐水，泼尼松组给泼尼松 5mg/kg，芒果苷高、中、低剂量组分别给芒果苷 200、100、50mg/kg，共 4 周。实验第 4 周末，以 2% 戊巴比妥钠 40mg/kg 腹腔注射麻醉，下腔静脉穿刺取血 6ml，其中 1ml 用于全血白细胞计数；1ml 加入红细胞裂解液 3ml 混匀，静置 5min，于 4℃、10000rpm 离心 1min，收集白细胞，冻存于 －70℃ 环境中供反转录聚合酶链反应（RT－PCR）用；其余 4ml 室温静置 30min 后，于 4℃、4000rpm 离心 5min 获得血清，分装冻存于 －70℃ 环境中，备测血清 hs－CRP、IL－6、TNF－α、sICAM－1。

1.5.1 全血白细胞计数

取全血 20μl，加白细胞稀释液 380μl，充分混匀后充入细胞计数板计数池进行白细胞计数。

1.5.2 RT－PCR 检测白细胞 NF－κB 基因表达

按照试剂盒说明书操作步骤，提取白细胞总 RNA，以总 RNA 为模板、Oligo dT 为引物合成 cDNA。NF－κB 基因 PCR 引物：上游 caagagtgacgacagggagatt，下游 gaaggtggatgatggctaagtg，扩增产物长度 317bp。内参 β－actin 基因 PCR 引物：上游 cacccgcgagtacaaccttc，下游 cccatacccaccatcacacc，扩增产物长度 207bp。PCR 反应体系：2μTaq Plus PCR Master-Mix 25μl，上下游引物各 2μl，cDNA2μl，ddH$_2$O19μl。PCR 反应条件：94℃ 预变性 5min，94℃ 变性 45s，56℃/NF－κB 或 60.4℃/β－actin 退火 45s，72℃ 延伸 1min，30 个循环，72℃ 最终延伸 10min。PCR 反应结束，取 NF－κB、β－actin 扩增产物各 5μl，混匀，上样于 3% 琼脂糖凝胶进行水平电泳（5V/cmμ60min），经凝胶成像分析仪测定 NF－κB、β－actin 条带灰度并计算二者的比值作为 NF－κB 基因的相对表达量。

1.5.3 血清 hs－CRP、TNF－α、IL－6、sICAM－1 检测

采用 hs－CRP、IL－6、TNF－α、sICAM－1 的 ELISA 检测试剂盒，严格按照试剂盒说明书操作。以 Expert Curve 1.3.8 曲线拟合软件计算标准曲线的直线回归方程，分别计算样品浓度。

2 结果

2.1 芒果苷对全血白细胞总数的影响

与正常组比较，模型组的血白细胞总数显著增加（$P < 0.01$）。与模型组比较，泼尼

松与200mg/kg 芒果苷可明显抑制 LPS 引起的血白细胞总数增加（$P < 0.05$），100、50mg/kg芒果苷亦显示降低白细胞总数但差异无统计学意义（$P > 0.05$），结果见表1。

2.2 芒果苷对白细胞 NF－κB 基因表达的影响

与正常组比较，模型组 NF－κB 基因表达显著上调（$P < 0.01$）。与模型组比较，泼尼松与200mg/kg 芒果苷可明显抑制 LPS 引起的白细胞 NF－κB 基因表达上调（$P < 0.05$），100、50mg/kg 芒果苷稍下调 NF－κB 基因表达，但差异无统计学意义，结果见表 3－1－7 与图 3－1－2。

表 3－1－7　各组大鼠全血白细胞总数与 NF－κB 基因表达（$\bar{x} \pm s$，$n = 15$）

组别	剂量/（mg/kg）	WBC/（10^9/L）	NF－κB
正常对照		7.49 ± 1.67**	0.29 ± 0.08**
模型对照	0.2	12.42 ± 2.28	0.40 ± 0.05
泼尼松	5	7.95 ± 1.65*	0.33 ± 0.05*
芒果苷	200	8.71 ± 2.49*	0.31 ± 0.06*
芒果苷	100	11.41 ± 0.99	0.37 ± 0.05
芒果苷	50	12.13 ± 1.12	0.39 ± 0.05

注：与模型组比较，* $P < 0.05$，** $P < 0.01$。

表 3－1－8　各组大鼠血清 hs－CRP、TNF－α、IL－6、sICAM－1 水平（$\bar{x} \pm s$，$n = 15$）

组别	剂量/（mg/kg）	hs－CRP/（mg/L）	IL－6/（ng/L）	TNF－α/（ng/L）	sICAM－1/（ng/L）
正常对照		2.76 ± 0.26**	666 ± 245**	60.92 ± 11.97**	178.51 ± 50.92**
模型对照	0.2	4.67 ± 0.47	1325 ± 152	120.47 ± 14.62	368.04 ± 39.08
泼尼松	5	2.96 ± 0.31*	739 ± 291*	63.28 ± 8.26*	193.21 ± 53.23*
芒果苷	200	3.06 ± 0.36*	818 ± 171*	68.35 ± 9.30*	214.79 ± 62.02*
芒果苷	100	4.35 ± 0.57**	1171 ± 236	113.92 ± 8.11	328.17 ± 73.92
芒果苷	50	4.52 ± 0.78**	1192 ± 260	116.54 ± 12.63	331.66 ± 77.28

注：与模型组比较，* $P < 0.05$，** $P < 0.01$。

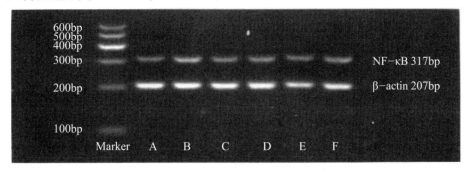

图 3－1－2　各组大鼠 NF－κB 基因表达

Marker. 蛋白标准；A. 正常组；B. 模型组；C. 泼尼松组；D. 芒果苷 200mg/kg；
E. 芒果苷 100mg/kg；F. 芒果苷 50mg/kg

2.3　芒果苷对血清 hs-CRP、TNF-α、IL-6、sICAM-1 水平的影响

与正常组比较，模型组血清 hs-CRP、TNF-α、IL-6、sICAM-1 水平显著升高（$P < 0.01$）。与模型组比较，泼尼松与 200mg/kg 芒果苷可明显抑制 LPS 引起的血清 hs-CRP、TNF-α、IL-6、sICAM-1 水平升高（$P < 0.05$），100、50mg/kg 芒果苷虽然也降低血清 hs-CRP、TNF-α、IL-6、sICAM-1 水平但差异无统计学意义（$P > 0.05$），结果见表 3-1-8。

3　讨论

炎症是最重要的基本病理过程之一，许多原本认为与炎症无关或关系不大的疾病事实上也与炎症密不可分[3,4]。革兰阴性菌外膜的 LPS 是介导感染性炎症损伤的最主要的病原分子之一，许多疾病与 LPS 诱导的持续亚临床炎症密切相关[5,6]。LPS 进入血液循环后首先与血浆中的 LPS 结合蛋白（LBP）结合，再结合于细胞表面的 CD14 分子，以 LPS-LBP-CD14 复合物形式与单核-巨噬细胞膜上的 Toll 样受体 4（Toll-like receptor 4，TLR4）结合导致 TLR4 聚合、活化，从而使得 NF-κB 由细胞质进入细胞核内，与相关基因的位点结合从而启动相关基因（如 TNF-α）的转录，介导炎性细胞的活化；在此过程中，还可活化丝裂原激活的蛋白激酶（Mitogen-activated protein kinase，MAPK）通路，二者均导致炎症因子的大量表达[7]。在本研究中，SD 大鼠接受 LPS 规律性间断注射后均出现血清炎症因子 hs-CRP、TNF-α、IL-6、sICAM-1 水平显著升高，此即为 LPS 活化 CD14-TLR4-NF-κB 通路的致炎效应的体现。

NF-κB 是一种序列特异性转录因子，几乎在所有的细胞内都有表达，在炎症反应中居于中心环节。在慢性炎症反应中，NF-κB 作用的靶基因具体包括促炎细胞因子、趋化因子、产生炎症介质的酶、免疫反应的受体、黏附分子和调节凋亡的基因；所有表达的细胞因子和化学因子在慢性炎症中都发挥了重要的作用。某些细胞因子（如 TNF-α）和 NF-κB 可以互相诱导和激活，由此引起的 NF-κB 活化可以在细胞间互相传导，因而使得炎症反应的区域不断扩大且炎症持久而慢性化。因此，NF-κB 是 LPS 导致慢性炎症的细胞信号转导通路的关键环节，抑制 NF-κB 基因表达可抑制或消除 LPS 诱导的炎症效应[8]。

本研究结果表明，200mg/kg 的芒果苷不仅可明显减少全血白细胞总数而抑制 LPS 引起的白细胞动员效应，而且可显著抑制 LPS 活化 CD14-TLR4-NF-κB 通路导致的炎症细胞因子水平升高，有利于抑制或消除 LPS 诱导的炎症效应。RT-PCR 分析 NF-κB 基因表达的结果显示，芒果苷明显下调白细胞 NF-κB 基因的异常表达。芒果苷抑制 LPS 诱导慢性炎症的治疗效应与此密切相关。综上所述，芒果苷可有效地抑制 LPS 诱导的慢性炎症，此有益的治疗效应与其抑制 NF-κB 基因的异常表达有关，这提示芒果苷可能在治疗影响广泛的 LPS 相关慢性炎症方面具有潜在的价值。

参考文献

[1] 邓家刚，阎莉，郭力城. 芒果苷对花生四烯酸代谢产物的影响. 中国民族医药杂志，2008，8(8)：26-28.

［2］ 邓家刚，郝二伟，郑作文，等. 芒果苷对两种不同炎症模型前列腺素 E2 含量的影响. 中华中医药学刊，2008，26(10)：2085 - 2086.

［3］ Kruk M，Przyuski J，Kaliczuk，et al. Association of non-specific inflammatory activation with early mortality in patients with ST-elevation acute coronary syndrome treated with primary angioplasty. Circ J，2008，72(2)：205 - 211.

［4］ Hiroshi W，Naohito T，Toru W，et al. Metabolic syndrome and risk of development of atrial fibrillation：The Niigata preventive medicine study. Circulation，2008，117(10)：1255 - 1260.

［5］ Ben-Haim S，Gacinovic S，Israel O. Card iovascular infection and inflammation. Sem in NuclMed，2009，39(2)：103 - 114.

［6］ Yuan H，Perry CN，Huang C，et al. LPS-induced autophagy is mediated by oxidative signaling in cardiomyocytes and is associated with cytoprotection. Am J Physiol Heart Circ Physiol，2009，296(2)：H470 - 479.

［7］ McAleer JP，Vella AT. Understanding how lipopolysaccharide impacts CD4 T-cell immunity. Crit Rev Immunol. 2008，28(4)：281 - 299.

［8］ Takada Y，Bhardwaj A，Potdar P，et al. Nonsteroidal ant-inflammatory agents differ in their ability to suppress NF-kappaB activation，inhibition of expression of cyclooxygenase - 2 and cyclin D1，and abrogation of tum or cell proliferation. On cogene，2004，23(57)：9247 - 9258.

（卫智权，邓家刚，阎莉，包传红）

芒果苷对脂多糖诱导慢性炎症中环氧合酶、脂氧合酶的双重抑制作用

环氧合酶（cyclooxygenase，COX）、脂氧合酶（lipoxygenase，LOX）是花生四烯酸代谢的关键酶[1]。COX、LOX 不仅催化花生四烯酸生成重要的炎症介质 PG 和 LT[2]，与慢性炎症性疾病密切相关，而且还参与了肿瘤[3]、动脉硬化[4]、糖尿病[5]和神经疾病[6]等多种病理过程。寻找 COX、LOX 的抑制剂不仅有利于获得抗炎药物，而且也有助于研发可用于肿瘤等多种疾病的治疗药物。芒果苷为漆树科植物芒果叶中的主要活性成分，是一种天然多酚类化合物。初步研究显示芒果苷对炎症介质前列腺素（PG）与白三烯（LT）的产生均具有抑制作用[7,8]，这提示芒果苷可能对 COX、LOX 具有双重抑制作用，但未见相关研究报道。本试验以脂多糖（LPS）诱导的慢性炎症大鼠为研究对象，考察芒果苷对COX - 1、COX - 2 与 5 - LOX 的双重抑制作用，为以芒果苷为先导化合物研发 COX、LOX 抑制剂提供研究依据。

1 药物和试剂

芒果苷（高效液相色谱法测定纯度为 98.3%）由广西中医药大学中药药效研究重点实验室惠赠。大肠杆菌脂多糖（血清型 O55：B5）为美国 Sigma 公司产品；RNAprep pure

总 RNA 提取试剂盒、Quant cDNA 第一链合成试剂盒、2 × Taq Plus PCR MasterMix 均购自天根生化科技（北京）有限公司；PCR 基因特异性引物由上海生工生物工程公司合成；大鼠 ELISA 试剂盒为美国 R&D 公司产品。

2 实验动物

SPF 级健康雄性 SD 大鼠 60 只，体重 220～240g，购自湖南斯莱克景达实验动物有限公司［实验动物生产许可证号 SCXK（湘）2009 - 0004］。

3 仪器

T - gradient Thermoblock PCR 仪为德国 Biometra 公司产品；Mini Sub Cell GT 水平电泳系统、T2A 凝胶成像分析仪均为美国 Bio - Rad 公司产品；Multiskan Speetruml 500 酶标仪为美国 Thermo FisherScientific 公司产品。

4 实验分组、处理及给药方法

SPF 级健康雄性 SD 大鼠 60 只，随机分为 6 组，分别为对照组、模型组、泼尼松组与芒果苷高、中、低剂量组，每组 10 只。模型组、泼尼松组与芒果高、中、低剂量组每周尾静脉注射 1 次 LPS（200μg/kg），对照组注射等量无菌生理盐水，共 4 周。首次注射 LPS 后次日开始灌胃给药，对照组、模型组给予生理盐水，泼尼松组每天给予泼尼松 5mg/kg，芒果高、中、低剂量组每天分别给予芒果苷 200、100、50mg/kg，共 4 周。

5 实验动物标本采集

实验第 4 周末，各组大鼠腹腔注射 2% 戊巴比妥钠（40mg/kg）麻醉，下腔静脉穿刺取血。部分血液经红细胞裂解液处理分离白细胞，少量 PBS 重悬，稀释成细胞数 3 × 10⁶/ml 的白细胞混悬液标准样品，置于 - 70℃ 环境中保存。其余血液室温静置 30min 后，于 4℃、4000rmp 离心 5min 获取血清，分装冻存于 - 70℃ 环境中。

6 主要检测指标与检测方法

6.1 白细胞 COX - 1、COX - 2 和 5 - LOX 以及血清 PG 和 LT 的检测

取白细胞混悬液标准样品 2ml，于 4℃、10000rmp 离心 1min，吸去上清，加入 4℃ 预冷的细胞裂解匀浆缓冲液［pH 为 6.8 的 1.0mmol/L Tris - HCl 20ml，10% 十二烷基硫酸钠（SDS）120ml，β - 巯基乙醇 4ml，双蒸水 56ml，混匀即得］，超声冰浴匀浆破碎细胞，然后于 4℃、12000rmp 离心 15min，取上清液作为待测样品。应用大鼠 COX - 1、COX - 2、5 - LOX 与 PGE₂、PGF₂α、LTB₄、LTC₄、LTD₄ 和 LTE₄ ELISA 试剂盒，按照试剂盒说明书操作。

6.2 白细胞总 RNA 的提取与 cDNA 第一链的合成

采用 RNAprep pure 培养细胞/细菌总 RNA 提取试剂盒提取白细胞总 RNA，以 Quant cDNA 第一链合成试剂盒合成 cDNA 第一链。按照试剂盒说明书操作。

6.3 白细胞 COX - 1、COX - 2 与 5 - LOX 基因表达的 PCR 检测

目的基因 COX - 1 及 COX - 2 和 5 - LOX 与内参基因 β - actin 的引物序列、扩增产

物长度、退火温度见表 3 - 1 - 9。每个 PCR 反应体系内容如下：2 × Taq Plus PCR MasterMix 25μl，上、下游引物各 2μl，cDNA2μl 以及双蒸水 19μl。PCR 反应条件：94℃预变性 5min，94℃变性 45s，退火 45s，72℃延伸 1min，30 个循环，72℃最终延伸 5min。PCR 反应结束，取目的基因与内参基因扩增产物各 5μl，运用 3% 琼脂糖凝胶水平电泳（5V/cm×60min）、凝胶成像分析仪测定扩增产物条带灰度并计算二者的比值作为基因的相对表达量。

表 3 - 1 - 9　引物序列、扩增产物长度、退火温度

基因		引物序列	产物/bp	退火温度/℃
COX - 1	正向	CTGCCTCAACACCAAGAC	319	54.3
	逆向	TCTAAGACGCCAGACCAA		
COX - 2	正向	ATCGGTGGAGAGGTGTATC	295	56
	逆向	GTGAGCAAGTCCGTGTTC		
5 - LOX	正向	GAGAACCTGTTCATCAATCG	324	54
	逆向	ATCAATGCCATCCAGTAGTT		
β - actin	正向	CACCCGCGAGTACAACCTTC	207	60.4
	逆向	CCCATACCCACCATCACACC		

7　数据处理

所有计量资料均以表示 $(\bar{x} \pm s)$，以 SPSS13.0 统计软件进行多个样本间均数比较。方差齐性数据采用单因素方差分析 LSD 检验，方差不齐数据采用 Kruskal Wallis 秩和检验。$P < 0.05$ 为差异具有统计学意义。

8　结果

8.1　大鼠一般情况观察

实验过程中各组大鼠均无死亡，活泼好动，反应灵敏，皮毛色白、致密而有光泽，饮食、排便均未见异常。

8.2　芒果苷对白细胞 COX - 1、COX - 2 及血清 PG 的影响

模型组大鼠白细胞 COX - 2 及血清 PGE_2 和 $PGF_{2\alpha}$ 水平显著高于对照组（$P < 0.01$），COX - 1 水平与对照组持平。芒果苷高剂量组白细胞 COX - 1 水平低于对照组（$P < 0.01$），其余各组 COX - 1 水平与对照组的差异均无统计学意义。与模型组比较，芒果苷高剂量组白细胞 COX - 1 和 COX - 2 以及血清 PGE_2 和 $PGF_{2\alpha}$ 水平均明显降低（$P < 0.01$）。泼尼松组和芒果苷中剂量组白细胞 COX - 2 以及血清 $PGF_{2\alpha}$ 和 PGE_2 水平均低于模型组（$P < 0.01$ 或 0.05），COX - 1 水平则无明显差异。芒果苷低剂量组大鼠白细胞 COX - 1 和 COX - 2 以及血清 PGE_2 和 $PGF_{2\alpha}$ 水平均与模型组接近。具体实验结果见表 3 - 1 - 10。

表 3 - 1 - 10   各组大鼠 COX - 1、COX - 2 与 PG 的比较 （$\bar{x} \pm s$, $n = 10$）

组别	剂量/[mg/(kg·d)]	COX - 1/(U/L)	COX - 2/(U/L)	PGE$_2$/(ng/L)	PGF$_{2\alpha}$/(ng/L)
对照组	—	18.43 ± 5.08	28.00 ± 6.33	34.35 ± 10.00	22.25 ± 5.01
模型组	—	21.99 ± 5.44	48.28 ± 9.29*	74.91 ± 17.87*	38.74 ± 11.28*
PNS 组	5	20.34 ± 5.24	24.88 ± 4.46#	35.21 ± 7.94#	25.44 ± 6.02#
MGFH 组	200	10.42 ± 3.56*#	29.08 ± 3.00#	37.38 ± 9.06#	24.68 ± 7.66#
MGFM 组	100	20.73 ± 4.77	41.53 ± 6.30**	55.76 ± 22.91#	30.74 ± 8.05**
MGFL 组	50	22.24 ± 6.06	46.84 ± 6.70	79.77 ± 12.06	37.44 ± 10.11

注：与对照组比较，*$P < 0.01$；与模型组比较，**$P < 0.05$，#$P < 0.01$。

8.3　芒果苷对白细胞 5 - LOX 及其产物 LTs 的影响

模型组大鼠白细胞 5 - LOX 及血清 LTB$_4$、LTC$_4$、LTD$_4$ 和 LTE$_4$ 水平均显著高于对照组（$P < 0.01$）。与模型组比较，泼尼松组和芒果苷高剂量组白细胞 5 - LOX 及血清 LTB$_4$、LTC$_4$、LTD$_4$ 和 LTE$_4$ 水平明显降低（$P < 0.01$ 或 0.05）；芒果苷中剂量组白细胞 5 - LOX 与血清 LTB$_4$、LTC$_4$、LTD$_4$ 和 LTE$_4$ 水平亦显著降低（$P < 0.01$ 或 0.05）；芒果苷低剂量组白细胞 5 - LOX 与血清 LTB$_4$、LTC$_4$、LTD$_4$ 和 LTE$_4$，但血清 LTD$_4$ 水平显著降低（$P < 0.05$）。结果见表 3 - 1 - 11。

表 3 - 1 - 11   各组大鼠 5 - LOX 与 LTs 的比较 （μg/L, $\bar{x} \pm s$, $n = 10$）

组别	剂量/[mg/(kg·d)]	5 - LOX	LTB$_4$	LTC$_4$	LTD$_4$	LTE$_4$
对照组	—	1.11 ± 0.21	0.74 ± 0.14	0.81 ± 0.12	0.67 ± 0.16	0.88 ± 0.25
模型组	—	2.71 ± 0.64*	1.11 ± 0.22*	1.22 ± 0.36*	1.02 ± 0.11*	1.21 ± 0.21*
PNS 组	5	1.47 ± 0.37#	0.69 ± 0.08#	0.87 ± 0.15#	0.62 ± 0.10#	0.84 ± 0.12#
MGFH 组	200	1.69 ± 0.26#	0.75 ± 0.06#	0.91 ± 0.13#	0.66 ± 0.10#	0.96 ± 0.08#
MGFM 组	100	2.26 ± 0.36**	0.82 ± 0.16#	1.03 ± 0.19**	0.79 ± 0.12#	0.98 ± 0.13#
MGFL 组	50	2.57 ± 0.37	1.02 ± 0.14	1.17 ± 0.21	0.91 ± 0.13**	1.28 ± 0.24

注：与对照组比较，*$P < 0.01$；与模型组比较，**$P < 0.05$，#$P < 0.01$。

8.4　芒果苷对白细胞 COX - 1、COX - 2 与 5 - LOX 基因表达的影响

模型组大鼠白细胞 COX - 2 和 5 - LOX 基因表达显著高于对照组（$P < 0.01$）。与对照组比较，模型组、泼尼松组、芒果苷中剂量组和芒果苷低剂量组白细胞 COX - 1 基因表达的差异无统计学意义，但芒果苷高剂量组白细胞 COX - 1 基因表达被抑制（$P < 0.01$）。与模型组比较，泼尼松组、芒果苷高剂量组和芒果苷中剂量组白细胞 COX - 2 和 5 - LOX 基因表达被明显抑制（$P < 0.01$），但芒果苷低剂量组白细胞 COX - 2 和 5 - LOX 基因表达未见明显抑制。结果参见表 3 - 1 - 12 与图 3 - 1 - 3。

表 3 - 1 - 12　各组大鼠 COX - 1、COX - 2 与 5 - LOX 基因表达比较 ($\bar{x} \pm s$, $n = 10$)

组别	剂量 / [mg/(kg·d)]	COX - 1	COX - 2	5 - LOX
对照组	—	0.742 ± 0.095	0.210 ± 0.070	0.417 ± 0.079
模型组	—	0.762 ± 0.080	0.821 ± 0.109*	0.734 ± 0.093*
PNS 组	5	0.739 ± 0.067	0.206 ± 0.042#	0.425 ± 0.074#
MGFH 组	200	0.637 ± 0.072*	0.267 ± 0.077#	0.454 ± 0.060#
MGFM 组	100	0.780 ± 0.090	0.369 ± 0.089#	0.487 ± 0.077#
MGFL 组	50	0.801 ± 0.068	0.809 ± 0.115	0.714 ± 0.060

注：与对照组比较，$^*P < 0.01$；与模型组比较，$^{**}P < 0.05$，$^#P < 0.01$。

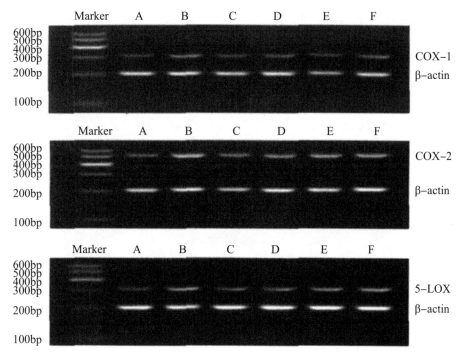

图 3 - 1 - 3　各组大鼠 COX - 1、COX - 2 与 5 - LOX 基因 PCR 扩增产物电泳

Marker. 蛋白标准；A. 对照组；B. 模型组；C. PNS 组；D. MGFH 组；E. MGFM 组；F. MGFL 组

9　讨论

白细胞在炎症时活动旺盛，细胞膜磷脂分解形成的花生四烯酸经 COX 代谢途径主要生成 PG。在炎症区域存在较多的 COX - 2，是炎症中 PG 类炎症介质的主要催化酶。花生四烯酸经 5 - LOX 催化生成另一类重要的炎症介质 LT，主要包括 LTB$_4$、LTC$_4$、LTD$_4$ 和 LTE$_4$[9]。因此，COX、LOX 是抗炎药物研发的重要靶点[10]。

炎症的发生发展过程涉及多种炎症介质，使用单一的炎症介质抑制剂可能难以取得令人满意的疗效，双重或多重炎症介质抑制剂以及多靶点作用的药物可能更有效。如果能够同时抑制花生四烯酸的 COX 与 LOX 代谢途径，则可同时抑制两种重要的炎症介质 PG 与 LT 的生成，产生协同抗炎作用，具有和 COX 抑制剂等效或更强的抗炎作用。因此，对 COX 与 LOX 同时具有抑制作用的双重抑制剂将是一类很有发展前景的药物[11]。早期研究显示[7,8]，芒果苷对于 PG 与 LT 类炎症介质生成具有抑制作用，这提示芒果苷可能具有某种程度的 COX、LOX 双重抑制作用，但需要试验数据的支持。

本试验结果显示，200mg/kg 芒果苷对 COX−1 和 COX−2 的抑制效应呈非选择性，而 100mg/kg 芒果苷则对 COX−2 呈现某种程度的选择性抑制，但其抑制 PG 生成的作用也随之降低。此外，200mg/kg 芒果苷对白细胞 5−LOX 具有明显的抑制作用，100mg/kg 剂量时抑制作用较弱。本试验结果表明，芒果苷对 COX、LOX 存在双重抑制作用，在较高剂量时呈现非选择性抑制，而在较低剂量时则对 COX−2 与 5−LOX 抑制作用减弱，并且不会抑制 COX−1。此特性有助于理解不同剂量的芒果苷在抑制 COX、LOX 方面的药理作用。对 COX−1 与 COX−2 抑制作用的剂量差异可能是大剂量使用芒果苷易于获得较好的抗炎效果，但胃肠道不适较多的原因之一[9]。对 5−LOX 的显著抑制作用提示芒果苷可能对于与 LT 密切相关的炎症（例如，慢性支气管炎、支气管哮喘等）更为有效。对于需要尽可能避免心血管事件风险的情况，也许较大剂量的芒果苷更安全[12]，但同时也可能带来更多的胃肠道不适等药物不良反应。

虽然选择性 COX−2 抑制剂的出现使非甾体类抗炎药物的发展进入了全新的阶段，但其安全性并不尽如人意，其对肾脏、心血管的不良反应已导致人们对其安全性的严重关注与重新评价。在此背景之下，开发药效更强且安全性更好的具有 COX、LOX 双重抑制剂的药物研发策略受到广泛重视。从天然化合物中筛选具有 COX、LOX 双重抑制作用的先导化合物并加以深入研发，将是获得新型抗炎药物的重要途径[13-15]。

参考文献

［1］ Syahida A, Israf DA, Permana D, et al. Atrovirinone inhibits pro-inflammatory mediator release from murine macrophages and human whole blood. Immuno Cell Biol, 2006, 84(3): 250−258.

［2］ Yang P, Chan D, Felix E, et al. Determination of endogenous tissue inflammation profiles by LC/MS /MS: COX- and LOX-derived bioactive lipids. Prostaglandins Leukot Essent Fatty Acids, 2006, 75(6): 385−395.

［3］ Furstenberger G, Krieg P, Muller-decker K, et al. What are cyclooxygenases and lipoxygenases doing in the driver's seat of carcinogenesis. Int J Cancer, 2006, 119(10): 2247−2254.

［4］ Endo J, Arita M. Roles of lipid mediators in controlling vascular inflammation and the progression of atherosclerosis. Nihon Rinsho, 2011, 69(1): 34−38.

［5］ Persaud SJ, Muller D, Belin VD, et al. The role of arachidonic acid and its metabolites in insulin secretion from human islets of Langerhans. Diabetes, 2007, 56(1): 197−203.

［6］ Phillis JW, Horrocks LA, Farooqui AA. Cyclooxygenases, lipoxygenases, and epoxygenases in CNS: their role and involvement in neurological disorders. Brain Bes Rev, 2006, 52 (2): 201−243.

［7］ 邓家刚, 阎莉, 郭力城. 芒果苷对花生四烯酸代谢产物的影响. 中国民族医药杂志, 2008, 8(8): 26−28.

［8］ 邓家刚, 郭力城, 郑作文, 等. 芒果苷对豚鼠肺组织释放慢反应物质的影响. 广西中医药, 2008, 31(3): 58−59.

［9］ Khanapure SP, Garvey DS, Janero DR, et al. Eicosanoids in inflammation: biosynthesis, pharmacology, and therapeutic frontiers. Curr Top Med Chem, 2007, 7(3): 311 - 340.

［10］ Pontiki E, Hadjipavlou-litina D, Litinas K, et al. Design, synthesis and pharmacobiological evaluation of novel acrylic acid derivatives acting as lipoxygenase and cyclooxygenase - 1 inhibitors with antioxidant and anti-inflammatory activities. EurJ Med Chem, 2011, 46(1): 191 - 200.

［11］ Nam TG, Nara SJ, Zagol-ikapitte I, et al. Pyridine and pyrimidine analogs of acetaminophen as inhibitors of lipid peroxidation and cyclooxygenase and lipoxygenase catalysis. Org Biomol Chem, 2009, 7(24): 5103 - 5112.

［12］ Jenkins CM, Cedars A, Gross RW, Eicosanoid signaling pathways in the heart. Cardiovasc Res, 2009, 82(2): 240 - 249.

［13］ Huang MT, Liu Y, Ramji D, et al. Inhibitory effects of black tea theaflavin derivatives on 12 - O - tetra-decanoylphorbol - 13 - acetate - induced inflammation and arachidonic acid metabolism in mouse ears. Mol Nutr Food Res, 2006, 50(2): 115 - 122.

［14］ Viji V, Helen A. Inhibition of lipoxygenases and cyclooxygenase - 2 enzymes by extracts isolated from Bacopa monniera (L.) Wettst. J Ethnopharmacol, 2008, 118(2): 305 - 311.

［15］ Crockett SL, Poller B, Tabanca N, et al. Bioactive xanthones from the roots of Hypericum perforatum (common St John's wort). J Sci Food Agric, 2011, 91(3): 428 - 434.

（卫智权，阎莉，邓家刚，邓静）

芒果苷对脂多糖诱导的慢性炎症中 MAPK 通路及血清细胞因子的影响

脂多糖（LPS）是介导感染性炎症损伤的最主要病原分子之一[1]。LPS 通过丝裂原激活的 MAPK 细胞信号转导通路使白细胞激活，诱导前炎性细胞因子、趋化因子、生长因子和多种重要的炎症细胞因子的合成和释放[2]。许多疾病与 LPS 活化 MAPK 通路导致的持续亚临床炎症密切相关[3,4]。芒果苷为漆树科植物芒果叶中的主要活性成分，具有较好的抗炎活性[5,6]。然而有关芒果苷对 LPS 诱导的慢性炎症中 MAPK 通路的调控作用及其后果，尚不明确。本研究以大鼠尾间断静脉注射 LPS 制备慢性炎症模型，考察芒果苷对模型大鼠 MAPK 通路的主要信号分子 p38、胞外信号调节激酶（ERK）、Jun 激酶（JNK）的基因表达与蛋白磷酸化的调控作用，并探讨其对血清细胞因子表达谱的影响。

1 材料

1.1 药品与试剂

芒果苷（质量分数98.3%），由广西中医药大学中药药效研究重点实验室惠赠。

大肠杆菌 LPS（血清型 O55:B5），美国 Sigma 公司；白细胞稀释液，南京建成科技有限公司；大鼠 hs - CRP、ELISA 试剂盒，美国 R&D 公司；RNAprep pure 总 RNA 提取试剂盒、Quant cDNA 第一链合成试剂盒、2 × Taq Plus PCR MasterMix、BCA 蛋白定量试剂盒，天根生化科技（北京）有限公司；ReadyPrep 总蛋白提取试剂盒，美国 Bio - Rad 公司；兔抗鼠磷酸化 p38/ERK/JNK 一抗，美国 Epitomics 公司；RayBio Rat Cytokine Antibody Array G Series 2 蛋白质芯片，北京博奥生物有限公司。PCR 基因特异性引物由上海生工生物工程公司合成。

1.2 动物

SPF 级 SD 大鼠，雄性，体质量 220 ~ 240g，购自湖南斯莱克景达实验动物有限公司，实验动物生产许可证号 SCXK（湘）2009 - 0004。

1.3 仪器

T - gradient Thermoblock PCR 仪，德国 Biometra 公司；Mini Sub Cell GT 水平电泳系统、Mini - Protean Tetra Cell 垂直电泳系统、Trans - Blot SD 半干转印仪、ChemiDoc MP 凝胶成像分析仪，美国 Bio - Rad 公司；Multiskan Speetruml 500 酶标仪，美国 Thermo Fisher Scientific 公司；LuxScan 10K - A 微阵列芯片扫描仪，北京博奥生物有限公司。

2 方法

2.1 慢性炎症大鼠模型制备方法及可行性验证

SD 大鼠 40 只随机均分为对照组、LPS 1 组（LPS 处理 1 周）、LPS 2 组（LPS 处理 2 周）、LPS 3 组（LPS 处理 3 周）、LPS 4 组（LPS 处理 4 周），考察 LPS 尾静脉注射后各周末的炎症状态，以验证 LPS 间断尾静脉注射制备慢性炎症大鼠模型的可行性，具体方法如下：除对照组外的其他各组大鼠按照分组时设定的处理时限，间断尾静脉注射 LPS（200μg/kg）无菌生理盐水溶液，每周 1 次，对照组大鼠间断静脉注射等体积无菌生理盐水 4 周。观察各组大鼠存活情况。分别于第 1、2、3、4 周末对相应组别大鼠进行全血白细胞计数与血清 hs - CRP 测定，验证其炎症状态。

2.2 分组与给药

48 只大鼠随机均分为对照组、模型组、泼尼松（5mg/kg）组与芒果苷高、中、低剂量（200、100、50mg/kg）组。除对照组外，其他各组大鼠间断尾静脉注射 LPS（200μg/kg）无菌生理盐水溶液，每周 1 次，共计 4 周；对照组间断尾静脉注射等体积无菌生理盐水 4 周。首次注射 LPS 后次日，各给药组开始灌胃给予相应药物，每天给药 1 次，对照组、模型组灌胃给予生理盐水，共给药 4 周。

2.3 样本采集与指标检测

2.3.1 样品采集

第 4 周末，各组大鼠腹腔注射 2% 戊巴比妥钠 40mg/kg 麻醉，下腔静脉穿刺取血，用于全血白细胞计数与血清 hs - CRP 测定。部分血液经红细胞裂解液处理分离白细胞，以少量 PBS 重悬，稀释至 3×10^6/ml 的白细胞混悬液，置 -70℃ 环境中保存，供提取总 RNA 用，将总蛋白进行下游的 RT - PCR 与蛋白免疫印迹检测。其余血液室温静置 30min 后，于 4℃、4000rmp 离心 5min，得血清，分装冻存于 -70℃ 环境中，供蛋白质芯片检测。

2.3.2 全血白细胞计数与血清 hs - CRP 测定

取全血 20μl，加白细胞混悬液 380μl，充分混匀后充入细胞计数板计数池进行白细胞计数。采用血清 hs - CRP 的 ELISA 检测试剂盒，严格按照试剂盒说明书操作，以 Expert Curve 1.3.8 曲线拟合软件计算标准曲线的直线回归方程，计算样品中血清 hs - CRP 质量浓度。

2.3.3 RT - PCR 检测白细胞 p38、ERK、JNK 基因表达

按照 RNAprep pure 培养细胞/细菌总 RNA 提取试剂盒说明提取白细胞总 RNA，按照 Quant cDNA 第一链合成试剂盒说明合成 cDNA 第一链。目的基因 p38、ERK、JNK 与内参基因 β - actin 的引物序列、扩增产物长度、退火温度见表 3 - 1 - 13。每个 PCR 反应体系：2 × Taq Plus PCR MasterMix 25μl，上、下游引物各 2μl，cDNA 2μl，双蒸水 19μl。PCR 反应条件：94℃预变性 5min，94℃变性 45s，退火 45s，72℃延伸 1min，30 个循环，72℃最终延伸 5min。PCR 反应结束，取目的基因与内参基因扩增产物各 5μl，经 3% 琼脂糖凝胶水平电泳（60min）、凝胶成像分析仪测定扩增产物条带灰度并计算二者的比值作为基因的相对表达量。

表 3 - 1 - 13 基因引物序列、产物长度及退火温度

基因	引物序列		产物片段/bp	退火温度/℃
p38	正向：CGAGACCGTTTCAGTCCATCAT		319	56
	反向：CAGTCTTCATTCACAGCGAGGTT			
ERK	正向：CTCTGTCATTGCCACCA		387	56
	反向：ATCCACTCTCCATCTCCAT			
JNK	正向：CTCGGAACACCTTGTCCTGAA		389	54
	反向：CCATTCTTAGTTCGCTCCTCC			
β - actin	正向：CACCCGCGAGTACAACCTTC		207	60.4
	反向：CCCATACCCACCATCACACC			

2.3.4 Western blotting 法检测白细胞 p38、ERK、JNK 蛋白磷酸化

按照 ReadyPrep 总蛋白提取试剂盒提取白细胞总蛋白，按照 BCA 蛋白定量试剂盒对蛋白定量。根据目的蛋白的相当分子质量，配制 8% 的 SDS - PAGE 分离胶并浓缩至 5%，蛋白样品上样量 30μg。垂直电泳条件：浓缩胶恒压 80V × 20min，分离胶恒压 100V，电泳至凝胶底部。采用半干法转膜，封闭，一抗孵育，洗膜，二抗孵育，洗膜，化学发光反应，胶片显影，凝胶成像分析仪测定并计算目的蛋白与内参蛋白 β - actin 条带灰度的比值作为蛋白的相对表达量。

2.3.5 蛋白质芯片检测血清细胞因子表达谱

按照 RayBio Rat Cytokine Antibody Array G Series 2 蛋白质芯片检测 34 种血清细胞因子。于 4℃解冻待测血清样品，封闭抗体芯片，于 96 孔蛋白质芯片微孔板每孔加入待测血清样品 100μl，室温孵育。芯片进行清洗后，加入抗体并室温孵育，清洗后再加入荧光染料 Cy3 标记的链霉亲和素，避光室温孵育。芯片清洗后，以 LuxScan 10K - A 微阵列芯片扫描仪扫描，提取数据进行分析。

2.4 数据处理

计量资料均以表示，以 SPSS13.0 统计软件进行多样本间均数比较。采用聚类分析法比较细胞因子抗体微阵列蛋白质芯片数据两组间信号值，并进行差异蛋白分析，筛选标准为蛋白量的差异倍数在 2 倍以上。其他方差齐性数据采用单因素方差分析 LSD 检验，方差不齐数据采用 Kruskal Wallis 秩和检验。

3 结果

3.1 慢性炎症大鼠模型验证

LPS 间断尾静脉注射 4 周内，全部大鼠均存活，LPS 给药结束后，大鼠外周血白细胞总数与血清 hs - CRP 质量浓度均显著增加并维持在较高水平，与对照组比较差异显著（$P < 0.01$），提示间断给予 LPS 制备大鼠慢性炎症模型是可行的。结果如图 3 - 1 - 4。

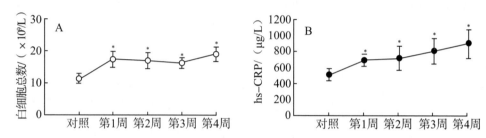

图 3 - 1 - 4　各周大鼠外周血白细胞总数（A）与血清 hs - CRP（B）水平（$\bar{x} \pm s$, $n = 10$）

与对照组比较，* $P < 0.01$

3.2 对全血白细胞数与血清 hs - CRP 水平的影响

与对照组比较，模型组大鼠全血白细胞数与血清 hs - CRP 水平显著升高（$P < 0.01$）。与模型组比较，泼尼松与芒果苷 200mg/kg 组明显抑制 LPS 引起的全血白细胞数与血清 hs - CRP 水平升高（$P < 0.05$）；芒果苷 100、50mg/kg 组虽然也有降低全血白细胞数、血清 hs - CRP 水平的作用，但与模型组比较无显著差异（$P > 0.05$）。结果见图 3 - 1 - 5。

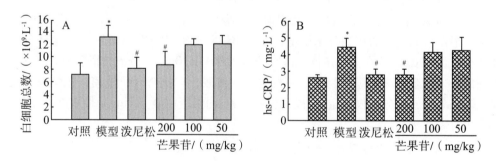

图 3 - 1 - 5　芒果苷对慢性炎症大鼠外周血白细胞总数（A）与血清 hs - CRP（B）水平的影响（$\bar{x} \pm s$, $n = 8$）

与对照组比较，* $P < 0.01$；与模型组比较，# $P < 0.01$

3.3 对白细胞 p38、ERK、JNK 基因表达的影响

与对照组比较,模型组大鼠白细胞 p38、ERK、JNK 基因表达显著上调($P <$ 0.01)。与模型组比较,泼尼松组明显抑制 LPS 引起的白细胞 p38、ERK、JNK 基因表达上调($P < 0.01$);芒果苷 200mg/kg 组明显抑制 LPS 引起的白细胞 ERK、JNK 基因表达上调($P < 0.01$),但对 p38 基因表达未有明显作用($P > 0.05$);而芒果苷 100、50mg/kg 组轻微下调 ERK、JNK 基因表达,但与模型组比较无明显差异($P > 0.05$),结果见图 3 - 1 - 6。

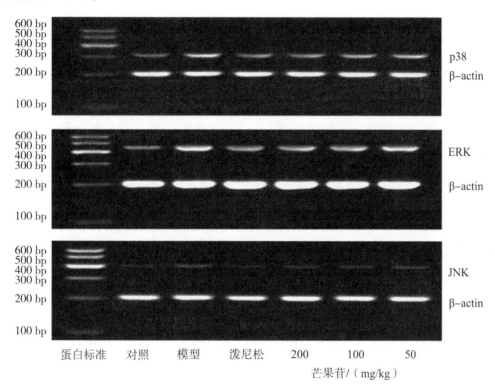

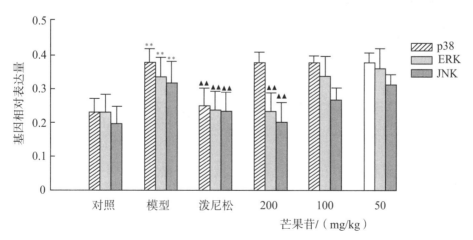

图 3 - 1 - 6 芒果苷对慢性炎症大鼠白细胞 p38、ERK 和 JNK mRNA 表达的影响($\bar{x} \pm s$,$n = 8$)

3.4 对白细胞 p38、ERK、JNK 蛋白磷酸化的影响

与对照组比较，模型组 p38、ERK、JNK 蛋白磷酸化水平显著上调（$P < 0.01$）。与模型组比较，泼尼松组明显抑制 LPS 引起的白细胞 p38、ERK、JNK 蛋白磷酸化水平上调（$P < 0.01$）；芒果苷 200mg/kg 组也可明显抑制 LPS 引起的白细胞 ERK 蛋白磷酸化水平上调（$P < 0.01$），但对 p38、JNK 蛋白磷酸化水平上调未显示下调作用（$P > 0.05$）；芒果苷 100、50mg/kg 组对 p38、ERK、JNK 蛋白磷酸化水平未显示下调作用（$P > 0.05$）。结果见图 3 - 1 - 7。

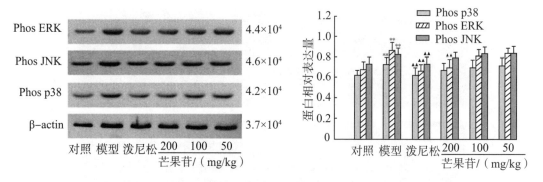

图 3 - 1 - 7 芒果苷对慢性炎症大鼠白细胞 p38、ERK、JNK 蛋白磷酸化水平的影响（$\bar{x} \pm s$，$n = 8$）

3.5 对慢性炎症大鼠血清细胞因子表达谱的影响

与模型组比较，泼尼松组检出 6 个差异蛋白，分别为细胞间黏附分子 1（ICAM - 1）、单核细胞趋化蛋白 1（MCP - 1）、聚集蛋白（Agrin）、中性粒细胞趋化因子 1（CINC - 1）、中性粒细胞趋化因子 2α（CINC - 2α）、血小板源性生长因子 AA（PDGF - AA）；芒果苷 200mg/kg 组检出 ICAM - 1、MCP - 1、CINC - 1、PDGF - AA 等 4 个差异蛋白；芒果苷 100、50mg/kg 组则未检出。结果见图 3 - 1 - 8、3 - 1 - 9。

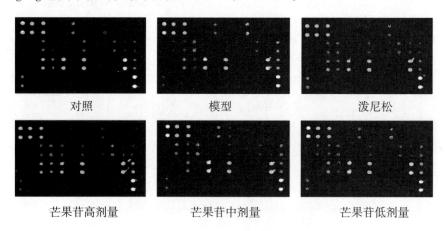

图 3 - 1 - 8 各组大鼠蛋白质抗体微阵列芯片荧光图像

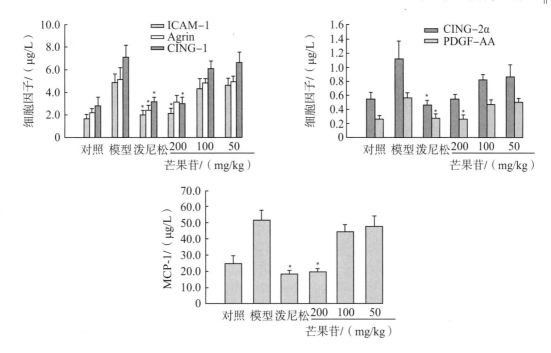

图 3 - 1 - 9　芒果苷对慢性炎症大鼠血清细胞因子表达的影响（$\bar{x} \pm s$，$n = 8$）

与模型组比较，$^* P < 0.05$

4　讨论

许多实验表明，外周血白细胞数与血清 hs - CRP 水平可以作为评估 LPS 诱导的炎症的指标[7,8]。在本实验中，注射 LPS 后第 1 周即出现外周血白细胞数显著增多及血清 hs - CRP 水平显著上升现象，并在其后 3 周均维持较高水平，提示间断给予 LPS 制备大鼠慢性炎症模型是可行的。

LPS 进入机体经血液循环后，首先与血浆中的 LBP 结合，再结合于细胞表面的 CD14 分子形成 LPS - LBP - CD14 复合物；LPS - LBP - CD14 复合物与细胞膜上 TLR4 结合，导致 TLR4 的聚合而活化[9]，并通过 TLR4 的跨膜信号传导活化 MAPK 信号通路。在近二十年研究中，MAPK 通路成员相继被发现，成员间的相互作用也相继被阐明，这是目前发现成员最多、关系最复杂、研究最详尽的细胞内信号转导通路之一。哺乳动物体内存在 3 条与炎症密切相关的经典 MAPK 信号转导通路：p38 通路、ERK 通路、JNK 通路[10,11]。LPS 诱导的炎症反应是一个典型的病原体与机体相互作用的过程，LPS 刺激细胞，使 p38、ERK、JNK 蛋白磷酸化，然后作用于各自的底物，调控炎症相关基因转录和翻译水平，诱导合成、释放多种炎症细胞因子和免疫调节因子，影响多种转录因子的活性，从而导致炎症的持续存在。在本实验中，模型组大鼠给予 LPS 后，白细胞 p38、ERK、JNK 的基因表达及蛋白磷酸化水平显著上调，提示这或许是 LPS 诱导慢性炎症的可能机制之一。因此，抑制 LPS 对 p38、ERK、JNK 的上调可能是抑制此类炎症的一个有效方法[12,13]。芒果苷 200mg/kg 组对 LPS 诱导的白细胞 ERK、JNK 持续高表达与 ERK 蛋白磷酸化水平异常上调具有显著抑制作用，但芒果苷 100、50mg/kg 组均未发现有上述作用，提示芒果苷对 ERK 的作用存在量效关系。但芒果苷仅抑制 JNK 的基因表达而对其蛋白磷酸化无明显影响，且不能抑制 p38 的基因表达与蛋白磷酸化，这可能是其抑制 LPS 诱导的慢性炎症的重要分子机制之一。蛋白芯片测试结果显示，芒果苷 200mg/kg 组与白细胞趋化密切相关的 4 种炎症细胞因子 ICAM – 1、MCP – 1、CINC – 1、PDGF – AA 等水平显著降低，鉴于 MAPK 通路与趋化细胞因子的密切关系，推测该现象可能是芒果苷对 MAPK 通路进行调控的结果。相对于昂贵的单克隆抗体类药物及还处于实验室阶段的基因沉默疗法，从作用温和但药理效应广泛的天然药物中寻找安全、有效的抑制 LPS 相关慢性炎症的先导化合物，或许是一个可行的选择。

　　然而，较大的给药剂量也许是芒果苷开发为新的抗炎药物的障碍之一。是否存在一些尚未明确的因素，如药物未及吸收便被肠道微生物破坏、药物的生物利用度较低等，导致芒果苷需用较大剂量才能发挥期望的药理效应，是需要明确的问题[14,15]。无论如何，芒果苷对于 MAPK 通路的调控效应丰富了芒果苷抗炎作用机制的多样化，提升了将芒果苷作为有希望的先导化合物研发新的抗炎药物的潜在价值。

参考文献

[1] Bromfield J J, Sheldon I M. Lipopolysaccharide initiates inflammation in bovine granulosa cells via the TLR4 pathway and perturbs oocyte meiotic progression in vitro. Endocrinology, 2011, 152(12): 5029 – 5040.

[2] Wu T T, Chen T L, Chen R M. Lipopolysaccharide triggers macrophage activation of inflammatory cytokine expression, chemotaxis, phagocytosis, and oxidative ability via a toll-like receptor 4 – dependent pathway: validated by RNA interference. Toxicol Lett, 2009, 191(2/3): 195 – 202.

[3] Ben-Haim S, Gacinovic S, Israel O. Cardiovascular infection and inflammation. Semin Nucl Med, 2009, 39(2): 103 – 114.

[4] Yuan H, Perry C N, Huang C, et al. LPS-induced autophagy is mediated by oxidative signaling in cardiomyocytes and is associated with cytoprotection. Am J Physiol Heart Circ Physiol, 2009, 296 (2): H470 – H479.

[5] Rivera D G, Hernandez I, Merino N, et al. *Mangifera indica* L. extract (Vimang) and mangiferin reduce the airway inflammation and Th2 cytokines in murine model of allergic asthma. J Pharm Pharmacol, 2011, 63(10): 1336 – 1345.

[6] Prabhu S, Narayan S, Devi C S, et al. Mechanism of protective action of mangiferin on suppression of inflammatory response and lysosomal instability in rat model of myocardial infarction. Phytother Res, 2009, 23(6): 756 – 760.

[7] Bircan A, Kaya O, Gokirmak M, et al. C-reactive protein, leukocyte count and ESR in the assessment of severity of community-acquired pneumonia. Tuberk Toraks, 2006, 54 (1): 22 – 29.

[8] Cavric G, Mihalic S N, Tesanovic S J, et al. Relationship between polymorphonuclear leukocyte count in bronchoalveolar lavage fluid and bacterial content in final microbiological report. Coll Antropol, 2010, 34(1):1 – 6.

[9] Mcaleer J P, Vella A T. Understanding how lipopolysaccharide impacts CD4 T-cell immunity. Crit Rev Immunol, 2008, 28(4): 281 – 299.

[10] Boutms T, Chevet E, Metrakos P. Mitogen-activated protein (MAP) kinase/MAP kinase phosphatase regulation: roles in cell growth, death, and cancer. Pharmacol Rev, 2008, 60(3): 261 – 310.

[11] Zhou H Y, Shin E M, Guo L Y, et al. Anti-inflammatory activity of 4 – methoxyhonokiol is a function of

the inhibition of iNOS and COX4 expression in RAW 264. 7 macrophages via NF-kappa B, JNK and p38 MAPK inactivation. Eur J Pharmacol, 2008, 586(1/3): 340 – 349.

[12] Lievin-Le MV, Beau I, Rougeaux C, et al. Apical expression of human full-length hCEACAM1 – 4L protein renders the Madin Darby Canine Kidney cells responsive to lipopolysaccharide leading to TLR4-dependent Erk1/2 and p38 MAPK signaling. Cell Microbiol, 2011, 13(5): 764 – 785.

[13] Himaya S W, Ryu B, Qian Z J, et al. Sea cucumber, Stichopus japonicus ethyl acetate fraction modulates the lipopolysaccharide induced iNOS and COX – 2 via MAPK signaling pathway in murine macrophages. Environ Toxicol Pharmacol, 2010, 30(1): 68 – 75.

[14] Lin H, Lan J, Guan M, et al. Spectroscopic investigation of interaction between mangiferin and bovine serum albumin. Spectrochim Acta A Mol Biomol Spectrosc, 2009, 73(5): 936 – 941.

[15] Lin H, Chen R, Liu X, et al. Study on interaction of mangiferin to insulin and glucagonin ternary system. Spectrochim Acta A Mol Biomol Spectrosc, 2010, 75(5): 1584 – 1591.

（卫智权，阎莉，邓家刚，邓静）

芒果苷对慢性炎症大鼠外周血单核细胞髓样分化因子 88 表达的影响

革兰阴性菌外膜的脂多糖（LPS）是介导感染性炎症损伤的最主要的病原分子之一[1]。LPS 通过丝裂原激活的 MAPK 细胞信号转导通路使单核细胞激活，诱导前炎性细胞因子、趋化因子、生长因子和多种重要的炎症细胞因子的合成和释放[2]。许多疾病与 LPS 活化 MAPK 通路导致的持续亚临床炎症密切相关[3,4]。髓样细胞分化因子 88（myeloid differentiation factor 88，MyD88）作为一种接头蛋白，在 MAPK 信号转导通路中具有关键性作用。芒果苷为漆树科植物芒果叶中的主要活性成分，既往的研究表明芒果苷具有较好的抗炎活性[5,6]。有关芒果苷对 LPS 诱导的慢性炎症中 MyD8 表达的调控作用及其后果尚不明确。本研究以 LPS 间断尾静脉注射建立的大鼠慢性炎症模型为研究对象，考察芒果苷对 MyD88 在基因与蛋白水平表达方面的调控作用。

1 材料与方法

1.1 实验动物

SPF 级健康雄性 SD 大鼠，体重 220 ~ 240g。均购自湖南斯莱克景达实验动物有限公司［实验动物生产许可证号 SCXK（湘）2009 – 0004］。

1.2 主要试剂和仪器

芒果苷（纯度 98.3%）由广西中医药大学中药药效研究重点实验室惠赠。
醋酸泼尼松片为浙江仙琚制药股份有限公司产品。大肠杆菌 LPS（血清型 O55∶B5）

为美国 Sigma 公司产品；大鼠超敏 C 反应蛋白（high-sensitivity C-reactive proteins，hs-CRP）的 ELISA 试剂盒，为美国 R&D 公司产品；RNAprep pure 总 RNA 提取试剂盒、Quant cDNA 第一链合成试剂盒，均购自天根生化科技（北京）有限公司；PCR 基因特异性引物，由上海生工生物工程公司合成；Rabbit anti-rat CD14 一抗，为美国 Santa Cruz Biotechnology 公司产品；Goat anti-rat MyD88 PE-Cy7 荧光标记抗体，为美国 Becton Dickinson 公司产品；Goat anti-rabbit IgG 磁珠，为美国 New England Biolabs 公司产品；Goat anti-rabbit IgG conjugated FITC 试剂盒，为美国 Jackson ImmunoResearch 公司产品。

T-gradient Thermoblock PCR 仪，为德国 Biometra 公司产品；Multiskan Speetruml500 酶标仪，为美国 Thermo Fisher Scientific 公司产品；QuadroMACS 磁力分选系统，为德国 Meltenyi Biotec 公司产品；LSR Fortessa 多色分析流式细胞仪，为美国 Becton Dickinson 公司产品。

1.3 慢性炎症大鼠模型的建立

SPF 级健康雄性 SD 大鼠 40 只，随机均分为对照组、LPS 处理 1 周组、LPS 处理 2 周组、LPS 处理 3 周组、LPS 处理 4 周组。除对照组之外的各组大鼠以 200μg/kg 的剂量经尾静脉注射 LPS，每周 1 次，按照分组时设定的处理时限分次注射。对照组使用等体积（0.5ml/kg）无菌生理盐水以同样方法尾静脉注射 4 周。观察各组大鼠存活情况。分别于第 1、2、3、4 周末对相应组别大鼠进行全血白细胞计数与血清 hs-CRP 测定，验证其炎症状态。

1.4 实验动物分组与处理方法

SPF 级健康雄性 SD 大鼠 48 只，随机均分为对照组、模型组、泼尼松（PNS）组、芒果苷高剂量（MGFH）组、芒果苷中剂量（MGFM）组、芒果苷低剂量（MGFL）组。模型组、PNS 组与 MGFH 组、MGFM 组、MGFL 组遵循上述建模方法接受 LPS 间断尾静脉注射。首次注射 LPS 后次日开始灌胃给药，对照组、模型组为生理盐水，PNS 组每天给予泼尼松 5mg/kg，MGFH 组、MGFM 组、MGFL 组每天分别给予芒果苷 200、100、50mg/kg，共 4 周。实验第 4 周末，各组大鼠腹腔注射 2% 戊巴比妥钠（40mg/kg）麻醉，下腔静脉穿刺取血用于后续实验。

1.5 主要检测指标与检测方法

1.5.1 全血白细胞计数与血清 hs-CRP 测定

取全血 20μl，加白细胞稀释液 380μl，充分混匀后充入细胞计数板计数池进行白细胞计数。采用 hs-CRP 的 ELISA 试剂盒检测血清 hs-CRP 浓度。

1.5.2 PBMC 磁珠纯化与纯度检验

全血经淋巴细胞分离液分离得到外周血单核细胞（peripheral blood mononuclear cell，PBMC），按照说明书方法操作进行磁珠纯化。取少量磁珠纯化后的 PBMC 以流式细胞仪分析 FITC-CD14 细胞比例，检验 PBMC 纯度。

1.5.3 RT-PCR 检测 PBMC 的 MyD88 mRNA 表达

采用 RNAprep pure 培养细胞/细菌总 RNA 提取试剂盒提取 PBMC 总 RNA，以 Quant cDNA 第一链合成试剂盒合成 cDNA 第 1 链，按照试剂盒说明书操作。目的基因 MyD88 与内参基因 β-actin 的引物序列、扩增产物长度、退火温度见表 3-1-14。PCR 反应结束，取目的基因与内参基因扩增产物各 5μl，3% 琼脂糖凝胶水平电泳（5V/cm×60min），凝胶成像分析仪测定扩增产物条带灰度并计算二者的比值作为基因的相对表达量。

表 3 - 1 - 14 基因引物序列、产物片段、退火温度

基因		引物序列	产物片段/bp	退火温度
MyD88	Forward	AGGAGGACTGCCAGAAATACATAC	496bp	56℃
	Reverse	TCGCAGATAGTGATGAACCGTAG		
β - actin	Forward	CACCCGCGAGTACAACCTTC	207bp	60.4℃
	Reverse	CCCATACCCACCATCACACC		

1.5.4 流式细胞术分析 PBMC 的 MyD88 蛋白表达

取 2×10^6 磁珠纯化后的 PBMC，采用 Rabbit anti - rat CD14 一抗与 Goat anti - rabbit IgG conjugated FITC 试剂盒进行细胞表面 CD14 抗原荧光染色；洗涤 2 次后加 0.1% Saponin 透膜处理 20min，加 Goat anti - rat MyD88 PE - Cy7 荧光标记抗体进行细胞内 MyD88 荧光染色，细胞经固定后上机检测。以 FITC - CD14 设门选出 PBMC，分析 MyD88 - PE - Cy7[+] 的 PBMC 的平均荧光强度，评价 MyD88 的表达量。

1.6 统计学处理

计量资料均以表示 $\bar{x} \pm s$，以 SPSS13.0 统计软件进行多个样本间均数比较。方差齐性数据采用单因素方差分析 LSD 检验，方差不齐数据采用 Kruskal Wallis 秩和检验。

2 结果

2.1 慢性炎症大鼠模型验证

以 LPS 间断尾静脉注射建立慢性炎症大鼠模型的 4 周内，全部大鼠均存活。尾静脉注射 LPS 后第 1 周末外周血白细胞总数与血清 hs - CRP 浓度即已显著增加，并在后续 3 周内维持于较高水平，与对照组比较差异均有统计学意义（$P < 0.01$）。结果见图 3 - 1 - 10。

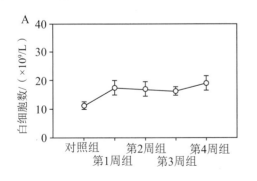
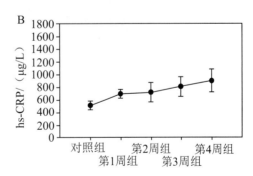

图 3 - 1 - 10 各周大鼠外周血白细胞总数（A）与血清 hs - CRP（B）水平

2.2 磁珠纯化 PBMC 的纯度检验

以淋巴细胞分离液分离的各组大鼠 PBMC 经磁珠纯化后的流式细胞仪分析结果显示，FITC - CD14 的 PBMC 在全部细胞中所占比例均大于 95%，淋巴细胞、粒细胞等非 PBMC 细胞成分所占比例均低于 5%。

2.3 芒果苷对全血白细胞数与血清 hs – CRP 水平的影响

与对照组比较，模型组全血白细胞数与血清 hs – CRP 水平显著升高（$P < 0.01$）。与模型组比较，PNS 组与 MGFH 组可明显抑制 LPS 引起的全血白细胞数与血清 hs – CRP 水平升高（$P < 0.05$）；MGFM 组和 MGFL 组虽然也降低全血白细胞数、血清 hs – CRP 水平，但差异无统计学意义（$P > 0.05$），见表 3 – 1 – 15。

2.4 芒果苷对 PBMC 中 MyD88 的 mRNA 与蛋白表达的影响

与对照组比较，模型组 MyD88 基因与蛋白表达显著上调（$P < 0.01$）。与模型组比较，PNS 组明显抑制 LPS 引起的 PBMC 中 MyD88 基因与蛋白表达水平上调（$P < 0.01$）；MGFH 组明显抑制 LPS 引起的 PBMC 中 MyD88 基因与蛋白表达水平上调（$P < 0.01$）；MGFM 组和 MGFL 组稍下调 PBMC 中 MyD88 基因与蛋白表达水平，但差异无统计学意义（$P > 0.05$），见表 3 – 1 – 15 与图 3 – 1 – 11。

表 3 – 1 – 15　各组大鼠白细胞数、血清 hs – CRP 与 PBMC 的 MyD88 基因与蛋白表达水平（$\bar{x}$, $n = 8$）

组别	白细胞数/（×10⁹/L）	血清 hs – CRP/（μg/L）	MyD88/β – actin 比值	平均荧光强度（a. u.）
对照组	7.26 ± 1.94	2.56 ± 0.21	0.511 ± 0.087	2371.88 ± 165.74
模型组	13.34 ± 1.89*	4.45 ± 0.54*	0.591 ± 0.081##	3065.75 ± 151.78##
PNS	8.39 ± 1.69**	2.76 ± 0.38**	0.521 ± 0.072**	2496.63 ± 141.49**
MGFH	8.83 ± 2.23**	2.80 ± 0.34**	0.515 ± 0.074**	2671.75 ± 182.86**
MGFM	12.16 ± 0.96	4.14 ± 0.60	0.592 ± 0.061	2950.63 ± 128.85
MGFL	12.32 ± 1.30	4.27 ± 0.79	0.599 ± 0.052	2958.38 ± 137.37

注：与对照组比较，* $P < 0.01$；与模型组比较，** $P < 0.01$。

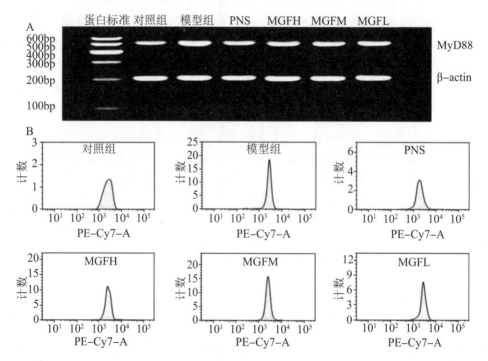

图 3 – 1 – 11　MyD88 基因表达的琼脂糖凝胶电泳图（A）与 MyD88 蛋白表达的流式直方图（B）

3 讨论

许多实验证据表明，外周血白细胞数与血清 hs - CRP 水平可以作为评估 LPS 诱导的慢性炎症的指标[7,8]。在本研究中，大鼠注射 LPS 后第 1 周即已出现外周血白细胞数显著增多及血清 hs - CRP 水平显著上升，其后的 3 周均维持于较高水平。此结果提示，间断尾静脉注射 LPS 制作大鼠慢性炎症模型是可行的。

LPS 进入机体血液循环后，以 LPS - LPS - CD14 复合物形式与 PBMC 细胞膜上的 TLR4 受体结合导致 TLR4 聚合、活化，且在分泌蛋白 MD - 2 的辅助下，活化的 TLR4 胞内尾状结构激活胞质内的接头蛋白 MyD88[9]，进一步激活抑制蛋白 κB (inhibitor of κB，IκB) 家族激酶复合体 (IKKα 及 IKKβ)；活化的 IKK 复合体使 IκB 直接被磷酸化，磷酸化的 IκB 即与 NF - κB 分离，导致 NF - κB 释放后由胞浆进入核内，与相关基因的 NF - κB 位点结合从而启动相关基因的转录，介导 PBMC 的活化[10]。因此，在上述的 CD14 - TLR4 - MyD88 - MAPK细胞信号转导通路中，MyD88 可被视为一个关键节点。本研究的结果显示，间断注射 LPS 模拟慢性 LPS 体内刺激可以诱导 MyD88 在单核细胞的表达异常上调。鉴于上述 MyD88 依赖的细胞信号转导通路在 LPS 致炎信号的细胞内传递中具有重要作用，MyD88 可能是人为控制 LPS 诱导慢性炎症反应的潜在靶位，抑制 LPS 对 MyD88 表达的正向调节可能是抑制此类炎症的一个有效方法[11]。

在本研究中，芒果苷高剂量组对 LPS 诱导的 PBMC 中 MyD88 持续高表达具有显著抑制作用，同时可见大鼠全血白细胞数与血清 hs - CRP 水平均显著下降，然而，芒果苷中剂量组和芒果苷低剂量组均未发现具有统计学意义的类似作用。该实验结果提示，芒果苷或许以剂量依赖的方式抑制 LPS 对 MyD88 表达的正向调节，这可能是芒果苷抑制 LPS 诱导的慢性炎症的重要分子机制之一。上述实验的发现有助于解释芒果苷抗炎如何调控关键性的 MyD88 依赖性 MAPK 信号转导通路，并藉此影响重要的炎性细胞因子的产生、释放，从而发挥其广泛的抗炎效应。相对于昂贵的单克隆抗体类药物，或者目前还处于实验室阶段的基因沉默疗法，从作用温和但药理效应广泛的天然药物中寻找某些化合物，并将其作为开发安全、有效的抑制 LPS 相关慢性炎症新药的先导化合物，在现阶段或许是一个可行的选择。

然而，芒果苷仅在较大的给药剂量时显示其抗炎效用，目前尚无可以明确解释此现象的文献资料报道。仅从有限的资料分析，芒果苷主要在空回肠被吸收[12]，并且其分子结构中的 C - 糖苷键可被空回肠中的某些厌氧拟杆菌裂解[13]，从而导致其生物利用度降低。如果能够以药物结构修饰手段引入对其 C - 糖苷键具有保护作用的侧链，或能不同程度提高其生物利用度，从而提升芒果苷在影响广泛的 LPS 相关慢性炎症的治疗方面所具有的潜在价值。

参考文献

[1] Bromfield JJ, Sheldon IM. Lipopolysaccharide initiates inflammation in bovine granulosa cells via the TLR4 pathway and perturbs oocyte meiotic progression in vitro. Endocrinology, 2011, 152(12): 5029 - 5040.

[2] Wu TT, Chen TL, Chen RM. Lipopolysaccharide triggers macrophage activation of inflammatory cytokine expression, chemotaxis, phagocytosis, and oxidative ability via a toll-like receptor 4 - dependent pathway:

validated by RNA interference. Toxicol Lett, 2009, 191(2 – 3): 195 – 202.

[3] Ben-Haim S, Gacinovic S, Israel O. Cardiovascular infection and inflammation. Semin Nucl Med, 2009, 39(2): 103 – 114.

[4] Yuan H, Perry CN, Huang C, et al. LPS-induced autophagy is mediated by oxidative signaling in cardiomyocytes and is associated with cytoprotection. Am J Physiol Heart Circ Physiol, 2009, 296(2): H470 – 479.

[5] Rivera DG, Hernandez I, Merino N, et al. *Mangifera indica* L. extract (Vimang) and mangiferin reduce the airway inflammation and Th2 cytokines in murine model of allergic asthma. J Pharm Pharmacol, 2011, 63(10): 1336 – 1345.

[6] Prabhu S, Narayan S, Devi CS, et al. Mechanism of protective action of mangiferin on suppression of inflammatory response and lysosomal instability in rat model of myocardial infarction. Phytother Res, 2009, 23(6): 756 – 760.

[7] Bircan A, Kaya O, Gokirmak M, et al. C-reactive protein, leukocyte count and ESR in the assessment of severity of community-acquired pneumonia. Tuberk Toraks, 2006, 54(1): 22 – 29.

[8] Cavric G, Mihalic SN, Tesanovic SJ, et al. Relationship between polymorphonuclear leukocyte count in bronchoalveolar lavage fluid and bacterial content in Gram's stain and bacterial content in final microbiological report. Coll Antropol, 2010, 34(1): 1 – 6.

[9] Brandl K, Sun L, Neppl C, et al. MyD88 signaling in nonhematopoietic cells protects mice against induced colitis by regulating specific EGF receptor ligands. Proc Natl Acad Sci USA, 2010, 107 (46): 19967 – 19972.

[10] Ray M, Yu S, Sharda DR, et al. Inhibition of TLR4 – induced IkappaB kinase activity by the RON receptor tyrosine kinase and its ligand, macrophage-stimulating protein. J Immunol, 2010, 185 (12): 7309 – 7316.

[11] Bandow K, Kusuyama J, Shamoto M, et al. LPS-induced chemokine expression in both MyD88-dependent and -independent manners is regulated by Cot/Tp12-ERK axis in macrophages. FEBS Lett, 2012, 586 (10): 1540 – 1546.

[12] 陈宝婷, 徐福平, 林爱华, 等. 翻转肠囊法研究芒果苷在大鼠的肠吸收动力学. 中国药理学通报, 2012, 28 (05): 691 – 694.

[13] Sanugul K, Akao T, Li Y, et al. Isolation of a human intestinal bacterium that transforms mangiferin to norathyriol and inducibility of the enzyme that cleaves a C-glucosyl bond. Biol Pharm Bull, 2005, 28(9): 1672 – 1678.

（卫智权，邓家刚，阎莉，邓静）

芒果苷对慢性支气管炎大鼠的影响

芒果苷（mangiferin）又名知母宁[1]，是从百合科植物知母或漆树科植物芒果叶中提取的化学成分。芒果苷具有明显的抗炎、化痰、止咳、平喘作用[2]，本文采用气管注射脂多糖（LPS）联合烟雾诱导慢性支气管（以下简称"慢支"）大鼠模型[3,4]，并对其中与慢支密切相关的细胞因子进行研究，探讨芒果苷对慢支的影响。

1 材料

清洁级雄性 SD 大鼠，由湖南省长沙市实验动物中心提供，许可证号：scxk（湘）2006-0001。芒果苷为淡黄色粉末，由广西中医药大学抗病毒药效筛选中心提供，批号：20060608，含量92%以上。阳性药醋酸地塞米松，批号：080618，浙江仙琚制药股份有限公司生产。脂多糖（LPS）为美国 Sigma 公司分装，批号：200808；超氧化物歧化酶（SOD）、丙二醛（MDA）、一氧化氮（NO）试剂盒均由南京建成生物工程研究所供应，批号分别为：080716、0807201、080624。大鼠白介素8（IL-8）试剂盒为北京尚柏生物医学技术有限公司产品，批号：0809148。大鼠肿瘤坏死因子（TNF-α）试剂盒为北京尚柏生物医学技术有限公司产品，批号：0809221。

2 实验方法

2.1 芒果苷对慢性支气管炎大鼠的细胞因子的影响

2.1.1 慢性支气管炎大鼠模型复制及分组给药

采用气管注入脂多糖联合烟雾诱导法制作模型[3,4]：雄性 SD 大鼠70只，体重220~240g，随机分为正常组、假手术组、手术组。手术组于实验第1、14天，用10%乌拉糖麻醉大鼠，颈前切口，分离暴露气管，向气管内注射0.1% LPS 200μl。实验第2天置于特制的烟室中，用香烟点燃熏烟，4支/5min，每天1次，每次90min，共熏烟40天；假手术组则以生理盐水代替 LPS，并与正常组置于无烟环境饲养。

分组及给药：实验第29天，将手术组随机分为模型组，阳性对照组（地塞米松），芒果苷高、中、低剂量（400、200、100mg/kg）组，每组10只，芒果苷各组按相应剂量灌胃给药，正常组、假手术及模型组给予等体积生理盐水，连续给药12天。

2.1.2 BALF 细胞计数及白细胞分类

大鼠灌胃给药第12天，10%乌拉糖麻醉，颈前切口，分离暴露气管后进行气管插管，开胸以血管钳夹闭右主支气管，用注射器抽取无菌生理盐水10ml，分3次进行左支气管肺泡灌洗，回收灌洗液，4℃，1500rpm，离心10min得上清液（可于-80℃冰箱保存）。沉淀层行白细胞计数及分类。

2.1.3 BALF 液、血浆中 SOD 活性，MDA、NO 含量的测定

大鼠左支气管肺泡灌洗后，下腔静脉取血，3000rpm 离心10min，取上清液，严格按照试剂盒说明检测 BALF、血清中 SOD 活性及 MDA、NO 含量。

2.1.4 肺组织中 TNF-α、IL-8 含量测定

大鼠左支气管肺泡灌洗后，取右肺中叶距离肺门1/3处矢状面横贯取材，在4℃生理盐水中漂洗干净，滤纸吸湿后称重0.4g，加入预冷的生理盐水至4ml，用细胞粉碎机制成10%的肺组织匀浆，6000rpm 离心5min，取上清液。按照相应的试剂盒严格测定其含量。

2.2 数据处理

所得数据用 $\bar{x} \pm s$ 表示，采用 SPSS 统计软件进行统计分析，组间采取 t 检验方法。

3 实验结果

3.1 芒果苷对慢性支气管炎大鼠 BALF 中白细胞的细胞学改变影响

由表 3-1-16 可见，与假手术组相比，模型组的白细胞总量、中性粒细胞及淋巴细胞均显著升高，巨噬细胞降低，给药组则比模型组均有明显改善。表明芒果苷可显著改善慢性支气管炎大鼠 BALF 中白细胞的细胞学状况而降低支气管炎症。

表 3-1-16　芒果苷对慢性支气管大鼠 BALF 中白细胞的细胞学改变的影响（$\bar{x} \pm s$）

组别	动物数	白细胞总量/（$\times 10^9$/L）	细胞分类/%		
			巨噬细胞	中性粒细胞	淋巴细胞
正常对照组	10	0.62 ± 0.08	83.35 ± 5.26	6.45 ± 0.85	11.45 ± 5.12
假手术组	10	0.58 ± 0.12	81.46 ± 7.24	8.47 ± 0.69	10.65 ± 2.21
模型对照组	10	4.25 ± 1.09#	46.61 ± 5.62#	27.49 ± 4.14#	26.44 ± 3.54#
地塞米松组	10	1.24 ± 0.81*	75.69 ± 8.44*	9.56 ± 0.82*	16.15 ± 2.69*
芒果苷低剂量	10	2.34 ± 0.56*	56.36 ± 5.65*	22.45 ± 2.69*	22.36 ± 2.71*
芒果苷中剂量	10	1.81 ± 0.93*	66.35 ± 1.54*	19.23 ± 1.61*	15.22 ± 1.87*
芒果苷高剂量	10	1.44 ± 0.49*	73.47 ± 2.01*	15.22 ± 1.21*	12.45 ± 1.24*

注：与模型组比较，* $P < 0.05$；与假手术组比较，# $P < 0.05$。

3.2 芒果苷对慢性支气管炎大鼠血清、BALF 中 SOD 活性，MDA、NO 含量的影响

由表 3-1-17、3-1-18 可见，模型组的 SOD 活性、NO 含量相对于假手术组明显降低，MDA 含量则相对于假手术组明显升高。芒果苷高、中、低剂量组则相对于模型组有明显改善，表明芒果苷高、中、低剂量组都能抑制慢性支气管炎所引起的大鼠血清 BALF 中 SOD 活性、NO 含量的降低以及 MDA 含量的升高，且作用强度随剂量的增加而增强。说明芒果苷可以提高慢性支气管炎大鼠清除自由基的能力，从而减轻大鼠脂质过氧化损伤。

表 3-1-17　芒果苷对慢性支气管大鼠血清中 SOD、MDA 和 NO 的影响（$\bar{x} \pm s$）

组别	动物数	SOD/（U/ml）	MDA/（nmol/ml）	NO/（nmol/ml）
正常对照组	10	201.03 ± 6.79	4.23 ± 0.72	13.95 ± 2.44
假手术组	10	200.41 ± 8.04	4.25 ± 0.54	14.50 ± 2.95
模型对照组	10	162.39 ± 8.99#	6.64 ± 0.73#	7.89 ± 1.15#
地塞米松组	10	196.41 ± 7.04*	4.94 ± 0.40*	12.18 ± 2.11*
芒果苷低剂量	10	173.13 ± 11.97*	5.88 ± 0.97*	9.91 ± 1.24*
芒果苷中剂量	10	187.49 ± 5.40*	5.29 ± 0.72*	10.83 ± 1.14*
芒果苷高剂量	10	195.15 ± 5.51*	4.85 ± 0.69*	12.43 ± 1.38*

注：与模型组比较，* $P < 0.05$；与假手术组比较，# $P < 0.05$。

表 3 - 1 - 18　芒果苷对慢性支气管大鼠 BALF 中 SOD、MDA 和 NO 的影响 ($\bar{x} \pm s$)

组别	动物数	SOD/(U/ml)	MDA/(nmol/ml)	NO/(nmol/ml)
正常对照组	10	22.4 ± 1.72	0.74 ± 0.06	1.02 ± 0.13
假手术组	10	22.75 ± 2.22	0.72 ± 0.08	1.03 ± 0.15
模型对照组	10	8.04 ± 1.01[#]	2.20 ± 0.25[#]	0.37 ± 0.09[#]
地塞米松组	10	17.34 ± 2.12[*]	1.19 ± 0.30[*]	1.02 ± 0.17[*]
芒果苷低剂量	10	10.05 ± 1.29[*]	1.70 ± 0.21[*]	0.48 ± 0.11[*]
芒果苷中剂量	10	13.48 ± 1.95[*]	1.55 ± 0.19[*]	0.57 ± 0.10[*]
芒果苷高剂量	10	15.24 ± 1.54[*]	1.19 ± 0.30[*]	0.79 ± 0.11[*]

注：与模型组比较，[*] $P < 0.05$；与假手术组比较，[#] $P < 0.05$。

3.3　芒果苷对慢性支气管大鼠肺组织中 TNF - α、IL - 8 的影响

由表 3 - 1 - 19 可见，与假手术组比较，慢性支气管炎大鼠肺组织中 TNF - α、IL - 8 含量显著升高，经治疗后，芒果苷高、中、低剂量组中 TNF - α、IL - 8 含量显著降低。

表 3 - 1 - 19　芒果苷对慢性支气管大鼠肺组织中 TNF - α、IL - 8 的影响 ($\bar{x} \pm s$)

组别	动物数	TNF - α/(ng/kg)	IL - 8/(ng/kg)
正常对照组	10	34.85 ± 6.89	27.27 ± 3.89
假手术组	10	35.20 ± 6.14	29.39 ± 4.52
模型对照组	10	64.19 ± 6.24[#]	56.0 ± 6.25[#]
地塞米松组	10	38.99 ± 6.97[*]	32.86 ± 4.79[*]
芒果苷低剂量	10	52.51 ± 7.29[*]	50.18 ± 4.05[*]
芒果苷中剂量	10	46.19 ± 7.16[*]	46.19 ± 4.47[*]
芒果苷高剂量	10	42.22 ± 7.89[*]	39.09 ± 5.52[*]

注：与模型组比较，[*] $P < 0.05$；与假手术组比较，[#] $P < 0.05$。

4　讨论

自由基与炎症发生有着密切关系[5]，它能刺激肺泡巨噬细胞产生大量的氧自由基，并与生物膜中的多价不饱和脂肪酸发生脂质过氧化反应，从而损坏组织细胞。

SOD 是广泛存在于需氧代谢细胞中的一种自由基清除剂，在自由基的产生和清除平衡中扮演着重要角色，其活力大小可反映机体清除自由基的能力，SOD 能催化 O_2^- 生成 H_2O 和 O_2，以保护机体组织免受损伤。MDA 为过氧化的产物，可反映机体的氧化还原状态。慢性支气管炎大鼠的 SOD 活性下降，MDA 含量增加，说明慢支大鼠产生大量自由基，脂质过氧化反应增强，致使产物 MDA 含量增加、SOD 缺乏。抗氧化能力下降导致的氧化 - 抗氧化平衡失调可能是慢性支气管炎的一个重要发病机制。

NO 是生物体内活跃的多功能细胞信号分子[6,7]，与多种呼吸性疾病的发生有着密切关系。NO 的生理作用众多，包括调节血管张力和血压、抑制血小板和白细胞聚集黏附、抑制血管平滑肌细胞增殖、神经细胞间的信息传递、调节细胞黏附分子的表达、参与机体防御机能。低浓度 NO 可促进细胞凋亡，NO 含量过低还可以造成血管过度扩张和渗漏、气

道充血，加重气道炎症反应和组织损伤。

肿瘤坏死因子是由单核巨噬细胞、NK 细胞等分泌的一种细胞反应因子，正常情况下，机体内 TNF－α 含量较低，当机体受损，TNF－α 大量释放至组织及体液中，诱发一系列炎症改变，引起气道损伤；IL－8 是一种重要的炎症介质，属于趋化性细胞因子超家族中的 α 亚群。IL－8 可使血管通透性增加，改变中性粒细胞与内皮细胞的黏附，并和其他趋化因子吸引中性粒细胞和其他炎症细胞聚集到气道，释放各种活性酶和炎症介质，介导气道炎症的发生和发展[8]。本研究显示，慢性支气管炎中大鼠肺组织中的 TNF－α 及 IL－8 含量均显著升高，而经过芒果苷的治疗作用后，肺组织中的 TNF－α、IL－8 含量均有不同程度的降低，且芒果苷对慢支引起的 TNF－α、IL－8 含量抑制作用呈剂量相关。以上说明芒果苷能通过降低慢支大鼠体内 TNF－α、IL－8 的水平，减轻其对气道损伤来抑制炎症的发展及发生。

参考文献

[1] 肖崇厚. 中药化学. 上海：上海科学技术出版社，1998：168.

[2] 王乃平，邓家刚，黄海滨，等. 芒果叶总苷片的主要药效学研究. 中国中药杂志，2004，10（29）：1013－1014.

[3] 马楠，崔德健，梁延杰. 气管内注入脂多糖法建立大鼠慢性支气管炎模型. 中华结核和呼吸杂志，1999，122：371－372.

[4] 宋一平，崔德健，茅培英，等. 慢性阻塞性肺疾病大鼠模型的建立及药物干预的影响. 中华内科杂志，2001，81（8）：506－507.

[5] 朱伟群，刘汉胜. 养阴清肺糖浆对烟雾引起的慢性支气管炎大鼠炎症细胞及 SOD、MDA、NO 的影响. 中药材，2006，29（3）：279－281.

[6] 黄雷，陈玉凤，等. 黄芪对慢性支气管炎大鼠肺一氧化氮和丙二醛的影响. 中药药理与临床，2004，20（1）：17－18.

[7] 陈晓颖. 支气管炎与哮喘的细胞因子变化. 中华医学全科杂志，2004，3（1）：71－72.

[8] 刘洪，张弛. 慢性阻塞性肺疾病气管炎症与细胞因子水平变化的研究. 中国综合临床，2004，20（4）：323－324.

（王勤，邓家刚，徐兰程）

芒果苷对慢性支气管炎大鼠炎症因子及小鼠巨噬细胞环氧化酶－2 表达的影响

芒果苷（mangiferin）又名知母宁[1]，是从漆树科植物芒果叶中提取的化学成分。芒果苷具有明显的抗炎、化痰、止咳、平喘作用，抗炎作用机制与抑制环氧化酶的活性有关[2,3]。本文采用脂多糖（LPS）加烟雾诱导慢性支气管炎大鼠模型以及脂多糖诱导RAW26417小鼠巨噬细胞环氧化酶-2（COX-2）基因表达实验，进一步从机体炎症反应相关因子探讨芒果苷的抗炎机制。

1　材料

1.1　动物与细胞

清洁级雄性SD大鼠，由湖南省长沙市实验动物中心提供，许可证号SCXK（湘）-2006-0001。RAW264.7细胞（小鼠腹腔巨噬细胞株）购自中国科学院上海细胞研究所。

1.2　药物与试剂

芒果苷为淡黄色粉末，由广西中医药大学抗病毒药效筛选中心提供，批号20060608，纯度92%以上；阳性药醋酸地塞米松，由浙江仙琚制药股份有限公司生产，批号080618；脂多糖（LPS）为美国Sigma公司分装，批号200808。超氧化物歧化酶（SOD）、丙二醛（MDA）、一氧化氮（NO）试剂盒均由南京建成生物工程研究所供应，批号分别为080716、0807201、080624；大鼠白介素8（IL-8）试剂盒为北京尚柏生物医学技术有限公司产品，批号0809148；大鼠肿瘤坏死因子（TNF-α）试剂盒为北京尚柏生物医学技术有限公司产品，批号0809221；凯基RT-PCR试剂盒为南京凯基生物科技发展有限公司产品，批号080715。

2　方法

2.1　芒果苷对慢性支气管炎大鼠炎症因子的影响

2.1.1　慢性支气管炎大鼠模型复制及分组给药

采用气管注入脂多糖联合烟雾诱导法制作模型[4,5]，雄性SD大鼠70只，体重220～240g，随机分为正常组、假手术组、手术组。手术组于实验第1、14天，用10%乌拉糖麻醉大鼠，颈前切口，分离暴露气管，向气管内注射0.1% LPS 200μl；假手术组则以生理盐水代替LPS。从实验第2天开始，正常组大鼠之外的60只大鼠分置于3个特制的烟室（100cm×60cm×40cm）中，每个烟室放入20只大鼠，每个烟室每天每次熏烟（计24支，每天90min，共熏烟40天）。正常组大鼠不做处理，并置于无烟环境饲养。

分组及给药：实验第28天，手术组随机分为模型组，阳性对照组（地塞米松2mg/kg），芒果苷高、中、低剂量（400、200、100mg/kg）组，每组10只，芒果苷各组按相应剂量灌胃给药，正常组、假手术及模型组给予等体积生理盐水，连续给药12天。

2.1.2　一般情况的观察

记录大鼠的死亡数目，活动状态，毛发光泽，进食饮水，体重变化等情况。

2.1.3　BALF细胞计数及白细胞分类

大鼠给药第12天，10%乌拉糖麻醉，颈前切口，分离暴露气管后进行气管插管，开胸以血管钳夹闭右主支气管，用注射器抽取无菌生理盐水10ml，分3次进行左支气管肺泡灌洗，回收灌洗液，回收率为70%～80%，4℃，1500rpm离心10min，得上清液（-80℃冰箱保存）。沉淀层行白细胞计数及分类。

2.1.4 BALF 液、血浆中 SOD 活性及 MDA、NO 含量的测定

大鼠左支气管肺泡灌洗后，下腔静脉取血，3000rpm 离心 10min，取上清液，严格按照试剂盒说明检测 BALF、血清中 SOD 活性及 MDA、NO 含量。

2.1.5 肺组织中 TNF – α、IL – 8 含量测定

大鼠左支气管肺泡灌洗后，取右肺中叶距离肺门 1/3 处矢状面横贯取材，在 4℃生理盐水中漂洗干净，滤纸吸湿后称重 0.4g，加入预冷的生理盐水至 4ml，用细胞粉碎机制成 10% 的肺组织匀浆。6000rpm 离心 5min，取上清液。严格按照相应的试剂盒测定其含量。

2.2 芒果苷对脂多糖诱导的 RAW264.7 细胞环氧化酶 – 2 表达的影响

2.2.1 细胞培养[6]

RAW264.7 细胞在 37℃、5% CO_2 的条件下，用含 10% 小牛血清、100U/ml 的青霉素及链霉素的 DMEM 培养液中传代培养。用新鲜无血清的 DMEM 培养液将处于对数生长期的细胞接种于 24 孔培养板中，设为空白对照组（0.05% DMSO），LPS 模型组，阳性对照地塞米松（2μmol/L）组，芒果苷高、中、低剂量（200、100、50μmol/L）组。

2.2.2 药物处理

加入终浓度为 1mg/L 的 LPS（空白组除外），于 37℃、5% CO2 培养箱中培养 9h 后，再在各组加上相应的药物，然后继续在 37℃、5% CO_2 培养箱培养 12h 后取出。

2.2.3 RT – PCR 检测 COX – 2mRNA 表达

依据 Trizol 试剂盒说明书提取细胞总 RNA，按一步法试剂盒步骤进行 RT – PCR。COX – 2 上游引物 5′ – TGGTGCCTGGTCTGATGATG – 3′，下游引物 5′ – GCAATACGATTTTG-GTACTG – 3′，产物长度为 252bp，β – actin 上游引物 5′ – CCAAGGCCAACCGCGAGAAGAT-GAC – 3′，下游引物 5′ – AGGGTACATGGTGGTGCCGCCAGAC – 3′，产物长度为 587bp，均为北京三博远志生物技术有限责任公司合成。PCR 反应条件为：94℃ 预变性 5min；94℃变性 30s；56℃退火 45s；72℃延伸 1min；扩增 32 个循环；72℃延伸 10min。

2.2.4 琼脂糖凝胶电泳

扩增后产物加入 1/6 体积溴酚蓝上样缓冲液混匀，取 20μl 于 1% 琼脂糖凝胶上进行电泳，100V 恒压电泳 1.5h。DocGel1000 凝胶成像系统观察及拍照。同时进行吸光度积分值分析，以 COX – 2PCR 产物与内参照 β – actinPCR 产物的吸光度积分值之比作为 COX – 2 mRNA 的相对含量值。

2.3 数据处理

所得数据用 $\bar{x} \pm s$ 表示，采用 SPSS 统计软件进行统计分析，组间采取 t 检验方法。

3 结果

3.1 芒果苷对慢性支气管炎大鼠炎症因子的影响

3.1.1 芒果苷对慢性支气管炎大鼠全身状态的影响

造模后，模型组大鼠出现倦怠，活动减少，毛发逐渐失去光泽，少有稀疏。芒果苷组的情况明显改善。

3.1.2 芒果苷对慢性支气管炎大鼠 BALF 中白细胞的细胞学改变的影响

与正常组相比，模型组的白细胞总量、中性粒细胞及淋巴细胞均显著升高，巨噬细胞降低。给药组则比模型组均有明显改善。表明芒果苷可显著改善慢性支气管炎大鼠 BALF 中白细胞的细胞学状况而降低支气管炎症（表 3-1-20）。

表 3-1-20 芒果苷对慢性支气管大鼠 BALF 中白细胞的细胞学改变的影响（$\bar{x}\pm s$, $n=10$）

组别	剂量/ （mg/kg）	白细胞总量 /（×10⁹/L）	细胞分类/%		
			巨噬细胞	中性粒细胞	淋巴细胞
正常	—	0.62±0.08	83.35±5.26	6.45±0.85	11.45±5.12
假手术	—	0.58±0.12	81.46±7.24	8.47±0.69	10.65±2.21
模型	—	4.25±1.09#	46.61±5.62#	27.49±4.14#	26.44±3.54#
地塞米松	2	1.24±0.81*	75.69±8.44*	9.56±0.82	16.15±2.69*
芒果苷	100	2.34±0.56*	56.36±5.65*	22.45±2.69*	22.36±2.71*
	200	1.81±0.93*	66.35±1.54*	19.23±1.61*	15.22±1.87*
	400	1.44±0.49*	73.47±2.01*	15.22±1.21*	12.45±1.24*

注：与模型组比较，*$P<0.05$；与正常组比较，#$P<0.05$。

3.1.3 芒果苷对慢性支气管炎大鼠血清中 SOD 活性，MDA、NO 含量的影响

模型组的 SOD 活性、NO 含量相对于正常组明显降低，MDA 含量则相对于正常组明显升高。芒果苷高、中、低剂量组则相对于模型组有明显改善，表明芒果苷高、中、低剂量组都能抑制慢性支气管炎所引起的大鼠血清中 SOD 活性、NO 含量的降低以及 MDA 含量的升高，且作用强度随剂量的增加而增强（表 3-1-21）。说明芒果苷可以提高慢性支气管炎大鼠清除自由基的能力，从而减轻大鼠脂质过氧化损伤。

表 3-1-21 芒果苷对慢性支气管大鼠血清中 SOD，MDA 和 NO 的影响（$\bar{x}\pm s$, $n=10$）

组别	剂量/（mg/kg）	SOD/（U/ml）	MDA/（μmol/L）	NO/（μmol/L）
正常	—	201.03±6.79	4.23±0.72	13.95±2.44
假手术	—	200.41±8.04	4.25±0.54	14.50±2.95
模型	—	162.39±8.99#	6.64±0.73#	7.89±1.15#
地塞米松	2	196.41±7.04*	4.94±0.40*	12.18±2.1*
芒果苷	100	173.13±11.97*	5.88±0.97*	9.91±1.24*
	200	187.49±5.40*	5.29±0.72*	10.83±1.14*
	400	195.15±5.51*	4.85±0.69*	12.43±1.38*

注：与模型组比较，*$P<0.05$；与正常组比较，#$P<0.05$。

3.1.4 芒果苷对慢性支气管炎大鼠 BALF 中 SOD 活性，MDA、NO 含量的影响

模型组中 SOD 活性、NO 的含量相对于正常组明显降低，MDA 的含量则相对于正常组明显升高。芒果苷高、中、低剂量组以及阳性对照组中，SOD 活性、NO 的含量相对于模

型明显升高，MDA 的含量则相对于模型组明显降低，说明芒果苷高、中、低剂量组都能抑制慢性支气管炎所引起的大鼠 BALF 中 SOD 活性、NO 含量的降低以及 MDA 含量的升高，且作用强度随剂量的增加而增强（表 3 - 1 - 22）。说明芒果苷可以提高慢性支气管炎大鼠清除自由基的能力，从而减轻大鼠脂质过氧化损伤。

表 3 - 1 - 22　芒果苷对慢性支气管大鼠 BALF 中 SOD、MDA 和 NO 的影响（$\bar{x} \pm s$, $n = 10$）

组别	剂量/(mg/kg)	SOD/(U/ml)	MDA/(μmol/L)	NO/(μmol/L)
正常	—	22.4 ± 1.72	0.74 ± 0.06	1.02 ± 0.13
假手术	—	22.75 ± 2.22	0.72 ± 0.08	1.03 ± 0.15
模型	—	8.04 ± 1.01[#]	2.20 ± 0.25[#]	0.37 ± 0.09[#]
地塞米松	2	17.34 ± 2.12[*]	1.19 ± 0.30[*]	1.02 ± 0.17[*]
	100	10.05 ± 1.29[*]	1.70 ± 0.21[*]	0.48 ± 0.11[*]
芒果苷	200	13.48 ± 1.95[*]	1.55 ± 0.19[*]	0.57 ± 0.10[*]
	400	15.24 ± 1.54[*]	1.19 ± 0.30[*]	0.79 ± 0.11[*]

注：与模型组比较，[*]$P < 0.05$；与正常组比较，[#]$P < 0.05$。

3.1.5　芒果苷对慢性支气管大鼠肺组织中 TNF - α、IL - 8 的影响

与正常组比较，慢性支气管炎大鼠肺组织中 TNF - α、IL - 8 含量显著升高，经治疗后，芒果苷高、中、低剂量组中 TNF - α、IL - 8 含量显著降低（表 3 - 1 - 23）。

表 3 - 1 - 23　芒果苷对慢性支气管大鼠肺组织中 TNF - α、IL - 8 的影响（$\bar{x} \pm s$, $n = 10$）

组别	剂量/(mg/kg)	TNF - α/(ng/kg)	IL - 8/(ng/kg)
正常	—	34.85 ± 6.89	27.27 ± 3.89
假手术	—	35.20 ± 6.14	29.39 ± 4.52
模型	—	64.19 ± 6.24[#]	56.0 ± 6.25[#]
地塞米松	2	38.99 ± 6.97[*]	32.86 ± 4.79[*]
	100	52.51 ± 7.29[*]	50.18 ± 4.05[*]
芒果苷	200	46.19 ± 7.16[*]	46.19 ± 4.47[*]
	400	42.22 ± 7.89[*]	39.09 ± 5.52[*]

注：与模型组比较，[*]$P < 0.05$；与正常组比较，[#]$P < 0.05$。

3.2　芒果苷对脂多糖诱导的 RAW26417 细胞环氧化酶 - 2 表达的 RT - PCR 结果

空白组的 COX - 2mRNA 的表达非常低，而 LPS 模型组中 COX - 2mRNA 的表达则相当高，表明 COX - 2 只有在 LPS 的刺激下才产生高表达。加入地塞米松（2μmol/L）后，COX - 2 的表达相当低，表明地塞米松对 LPS 诱导的 COX - 2 表达有较强的抑制作用。加入 50μmol/L、100μmol/L、200μmol/L 的芒果苷后，COX - 2mRNA 的表达均明显下降，表明芒果苷对 LPS 诱导的 COX - 2 表达有显著的抑制作用，且随着剂量的增加，芒果苷对 LPS 诱导的 COX - 2 表达的抑制作用增强（图 3 - 1 - 12）。

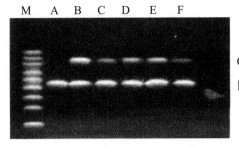

图 3 - 1 - 12　芒果苷对脂多糖诱导的 RAW264.7 细胞

M. Maker；A. 空白组；B. 1mg/L LPS；C. 1mg/L LPS + 芒果苷 200μmol/L；
D. 1mg/L LPS + 芒果苷 100μmol/L；E. 1mg/L LPS + 芒果苷
50μmol/L；F. 1mg/L LPS + 地塞米松 2μmol/L

4　讨论

氧自由基与炎症发生有着密切关系[7]，慢性支气管炎大鼠的 SOD 活性下降，MDA 含量增加，说明慢支大鼠产生大量自由基，脂质过氧化反应增强。NO 是生物体内活跃的多功能细胞信号分子[8]，同时也是一种炎性因子，与多种呼吸性疾病的发生有着密切关系。本实验结果表明，芒果苷可明显提高慢性支气管炎大鼠血清及 BALF 中 SOD 活性、NO 含量，降低 MDA 含量，提示芒果苷能够抑制氧自由基和过氧化反应，减轻慢性支气管炎症气道损伤，从而减轻炎症反应。

肿瘤坏死因子是一种细胞反应因子[9]，可诱发一系列炎症改变，引起气道损伤。IL - 8 是一种重要的炎症介质，试验研究表明[10]，IL - 8 是慢性支气管时引起中性粒细胞趋化的主要趋化因子。IL - 8 可使血管通透性增加，改变中性粒细胞与内皮细胞的黏附，并和其他趋化因子吸引中性粒细胞和其他炎症细胞聚集到气道，释放各种活性酶和炎症介质，介导气道炎症的发生和发展。本研究显示，慢性支气管炎中大鼠肺组织中的 TNF - α、IL - 8 含量均显著升高，而经过芒果苷的治疗作用后，肺组织中的 TNF - α、IL - 8 含量均有不同程度的降低，且芒果苷对慢支引起的 TNF - α、IL - 8 含量抑制作用呈剂量相关。说明芒果苷能通过降低慢支大鼠体内 TNF - α、IL - 8 的水平，减轻其对气道损伤来抑制炎症的发展及发生。

白三烯、前列腺素是参与炎症反应的重要介质。芒果苷可通过抑制花生四烯酸的环氧化酶途径而起到抗炎作用，而对脂氧化酶途径几乎没有影响[3]。在环氧化酶途径中 COX - 2 是诱导酶，在炎症细胞中高表达，进而引起炎症部位 PGE$_2$ 等产物大量增加，促进炎症反应和组织受损。本试验结果表明，芒果苷可以通过抑制 LPS 诱导的 RAW264.7 小鼠巨噬细胞中 COX - 2 的表达，起到抗炎的作用。

参考文献

[1] 肖崇厚. 中药化学. 上海：上海科学技术出版社，1998：168.
[2] 邓家刚，郝二伟，郑作文，等. 芒果苷对两种不同炎症模型前列腺素 E$_2$ 含量的影响. 中华中医药

学刊，2008，26(10)：2085.

［3］邓家刚，郭立城. 芒果苷对花生四烯酸代谢产物的影响. 中国民族医药杂志，2008(10)：56.

［4］马楠，崔德健，梁延杰. 气管内注入脂多糖法建立大鼠慢性支气管炎模型. 中华结核和呼吸杂志，1999，122：371.

［5］宋一平，崔德健，茅培英，等. 慢性阻塞性肺疾病大鼠模型的建立及药物干预的影响. 中华内科杂志，2001，81(8)：506.

［6］梁统，周克元，陈美珺. 原花青素对脂多糖诱导 RAW 264.7 细胞 COX－2 酶活性、mRNA 及蛋白表达的影响. 药学学报，2005，40(5)：406.

［7］朱伟群，刘汉胜. 养阴清肺糖浆对烟雾引起的慢性支气管炎大鼠炎症细胞及 SOD、MDA、NO 的影响. 中药材，2006，29(3)：279.

［8］Persson MG, Zetterstron O, Agernius V, et al. Single breath nirtric oxide measurements in asthmatic patients and smokers. Lancet, 2004, 53(4)：547.

［9］陈晓颖. 支气管炎与哮喘的细胞因子变化. 中华医学全科杂志，2004，3(1)：71.

［10］Hllat，Bay leyd，Stock leyra. The in terrelation ship of sputum in flammatory markers in patients with chronic bronchitis. Am J Respir Crit Care Med，1999，160：893.

（王勤，邓家刚，杨柯，徐兰程）

芒果苷对慢性支气管炎大鼠超氧化物歧化酶同工酶表达的影响

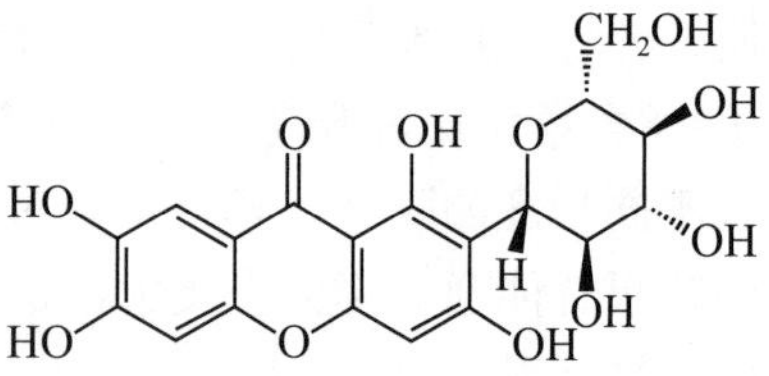

芒果苷（mangiferin）是漆树科植物芒果的叶片中的重要活性成分，是一种天然多酚类化合物，分子式 $C_{19}H_{18}O_{11}$，分子量 422，化学结构见图 3－1－13。芒果叶在中国南方民间用于治疗慢性支气管炎所致的咳嗽、咳痰、喘息、发热等症状已有多年历史，具有显著疗效且安全性良好。在人与其他哺乳动物中，超氧化物歧化酶（superoxide dismutase，SOD）有 3 种同工酶：SOD1 位于细胞质和细胞膜，SOD2 位于线粒

图 3－1－13　芒果苷的化学结构

体基质，SOD3 则位于细胞外[1]。SOD 的异常表达在慢性支气管炎的病理进程中发挥了重要作用[2]，但尚不清楚慢性支气管炎时究竟何种 SOD 同工酶发生了异常表达而参与氧化应激损伤。已有研究表明，芒果苷抗氧化药理效应与其保护细胞免于氧化应激损伤的药理效应有关[3]，但仍然缺乏明确的研究证据证实芒果苷用于治疗慢性支气管炎时调控何种 SOD 同工酶。本研究以香烟烟熏诱导的慢性支气管炎大鼠为研究对象，考察芒果苷对参与慢性支气管炎氧化应激损伤进程的 SOD 同工酶的调控作用及支气管上皮细胞超微结构的保护作用。

1 材料

1.1 实验动物

SPF 级健康雄性 Sprague-Dawley（SD）大鼠，体重 160～180g，由湖南斯莱克景达实验动物有限公司［实验动物生产许可证号 SCXK（湘）2009-0004］提供。

1.2 主要试剂和仪器

芒果苷由广西中医药大学中药药效研究重点实验室惠赠，经高效液相色谱法检测纯度为 97.5%，色谱图见图 3-1-14。香烟为广西卷烟总厂产品，标称焦油含量 12mg/支。大鼠 SOD1、SOD2、SOD3 以及白细胞介素 1（interleukin - 1，IL - 1）、肿瘤坏死因子 α（tumor necrosis factor - α，TNF - α）、丙二醛（malondialdehyde，MDA）ELISA 试剂盒（武汉华美公司）。H - 7650 型透射电子显微镜（日本 Hitachi 公司），7500 型实时荧光 PCR 仪（美国 ABI 公司），5430R 高速冷冻离心机（德国 Eppendorf 公司），RNAstore 样本保存液、RNA prep pure 动物组织总 RNA 提取试剂盒、RNAsafe RNase 抑制剂、Quant cDNA 第一链合成试剂盒、Real Master Mix（Probe）预混试剂盒［天根生化科技（北京）有限公司］，PCR 引物、TaqMan 荧光探针、质粒 DNA 标准品（美国 Invitrogen 公司设计、合成）。

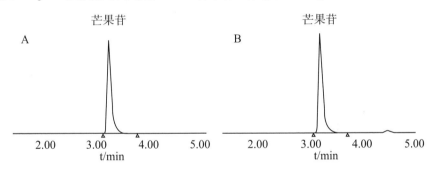

图 3-1-14 芒果苷标准品（A）与样品（B）的高效液相色谱图

2 方法

2.1 实验动物分组与给药方法

SD 大鼠 40 只，随机均分为正常组、模型组、芒果苷高剂量（MGFH）组、芒果苷低剂量（MGFL）组，每组 10 只。除正常组外，按照文献[4]报道的造模方法，复制慢性支气管炎大鼠模型：各组大鼠每天在 0.25 立方米自制玻璃烟熏仓内接受香烟烟熏，上、下午各 1 小时，每次 10 支香烟，连续 6 周。烟熏 6 周后开始给药，参考文献报道的药物剂量设置各组大鼠受试药物剂量[4]：正常组、模型组为生理盐水，MGFH 组、MGFL 组分别为芒果苷 200mg/（kg·d）、100mg/（kg·d），给药时间 4 周，每天给药后照常烟熏。

实验第 10 周末，各组大鼠腹腔注射 2% 戊巴比妥钠（40mg/kg）麻醉，取约 1mm 长右主支气管经戊二醛 - 锇酸双重固定后用于支气管上皮细胞透射电镜观察；另取适量右上肺组织，制备肺组织匀浆进行 SOD1、SOD2、SOD3 以及 IL - 1、TNF - α、MDA 测定，并提取总 RNA 供后续实时荧光 RT - PCR 检测 SOD1、SOD2、SOD3 基因表达。

2.2 ELISA 检测肺组织匀浆 SOD1、SOD2、SOD3 与 IL-1、TNF-α、MDA

采用 SOD1、SOD2、SOD3 以及 IL-1、TNF-α、MDA 的 ELISA 检测试剂盒，严格按照试剂盒说明书操作，以 Curve Expert 1.3.8 曲线拟合软件计算标准曲线的直线回归方程，分别计算样品中 SOD1、SOD2、SOD3 以及 IL-1、TNF-α、MDA 浓度。

2.3 实时荧光定量 RT-PCR 检测肺组织的 SOD1、SOD2、SOD3 基因表达

以 RNA prep pure 总 RNA 提取试剂盒提取肺组织总 RNA，以 Quant cDNA 第一链合成试剂盒合成 cDNA 第一链，按照试剂盒说明书操作。目的基因 SOD1、SOD2、SOD3 引物序列、TaqMan 荧光探针序列见表 3-1-24。每个 PCR 反应体系内容如下：$2.5 \times$ Real Master Mix $20\mu l$，$20 \times$ Probe Enhancer solution $2.5\mu l$，上、下游引物各 $2\mu l$，cDNA 或质粒 DNA 标准品 $4\mu l$，TaqMan 荧光探针 $2\mu l$，ddH_2O 加至 $50\mu l$。PCR 反应条件：95℃预变性 2min，95℃变性 20s，60℃退火 30s，68℃延伸 1min，40 个循环。

表 3-1-24 实时 RT-PCR 所用引物与 TaqMan 荧光探针序列

Gene		Primer	Probe
SOD1	Forward	CCACTGCAGGACCTCATTTTAAT	CTCACTCTAAGAAACATGGCGGTCCAGC
	Reverse	TCTCCAACATGCCTCTCTTCATC	
SOD2	Forward	CACATTAACGCGCAGATCATG	CAGCAAGCACCACGCGACCTACG
	Reverse	CCTCGGTGACGTTCAGATTGT	
SOD3	Forward	CTTCCCAGCCGAGCAGAA	CCTCCAACCACGCCATCCACG
	Reverse	TCAGGTCCCCGAACTCATG	

2.4 透射电子显微镜检测支气管上皮细胞超微结构

以戊二醛-锇酸双重固定的支气管组织，经序贯脱水、浸透、包埋聚合、超薄切片，醋酸铀-柠檬酸铅双染色，置于透射电子显微镜下观察支气管上皮纤毛、线粒体、细胞核超微结构。

2.5 HE 染色细支气管炎症病理形态观察

各组大鼠左肺组织标本行常规石蜡包埋、切片、脱水，HE 染色，光镜下观察细支气管炎症病理改变。

2.6 统计学处理

计量资料均以均数±标准差（$\bar{x} \pm s$）表示，以 SPSS 13.0 统计软件进行多个样本间均数比较。方差齐性数据采用单因素方差分析 LSD 检验，方差不齐数据采用 Kruskal Wallis 秩和检验。以 $P < 0.05$ 为差异具有统计学意义。

3 结果

3.1 肺组织 SOD1、SOD2、SOD3 蛋白及其基因表达

与正常组比较，模型组 SOD1、SOD2、SOD3 蛋白及其基因表达均显著降低（$P < 0.01$）。

芒果苷高剂量组的 SOD3 蛋白及其基因表达明显高于模型组（$P < 0.01$）且与正常组相当（$P > 0.05$）；芒果苷低剂量组的 SOD3 蛋白及其基因表达也高于模型组（$P < 0.05$）但仍未达到与正常组相当的水平（$P < 0.05$），而 SOD1、SOD2 蛋白及其基因表达与模型组比较则无统计学差异（$P > 0.05$）。结果见图 3 – 1 – 15。

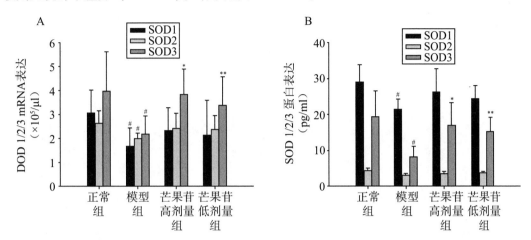

图 3 – 1 – 15　各组大鼠肺组织 SOD1、SOD2、SOD3 的 mRNA 表达（A）与蛋白表达（B）

与正常组比较，#$P < 0.01$；与模型组比较，*$P < 0.01$，**$P < 0.05$

3.2　肺组织 IL – 1、TNF – α、MDA 水平

与正常组比较，模型组 IL – 1、TNF – α、MDA 水平均显著升高（$P < 0.01$）。与模型组比较，芒果苷高剂量组的 IL – 1、TNF – α、MDA 水平明显降低（$P < 0.01$），芒果苷低剂量组的 IL – 1、TNF – α、MDA 水平也有所降低（$P < 0.05$）。结果见图 3 – 1 – 16。

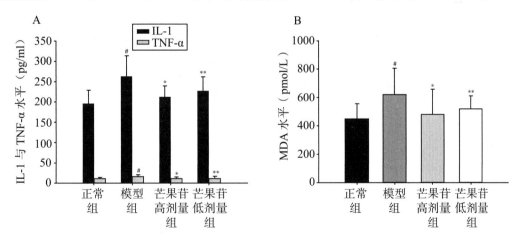

图 3 – 1 – 16　各组大鼠肺组织 IL – 1、TNF – α 水平（A）与 MDA 水平（B）

与正常组比较，#$P < 0.01$；与模型组比较，*$P < 0.01$，**$P < 0.05$

3.3　支气管上皮细胞超微结构

透射电镜下正常组支气管上皮细胞表层纤毛排列紧密而完整；上皮细胞内细胞器形态结构正常，细胞质内可见少量散在的溶酶体与粗面内质网，线粒体呈小圆形或椭圆形，线

粒体嵴完整，细胞核圆形或椭圆形，核膜与核染色质边缘完整，核仁清晰。模型组支气管上皮细胞表层纤毛脱落严重，残存的纤毛稀疏而形态不一；上皮细胞质内出现较多增大的溶酶体与粗面内质网，线粒体肿胀，嵴断裂，细胞核外形不规整，染色质浓染增粗，核周隙增宽。芒果苷高剂量组支气管上皮细胞表层纤毛排列紧密，几乎无脱落；细胞质内溶酶体与粗面内质网无明显增多，线粒体、细胞核损伤表现较模型组明显减轻，细胞器形态结构接近正常组。芒果苷低剂量组支气管上皮细胞表层纤毛排列略显稀疏，纤毛脱落程度中等；上皮细胞线粒体、细胞核损伤有所减轻，但仍较正常组有所不同。结果见图 3 - 1 - 17。

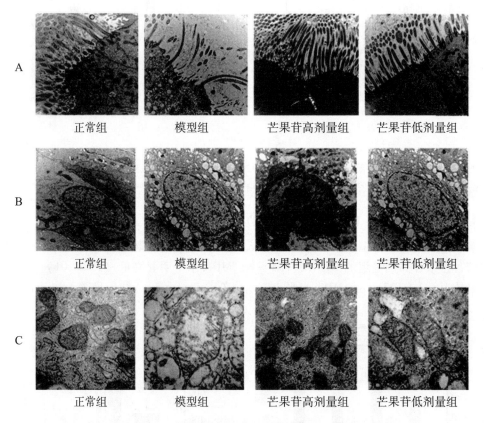

图 3 - 1 - 17　支气管上皮细胞超微结构的透射电子显微镜图像

A. 支气管上皮细胞纤毛（×10000）；B. 细胞核（×15000）；

C. 线粒体（×80000）

3.4　HE 染色细支气管炎症病理形态观察

正常组细支气管的管壁结构完整，上皮细胞纤毛无脱落，无淋巴细胞浸润。模型组细支气管壁可见大量炎症细胞浸润甚至淋巴滤泡形成，上皮细胞纤毛大量脱落。芒果苷高剂量组细支气管结构大致完整，少量炎症细胞浸润，上皮细胞纤毛少量脱落或无脱落。芒果苷低剂量组细支气管壁结构大致完整，轻至中度炎症细胞浸润，上皮细胞纤毛少量脱落。结果见图 3 - 1 - 18。

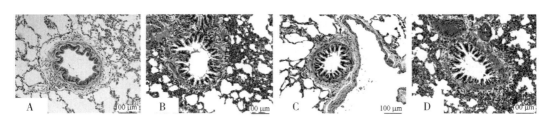

图 3 - 1 - 18 细支气管炎症病理组织图像（ HE × 400）
A. 正常组；B. 模型组；C. 芒果苷高剂量组；D. 芒果苷低剂量组

4 讨论

吸烟引起慢性支气管炎的主要机制是烟草中的有害物质引起支气管及其周围组织慢性炎症，损坏正常的组织防御和修复机制，其基本病理特征为吸烟激活的炎症细胞释放的 IL - 1、TNF - α 等多种炎症介质介导的慢性气道炎症[5]。

近年来的研究表明，氧化应激也是吸烟导致慢性支气管炎的主要机制之一。香烟烟雾中含有高浓度的自由基物质和氧化物，体内可参与生成超氧阴离子、羟自由基和过氧化氢等氧化物[6]。吸烟不仅直接增加体内氧化负荷，并且活化炎症细胞释放多种内源性氧化剂[7,8]。因此，吸烟导致慢性支气管炎的病理过程中存在显著的体内氧化 - 抗氧化失衡。此外，氧化应激与慢性气道炎症存在密切的相互促进关系。氧化应激可促进中性粒细胞在肺微循环中的滞留、募集和活化[9]，激活核转录因子 κB，显著增加 IL - 1、TNF - α 等多种炎症介质的生成和释放，导致气道炎症慢性化[10]。肺内滞留的大量中性粒细胞与持续存在的气道炎症均可导致更多的氧自由基的释放，氧化 - 抗氧化失衡进一步恶化，两者形成相互促进的恶性循环。因此，恢复体内氧化 - 抗氧化失衡进而终止此恶性循环，可能成为慢性支气管炎治疗的重要选择。

SOD 是抗氧化防御体系中一类非常重要的金属酶，可清除超氧化物自由基。超氧化物是细胞中主要的活性氧自由基之一，因此超氧化物歧化酶发挥了关键的抗氧化作用，对于保护细胞免受氧化损伤、维持细胞内环境稳态具有非常重要的意义[11]。在本研究中，连续烟熏 10 周的模型组大鼠其肺组织的 3 种 SOD 同工酶的表达均显著降低，而 MDA 含量显著增加，提示慢性支气管炎大鼠存在明显的氧化 - 抗氧化失衡，香烟烟雾吸入对 SOD 同工酶的表达不存在选择性抑制，并且 SOD 异常低表达是其抗氧化防御能力低下的重要原因。若能有效提升 SOD 的表达，也许可以在很大程度上恢复其氧化 - 抗氧化平衡，有利于终止氧化 - 抗氧化失衡与气道炎症间的恶性循环。

芒果苷广泛存在于多种植物之中，如漆树科植物扁桃、百合科植物知母、水龙科植物光石韦、龙胆科植物东北龙胆、翅子藤科植物海南五层龙等[12]，芒果苷的抗氧化特性已被证实[3]，且具有较明显的抗炎作用[13]。本研究结果表明，接受芒果苷治疗的慢性支气管炎大鼠的肺组织 MDA 含量明显降低，炎症介质 IL - 1、TNF - α 水平也显著降低，提示芒果苷对于香烟烟熏导致的实验性慢性支气管炎的氧化应激与慢性气道炎症均有抑制作用，透射电镜检测结果也支持芒果苷可减轻支气管上皮细胞损伤的结论。有趣的是，芒果苷对于提升 SOD 同工酶表达表现出了明显的选择性，芒果苷干预使得 SOD3 的表达出现了非常显著的提升，并且呈现出某种程度的剂量依赖性，与此同时 SOD1 与 SOD2 的表达则没有发生具有统计学差异的增加。然而，透射电镜检测结果则未表现出类似的选择性：虽然芒果苷干预未能使 SOD1 与 SOD2 的表达出现具有统计学差异的增加，但是，接受芒果苷干预的慢性支气管炎大鼠的支气管上皮细胞超微结构仍然获得了良好的保护，线粒体、细胞核、上皮纤毛的损伤均明显减轻，并且保护作用也呈现出某种程度的剂量依赖性。该结果表明，即便未能使定位于细胞质和细胞膜的 SOD1 与定位于线粒体基质的 SOD2 的表达显著增加，仅是使其免于过度低表达，芒果苷也已经能够发挥较好的保护支气管上皮细胞的作用，更大的可能是，芒果苷的细胞保护作用并不仅仅依赖于 SOD 表达的增加。无论对 SOD 同工酶表达的影响是否存在选择性，芒果苷对于支气管上皮细胞较好的细胞超微结构保护作用，已经提升了芒果苷在慢性支气管炎新药研发领域的潜在价值。

迄今为止尚无小剂量芒果苷干预慢性支气管炎的研究报道，本研究中使用的芒果苷剂量也较高，可能与以下原因有关：芒果苷属四羟基吡酮的碳酮苷，无论是水溶性还是脂溶性均欠佳[14]；芒果苷在回肠最易吸收，但回肠中广泛存在的厌氧拟杆菌能够裂解其分子结构中的 C - 葡萄糖苷键，导致其分子结构的完整性受损[15]。这些原因均可导致芒果苷的生物利用度降低。如能以制剂技术或者分子结构修饰技术有效提升芒果苷的生物利用度，理论预计芒果苷对于慢性支气管炎肺组织 SOD1 与 SOD2 表达可能会有更理想的提升作用。

参考文献

[1] Hasan HR, Mathkor TH, Al-Habal MH. Superoxide dismutase isoenzyme activities in plasma and tissues of Iraqi patients with breast cancer. Asian Pac J Cancer Prev, 2012, 13(6): 2571 - 2576.

[2] Luo YL, Zhang CC, Li PB, et al. Naringin attenuates enhanced cough, airway hyperresponsiveness and airway inflammation in a guinea pig model of chronic bronchitis induced by cigarette smoke. Int Immunopharmacol, 2012, 13(3): 301 - 307.

[3] Viswanadh EK, Rao BN, Rao BS. Antigenotoxic effect of mangiferin and changes in antioxidant enzyme levels of Swiss albino mice treated with cadmium chloride. Hum Exp Toxicol, 2010, 29(5): 409 - 418.

[4] Wei ZQ, Yan L, Deng JG, et al. Mangiferin protects rats against chronic bronchitis via regulating NF - κB (P65) and IκBα expression in mononuclear cells. Acta Pharm Sin（药学学报）, 2014, 49(5): 596 - 601.

[5] Teig N, Allali M, Rieger C, et al. Inflammatory markers in induced sputum of school children born before 32 completed weeks of gestation. J Pediatr, 2012, 161(6): 1085 - 1090.

[6] Yoon JS, Lee HJ, Chae MK, et al. Cigarette smoke extract-induced adipogenesis in Graves' orbital fibroblasts is inhibited by quercetin via reduction in oxidative stress. J Endocrinol, 2013, 216(2): 145 - 156.

[7] Geraghty P, Hardigan A, Foronjy RF. Cigarette smoke activates the proto-oncogenec-src to promote airway inflammation and lung tissue destruction. Am J Respir Cell Mol Biol, 2014, 50(3): 559 - 570.

[8] Metcalfe HJ, Lea S, Hughes D, et al. Effects of cigarette smoke on Toll-like receptor (TLR) activation of chronic obstructive pulmonary disease (COPD) macrophages. Clin Exp Immunol, 2014, 176(3): 461 - 472.

[9] Sterner JB, Zanders TB, Morris MJ, et al. Inflammatory mediators in smoke inhalation injury. Inflamm Allergy Drug Targets, 2009, 8(1): 63 - 69.

[10] Meng Y, Yu CH, Li T, et al. Expression and significance of Toll-like receptor - 4 in rats lung established by passive smoking or associated with intratracheal instillation of lipopolysaccharide. Chin Med J（中华医学杂志）, 2013, 93(28): 2230 - 2234.

[11] Kancheva VD, Kasaikina OT. Bio-antioxidants-a chemical base of their antioxidant activity and beneficial

effect on human health. Curr Med Chem, 2013, 20(37): 4784 – 4805.

[12] Simultaneous determination of berberine, neomangiferin and mangiferin in Huangbai-Zhimu Decoction by UPLC. Chin Pharm J (中国药学杂志), 2010, 45(24): 1951 – 1953.

[13] Wei ZQ, Yan L, Deng JG, et al. Effects of mangiferin on MAPK pathway and serum cytokines in rats with chronic inflammation induced by lipopolysaccharide. Chin Tradit Herb Drugs (中草药), 2013, 44 (1): 52 – 58.

[14] Lin H, Lan J, Guan M, et al. Spectroscopic investigation of interaction between mangiferin and bovine serum albumin. Spectrochim Acta A Mol Biomol Spectrosc, 2009, 73: 936 – 941.

[15] Sanugul K, Akao T, Li Y, et al. Isolation of a human intestinal bacterium that transforms mangiferin to norathyriol and inducibility of the enzyme that cleaves a C-glucosyl bond. Biol Pharm Bull, 2005, 28(9): 1672 – 1678.

（卫智权，阎莉，邓家刚，唐慧勤）

芒果苷对慢性炎症 MAPK 信号通路的影响

芒果叶为漆树科植物芒果的叶，芒果苷（mangiferin）是芒果叶中的主要活性成分，是一种天然多酚类化合物，在多项研究中被证实具有较好的抗炎活性[1,2]。革兰阴性菌外膜的脂多糖（lipopoly saccharide，LPS）是介导感染性炎症损伤的最主要的病原分子之一，许多疾病与 LPS 活化丝裂原激活的蛋白激酶（mitogen – activated protein kinase，MAPK）通路导致的持续亚临床炎症密切相关[3,4]，芒果苷对此类炎症的有效性尚不明确。本研究以 LPS 间断尾静脉注射建立的大鼠慢性炎症模型为研究对象，考察不同剂量芒果苷对此慢性炎症的抗炎作用，并初步探讨其调控 MAPK 信号通路基因表达而发挥抗炎效应的可能机制。

1 材料

1.1 动物

SPF 级健康雄性 SD 大鼠 60 只，体重 220～240g，购自湖南斯莱克景达实验动物有限公司，许可证号 SCXK（湘）2009 – 0004。

1.2 药品及试剂

芒果苷由广西中医药大学药效研究重点实验室提供，纯度为 98.6%，批号 20081217。戊巴比妥钠（北京化学试剂公司）；醋酸泼尼松片（浙江仙琚制药股份有限公司）；大肠杆菌脂多糖（美国 Sigma 公司，血清型 O55∶B5）；白细胞稀释液（南京建成公司）；白细胞介素 6（IL – 6），肿瘤坏死因子 α（TNF – α），可溶性细胞间黏附分子 1（sICAM – 1）的 ELISA 试剂盒均为美国 R&D 公司产品（201004）。红细胞裂解液、总 RNA 提取试剂盒、

Qucant cDNA 第 1 链合成试剂盒、2×Taq Plus PCR Master Mix 试剂盒均为天根生化科技（北京）有限公司产品。NF－κB 基因 PCR 引物由上海生工生物工程公司设计、合成。

1.3 仪器设备

细胞计数板（上海求精医疗仪器公司）；Multiskan MK3 酶标仪（美国 Thermo Fisher Scientific 公司）；T－gradient Thermo block 梯度 PCR 仪（德国 Biometra 公司）；Power Pac Basic 电泳仪，Mini Sub Cell GT 水平电泳槽，T－2A 凝胶成像分析仪（美国 Bio－Rad 公司）。

2 方法

2.1 动物分组、慢性炎症模型的建立及给药

大鼠随机分为正常组（生理盐水）、模型组、泼尼松［5mg/（kg·d）］组与芒果苷高、中、低剂量［200、100、50mg/（kg·d）］组[2]，每组 10 只。模型组、泼尼松组与芒果苷各剂量组每周尾静脉注射 1 次 LPS（200μg/kg），正常组注射等量无菌生理盐水，共 4 周。首次注射 LPS 后次日开始灌胃给药，共 4 周。

2.2 标本采集与处理

实验第 4 周末，以 2% 戊巴比妥钠 40mg/kg 腹腔注射麻醉，下腔静脉穿刺取血 6ml，其中 1ml 用于全血白细胞计数；1ml 加入红细胞裂解液 3ml 混匀，静置 5min，4℃，10000rpm 离心 1min，收集白细胞，冻存于－70℃供 RT－PCR 用；其余 4ml 室温静置 30min 后于 4℃，4000rpm 离心 5min 获得血清，分装冻存于－70℃备测血清 TNF－α、IL－6、sICAM－1。

2.3 全血白细胞计数

取全血 20μl，加白细胞稀释液 380μl，充分混匀后充入细胞计数板进行白细胞计数。

2.4 RT－PCR 检测白细胞

p38、ERK、JNK 基因表达按照试剂盒说明书操作步骤，提取白细胞总 RNA，以总 RNA 为模板、OligodT 为引物合成 cDNA。所用目的基因与内参基因 β－actin 的引物序列、扩增产物长度、退火温度见表 3－1－25。PCR 反应体系：2×Taq Plus PCR MasteMrix 25μl，上下游引物各 2μl，cDNA2μl，ddH₂O 19μl。PCR 反应条件：94℃预变性 5min，94℃变性 45s，退火 45s，72℃延伸 1min，30 个循环，72℃最终延伸 5min。PCR 反应结束，取目的基因与内参基因扩增产物各 5μl，混匀，上样于 3% 琼脂糖凝胶进行水平电泳（5V/cm×60min），凝胶成像分析仪测定扩增产物条带灰度并计算二者的比值作为基因的相对表达量。

表 3－1－25　PCR 引物信息

基因	引物序列		产物长度	退火温度
	上游	下游	/bp	/℃
p38	CGAGACCGTTTCAGTCCATCAT	CAGTCTTCATTCACAGCGAGGTT	319	56
ERK	CTCTGTCATTGCCACCA	ATCCACTCTCCATCTCCAT	387	56
JNK	CTCGGAACA CCTTGTCCTGAA	CCATTCTTAGTTCG CTCCTCC	389	54
β－actin	CACCCGCGAGTACAACCTTC	CCCATACCCACCATCACACC	207	60.4

2.5 血清 TNF - α、IL - 6、sICAM - 1 检测

采用 IL - 6、TNF - α、sICAM - 1 的 ELISA 检测试剂盒，按照试剂盒说明书操作。以 Expert Curve 1.3.8 曲线拟合软件计算标准曲线的直线回归方程，分别计算样品浓度。

2.6 统计学处理

所有计量资料均以 ($\bar{x} \pm s$) 表示，以 SPSS13.0 统计软件进行多个样本间均数比较。方差齐性数据采用单因素方差分析 LSD 检验，方差不齐数据采用 KruskalWallis 秩和检验，以 $P < 0.05$ 为差异具有统计学意义。

3 结果

3.1 芒果苷对全血白细胞总数的影响

与正常组比较，模型组血白细胞总数显著增加（$P < 0.05$）。与模型组比较，泼尼松与 200mg/（kg·d）芒果苷可明显抑制 LPS 引起的血白细胞总数增加（$P < 0.05$），100、50mg/（kg·d）芒果苷亦显示降低白细胞总数但差异无统计学意义，见表 3 - 1 - 26。

表 3 - 1 - 26 大鼠全血白细胞总数与 p38、ERK、JNK 基因表达（$\bar{x} \pm s$, $n = 10$）

组别	剂量/（mg/kg）	白细胞总数/（×10⁹/L）	p38	ERK	JNK
正常	—	7.28 ± 1.94	0.275 ± 0.057	0.295 ± 0.053	0.191 ± 0.051
模型	—	13.15 ± 1.75*	0.413 ± 0.079*	0.368 ± 0.084*	0.299 ± 0.061*
泼尼松	5	8.39 ± 1.62#	0.286 ± 0.047#	0.288 ± 0.060#	0.228 ± 0.051#
	200	8.49 ± 2.03#	0.412 ± 0.061	0.302 ± 0.062#	0.236 ± 0.066#
芒果苷	100	11.67 ± 1.21	0.424 ± 0.063	0.334 ± 0.073	0.283 ± 0.058
	50	12.24 ± 1.24	0.401 ± 0.057	0.352 ± 0.075	0.300 ± 0.046

注：与正常组比较，*$P < 0.05$；与模型组比较，#$P < 0.05$。

3.2 芒果苷对白细胞 p38、ERK、JNK 基因表达的影响

与正常组比较，模型组 p38、ERK、JNK 基因表达显著上调（$P < 0.05$）。与模型组比较，泼尼松可明显抑制 LPS 引起的白细胞 p38、ERK、JNK 基因表达上调（$P < 0.05$）；200mg/（kg·d）芒果苷可明显抑制 LPS 引起的白细胞 ERK、JNK 基因表达上调（$P < 0.05$），但对 p38 基因表达未能显示有统计学意义的下调作用；100、50mg/（kg·d）芒果苷稍下调 p38、ERK、JNK 基因表达，但差异无统计学意义。见表 3 - 1 - 26 及图 3 - 1 - 19。

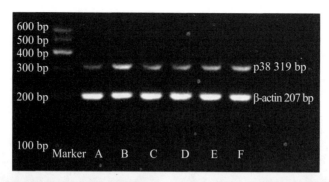

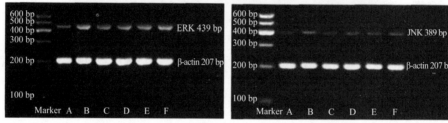

图 3 - 1 - 19　各组大鼠 p38、ERK、JNK 基因表达

A. 正常组；B. 模型组；C. 泼尼松组；D. 芒果苷高剂量组；E. 芒果苷中剂量组；F. 芒果苷低剂量组

3.3　芒果苷对血清 TNF - α、IL - 6、sICAM - 1 水平的影响

与正常组比较，模型组血清 TNF - α、IL - 6、sICAM - 1 水平显著升高（$P < 0.01$）。与模型组比较，泼尼松与 200mg/（kg·d）芒果苷可明显抑制 LPS 引起的血清 TNF - α、IL - 6、sICAM - 1 水平升高（$P < 0.05$），100、50mg/（kg·d）芒果苷虽然也降低血清 TNF - α、IL - 6、sICAM - 1 水平，但差异无统计学意义，见表 3 - 1 - 27。

表 3 - 1 - 27　大鼠血清 IL - 6、TNF - α、sICAM - 1 水平（$\bar{x} \pm s$，$n = 10$）

组别	剂量 /[mg/(kg·d)]	IL - 6/(ng/L)	TNF - α/(ng/L)	sICAM - 1/(ng/L)
正常	—	594.78 ± 263.45	61.86 ± 14.10	179.62 ± 60.38
模型	—	1304.76 ± 162.74*	119.49 ± 10.15*	366.03 ± 38.73*
泼尼松	5	632.02 ± 148.61#	62.80 ± 9.74#	201.67 ± 48.93#
芒果苷	200	833.89 ± 190.86#	68.96 ± 10.87#	213.57 ± 59.02#
	100	1169.03 ± 263.37	113.84 ± 9.10	329.70 ± 79.23
	50	1179.32 ± 180.29	115.59 ± 14.12	335.73 ± 77.22

注：与正常组比较，*$P < 0.05$；与模型组比较，#$P < 0.05$。

4　讨论

芒果苷对急性炎症模型（小鼠耳肿胀模型、大鼠角叉菜胶足踝关节肿胀模型、大鼠皮下气囊炎症模型、大鼠胸膜炎模型、大鼠腹膜炎模型等）、慢性增生性炎症模型（大鼠棉球肉芽肿模型）均具有显著抑制作用[1,2,5]。临床试用于治疗呼吸道感染性炎症的咳嗽、咳痰、喘息、发热等症状，具有显著疗效[6]，提示芒果苷体内应用具备抑制感染性炎症的作用。而 LPS 介导的效应是导致感染性炎症损伤的重要原因之一，研究芒果苷对介导 LPS 主要生物学效应的 MAPK 信号转导通路的影响，有助于阐明芒果苷抑制感染性炎症的作用机制。

哺乳动物体内存在 3 条与炎症密切相关的经典 MAPK 信号通路：p38 通路、MAPK 细胞外信号调节激酶（ERK）通路、c－Jun 氨基末端激酶（JNK）通路和 ERK5 通路[7,8]。关于 LPS 信号在细胞内传导的研究结果显示，干预 LPS 致炎信号的细胞内传递是人为控制炎症级联反应的重要途径，MAPK 信号通路在 LPS 致炎信号的细胞内传递中具有重要作用，是人为控制 LPS 诱导炎症反应的潜在靶位[9,10]。

迄今为止的研究表明，LPS 首先与血浆中的 LPS 结合蛋白（LBP）结合，再结合于细胞表面的 CD14 分子，以 LPS－LBP－CD14 复合物形式与单核－巨噬细胞膜上的 TLR4 结合导致 TLR4 的聚合而活化，在分泌蛋白 MD－2 的辅助下，活化的 TLR4 胞内尾状结构激活胞质内的接头蛋白 MyD88（myeloid differentiation protein，髓样分化蛋白 88），后者再与白介素 1 受体相关激酶（IL－1 receptor associatedk－inase，IRAK）结合，导致 IRAK 的自身磷酸化，然后与肿瘤坏死因子受体相关因子 6（TNF－Areceptorasso－ciatedfactor6，TRAF6）相互作用并使其寡聚化，激活 MAPKKK、MAPKK 及其下游的主要信号分子 p38、ERK、JNK，最后导致转录因子 AP－1 家族成员 junt 和 fos 活化，导致炎症因子的大量表达[11]。因此，MAPK 信号通路的主要信号分子 p38、ERK、JNK 在 LPS 诱导的慢性炎症中扮演了关键性的角色。本研究中模型组大鼠接受 LPS 尾静脉注射后，白细胞 p38、ERK、JNK 基因表达明显高于正常组（$P < 0.05$）；反映炎症细胞动员与活化的病理生理指标全血白细胞计数与血清中重要的炎症细胞因子 TNF－α、IL－6、sICAM－1 水平也显著高于正常组（$P < 0.01$），提示 MAPK 信号通路基因持续异常表达为 LPS 诱导慢性炎症的重要原因，故推测下调 p38、ERK、JNK 基因表达可能是抑制此类炎症的一个有效方法[12]。

活化的白细胞是 LPS 诱导的慢性炎症病理进程中非常重要的促进因素，如上所述，活化的白细胞其 p38、ERK、JNK 基因表达明显上调，导致炎症因子的大量表达而使炎症状态持续存在。本研究结果显示，接受 LPS 注射的大鼠在灌胃给予芒果苷 200mg/（kg·d）后，全血白细胞计数与血清 TNF－α、IL－6、sICAM－1 水平均显著低于模型组（$P < 0.05$），表明芒果苷可有效抑制 LPS 诱导的慢性炎症状态。本研究同时显示，灌胃给予芒果苷 200mg/（kg·d）可显著下调白细胞 ERK、JNK 基因表达（与模型组比较 $P < 0.05$），但对 p38 基因表达影响很小。此结果提示，芒果苷显著下调 ERK、JNK 基因表达可能是芒果苷抑制 LPS 诱导的慢性炎症的重要分子机制之一。

综上所述，芒果苷可有效地抑制 LPS 诱导的慢性炎症，此有益的治疗效应与其抑制 ERK、JNK 基因的异常表达有关，提示芒果苷可能在影响广泛的 LPS 相关慢性炎症的治疗方面具有重要的潜在价值。然而，芒果苷在较大剂量［200mg/（kg·d）］方能显示明显的 ERK、JNK 基因调控作用，将削弱其实际的应用价值。导致此现象的原因尚不完全清楚，但也许与其分子结构中的 C－葡萄糖苷键在肠道中被某些厌氧拟杆菌裂解而降低芒果苷的生物利用度有关[13]，解决此问题可能需要从芒果苷的结构改造、制剂工艺等方面进行更多的研究。

参考文献

［1］邓家刚，阎莉，郭力城. 芒果苷对花生四烯酸代谢产物的影响. 中国民族医药杂志，2008，8（8）：26.

［2］邓家刚，郝二伟，郑作文，等. 芒果苷对两种不同炎症模型前列腺素 E_2 含量的影响. 中华中医药学刊，2008，26(10)：2085.

［3］Ben – HamiS, Gacinovic S, Israel O. Cardiovascular infection and inflammation. Sem in Nucl Med，2009，39(2)：103.

［4］Yuan H, Perry CN, Huang C, et al. LPS – induced autophagy is mediated by oxidative signaling in cardiomyocytes and is associated with cyto protection. Am J Physio l Heart Circ Physiol，2009，296(2)：H470.

［5］邓家刚，郑作文，曾春晖. 芒果苷的药效学实验研究. 中医药学刊，2002，20(6)：802.

［6］覃骊兰，梁爱武，邓家刚. 芒果苷片治疗急性上呼吸道感染 30 例. 山东中医杂志，2008，27(9)：587.

［7］Boutm s T, Chevet E, Metrak os P. Mitogen – activated protein（MAP）kinase ∕MAP kinase phosphatase regulation：roles in cell growth, death, and cancer. Phamracol Rev，2008，60(3)：261.

［8］Zhou HY, Shin EM, Guo LY, et al. Anti – inflammatory activity of 4 – methoxyhonokiol is a function of the inhibition of NOS and COX 4 expression in RAW 264. 7 macrophages via NF – kappa B，JNK and p38 MAPK inactivation. Eur J Pharm aco，2008，586(1∕3)：340.

［9］Waetzig GH, Seegert D, Rosenstiel P, et al. p38 mitogen – activated protein kinase is activated and linked to TNF – α signaling in inflammatory bowel disease. J Immunol，2002，168(10)：5342.

［10］Hollenbach E, Neumann M, Vieth M, et al. Inhibition of p38 MAP kinase and RICK∕NF – JB sign aling suppresses inflammatory bowel disease. FA SEB J，2004，18(13)：1550.

［11］McAleer JP, Vella AT. Understanding how lipopolysaccharide inpacts CD4T – cell immunity. Crit Rev Immunol，2008，28(4)：281.

［12］Norm LD, Duong D, Peehl DM. Chemopreventive anti – inflammatory activities of curcum in and other phytochem ieals mediated by MAP kinase phosphatase – 5 in prostate cells. Carcinogenesis，2007，28（6）：1188.

［13］Sanugul K, A kao T, Li Y, et al. Isolation of a human intestinal bacterium that transforms mangiferin to norathyriol and inducibility of the enzyme that cleaves a C – glucosyl bond. Biol Pharm Bull，2005，28(9)：1672.

（卫智权，阎莉，邓家刚，邓静）

芒果苷调控单核细胞 NF – κB（P65）与 IκBα 表达对慢性支气管炎大鼠的保护作用

慢性支气管炎（chronic bronchitis）是气管、支气管黏膜及其周围组织的慢性非特异性炎症，是一种严重危害健康的常见病，其基本病理基础是慢性气管及细支气管炎症，由外周血单核细胞（peripheral blood mononuclear cell，PBMC）移行至肺泡介导的组织损伤在慢性支气管炎的发病中发挥了重要作用[1]。

参与慢性支气管炎发病机制的转录因子的激活最终均需通过核因子κB（nuclear factor κB，NF-κB）而完成其与炎症相关的生物学效应，NF-κB活性的增强已经在慢性呼吸道炎症实验模型和患者中被证实[2,3]。NF-κB（P65）在细胞中占很大的比例，不需要经过蛋白水解处理即可形成活性形式，是NF-κB家族参与基因转录的主要成分。已知NF-κB（P65）的激活通过结合抑制性IκBα蛋白而被阻止（其中IκBα是细胞内最主要的抑制性蛋白），后者使NF-κB（P65）在细胞质中处于失活状态。

芒果叶为漆树科植物芒果的叶，芒果苷（mangiferin）是芒果叶中的主要活性成分，是一种天然多酚类化合物。芒果叶在广西民间用于治疗咳嗽、咳痰已有多年历史，中成药芒果止咳片已在临床使用多年，对于慢性支气管炎的咳嗽、咳痰、喘息、发热等症状具有显著疗效且安全性良好。既往的药理学研究显示，芒果苷具有较为明显的抗炎活性[4,5]，其作用机制可能与其调控重要的丝裂原激活的蛋白激酶（mitogen-activated protein kinase，MAPK）细胞信号转导通路有关[6]，但芒果苷对于介导MAPK信号通路活化之后的大量炎性细胞因子产生NF-κB（P65）及其抑制因子IκBα的影响，迄今为止尚无研究报道。本研究以广泛应用的香烟烟熏所致慢性支气管炎大鼠为研究对象，考察芒果苷对介导慢性支气管炎的主要炎症细胞之一单核细胞NF-κB（P65）与IκBα表达的影响及其组织保护作用。

1　材料

1.1　实验动物

6周龄SPF级健康雄性Sprague-Dawley（SD）大鼠，体重160~180g，购自湖南斯莱克景达实验动物有限公司［实验动物生产许可证号SCXK（湘）2009-0004］。

1.2　主要试剂和仪器

芒果苷（纯度97.5%，分子式$C_{19}H_{18}O_{11}$，相对分子质量422.33）由广西中医药大学中药药效研究重点实验室惠赠。香烟为广西卷烟总厂产品，标称焦油含量12mg/支。醋酸泼尼松片（浙江仙琚制药股份有限公司）；淋巴细胞分离液（深圳达科为公司），大鼠超敏C反应蛋白（high-sensitivity C-reactive proteins，hs-CRP）与肿瘤坏死因子α（tumor necrosis factor-α，TNF-α）ELISA试剂盒（武汉华美公司）；RNAprep pure总RNA提取试剂盒、Quant cDNA第一链合成试剂盒、2.5×RealMasterMix［天根生化科技（北京）有限公司］；PCR基因特异性引物由上海生工生物工程公司合成；Rabbit anti-rat CD14抗体与Mouse anti-rat NF-κB（P65）Alexa Fluor 350、Rabbit anti-rat IκBα Alexa Fluor 647荧光标记抗体（美国Santa Cruz Biotechnology公司），Goat anti-rabbit IgG磁珠（美国New England Biolabs公司），Goat anti-rabbit IgG conjugated FITC试剂盒（美国Jackson ImmunoResearch公司）。

7500实时荧光PCR仪（美国ABI公司）；Multiskan Speetrum1500酶标仪（美国Thermo Fisher Scientific公司）；Quadro MACS磁力分选系统（德国Meltenyi Biotec公司）；LSR Fortessa多色分析流式细胞仪（美国Becton Dickinson公司）。

2 方法

2.1 实验动物分组与给药方法

取雄性大鼠 50 只，随机均分为对照（Control）组、模型（Model）组、泼尼松 [PNS, 5mg/(kg·d)] 组、芒果苷高剂量 [MGFH, 200mg/(kg·d)] 组、芒果苷低剂量 [MGFL, 100mg/(kg·d)] 组，每组 10 只。除对照组外，各组大鼠每天在 0.25m³ 自制玻璃烟熏仓内接受香烟烟熏，上、下午各 1 个小时，每次 10 支香烟，连续 6 周。烟熏 2 周后开始灌胃给药，对照组、模型组给予生理盐水，根据参考文献[6]报道的药物剂量设置其余各组大鼠受试药物剂量，给药时间 4 周，每天给药后照常烟熏。

实验第 6 周末，各组大鼠腹腔注射 2% 戊巴比妥钠（40mg/kg）麻醉，下腔静脉穿刺取血，进行血清 hs-CRP 与 TNF-α 测定；部分血液经淋巴细胞分离液处理分离 PBMC，少量 PBS 重悬，用于后续实验。

2.2 PBMC 磁珠纯化与纯度检验

用淋巴细胞分离液分离所得 PBMC，以 PBS 洗涤 2 次，加 Rabbit anti-rat CD14 一抗 4℃ 孵育 60min，洗涤 2 次后加 Goat anti-rabbit IgG 磁珠 4℃ 孵育 20min，其他步骤均按照说明书方法操作。取少量磁珠纯化后的 PBMC 以流式细胞仪分析 FITC-CD14 细胞比例检验 PBMC 纯度，其余纯化后的 PBMC 用于提取总 RNA 进行下游的 RT-PCR 以及 NF-κB（P65）、IκBα 蛋白表达的流式细胞术分析。

2.3 实时荧光定量 RT-PCR 检测 PBMC 的 NF-κB（P65）与 IκBα mRNA 表达

以 RNAprep pure 培养细胞/细菌总 RNA 提取试剂盒提取 PBMC 总 RNA，以 Quant cDNA 第一链合成试剂盒合成 cDNA 第一链，按照试剂盒说明书操作。目的基因 NF-κB（P65）、IκBα 以及内参基因 β-actin 的引物序列。每个 PCR 反应体系内容如下：2.5×RealMasterMix 20μl，上、下游引物各 1μl，cDNA 5μl，双蒸水 23μl。PCR 反应条件：93℃ 2min 预变性，然后按 93℃ 1min、55℃ 1min、72℃ 1min，共 40 个循环，最后 72℃ 7min 延伸。每次扩增均设置 cDNA 阴性对照，并进行 PCR 产物融解曲线分析验证其特异性。见表 3-1-28。

表 3-1-28 目的基因 NF-κB（P65）、IκBα 以及内参基因 β-actin 的引物序列

基因	正向引物（5′-3′）	反向引物（5′-3′）
NF-κB（P65）	CTCCTGTGCGAGTGTCCAT	GCTCTTGAAGGTCTCGTAGGT
IκBα	AGGAGTGTTGGTGACTGAGAG	TGGCTCTGAGTGAGGTAGGT
β-actin	CTATCGGCAATGAGCGGTTC	CAGCACTGTGTTGGCATAGAG

2.4 流式细胞术分析 PBMC 的 NF-κB（P65）与 IκBα 蛋白表达

取 2×10⁶ 磁珠纯化后的 PBMC，采用 Rabbit anti-rat CD14 一抗与 Goat anti-rabbit IgG conjugated FITC 试剂盒，按照说明书操作，进行细胞表面 CD14 抗原荧光染色；洗涤 2 次后加 0.1% Saponin 透膜处理 20min，采用 Mouse anti-rat NF-κB（P65）Alexa Fluor 350、

Rabbit anti – rat IκBα Alexa Fluor 647 荧光标记抗体，进行细胞内 NF – κB（P65）与 IκBα 荧光染色，细胞经固定后上机检测。以 FITC – CD14 设门选出 PBMC，分析 NF – κB（P65）– Alexa Fluor 350⁺/ IκBα – Alexa Fluor 647⁺的 PBMC 的平均荧光强度，评价 NF – κB（P65）与 IκBα 的蛋白表达水平。

2.5　血清 hs – CRP 与 TNF – α 测定

按照 ELISA 检测试剂盒说明书操作，以酶标仪于 450nm 波长依序测定各孔吸光度，以 Expert Curve 1.3.8 曲线拟合软件计算标准曲线的回归方程，计算样品中 hs – CRP 与 TNF – α浓度。

2.6　肺组织 HE 染色病理检测

取左肺于 4% 中性多聚甲醛固定后，经左肺门处作肺组织石蜡切片，常规 HE 染色，光镜下观察病理变化，选取直径不超过 1000μm 的细支气管，参考相关文献[7]报道的慢性支气管炎症病理评分方法，进行病理评分。

2.7　统计学处理

计量资料均以 $\bar{x} \pm s$ 表示，以 SPSS 13.0 统计软件进行多个样本间的均数比较。方差齐性数据采用单因素方差分析 LSD 检验，方差不齐数据采用 Kruskal Wallis 秩和检验。以 $P < 0.05$ 为差异具有统计学意义。

3　结果

3.1　磁珠纯化 PBMC 的纯度检验

以淋巴细胞分离液分离的各组大鼠 PBMC 经磁珠纯化后的流式细胞仪分析结果显示，FITC – CD14 的 PBMC 在全部细胞中所占的比例均大于 95%，淋巴细胞、粒细胞等非 PBMC 细胞成分所占比例均低于 5%。其典型流式散点图与直方图如图 3 – 1 – 20。

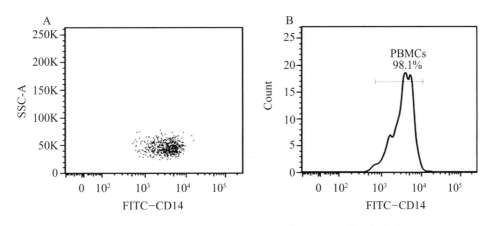

图 3 – 1 – 20　经磁珠纯化后的 PBMC 的典型流式散点图与直方图

3.2　芒果苷对 PBMC 的 NF – κB（P65）与 IκBα mRNA 及蛋白表达水平的影响

与对照组比较，模型组的 NF – κB（P65）mRNA 与蛋白表达水平显著上调（$P < 0.01$）。泼尼松组和芒果苷高剂量组的 NF – κB（P65）mRNA 与蛋白表达水平明显低于模

型组（$P < 0.01$）且与对照组相当（$P > 0.05$），而芒果苷低剂量组与模型组比较则无统计学差异（$P > 0.05$）。模型组 IκBα mRNA 与蛋白表达水平较之对照组显著上调（$P < 0.01$），泼尼松组和芒果苷高剂量组的 IκBα mRNA 与蛋白表达水平则明显高于模型组（$P < 0.01$），而芒果苷低剂量组与模型组比较无显著差异（$P > 0.05$）。见图 3 - 1 - 21。

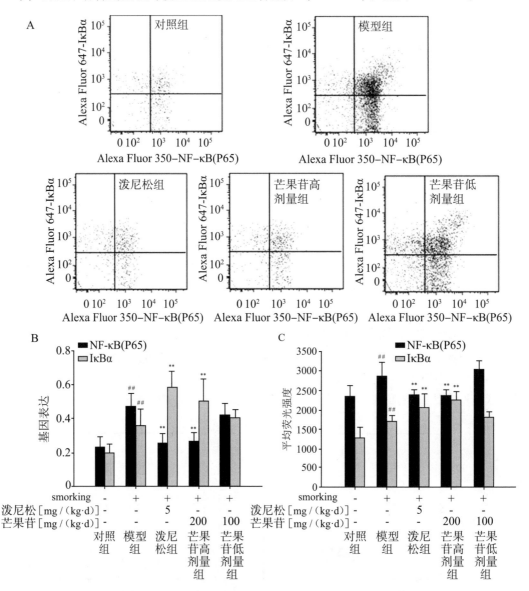

图 3 - 1 - 21　通过流式细胞仪分析芒果苷对 PBMC 的 NF - κB（P65）与 IκBα mRNA 及蛋白水平的影响

$n = 10$，$\bar{x} \pm s$；与对照组比较，$^{\#\#}P < 0.01$；与模型组比较，$^{**}P < 0.01$

3.3　芒果苷对血清 hs - CRP 与 TNF - α 水平的影响

模型组血清 hs - CRP 与 TNF - α 水平显著高于对照组（$P < 0.01$）。泼尼松组与芒果苷高剂量组的血清 hs - CRP 与 TNF - α 水平明显低于模型组（$P < 0.01$），而与对照组相当（$P > 0.05$），芒果苷低剂量组则未见类似改变，见表 3 - 1 - 29。

表 3 – 1 – 29 芒果苷对血清 hs – CRP 与 TNF – α 水平的影响

分组	剂量/[mg/(kg·d)]	hs – CRP/(μg/L)	TNF – α/(ng/L)
对照组	—	2.64 ± 0.22	54.26 ± 4.44
模型组	—	$4.81 \pm 0.40^*$	$127.87 \pm 8.40^*$
泼尼松组	5	$2.85 \pm 0.30^{**}$	$51.86 \pm 7.18^{**}$
芒果苷高剂量组	200	$2.81 \pm 0.29^{**}$	$55.15 \pm 6.48^{**}$
芒果苷低剂量组	100	4.58 ± 0.40	120.24 ± 23.09

注：与对照组比较，$^*P < 0.01$；与模型组比较，$^{**}P < 0.01$。

3.4 芒果苷对慢性支气管炎症病理镜检与组织病理评分的影响

对照组细支气管的管壁组织结构完整，上皮细胞纤毛无脱落，无或极少量淋巴细胞浸润。模型组细支气管壁可见以淋巴细胞为主的炎症细胞浸润，局灶性淋巴滤泡形成，轻度细支气管壁平滑肌层增生，上皮杯状细胞增生并可见局部鳞状上皮化生。泼尼松组与芒果苷高剂量组的细支气管结构大致完整，仍可见少量淋巴细胞浸润，管壁上皮细胞纤毛少量脱落或无脱落，无明显上皮杯状细胞增生，未见管壁平滑肌层增生或局部鳞状上皮化生。

模型组的组织病理评分显著高于对照组（$P < 0.01$）。泼尼松组与芒果苷高剂量组的组织病理评分明显低于模型组（$P < 0.01$），与对照组比较无明显差异（$P > 0.05$），芒果苷低剂量组未观察到类似结果。见图 3 – 1 – 22。

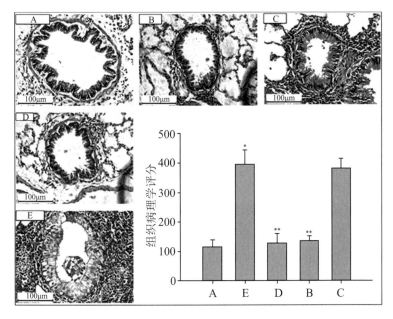

图 3 – 1 – 22 芒果苷对患有慢性支气管炎的老鼠支气管的影响

$n = 10$，$\bar{x} \pm s$；与对照组比较，$^*P < 0.01$；与模型组比较，$^{**}P < 0.01$

A. 对照组；B. 芒果苷高剂量组；C. 芒果苷低剂量组；D. 泼尼松组；E. 模型组

4 讨论

生理状态下 NF – κB（P65）与 IκBα 的表达保持适当的动态平衡，使得生物体不会发生病理性炎症损伤，但在病理状态下两者的动态平衡被打破，则引起病理性炎症损伤。本研究中，模型组大鼠在连续香烟烟熏 6 周后其 PBMC 的 NF－κB（P65）表达水平显著升高，表明其体内 PBMC 大量募集并激活，产生大量的血清 hs－CRP、TNF－α 等炎症细胞因子，导致细支气管慢性炎症损伤；与此同时 PBMC 的 IκBα 表达水平未发生相应幅度的有效上调，提示其体内 PBMC 的 NF－κB（P65）激活未受到恰当的阻止而处于持续的激活状态，导致炎症持续而慢性化。因此，设法恢复 NF－κB（P65）与 IκBα 的表达平衡，可能是抑制慢性呼吸道炎症的可选策略。

由于 NF－κB（P65）与 IκBα 在介导慢性支气管炎中的关键作用，两者已成为治疗慢性支气管炎药物开发的潜在靶点[8]，从天然植物成分中研发 NF－κB（P65）与 IκBα 调控药物的努力正在进行之中[9]。芒果苷广泛存在于多种植物之中，如漆树科植物扁桃、百合科植物知母、水龙科植物光石韦、龙胆科植物东北龙胆、翅子藤科植物海南五层龙等。既往的研究表明，芒果苷对于呼吸道炎症具有较好的抗炎活性[4]。相对于昂贵的单克隆抗体类抗炎药物，或者不良反应多见的糖皮质激素、大环内酯类抗生素，寻找抑制呼吸道炎症药理效应明确的天然植物成分，并将其作为研发安全有效药物的先导化合物，在现阶段或许是一个可行的选择。

本研究发现，芒果苷高剂量组对香烟烟熏诱导的慢性支气管炎大鼠的 PBMC 中 NF－κB（P65）的异常高表达具有显著抑制作用，与此同时则使 PBMC 的 IκBα 表达上调，并可见大鼠血清 hs－CRP、TNF－α 水平显著降低，细支气管炎症损伤明显减轻，然而，芒果苷低剂量组未显示类似作用。该实验结果提示，芒果苷对于慢性支气管炎大鼠 PBMC 的 NF－κB（P65）与 IκBα 表达均存在调控作用，此作用呈现某种程度上的剂量依赖性。上述实验发现有助于解释芒果苷如何调控 NF－κB（P65）与 IκBα 在 PBMC 中的表达，进而影响多种重要的炎性细胞因子的释放，发挥其减轻呼吸道炎症的药理效应。

然而，本研究中芒果苷需要高达 200mg/（kg·d）剂量方能呈现明显的抗炎效应，难以满足实际应用对药物效价的要求，单纯依赖增加芒果苷剂量获得更好的药效显然不符合对治疗费用的经济性要求，因此，需要在提升药物效价方面进行更多的尝试。关于芒果苷抗炎效价不高的实验证据仍然有限，一般认为可能有以下原因：芒果苷属四羟基吡酮的碳酮苷，无论是水溶性还是脂溶性均欠佳[10]；芒果苷在回肠最易吸收[11]，但回肠中广泛存在的厌氧拟杆菌能够裂解其分子结构中的 C－葡萄糖苷键，导致其分子结构的完整性受损[12]。这些原因均可导致芒果苷的生物利用度降低[13]。已经有采用纳米脂质体给药系统显著改善芒果苷生物利用度的研究报道[14]，如果能够进行有效的结构修饰并获得具备良好药物效价的芒果苷衍生物可能是更具经济效益的另一个选择，此方面的研究已经在进行之中[15]。

参考文献

[1] Hukkinen M, Korhonen T, Broms U, et al. Long－term smoking behavior patterns predicting self－reported chronic bronchitis. COPD, 2009, 6(4)：242－249.

[2] Pantano C, Ather JL, Alcorn JF, et al. Nuclear factor－kappaB activation in airway epithelium induces inflammation and hyperresponsiveness. Am J Respir Crit Care Med, 2008, 177(9)：959－969.

[3] Ali S, Hirschfeld AF, Mayer ML, et al. Functional genetic variation in NFKBIA and susceptibility to

childhood asthma, bronchiolitis, and bronchopulmonary dysplasia. J Immunol, 2013, 190（8）：3949 – 3958.

［4］ Rivera DG, Hernandez I, Merino N, et al. *Mangifera indica* L. extract（Vimang）and mangiferin reduce the airway inflammation and Th2 cytokines in murine model of allergic asthma. J Pharm Pharmacol, 2011, 63(10)：1336 – 1345.

［5］ Prabhu S, Narayan S, Devi CS, et al. Mechanism of protective action of mangiferin on suppression of in-flammatory response and lysosomal instability in rat model of myocardial infarction. Phytother Res, 2009, 23(6)：756 – 760.

［6］ Wei ZQ, Yan L, Deng JG, et al. Effects of mangiferin on MAPK signaling pathway in chronic inflamma-tion. China journal of Chinese materia medica（中国中药杂志）, 2011, 36(13)：1798 – 1802.

［7］ Cosio M, Chezzo H, Hogg JC, et al. The relations between structural changes in small airways and pulmo-nary function tests. N Engl J Med, 1978, 298(23)：1277 – 1281.

［8］ Mi S, Li Z, Liu H, et al. Blocking IL – 17A protects against lung injury – induced pulmonary fibrosis through promoting the activation of p50NF – κB. Acta Pharm Sin（药学学报）, 2012, 47：739 – 744.

［9］ Li L, Yu CH, Ying HZ, et al. Antiviral effects of modified dingchuan decoction against respiratory syncyti-al virus infection in vitro and in an immunosuppressive mouse model. J Ethnopharmacol, 2013, 147(1)：238 – 244.

［10］ Lin H, Lan J, Guan M, et al. Spectroscopic investigation of interaction between mangiferin and bovine se-rum albumin. Spectrochim Acta A Mol Biomol Spectrosc, 2009, 73(5)：936 – 941.

［11］ Chen BT, Xu FP, Lin AH, et al. Study on intestinal absorption of mangiferin byeverted gut sacs model. Chin Pharmacol Bull（中国药理学通报）, 2012, 28(5)：691 – 694.

［12］ Sanugul K, Akao T, Li Y, et al. Isolation of a human intestinal bacterium that transforms mangiferin to norathyriol and inducibility of the enzyme that cleaves a C – glucosyl bond. Biol Pharm Bull, 2005, 28(9)：1672 – 1678.

［13］ Lin H, Chen R, Liu X, et al. Study on interaction of mangiferin to insulin and glucagon in ternary sys-tem. Spectrochim Acta A Mol Biomol Spectrosc, 2010, 75(5)：1584 – 1591.

［14］ Liu R, Liu Z, Zhang C, et al. Nanostructured lipid carriers as novel ophthalmic delivery system for man-giferin：improving in vivo ocular bioavailability. J Pharm Sci, 2012, 101(10)：3833 – 3844.

［15］ Wu Z, Wei G, Lian G, et al. Synthesis of mangiferin, isomangiferin, and homomangiferin. J Org Chem, 2010, 75(16)：5725 – 5728.

（卫智权，阎莉，邓家刚，邓静）

芒果苷对两种不同炎症模型前列腺素 E$_2$ 含量的影响

芒果苷为漆树科植物芒果叶的主要活性成分，分子式为 $C_{19}H_{18}O_{11}$，化学名 2 – β – D – glucopyranosyl – 1, 3, 6, 7 – tetrahydroxy 9H – xanthen – 9 – one，是一种四羟基吡酮的碳

糖苷，属双苯吡酮类化合物。药效学研究表明其具有良好的抗炎、退热、化痰、止咳、平喘、抗病毒、调节免疫等作用[1-5]，抗炎作用尤其显著。本课题组研究发现，芒果苷对花生四烯酸代谢过程中环氧化酶（COX）途径有一定的抑制作用。为进一步揭示其抗炎机制，本研究采用角叉菜胶致小鼠背部气囊急性滑膜炎和大肠杆菌内毒素致家兔全身炎症两种不同的炎症模型，针对芒果苷对花生四烯酸 COX 代谢途径的代谢产物 PGE_2 含量的影响进行研究。

1 材料与方法

1.1 实验材料

1.1.1 动物

雄性 KM 小鼠（清洁级），18~22g，由广西医科大学实验动物中心提供，动物许可证号：SCXK 桂 2003-0003。雄性大耳白兔，1.8~2.5kg，由南宁市二溏兔场提供。

1.1.2 药物与试剂

芒果苷（分子量422.33，纯度98%），广西中医药大学中药药效筛选中心提供，批号 20060517；地塞米松片，山西云鹏制药有限公司产品，批号 20060401；阿司匹林肠溶片，拜耳医药保健有限公司产品，批号：20060228。上述三药临用前均用蒸馏水稀释至一定的浓度，在4℃环境贮存备用。角叉菜胶，Sigma 公司产品；内毒素 L-2880，Sigma 分装；PGE_2 放射免疫测定试剂盒，苏州大学血栓研究室提供。其余试剂均为国产分析纯。

1.1.3 仪器

高速低温离心机为德国 Biofuge Stoctos 产品；超声细胞粉碎仪为宁波新芝科器研究所产品；电子天平，德国赛多利斯公司产品；GC-911 放射性免疫计数仪为中国科大中佳公司产品；lambda 系列紫外/可见分光光度计，美国 Perkin Elmer 公司产品。

1.2 小鼠背部气囊炎症模型的建立[6]

取雄性小鼠60只，随机分为6组，每组10只，分别为正常组（生理盐水），模型组，阳性对照组（地塞米松，0.045g/kg），芒果苷高、中、低剂量（0.48、0.24、0.12g/kg）组。各组小鼠于背部皮下注射空气5ml，第3天及第6天再次注入空气各3ml，维持气囊的膨胀，于首次注入空气的第3天开始，灌胃给药或生理盐水 0.2ml/10g，1 次/天，连续5天，末次给药1h后囊内注射1%角叉菜胶1ml/只，6h后处死动物，于气囊内注入冰生理盐水（含肝素50U/ml）3ml，轻轻按压，吸出1ml，3000rpm 离心10min，上清液用紫外分光光度法检测 PGE_2 含量，OD_{278} 表示。

1.3 家兔全身炎症模型的建立[7]

1.3.1 动物分组及处理

取健康的雄性家兔36只，1.8~2.5kg，基础体温范围为38.0~39.6℃。正式实验前1天，将实验动物置于特制试验笼内，模拟实验条件适应3~4h，同时测体温3次，根据基础体温分为6组，每组6只，分别为正常组（生理盐水），模型组，阳性对照组（阿司匹林，0.5g/kg），芒果苷高、中、低剂量（0.18、0.09、0.045g/kg）组。从实验第1天，各组动物灌胃给药或生理盐水，7ml/kg，1 次/天，连续3天。给药第3天，禁食、禁水1

天，控制室温（24±1）℃，相对湿度55%～65%，待家兔安静，体温基线基本稳定后，连续测温3次，每次间隔15min，取3次均值作为基础体温。3次体温波动大于0.5℃者剔除不用。第3次药45min后，除正常组外，注射0.003g/L内毒素（1ml/kg）。注射内毒素后，第1～3.5h内每隔15min测体温一次，第3.5h，立即将动物快速断头取脑，干冰速冻，于-20℃环境冻存。

1.3.2　下丘脑中PEG₂含量的测定

取冷冻脑组织，分离下丘脑约30mg置于10ml离心管，加生理盐水3ml，匀浆2min，4℃环境中以3000rpm离心15min后吸取上清液，以放免法测定PGE_2含量。

1.4　统计学处理

所有数据用$\bar{x}\pm s$表示，运用SPSS 10.0统计软件进行处理，两组之间比较采用t检验。

2　结果

2.1　各组小鼠背部气囊炎性渗出液中PGE_2含量比较

与正常组比较，模型组小鼠背部气囊炎性渗出液中PGE_2含量明显升高（$P<0.01$）。阳性组及芒果苷高、中、低剂量组小鼠背部气囊炎性渗出液中PGE_2含量与模型组相比，明显降低（$P<0.05$）。结果见表3-1-30。

表3-1-30　芒果苷对小鼠背部气囊炎性渗出液中PGE_2含量的影响（$\bar{x}\pm s$）

组别	n	剂量/（g/kg）	PGE_2/OD_{278}	抑制率/%
正常组	10	—	0.70±0.82**	—
模型组	10	—	2.44±0.50	—
阳性组	10	0.045	0.96±0.28*	60.66%
芒果苷高剂量组	10	0.48	1.97±0.32*	19.26%
芒果苷中剂量组	10	0.24	1.96±0.41*	19.67%
芒果苷低剂量组	10	0.12	1.74±0.64*	28.69%

注：与模型对照组比较，*$P<0.05$，**$P<0.01$。

2.2　各组家兔炎症模型下丘脑组织中PGE_2含量比较

与正常组比较，模型组家兔下丘脑组织中PGE_2含量明显升高（$P<0.01$）。阳性组及芒果苷高、中、低剂量组家兔下丘脑组织中PGE_2含量明显低于模型组（$P<0.05$）。结果见表3-1-31。

表3-1-31　芒果苷对家兔炎症模型下丘脑组织中PGE_2含量的影响（$\bar{x}\pm s$）

组别	n	剂量/（g/kg）	PGE_2浓度/（pg/0.1ml）	抑制率
正常组	6	—	3.92±0.62**	—
模型组	6	—	8.67±0.49	—
阳性组	6	0.5	7.62±0.81*	12.11%

续表

组别	n	剂量/（g/kg）	PGE$_2$浓度/（pg/0.1ml）	抑制率
芒高组	6	0.18	7.65 ± 0.83 *	11.76%
芒中组	6	0.09	7.81 ± 0.41 *	9.92%
芒低组	6	0.045	7.96 ± 0.51 *	8.19%

注：与模型对照组比较，$*P < 0.05$，$**P < 0.01$。

3 讨论

通常认为花生四烯酸（AA）代谢在炎症病理过程中起主要作用。当细胞在受到某些刺激或其他介质的作用及细胞损伤的情况下，细胞的磷脂酶（PLA$_2$）被激活，促使 AA 从膜磷脂释放。这一过程中，AA 通过环氧化酶（COX）、脂氧化酶（LOX）两条途径代谢。AA 可以经过 COX 的作用，生成 PGG$_2$，进而转变为 PGH$_2$，PGH$_2$ 在不同酶的作用下生成 PGE$_2$、PGI$_2$、TXA$_2$ 等产物，这些产物与炎症的发生和发展有着密切关系[8]。PGE$_2$ 是 AA 代谢过程中产生的一个重要炎症介质，在炎症过程中可通过其强大的扩血管、协同趋化因子激活及吸引中性粒细胞、增强血管壁通透性、引起发热及痛觉过敏等作用促进炎症反应发生发展[9]。

本课题的以往研究发现，芒果苷在较低浓度下可以使 6 - keto - PGF1a 的生物合成稍有降低，在高、中浓度下则可显著抑制 6 - keto - PGF1a 的生物合成，且芒果苷可显著抑制 PLA$_2$ 和 COX 的活性，提示芒果苷主要通过抑制花生四烯酸环氧酶代谢途径而起到抗炎作用。为进一步揭示其抗炎机制，本研究采用角叉菜胶致小鼠背部气囊急性滑膜炎模型和大肠杆菌内毒素致家兔全身炎症模型，针对芒果苷对花生四烯酸 COX 代谢途径中的重要代谢产物 PGE$_2$ 含量的影响进行研究。实验结果表明，与模型组比较，芒果苷 3 个剂量均能明显抑制小鼠背部气囊炎症模型内 PGE$_2$ 的含量及家兔全身炎症模型下丘脑组织内 PGE$_2$ 的含量。这进一步提示芒果苷抑制炎症组织及下丘脑组织中 PGE$_2$ 的产生可能为其抗炎作用机制之一。

参考文献

[1] 邓家刚，曾春晖. 芒果叶及芒果苷 30 年研究概况. 广西中医药大学学报，2003，6(2)：44 - 49.

[2] 邓家刚，郑作文，曾春晖. 芒果苷的药效学实验研究. 中医药学刊，2002，20(6)：802 - 803.

[3] 邓家刚，杨柯，郑作文，等. 芒果苷在鸭体内抑制鸭乙型肝炎病毒感染的实验研究. 广西中医药大学学报，2007，10(1)：1.

[4] 邓家刚，杨柯，阎莉，等. 芒果苷对免疫抑制小鼠 T 淋巴细胞增殖的影响. 中药药理与临床，2007，23(5)：64 - 66.

[5] 邓家刚，郑作文，杨柯. 芒果苷对内毒素致热家兔体温的影响. 中国实验方剂学杂志，2006，12(2)：72 - 73.

[6] 王利津，徐强. 黄连解毒汤的抗炎作用机制研究. 中国中药杂志，2000，25(8)：493 - 496.

[7] 杨柯，曾春晖. 莨菪亭解热作用机制实验研究. 中国药物应用与监测，2006，3：24 - 27.

[8] Sam uelsson B. An elucidation of the arachidonic acid cascade discovery of prostaglandins, thromboxane and leukotrienes. Drugs, 1987, 33 Suppl 1: 2 - 9.

[9] 王玉香，刘青云，彭代银. 痹复康抗炎和镇痛作用的实验研究. 中国实验方剂学杂志，2001，7 (5)：44－46.

（邓家刚，郝二伟，郑作文，杨柯，阎莉）

芒果苷对花生四烯酸代谢产物的影响

芒果苷为漆树科植物芒果叶的主要活性成分，药效学研究表明其具有良好的抗炎、化痰、止咳、平喘、抗病毒、调节免疫、退热等作用[1-5]，抗炎作用尤其显著。为阐明芒果苷抗炎机制，本研究探讨了其对炎症发生发展过程中相关代谢产物的不同影响，现报道如下。

1 材料

1.1 动物

健康 Wistar 大鼠，体重 200～300g，均由广西医科大学实验动物中心提供。

1.2 试剂

芒果苷由广西中医药大学中药药效筛选中心提供。AA、角叉菜胶、LTB$_4$、LTC$_4$、前列腺素 B（PGB$_2$）、钙离子载体 A$_{23187}$ 均为美国 Sigma 公司产品；还原型谷胱甘肽为上海前尘生物技术有限公司产品；6－酮－前列腺素 1a（6－keto－PGFla）放免试剂盒为北京东雅生物技术有限责任公司产品；二甲基亚砜（DMSO）为广州光华化学厂有限公司产品，批号：20040827。

1.3 仪器

高速低温离心机为德国 Biofuge Stoctos 产品；超声细胞粉碎仪为宁波新芝科器研究所产品；GC－911 放射性免疫计数仪为中国科大中佳公司产品；Angilent ll 00 Series 液相色谱系统为美国 Angilent 公司产品；PHS－3C 型 pH 计为上海盛磁仪器有限公司产品。

2 方法

2.1 中性白细胞悬液的制备[6]

乙醚麻醉正常大白鼠，于右胸腔注射 1% 角叉菜胶 0.4ml，8h 后将大鼠断头放血，小心剪开右侧胸腔，吸取胸腔渗出液并加入到 2mlPBS 溶液中（含 12.5U/ml 肝素），再取 2ml 含肝素的 PBS 溶液冲洗胸腔，合并冲洗液，离心（2000rpm，10min），沉淀细胞加入冷冻蒸馏水 2ml 溶解红细胞，1min 后立即加入 2ml 1.8% 的 NaCl（含 12.5U/ml 肝素），离心（2000rpm，5min），沉淀细胞用适当缓冲溶液悬浮。

2.2 芒果苷对完整中性白细胞中 5 - 脂氧酶途径 LTB_4、LTC_4 水平的影响

2.2.1 LTB_4 和 LTC_4 提取

中性白细胞用 50mmol/L 磷酸盐缓冲液（含 0.95% 丙二醇，0.1% 明胶，pH7.4）配成细胞悬液，调细胞数为 1×10^7/ml。取细胞悬液 0.3ml，加入 DMSO 溶解的芒果苷（100μmol/L、10μmol/L、1μmol/L）或空白溶剂，每一药物浓度为 1 组，每组设 3 个复管。在 37℃ 水浴温孵 10min。加入 Ca_2、$M9_2$、AA 和 A_{23187}，使其终浓度分别为 2.0mmol/L、0.5mmol/L、40μmol/L、3μmol/L。混匀，继续温孵 10min 后，立即转移到有 5ml 乙酸乙酯的离心管中终止反应（乙酸乙酯中含 20μl 冰醋酸，内标 $PGB_2$50ng），漩涡振荡 2min，转移上层乙酸乙酯 4.5ml，氮气吹干，用 30μl 甲醇溶解残渣，离心（12000rpm，10min），取上清进样，用 RP - HPLC 测定产物的水平。

2.2.2 分离测定 LTB_4 和 LTC_4[7-9]

流动相采用甲醇 - 水 - 乙酸（70:20:0.01），pH 为 3.0，流速 0.8ml/min，用 275nm 检测 LTB_4、LTC_4，先用 LTB_4 和 LTC_4 标准品进行定性，以峰高与内标 PGB_2 之比表示其相对水平。

2.3 芒果苷对 COX 通路 6 - keto - PGFla 含量的影响[10]

中性白细胞用 50mmol/L 的磷酸盐缓冲液（含 1mmol/L EDTA，0.95% 丙二醇）配成细胞悬液，调细胞浓度为 4×10^7/ml。置冰浴中，超声破碎，4℃ 离心（10000rpm，20min），取上清液作为酶粗液。取 0.25ml 酶粗液，加 DMSO 溶解的芒果苷（100μmoL/L、10μmoL/L、1μmoL/L）或空白溶剂，每一药物浓度为 1 组，每组设 12 个复管。37℃ 水浴中温孵 15min，加 1mol/L AA 1μL 继续温孵 30min，1mmoL/L 盐酸 25μl 终止反应。用放免试剂盒测定 6 - keto - PGFla 含量。

3 实验结果

3.1 芒果苷对完整中性白细胞中 5 - 脂氧酶途径 LTB_4、LTC_4 水平的影响

实验结果表明，与空白组比较，芒果苷 3 个剂量组的 LTB_4、LTC_4 水平无统计学差异，提示芒果苷对中性白细胞中 LTB_4、LTC_4 的水平无影响。结果见表 3 - 1 - 32。

表 3 - 1 - 32 芒果苷对 5 - LOX 活性的影响 ($\bar{x} \pm s$，$n = 3$)

组别	剂量/(μmol/L)	LTB_4/ng	LTD_4/ng
空白组	—	2.86 + 0.37	2.99 ± 0.07[#]
芒果苷高剂量组	100	3.04 + 0.47[#]	3.10 ± 0.47[#]
芒果苷中剂量组	10	3.10 ± 0.12[#]	3.08 ± 0.07[#]
芒果苷低剂量组	1	3.09 ~ 0.08[#]	3.04 ~ 0.17[#]

注：与空白组比较，[#]$P > 0.05$。

3.2 芒果苷对 6 - keto - PGFla 生物合成的影响

中性白细胞酶粗提液分别与芒果苷或对照溶剂温孵后，实验结果显示，芒果苷低剂量可以使 6 - keto - PGFla 的生物合成稍有降低，但没有统计学差异；芒果苷高、中剂量则可

显著抑制 6 - keto - PGFla 的生物合成（$P < 0.01$）。结果见表 3 - 1 - 33。

表 3 - 1 - 33 芒果苷对 6 - keto - PGFla 的生物合成的影响（$\bar{x} \pm s$, $n = 12$）

组别	剂量/（μmol/L）	6 - keto - PGFla/（ng/10^{7}cells）
空白组	—	0.79 ± 0.12
芒果苷高剂量组	100	4.15 ± 0.28 **
芒果苷中剂量组	10	6.12 ± 0.41 **
芒果苷低剂量组	1	7.73 ± 0.72

注：与空白组比较，** $P < 0.01$。

4 讨论

炎症的病理过程比较复杂，分感染性和非感染性，但两者的病理过程及发病机制相同，都与 AA 代谢、炎性细胞功能和自身免疫过程有关，这些过程相互关联，相互影响。AA 通过 COX、LOX 两条途径代谢。AA 可以经过 COX 的作用，生成 PGG$_2$ 进而转变为 PGH$_2$，PGH$_2$ 在不同酶的作用下生成 PGE$_2$、PGI$_2$、TXA$_2$ 等产物，PGI$_2$ 进一步转变为 6 - keto - PGFla[11]。此过程生成的前列腺素具有较强的扩血管作用，可提高血管通透性，加强缓激肽与组胺引起的水肿，刺激白细胞的趋化性（白细胞聚集于某一部位的现象），故有致炎作用。经过 LOX 途径代谢生成的白三烯对中性粒细胞、单核细胞和嗜酸性粒细胞具有很强的趋化作用，能使白细胞聚集于炎症部位，同时还能增强血管通透性，加剧水肿。如能抑制前列腺素、白三烯这两种主要炎性介质，就可以有效缓解炎症。

本实验结果表明，芒果苷在 1μmol/L 浓度时可以使 6 - keto - PGFla 的生物合成稍有降低，但无统计学意义；在 100μmol/L、10μmol/L 浓度时，可显著抑制 6 - keto - PGFla 的生物合成，而芒果苷对脂氧酶途径中 LTB$_4$ 和 LTC$_4$ 的水平则无明显影响，提示其抗炎作用可能与抑制炎症过程中前列腺素的生物合成有关。

参考文献

［1］邓家刚，曾春晖. 芒果叶及芒果苷 30 年研究概况. 广西中医药大学学报，2006，6（2）：44 - 49.

［2］邓家刚，郑作文，曾春晖. 芒果苷的药效学实验研究. 中医药学刊，2002，20（6）：802.

［3］邓家刚，杨柯，郑作文，等. 芒果苷在鸭体内抑制鸭乙型肝炎病毒感染的实验研究. 广西中医药大学学报，2007，10（1）：1.

［4］邓家刚，杨柯，阎莉，等. 芒果苷对免疫抑制小鼠 T 淋巴细胞增殖的影响. 中药药理与临床，2007，23（5）：64.

［5］邓家刚，郑作文，杨柯. 芒果苷对内毒素致热家兔体温的影响. 中国实验方剂学杂志，2006，12（2）：72.

［6］王文杰，白金叶，刘大培，等. 紫草素抗炎作用及对白三烯 B 生物合成的抑制作用. 药学学报，1994，29（3）：161 - 163.

［7］Li NY, Zhu XY. Effect of several anti - inflammatory drugs on LTB$_4$ biosynthesis. Acta Pharm Sin, 1989, 223: 104.

［8］Engels W. Extraction and determination of eicosanoids in Biological samples by reverse - phase high performance liquid chromatograph. Prog Appl Microcirc, 1987, 12: 316.

[9] Micheal M, Tanic S. Quantitation of peptide - 1eukObienesby reverse - phase high - performance liquid chromatography. Chromatogr, 1985, 343: 213.

[10] 王文杰，白金叶，程桂芳，等. 麝香糖蛋白成分对大鼠中性白细胞花生四烯酸代谢酶的作用. 中国中药杂志，1997，22（5）：301 - 303.

[11] Samuelsson B. Anelucidation of the arachidonic acid cascade discovery of prostaglandins, thromboxane and leukotrienes. Drugs, 1987, 33: 229.

（邓家刚，阎莉，郭力城）

芒果苷对豚鼠肺组织释放慢反应物质的影响

迄今为止的基础研究证实，慢反应物质（slow reacting substance of anaphylaxis，SRS - A）的活性成分为白三烯 C_4（leukotriene C_4，LTC_4）、白三烯 D_4（leukotriene D_4，LTD_4）、白三烯 E_4（leukotriene E_4，LTE_4）是一组具有多种重要致炎效应的生物活性物质，参与炎症和变态反应。抑制 SRS - A 的合成和（或）释放能够有效地阻止 SRS - A 介导的炎症效应，这已成为研发抗炎药物的靶点之一。现有的研究结果表明，芒果苷具有调节免疫、抗炎、抗肿瘤等多项作用，尤其抗炎作用非常显著[1-3]，有望成为安全有效的新型抗炎药物。本研究探讨了芒果苷对豚鼠肺组织释放 SRS - A 的影响，以阐明其抗炎作用机制。

1 实验材料

1.1 药物与试剂

芒果苷，由广西中医药大学中药药效筛选研究中心提供；卵白蛋白（Ovalbumin，OA）、A_{23187}、组胺、L - 半胱氨酸均为美国 Sigma 公司产品；氯苯那敏为上海现代哈森药业有限公司产品，批号 04122922；阿托品为天津药业集团新郑股份有限公司产品，批号 0403011；酮替芬为浙江南洋药业有限公司产品，批号 20050603。

1.2 动物

豚鼠体重 250 ~ 350g，雌雄兼用，由广西医科大学实验动物中心提供，合格证号：SCXK 桂 2003 - 0003。

1.3 仪器

BL - 410 生物机能实验系统、电子天平（德国赛多利斯公司产品，型号 BP211D）。

2 实验方法[4]

2.1 致敏豚鼠

取豚鼠 60 只，随机分为空白组，模型组，阳性组（酮替芬，0.5mg/kg）和芒果苷高、中、低剂量（122.5、61.3、30.6mg/kg）组，每组10只。除空白组外，各组豚鼠均注射5%卵白蛋白生理盐水溶液1.8ml（腹腔注射1.0ml，两后肢分别肌注0.4ml），每周肌肉注射加强1次。造模2h后各组动物经灌胃给予相应药物（给药容量为2ml/100g），空白组及模型组给予等体积的生理盐水，每天1次，连续给药3周。

2.2　SRS-A的制备

将豚鼠击昏，切断颈动脉放血致死。打开胸腔，分离肺动脉，插入套管，以Tyrode液冲洗肺，将肺洗至无血色。切下洗净的肺，剔除周围结缔组织，滤纸吸干水分后将肺组织剪成约1mm³的小碎块。称取肺碎块0.5g置试管内，加Tyrode液3ml和吲哚美辛1μg/ml，置于37℃恒温水浴中振荡，孵育1h，温育液中加L-半胱胺酸10mmol/L，15min后再加入A_{23187} 10μmol/L，继续温育1h，200目尼龙网双层过滤，所得滤液即SRS-A，将其置于4℃环境中保存备用。

2.3　SRS-A的检测

取正常豚鼠回肠1~2cm，用丝线将其一端固定在恒温浴槽的挂钩上，另一端与张力换能器相连，浴槽内加14ml Tyrode液并通以95% O_2、5% CO_2的混合气体，于0.5g张力下平衡30min。加入0.25μg/ml浓度组胺定标，测定标准剂量组胺引起回肠收缩的高度。改用含阿托品1μg/ml和氯苯那敏0.06μg/ml的Tyrode液，接触5min，加入SRS-A，记录回肠收缩的高度，并与标准剂量组胺收缩高度相比较。按1单位SRS-A相当于组胺5ng/ml所引起的回肠收缩高度，换算出所含SRS-A的单位数（以U/g肺组织表示）。

2.4　统计学处理

所有数据使用SPSS for Windows 10.0统计软件进行处理，数据以$\bar{x}\pm s$表示，各组间均数比较采用t检验。

3　结果

3.1　芒果苷对豚鼠肺组织释放SRS-A的影响

芒果苷对豚鼠肺组织释放SRS-A的影响见表3-1-34。

表3-1-34　芒果苷对各组豚鼠肺组织合成SRS-A含量的影响（$\bar{x}\pm s$，$n=10$）

组别	剂量/(mg/kg)	SRS-A/(U/g)
空白组	—	93.0±74.0
模型组	—	3243.6±1728.5*
酮替芬组	0.5	294.0±267.0#
芒果苷高剂量组	122.5	255.7±169.0#
芒果苷中剂量组	61.3	772.0±451.8#
芒果苷低剂量组	30.6	353.4±421.7#

注：与空白组比较，*$P<0.01$；与模型组比较，#$P<0.01$。

结果显示，芒果苷三个剂量组均显示了较强的抑制豚鼠肺组织释放SRS-A的作用，与模型组比较均有非常显著的差异（$P < 0.01$）。

3.2 不同浓度的芒果苷对 SRS-A 引起豚鼠回肠的收缩幅度的影响

不同浓度的芒果苷对 SRS-A 引起豚鼠回肠的收缩幅度的影响见图 3-1-23。

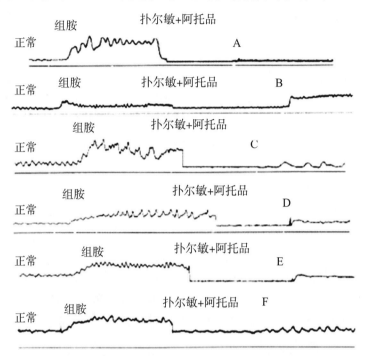

图 3-1-23 不同浓度的芒果苷对 SRS-A 引起豚鼠回肠收缩幅度的影响

A. 空白组；B. 模型组；C. 酮替芬组；D. 芒果苷高剂量组；

E. 芒果苷中剂量组；F. 芒果苷低剂量组

结果表明，芒果苷三个剂量组均有较强的抑制豚鼠回肠收缩的作用。

4 讨论

LTC_4、LTD_4、LTE_4 是 SRS-A 的生物学活性成分，在炎症反应中具有重要的作用，是机体产生免疫性炎症时释放的重要炎症介质，可致平滑肌收缩、血管通透性增加，并且能够与前列腺素等其他炎症介质相互作用，形成炎症介质网络，发挥更为复杂的致炎效应[5]。因此，LTC_4、LTD_4、LTE_4 是炎症反应中极为重要的介质，也是研究抗炎药物的重要作用靶点。

本研究结果显示，灌胃给予豚鼠不同剂量的芒果苷能够抑制肺组织释放 SRS-A，其中芒高剂量组 SRS-A 释放的抑制效应甚至强于酮替芬，与模型组比较均有非常显著的差异（$P < 0.01$），提示芒果苷具有较强的抑制豚鼠肺组织释放 SRS-A 的作用。本研究还表明，芒果苷对组胺介导的平滑肌收缩亦有显著的抑制作用，且其作用强度与已知的组胺受体阻滞剂酮替芬相当，提示芒果苷可能具有与酮替芬类似的组胺受体阻滞作用。

芒果苷兼具抑制 SRS-A 释放与阻滞组胺受体作用的独特药理特性，使其可能在治疗由 SRS-A 介导的炎症性疾病（如支气管哮喘、慢性支气管炎等）方面发挥重要作用。鉴于这些疾病的高发病率及其对人群健康的巨大危害，深入研究芒果苷的抗炎效应具有积极的社会意义。然而，本研究中芒果苷中剂量组的豚鼠肺组织 SRS – A 含量高于低剂量组，芒果苷是否在某个剂量范围内具有某些尚未被了解的作用机制，有待进一步的研究探讨。

参考文献

[1] 邓家刚，郑作文，曾春晖. 芒果苷的药效学实验研究. 中医药学刊，2002，20(6)：802.
[2] 王伟，祝其锋，郭峰，等. 知母宁对老化红细胞 CR1 活性及脂质过氧化水平的影响. 中国药理学通报，1996，12(1)：77.
[3] 黄华艺，农朝赞，郭凌霄，等. 芒果苷对肝癌大鼠血清中上皮钙粘蛋白和癌胚抗原以及单胺氧化的影响. 医学综述，2001，7(12)：764.
[4] 徐叔云. 药理实验方法学. 北京：人民卫生出版社，2001：403 – 404.
[5] 邓星奇，廖晓寰，周亚刚，等. 白三烯受体拮抗剂对哮喘患者生存质量和气道炎症的作用. 中国临床康复，2002，6(17)：2528 – 2529.

（邓家刚，郭力城，郑作文，杨柯，阎莉）

芒果苷对自发性高血压大鼠外周血单核细胞活化及血清炎性因子表达的影响

高血压是引起心血管疾病的主要原因[1]，已有的研究表明炎症在所有心血管疾病的发生、发展中扮演着重要的角色，已引起越来越多的学者的重视[2]。炎症与高血压可相互作用：一方面，高血压可以通过刺激一些因子如细胞黏附分子、白介素、生长因子、内皮素 –1 及血管紧张素Ⅱ等的表达，引起前炎症状态的活化；另一方面，前炎症状态的活化又促进了高血压的发展[3]。研究发现，高血压病患者及高血压大鼠模型外周血单核细胞趋化蛋白 –1（MCP –1）的表达往往升高[4,5]，炎性因子表达往往出现异常[6,7]，表明单核细胞活化及炎性因子表达异常是高血压的重要特征。

芒果苷是芒果叶中的主要活性成分。近年来的药效学研究显示，芒果苷具有广泛的药理效应，涉及抗炎、抗氧化、抗肿瘤、抗病原微生物、调节代谢、免疫调节等[8]。较早期进行的研究显示，芒果苷可显著抑制腹腔注射醋酸引起的小鼠急性腹腔炎症的渗出[9]，明显减轻二甲苯导致的小鼠耳郭急性炎症性肿胀[10]。但是，对于影响更为广泛的风湿性炎症、代谢综合征、冠心病血管炎症等不属于传统意义范畴的炎症，则仅有少量报道[11]。我们在以往的研究中发现，芒果苷可以减轻自发性高血压大鼠（SHR）心、肾等靶器官炎症损伤[12]，但关于芒果苷对 SHR 全身性炎症损伤的作用及其机制，仍不清楚。

本研究以 SHR 作为实验动物模型，观察芒果苷对 SHR 炎症反应、单核细胞趋化活性及血清炎性因子表达的影响，将进一步了解芒果苷在抗高血压慢性炎症中的作用及其机制，也为开发以芒果苷为先导化合物的新型药物提供实验依据。

1 材料与仪器

1.1 实验动物

50 只 10 周龄雄性 SHR 和 10 只同周龄的雄性魏 – 凯二氏大鼠（WKY），大鼠体重介于 280 ~ 320g，许可证号：SCXK（京）2012 – 0001，购自北京维通利华实验动物有限责任公司。实验动物在可控的温度、湿度和光照条件下饲养，并提供无限制的食物和水。实验动物的使用和护理参照欧盟新的保护试验用动物指令——2010/63/EU。

1.2 主要药品和试剂

芒果苷（CAS 号：4773 – 96 – 0，分子式：$C_{19}H_{18}O_{11}$，分子量：422.33962，从芒果叶中提取，纯度：98%，批号：20150603，化学结构：如图 3 – 1 – 24 所示），由广西昌洲天然药业有限公司提供。苯那普利，由北京诺华制药有限公司生产，批号：X1564。白细胞稀释液，为南京建成公司产品。人全血单个核细胞分离液试剂盒，由北京索莱宝有限公司提供。单核细胞趋

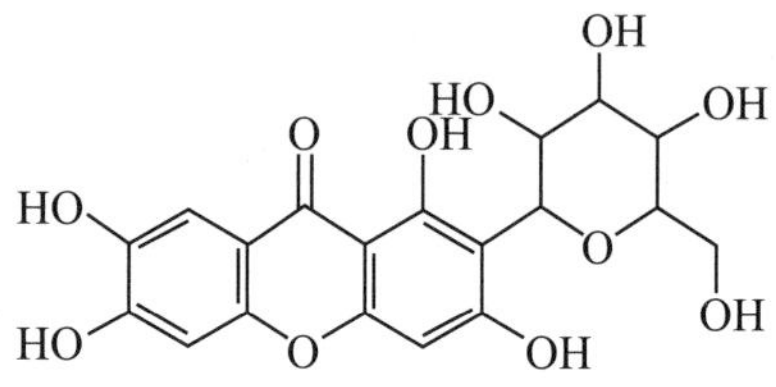

图 3 – 1 – 24 芒果苷化学结构

化因子 – 1（MCP – 1）、肿瘤坏死因子 – α（TNF – α）、白介素 – 6（IL – 6）、白介素 10（IL – 10）ELISA 试剂盒，由美国 Invitrogen 公司提供。其他试剂为分析纯。

1.3 主要仪器和设备

– 80℃超低温冰箱（德国 Siemens 公司），细胞计数板（上海拜力生物科技有限公司），倒置显微镜（日本 Olympus 公司），细胞培养箱（美国 Thermo 公司），全自动酶标仪（美国 Thermo 公司），5427R 台式冷冻高速离心机（德国 Eppendorf 公司），Transwell 板（美国 Corning 公司），全自动无创血压测量系统（成都泰盟科技有限公司）。

2 实验方法

2.1 实验分组

SHR 随机分为模型组、芒果苷高剂量组、芒果苷中剂量组、芒果苷低剂量组和苯那普利组，每组 10 只，以 10 只同周龄的雄性 WKY 为正常对照组。

2.2 实验给药

WKY 正常对照组与 SHR 模型组给予等容量三蒸水灌胃，芒果苷高、中、低剂量组分别给予 40mg/（kg·d）、20mg/（kg·d）、10mg/（kg·d）芒果苷灌胃，苯那普利组给予 10mg/（kg·d）灌胃，各组动物均按 10ml/（kg·d）连续灌胃，灌胃给药 8 周后停药，处死大鼠前禁食 12h。

2.3 血压测定

给药前及给药后第 4、8 周，采用全自动无创血压测量系统进行尾动脉收缩压测定。测定前将大鼠置于 35℃恒温箱中预热 10min（使大鼠尾动脉扩张），然后测量大鼠在安静、清醒状态下的尾动脉压 3 次，取其平均值。给药前及给药后第 4、8 周各测定一次。

2.4 样本采集

实验第8周毕，用10%水合氯醛3ml/kg腹腔注射麻醉，打开胸腔，于无菌条件下心脏采血9ml。其中，6ml用肝素抗凝，用于分离外周血单个核细胞；1ml用于全血白细胞计数；2ml离心后分装血清于-80℃冻存，待检测大鼠血清中MCP-1、TNF-α、IL-6、IL-10的含量。

2.5 全血白细胞总数观察

取全血20μl，加白细胞稀释液380μl，充分混匀后充入细胞计数板计数池进行白细胞计数。

2.6 分离外周血单个核细胞

用Nycoprep1.077A分离外周血单个核细胞，严格按照说明书操作。每6ml全血约分离单个核细胞数3×10^6个，悬于RPMI 1640用于趋化实验。

2.7 外周血单个核细胞的趋化实验

趋化实验在Transwell中进行（24孔板，聚碳酯膜孔径为5μm）。新鲜分离的外周血单个核细胞1×10^6悬于RPMI1640（含5%小牛血清）100μl加入Transwell上室，在Transwell的下室加入含有MCP-1的RPMI 1640共600μl（MCP-1浓度为100μg/L），置于37℃含5% CO_2的培养箱中孵育3.5h，取出后用棉签擦去滤膜上表面的细胞，甲醇固定滤膜，吉姆萨染色，于400倍显微镜下随机取5个视野计数细胞数。各组均设不含有MCP-1的RPMI1640作为空白对照。实验采取单人双盲操作，每组实验重复3次，取平均数作为趋化细胞数。

2.8 双抗体夹心酶联免疫（ELISA）法测定大鼠血清中MCP-1、TNF-α、IL-6、IL-10的含量

具体操作步骤严格按照说明书进行。

2.9 统计学处理

所有数据以$\bar{x} \pm s$表示，数据分析采用SPSS 17.0统计软件进行，样本间均数比较用单因素方差分析，$P < 0.05$为差异有统计学意义。

3 实验结果

3.1 芒果苷对血压的影响

共测定3个时间点的动态血压值，随着时间的推移，正常对照组血压维持稳定，模型组血压呈不断增高的趋势，用药组无明显规律。

在组间比较方面，3个时间点的模型组血压均较正常对照组显著升高（$P < 0.01$）；苯那普利组与模型组比较，血压显著降低（$P < 0.01$）；芒果苷各剂量组与模型组比较，血压有所降低，但差异没有统计学意义（$P > 0.05$）；而芒果苷各剂量组血压显著高于苯那普利组（$P < 0.01$）。结果见表3-1-35。

表 3 - 1 - 35　不同时间各组大鼠血压值比较（$\bar{x} \pm s$, $n = 10$）

组别	给药前	给药后 4 周	给药后 8 周
正常对照组	113.05 ± 2.34	112.36 ± 3.45	114.33 ± 6.58
模型组	162.43 ± 30.55**	174.39 ± 31.33**	187.59 ± 37.77**
苯那普利组	164.37 ± 32.34	147.36 ± 23.35●●	155.25 ± 34.54●●
芒果苷高剂量组	163.38 ± 31.28	170.21 ± 29.50△△	181.21 ± 34.40△△
芒果苷中剂量组	162.56 ± 30.36	171.26 ± 30.40△△	183.26 ± 32.60△△
芒果苷低剂量组	165.49 ± 29.38	172.45 ± 32.78△△	184.45 ± 33.58△△

注：与对照组比较，**$P < 0.01$；与模型组比较，●●$P < 0.01$；与苯那普利组比较，△△$P < 0.01$。

3.2　芒果苷对全血白细胞总数的影响

与正常组比较，模型组的血白细胞总数明显增加（$P < 0.05$）；芒果苷高剂量可明显降低全血白细胞总数（$P < 0.05$），芒果苷中、低剂量组与模型组比较，白细胞总数有所降低，但差异无统计学意义（$P > 0.05$）。结果见表 3 - 1 - 36。

表 3 - 1 - 36　各组全血白细胞总数比较（$\bar{x} \pm s$, $n = 10$）

组别	白细胞总数/（$\times 10^9$/L）
正常对照组	7.45 ± 1.08
模型组	11.73 ± 1.34*
苯那普利组	7.85 ± 1.12●
芒果苷高剂量组	8.23 ± 1.18●
芒果苷中剂量组	10.34 ± 1.75
芒果苷低剂量组	11.38 ± 1.03

注：与对照组比较，*$P < 0.05$；与模型组比较，●$P < 0.05$。

3.3　芒果苷对单核细胞趋化数的影响

与正常对照组比较，模型组单核细胞趋化数明显升高（$P < 0.05$）；与模型组比较，苯那普利组以及芒果苷高、低剂量组单核细胞趋化数明显降低（$P < 0.05$）。结果见表 3 - 1 - 37。

表 3 - 1 - 37　各组单核细胞趋化数比较（$\bar{x} \pm s$, $n = 10$）

组别	趋化单核细胞数/（个/视野）
正常对照组	39.45 ± 3.08
模型组	65.03 ± 1.34*
苯那普利组	40.25 ± 1.32●
芒果苷高剂量组	43.23 ± 2.18●
芒果苷中剂量组	50.34 ± 1.76
芒果苷低剂量组	45.38 ± 2.08●

注：与对照组比较，*$P < 0.05$；与模型组比较，●$P < 0.05$。

3.4　芒果苷对血清 MCP-1 含量的影响

与正常对照组比较，模型组 MCP-1 含量有所升高，但差异没有统计学意义（$P > 0.05$）；芒果苷各剂量均可明显降低 MCP-1 含量（$P < 0.05$）；芒果苷高、中剂量组 MCP-1 含量明显低于苯那普利组（$P < 0.05$）。结果见表 3-1-38。

表 3-1-38　各组血清 MCP-1 含量比较（$\bar{x} \pm s$，$n = 10$）

组别	MCP-1/（ng/L）
正常对照组	19. 22 ± 12. 32
模型组	28. 12 ± 10. 64
苯那普利组	27. 63 ± 7. 32
芒果苷高剂量组	14. 43 ± 4. 11•△
芒果苷中剂量组	16. 65 ± 3. 47•△
芒果苷低剂量组	16. 93 ± 2. 05•

注：与模型组比较，•$P < 0.05$；与苯那普利组比较，△$P < 0.05$。

3.5　芒果苷对血清炎性因子含量的影响

与正常对照组比较，模型组 TNF-α 含量有所升高，但差异没有统计学意义（$P > 0.05$）；芒果苷低剂量可以明显降低模型组大鼠 TNF-α 含量，芒果苷低剂量组 TNF-α 含量明显低于苯那普利组，差异均有统计学意义（$P < 0.05$）。与正常对照组比较，模型组 IL-6 含量有所升高，芒果苷各剂量均可降低模型组大鼠 IL-6 含量，但差异均没有统计学意义（$P > 0.05$）。与正常对照组比较，模型组 IL-10 含量显著降低（$P < 0.01$）；苯那普利以及芒果苷中、低剂量均可显著升高模型组大鼠 IL-10 含量，芒果苷高剂量组 IL-10 含量显著低于苯那普利组（$P < 0.01$）。结果见表 3-1-39。

表 3-1-39　各组血清炎性因子含量比较（$\bar{x} \pm s$，$n = 10$）

组别	TNF-α/（ng/L）	IL-6/（ng/L）	IL-10/（ng/L）
正常对照组	1. 62 ± 0. 31	1. 22 ± 0. 17	0. 24 ± 0. 11
模型组	2. 12 ± 0. 91	1. 42 ± 0. 21	0. 06 ± 0. 01**
苯那普利组	2. 63 ± 0. 51	1. 74 ± 0. 49	1. 25 ± 0. 62••
芒果苷高剂量组	1. 84 ± 1. 13	1. 31 ± 0. 09	0. 15 ± 0. 01△△
芒果苷中剂量组	2. 16 ± 1. 82	1. 08 ± 0. 33	0. 57 ± 0. 36••
芒果苷低剂量组	1. 05 ± 0. 06•△	1. 01 ± 0. 11	0. 71 ± 0. 49••

注：与对照组比较，**$P < 0.01$；与模型组比较，••$P < 0.01$，•$P < 0.05$；与苯那普利组比较，△△$P < 0.01$，△$P < 0.05$。

4　讨论与结论

近年来发现炎症因素在高血压病的发生、发展及转归中扮演着极其重要的角色[13]。药理学研究表明，芒果苷具有广泛的、显著的抗炎药效[14]。本实验研究结果表明：SHR

存在明显的炎症反应，芒果苷具有明显的抗炎药效。在本实验中我们发现，模型组大鼠全血白细胞总数明显升高，而芒果苷可以明显降低白细胞总数，表明 SHR 存在明显的炎症反应，而芒果苷可以减轻这种炎症反应。这与以往关于芒果苷可以降低慢性炎症大鼠白细胞总数的报道结果一致[15]。

高血压是一个明显的慢性炎症过程，其中有多种炎性细胞及炎性因子参与[16]。炎性细胞是指在炎症过程中起重要作用的细胞总称，包括淋巴细胞、单核细胞/巨噬细胞、肥大细胞、成纤维细胞等。单核细胞系统激活为高血压病的特征之一[17]。MCP－1 是单核细胞趋化蛋白 β 亚家族的代表，具有趋化与激活单核细胞的双重活性。MCP－1 在体内及体外均有强大的诱导单核、巨噬细胞聚集、附壁和游走的功能。在 MCP－1 的作用下，循环中的单核细胞与内皮细胞黏附，促进黏附分子的表达，参与并扩大炎症反应，形成炎性瀑布[18]。我们观察了芒果苷对单核细胞趋化数及 MCP－1 含量的影响，结果发现，模型组单核细胞趋化数较正常对照组明显升高，芒果苷高剂量可明显降低模型组单核细胞趋化数，芒果苷各剂量均可降低模型组 MCP－1 含量。以上表明芒果苷可以降低 SHR 单核细胞趋化活性，从而抑制全身和局部的炎症反应。而模型组 MCP－1 含量较正常对照组升高，但差异不显著，可能与样本量偏小有关。

炎性因子是指机体的免疫细胞（淋巴细胞、单核细胞/巨噬细胞等）、非免疫细胞（血管内皮细胞、表皮细胞、成纤维细胞等）合成和分泌的一组具有广泛生物学活性的小分子多肽，它们调节多种细胞的炎症和免疫应答。据其在炎症过程中所起的不同作用，炎性因子可分为促炎性因子和抗炎性因子[19]。其中，促炎性因子包括 IL－1、IL－6、IL－8、TNF－α、C 反应蛋白（CRP）、血清高敏 CRP、纤溶酶原激活物抑制剂等，抗炎性因子主要指 IL－10。在本实验中，我们观察了芒果苷对促炎性因子 TNF－α、IL－6 及抗炎性因子 IL－10 表达的影响。结果发现，芒果苷低剂量可以降低 TNF－α 表达，不能明显降低 IL－6 的表达，芒果苷中、低剂量可以显著升高 IL－10 的表达。这表明芒果苷可以调节 SHR 炎性因子的表达从而抑制炎症反应，这与以往关于芒果苷能够调节自发性高血压大鼠炎性因子表达的报道结果一致[20]。其可能的机制为芒果苷通过抑制 MCP－1 的表达，抑制了单核细胞的激活，从而调节单核细胞分泌 TNF－α、IL－6 及 IL－10，达到抑制炎症反应的效应。至于模型组与正常组比较，TNF－α 含量没有统计学差异，可能与样本量偏小有关。

此外，我们还观察了芒果苷的降压药效，结果发现，无论是给药前，还是给药后 4 周和 8 周，模型组血压均较正常对照组明显升高，表明 SHR 模型是成功的；苯那普利组与模型组比较，血压明显下降，表明苯那普利具有确切的降压药效；芒果苷各剂量组血压虽较模型组稍降低，但差异没有统计学意义。这表明芒果苷没有明显的降压药效。

综上所述，SHR 存在明显的炎症反应，芒果苷对 SHR 没有明显的降压药效，但有明显的抗炎药效，其机制与抑制单核细胞的活化、调节炎性细胞因子表达有关。研究结果进一步丰富了芒果苷抗炎药效的内涵，提升了芒果苷在高血压病防治方面的地位和作用，为开发以芒果苷为先导化合物的新型防治高血压病的抗炎药物提供了实验依据。

参考文献

［1］Salomon JA，Wang H，Freeman MK，et al. Healthy life expectancy for 187 countries，1990-2010：a systematic analysis for the Global Burden Disease Study 2010. The Lancet，2013，380：2144 – 2162.

［2］De Miguel C，Rudemiller NP，Abais JM，et al. Inflammation and hypertension：new understandings and potential therapeutic targets. Current hypertension reports，2015，17：1 – 10.

［3］McMaster WG，Kirabo A，Madhur MS，et al. Inflammation，immunity，and hypertensive end – organ damage. Circulation research，2015，116：1022 – 1033.

［4］Wu SZ（毋淑珍），Zhao LS（赵洛沙），Fan P（范萍）. Effects of Losartan on Monocyte Chemoattractant Protein – 1 in Hypertensive Patients. Chinese Journal of Integrative Medicine on Cardio –/Cerebrovascular Disease（中西医结合心脑血管病杂志），2008，6(9)：1029 – 1030.

［5］Xie QY（谢启应），Sun M（孙明），Yang TL（杨天伦），et al. Effect of losartan on the expression of monocyte chemoattractant protein – 1 in aortic wall of 2 – kidney – 1 – clip hypertensive rats. Journal of Clinical Cardiology（临床心血管病杂志），2006，22(5)：301 – 304.

［6］Liu J（刘靖），Tang ZM（汤中敏），Fan Q（范倩），et al. Inflammatory Factors and von Willebrand Factor in Hypertensive Patients Complicated with Metabolic Syndrome. Chinese Journal of Hypertension（中华高血压杂志），2007，15(10)：849 – 852.

［7］Wang LP（王凌鹏），Yuan JM（袁建明），Luo J（罗健），et al. Upregulation of lymphocyte intermediate – conductance KCa3. 1 and cytokine in SHR. Journal of Clinical Cardiology（临床心血管病杂志），2012，28(6)：410 – 412.

［8］Ren XG（任晓光），Li DW（李东伟），He CM（何彩梅），et al. Research progress in pharmacological activities of mangiferin. Chinese Traditional Patent Medicine（中成药）2011，33(5)：860 – 863.

［9］Deng JG（邓家刚），Zheng ZW（郑作文），Zeng CH（曾春晖）. Experimental study on pharmacodynamics of mangiferin in learning. Chinese Archives of Traditional Chinese Medicine（中医药学刊），2002，20(6)：802 – 803.

［10］Garrido G，Gonzalez D，Lemus Y，et al. Protective effects of a standard extract of *Mangifera indica* L.（VIMANG）against mouse ear edemas and its inhibition of eicosanoid production in J774 murine acrophages. Phytomedicine，2006，13(6)：412 – 418.

［11］Prabhu S，Narayan S，Devi CS，et al. Mechanism of protective action of mangiferin on suppression of inflammatory response and lysosomal instability in rat model of myocardial infarction. Phytotherapy Research，2009，23(6)：756 – 760.

［12］Hu XQ（胡小勤），Yang XM（杨秀美），Zeng XW（曾学文），et al. Effect of mangiferin general on cardiovascular and renal tissue of rats with spontaneous hypertension morphology. Science Technology and Engineering（科学技术与工程），2012，12(25)：6278 – 6281.

［13］Chu JX（褚剑锋），Chen KJ（陈可冀）. Inflammation and Hypertension in Coping Strategies. Chinese Journal of Integrative Medicine on Cardio –/Cerebrovascular Disease（中西医结合心脑血管病杂志），2007，5(2)：95 – 98.

［14］Deng JG（邓家刚），Zeng CH（曾春晖）. Study on the 30 year of mangiferin leaves and its glycosides. Journal of Guangxi Traditional Chinese Medical University（广西中医药大学学报），2003，6(2)：44 – 49.

［15］Wei ZQ（卫智权），Deng JG（邓家刚），Yan L（阎莉），et al. The anti-inflammatory effect of the effect of mangiferin glycosides on chronic inflammation induced by lipopolysaccharide. Pharmacology and Clinics of Chinese Materia Medica（中药药理与临床）2011，27(2)：43 – 45.

［16］ Fabio A, Reboldi G, Verdecchia P. Hypertension, inflammation and atrial fibrillation. J Hypertens, 2014, 32: 480 – 483.

［17］ Wei YH （魏云鸿）, Wu LR （吴立荣）, Fang Y （方颖）, et al. Expression of – 1 gene in peripheral blood mononuclear cells of patients with high risk or high risk essential hypertension. J Guiyang Med Coll （贵阳医学院学报）, 2010, 35: 224 – 226.

［18］ Tan AX （谭安雄）, Qian F （钱凤）, Zhu YB （朱耀斌）. Effect of Mangiferin on Inflammatory Factor After Focal Cerebral Ischemia – Reperfusion in Stroke – Prone Spontaneously Hypertensive Rats. Chinese Journal of Hypertension （中华高血压杂志）, 2010, 18(4): 380 – 384.

［19］ Osnes L T N, Westvik Å B, Øvstebø R, et al. Lipopolysaccharide activation of human monocytes mediated by CD14, results in a coordinated synthesis of tissue factor, TNF – α and IL – 6. Journal of Endotoxin Research, 1995, 2(1): 27 – 35.

［20］ Qiu XY （邱新运）, Hong N （洪娜）, Zhang MM （张明明）. Effect of Faecalibacterium prausuitzii on Secretion of IL – 10 and IL – 12 and Differentiation of CD25 [+] Foxp3 [+] Treg Cells in Human Peripheral Blood Mononuclear Cells. Chinese Journal of Gastroenterology （胃肠病学）, 2012, 17(5): 283 – 287.

（胡小勤，邓家刚，曾学文，韦海宏，李萍，杜正彩）

芒果苷对自发性高血压大鼠心脑肾组织形态学的影响

芒果苷（mangiferin）是从百合科植物知母或漆树科植物芒果叶中提取的化学成分。药理学研究表明其具有良好的抗炎作用[1]。高血压病是一个低度的炎症状态性疾病[2,3]，易并发心、脑、肾等组织[4]的炎症反应。

因此，若选择自发性高血压大鼠作为高血压动物模型，观察芒果苷对高血压模型大鼠心、脑、肾等组织炎症损伤的影响，将全面了解芒果苷在高血压炎症损伤防治中的作用。

1 材料

1.1 实验动物

雄性10周龄SHR大鼠40只，由北京维通利华实验动物技术有限公司提供，动物许可证号：SCXK（京）2006 – 0009。雄性10周龄正常血压WKY大鼠8只，由广西医科大学实验动物中心提供，动物许可证号：SCXK（桂）2006 – 0003。

1.2 实验药物

芒果苷（从芒果叶中提取，纯度98%，由广西中医药大学中药药效研究重点实验室提供，批号：20070603）；苯那普利（北京诺华制药有限公司，批号：X1564）。实验时将芒果苷溶于加热的三蒸水中配成所需浓度，分别为4g/L、2g/L和1g/L。

1.3 主要试剂

甲醛、乙醇、二甲苯、苏木精、伊红、甘油，由广西医科大学组胚教研室提供；戊二醛、磷酸缓冲液、锇酸丙酮、环氧树脂618、醋酸铀－柠檬酸铅，由广西医科大学电镜室提供。

1.4 主要仪器

HM355型全自动切片机，为德国美康公司产品；PM－10型显微摄影仪，为OLYM-PUS公司产品；H－7650透射电镜，为日立公司产品；UC7型超薄切片机，为徕卡公司产品。

2 方法

2.1 动物分组及给药

将40只10周龄SHR大鼠随机分为：SHR模型组、芒果苷高剂量组、芒果苷中剂量组、芒果苷低剂量组和苯那普利组，每组8只；以8只同周龄的WKY大鼠为正常对照组。WKY正常对照组与SHR模型组给予等容量三蒸水灌胃，芒果苷高、中、低剂量分别为40mg/（kg·d）、20mg/（kg·d）、10mg/（kg·d），苯那普利组剂量为10mg/（kg·d），各组动物按每天10ml/kg连续灌胃，灌胃给药8周后停药，杀鼠前禁食12h。

2.2 实验取材

称量大鼠体重后，用10%水合氯醛麻醉大鼠，麻醉剂量为0.3mg/kg，剪开大鼠腹部，于先腹主动脉抽取血样，剪下一对肾脏，用生理盐水洗净，再剪下心脏，用生理盐水洗净，打开脑壳，取出大脑。以上所有材料均分为三个部分，先沿最大面纵切成两半，一半放入福尔马林中固定，另一半用于RT－PCR实验。

2.3 光镜操作步骤

取材与固定，冲洗，脱水，透明，浸蜡，包埋，切片，展片与贴片，脱蜡，下水，染色，脱水，透明，封片（滴加一小滴加拿大树脂并用盖玻片小心封片），自然风干，实验观察与拍照。

2.4 透镜电镜操作步骤

前固定，清洗，后固定，清洗，脱水，浸透，包埋，聚合，修块，切片，染色，电镜观察。

3 结果

3.1 光镜检查结果

心肌：SHR模型组心肌纤维轻度水肿，炎细胞浸润（见图3－1－25）；正常对照组，芒果苷高、中、低剂量组及苯那普利组未见明显病变（见图3－1－26）。

图 3 - 1 - 25　SHR 模型组心肌 ×200 倍　　　　图 3 - 1 - 26　正常对照组组心肌 ×200 倍

肾小球：肾小球萎缩，坏死，管腔轻微变窄（见图 3 - 1 - 27）；正常对照组，芒果苷高、中、低剂量组及苯那普利组未见明显病变（见图 3 - 1 - 28）。

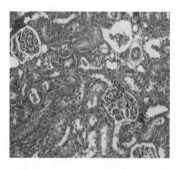 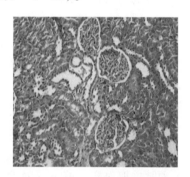

图 3 - 1 - 27　SHR 模型组肾小球 ×200 倍　　　图 3 - 1 - 28　正常对照组肾小球 ×200 倍

脑组织：脑组织无明显病变（见图 3 - 1 - 29）；正常对照组，芒果苷高、中、低剂量组及苯那普利组也未见明显病变（见图 3 - 1 - 30）。

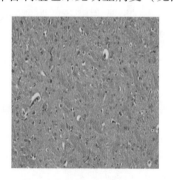 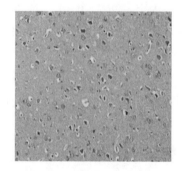

图 3 - 1 - 29　SHR 模型组脑组织 ×200 倍　　　图 3 - 1 - 30　正常对照组脑组织 ×200 倍

3.2　电镜检查结果

心肌：WKY 对照组大鼠心肌细胞正常，单核，椭圆形，染色质分布均匀，肌原纤维排列有序，线粒体大而圆。SHR 模型组可见凋亡心肌细胞。凋亡心肌细胞核核膜皱缩、染色质凝聚、趋边，在核膜下聚集呈斑块状；部分核仁消失；偶见胞核固缩。肌原纤维模糊、排列紊乱、部分溶解，以闰盘两侧为重，部分心肌细胞线粒体肿胀、嵴紊乱、断裂或溶解、内有大小不等的空泡区形成。与 SHR 模型组比较，芒果苷高、中、低剂量组及苯那普利组病变明显减轻（见图 3 - 1 - 31）。

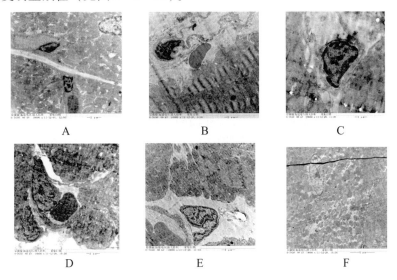

图 3 - 1 - 31 透射电镜下各组心肌超微结构改变 ×65000 倍
A. 正常对照组；B. 模型组；C. 芒果苷高剂量组；D. 芒果苷中剂量组；
E. 芒果苷低剂量组；F. 苯那普利组

肾小球：WKY 对照组大鼠肾小球系膜区形态结构正常，系膜细胞未增多，基底膜厚度均匀，足突未融合；SHR 模型组大鼠肾小球系膜区轻度扩大，系膜细胞增多，基底膜未见明显增厚，部分足突轻微融合。与 SHR 模型组比较，芒果苷高、中、低剂量组及苯那普利组大鼠肾小球系膜区无明显扩大，系膜细胞未增多，基底膜厚度尚均匀，未见明显增厚，足突无明显融合（见图 3 - 1 - 32）。

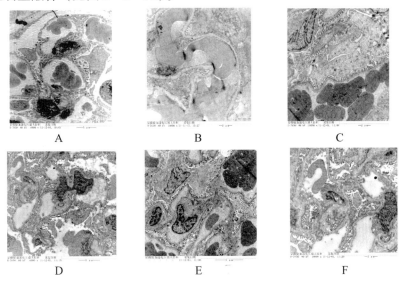

图 3 - 1 - 32 透射电镜下各组肾小球超微结构改变 ×65000 倍
A. 正常对照组；B. 模型组；C. 芒果苷高剂量组；D. 芒果苷中剂量组；
E. 芒果苷低剂量组；F. 苯那普利组

4　讨论

高血压是最常见的心血管疾病之一[5]，近年来，炎症在高血压发生发展中的作用，已引起越来越多学者的重视[6]。高血压不但发病率高，而且也是心血管疾病的重要危险因素，它可以引起脑、心、肾及血管的损害，临床上可发生脑卒中、冠心病、心律失常、心力衰竭、肾功能不全、动脉栓塞等相关疾病，其病死率及致残率较高，严重影响了高血压患者的身心健康。治疗高血压必须十分重视心、脑、肾的保护[7]。

高血压病是全身小动脉痉挛引起血管外周阻力增加的直接后果，小动脉的痉挛与遗传、精神刺激、应激、肾脏缺血、肾上腺皮质及钠的作用等诸多因素有关，目前高血压动物模型的复制多以不同角度模拟高血压这些易患因素而形成。所用动物模型主要有自发性高血压大鼠，神经原型、肾外包扎型和醋酸脱氧皮质酮（DOCA）盐型高血压大鼠，肾血管型高血压狗，盐敏感性和盐抵抗性高血压大鼠等[8]。自发性高血压大鼠在发病机制、高血压心血管并发症、外周血管阻力变化、对盐的敏感性等方面都与人类高血压患者相似，是目前国际公认最接近于人类原发性高血压的动物模型，故其广泛应用于医学基础试验研究中。

目前对于芒果苷抗心血管炎症的研究才刚刚起步。谭安雄等[9]发现芒果苷可以改善心肌缺血再灌注损伤有保护作用，其机制可能与减轻心肌组织中性粒细胞浸润有关。本研究发现，自发性高血压大鼠存在心、肾组织的损伤，其中包括炎症损伤；芒果苷可以改善自发性高血压大鼠心、肾组织形态学具有改善作用，包括对炎症损伤的改善，与以往关于芒果苷保护心、肾作用的报道一致[10,11]。而模型组大鼠脑组织的光镜未见明显改变，由于技术方法的制约，也没能进行脑组织的电镜观察。关于芒果苷保护自发性高血压大鼠心、肾组织的作用机制，尚需进一步研究。

参考文献

［1］黄潇，彭志刚. 芒果苷药理作用研究概况. 中国药师，2007，10(1)：73 - 74.

［2］张继业. 炎症、免疫与高血压. 心脑血管病防治，2012，12 (1)：1 - 5.

［3］Christos Pitsavos, Christina Chrysohoou, Demosthenes B, et al. Abdominal obesity and inflammation predicts hypertension among prehypertensive men and women：the ATTICA Study. Heart Vessels, 2008, 23：96 - 103.

［4］SUN Li, GAO YH, TIAN DK, et al. Inflammation of different tissues in spontaneously hypertensive rats. Acta Physiologica Sinaca, 2006, 58(4)：318 - 323.

［5］邱泽安. 天麻钩藤饮治疗社区高血压病. 中国实验方剂学杂志，2011，17(15)：252 - 253.

［6］朱旭明，陈国千. 炎症与高血压相互关系的研究进展. 中华临床医师杂志，2010，4(12)：2505 - 2507.

［7］赵连友. 保护心脑肾是高血压病治疗的重要目标. 中国实用内科杂志，2010，30(11)：968 - 969.

［8］方喜业. 医学实验动物学. 北京：人民卫生出版社，1995：121.

［9］谭安雄，钱凤，朱耀斌. 芒果苷对易卒中型自发性高血压大鼠脑缺血再灌注后炎性因子的影响. 中华高血压杂志，2010，18(4)：380 - 384.

［10］周智，吴植强，韦奇志，等. 芒果苷对神经、呼吸和心血管系统的影响及其急性毒性研究. 中国

中医药科技，2011，18（4）：328 – 329.

[11] 邱水晶，刘义，杜红禹. 芒果苷对糖尿病大鼠肾脏的保护作用及机制. 中国动脉硬化杂志，2010，18（12）：956 – 960.

（胡小勤，杨秀美，曾学文，郝二伟，覃骊兰，邓家刚）

芒果苷对内毒素致热家兔体温的影响

芒果苷系芒果叶的主要有效部位。据报道芒果苷具有保肝利胆、平喘镇咳、抗病毒等作用。本文初步研究芒果苷对内毒素致热家兔体温的影响，现报道如下。

1 实验材料

1.1 药物

芒果苷由本院中药化学教研室从漆树科植物芒果的叶中提取分离，为一淡黄色粉末，纯度达90.5%，分子式 $C_{19}H_{18}O_{11}$，分子量为422。

1.2 试剂及仪器

精制大肠杆菌内毒素（Sigma 进口分装，购自北京邦定泰克生物技术公司，L2880）、WMS – 19 多路温度检测仪（上海医用仪表厂，精度为0.1℃）。

2 方法及结果

2.1 实验动物和测温方法

取健康的日本大耳白家兔20只，雌雄不拘，要求雌无孕，体重（2.0 ± 0.2）kg，基础体温范围为38.4 ~ 39.5℃。正式实验前先将实验动物置于特制试验笼内，模拟实验条件适应两天，每天3 ~ 4h，第3天正式实验。实验期间动物自由摄食饮水，常规颗粒饲料喂食，实验当天禁食禁水，室温（25 ±1)℃，相对湿度55% ~ 65%，将校正好的测温探头插入动物肛门内8cm，用胶布固定于兔尾根部，直肠温度从液晶显示屏读取。待兔安静，体温基线基本稳定后，连续测温3次，每次间隔15min，取3次均值作为基础体温。3次体温波动大于0.3℃者剔除不用。除空白对照组外，其余各组动物静脉注射0.2g/L内毒素（1ml/kg），随即灌胃给药或 NS，给药容量为5ml/kg。注射内毒素后，第1 ~ 2h 每隔15min、第3 ~ 5h 每隔30min 测体温一次。

2.2 实验分组

按基础体温均匀分为5组：空白对照组（NS）；芒果苷低剂量（0.75g/kg）组；芒果苷高剂量（1.5g/kg）组；模型对照组；阳性对照组（复方阿司匹林，0.1g/kg）。

2.3 主要观察指标

主要观察指标包括发热高峰均数 ΔT_{max}（即各组最大发热高度的均数）、平均发热曲线以及体温反应指数 TRI_5（即 5h 内发热曲线与基线之间的面积）。

汇总各组数据，组间进行 t 检验。

2.4 结果

实验各组动物基础体温均衡，差异无显著性，芒果苷对内毒素引起的发热实验动物模型有良好的解热作用，芒果苷高、低剂量组的发热高峰均数 ΔT_{max}、体温反应指数 TRI_5 以及各时间段体温变化与模型组比较均有显著性差异，且与剂量成正相关。结果见表 3－1－40、3－1－41。

表 3－1－40　实验各组动物 TRI_5 和 ΔT_{max}（$\bar{x} \pm s$，$n = 4$）

组别	剂量/（g/kg）	基础体温/℃	ΔT_{max}/℃	TRI_5
空白组	—	39.1 ± 0.21	0.28 ± 0.10	0.23 ± 0.44
模型组	—	39.1 ± 0.13	1.85 ± 0.06	6.15 ± 0.52
芒果苷高剂量组	1.5	39.2 ± 0.17	0.50 ± 0.18*	1.27 ± 0.91*
芒果苷低剂量组	0.75	39.1 ± 0.20	0.93 ± 0.17*	2.64 ± 0.66*
阳性药组	0.1	39.1 ± 0.10	0.65 ± 0.13*	1.88 ± 0.36*

注：与模型组比较，* $P < 0.05$。

表 3－1－41　致热后不同时间各组动物温差比较（$\bar{x} \pm s$，$n = 4$）

组别	剂量/（g/kg）	致热后不同时间温差/℃						
		15	30	45	60	75	90	105/min
空白组	—	0.08 ± 0.10	0.10 ± 0.08	0.05 ± 0.13	0.13 ± 0.10	0.13 ± 0.22	0.10 ± 0.18	0.05 ± 0.13
模型组	—	0.18 ± 0.10	0.43 ± 0.15	0.75 ± 0.13	1.20 ± 0.27	1.18 ± 0.36	1.20 ± 0.29	1.43 ± 0.19
大剂量组	1.50	0.15 ± 0.10	0.28 ± 0.15*	0.25 ± 0.21*	0.25 ± 0.29*	0.25 ± 0.30*	0.20 ± 0.27*	0.35 ± 0.30*
小剂量组	0.75	0.18 ± 0.05	0.40 ± 0.14	0.45 ± 0.13*	0.48 ± 0.30*	0.40 ± 0.41*	0.58 ± 0.15*	0.68 ± 0.21*
阳性药组	0.10	0.05 ± 0.06	0.20 ± 0.08*	0.10 ± 0.01*	0.35 ± 0.06*	0.50 ± 0.16*	0.63 ± 0.13*	0.50 ± 0.08*

组别	剂量/（g/kg）	致热后不同时间温差/℃						
		120	150	180	210	240	270	300/min
空白组	—	0.08 ± 0.10	0.10 ± 0.14	-0.08 ± 0.10	0.05 ± 0.17	0.01 ± 0.14	-0.03 ± 0.17	0.10 ± 0.18
模型组	—	1.75 ± 0.13	1.80 ± 0.08	1.48 ± 0.21	1.55 ± 0.10	1.38 ± 0.22	1.18 ± 0.15	0.98 ± 0.05
大剂量组	1.50	0.30 ± 0.32*	0.30 ± 0.36*	0.25 ± 0.13*	0.33 ± 0.30*	0.25 ± 0.21*	0.25 ± 0.13*	0.23 ± 0.10*
小剂量组	0.75	0.83 ± 0.22*	0.60 ± 0.14*	0.58 ± 0.26*	0.63 ± 0.29*	0.63 ± 0.15*	0.53 ± 0.26*	0.38 ± 0.30*
阳性药组	0.10	0.43 ± 0.15*	0.35 ± 0.06*	0.38 ± 0.19*	0.53 ± 0.15*	0.35 ± 0.13*	0.40 ± 0.08*	0.35 ± 0.10*

注：与模型组比较，* $P < 0.05$。

3　讨论

内毒素致热家兔是目前较为常用的研究解热药物的动物模型，其中体温指标反映致热实验过程动物产热量的总和；发热高峰均数反映药物对内毒素致热热限的影响。实验结果表明，本实验成功复制了内毒素致热的双峰热特征；芒果苷对内毒素致热，有明显解热作用，且与剂量成正相关，对热损伤有较好保护作用。

（邓家刚，郑作文，杨柯）

红象牙芒果核仁抗炎活性成分研究

近年来，随着我国农业生产的迅速发展，产生了大量的农作物废弃物，如甘蔗叶、芒果叶，如果把这些废弃物变废为宝，不仅解决了环境污染问题，同时还增加了农作物的附加值。芒果为漆树科芒果属热带常绿大乔木，其分布广泛，全世界有 70 多个国家生产芒果。芒果核占芒果总重的 10% ~ 25%，其中核仁占芒果核总重的 45% ~ 75%[1]，但芒果核仁常被作为废弃物，未能得到有效利用。芒果核仁具有补肾、祛肾寒的功效，用于肾虚、肾寒之腰腿痛、疝气和睾丸炎等症[2]。近年来研究表明，芒果核仁具有抑菌止泻[3]、抗氧化[1]、抗炎[4]等药理作用。目前对芒果核仁的化学成分研究较少，已报道的化学成分包括没食子酸、没食子酸乙酯、间－二没食子酸甲酯、对羟基苯甲酸和丁二酸单甲酯、咖啡酸、阿魏酸、熊果苷和鞣花酸。然而，目前关于芒果核仁药理作用的活性成分未见报道。本研究对芒果核仁 95% 乙醇提取物的正丁醇萃取物进行化合物的分离纯化，并对化合物进行体外抗炎活性筛选，以此揭示芒果核仁抗炎的活性成分。

1　仪器与材料

X－4 型双目镜显微熔点测定仪（未校正，北京泰克仪器有限公司）；Bruker AM－400MHz 型核磁共振光谱仪（瑞士，TMS 为内标）；QTRAP 型串联四极杆线性离子阱质谱仪（美国）；MULTISKAN MK3 酶标仪，[热电（上海）仪器有限公司]；BC－J80S 细胞培养箱（上海博讯实业有限公司医疗设备厂）；BSC－1300 Ⅱ B2 生物安全柜 [苏净安泰（AIRTECH）空气技术有限公司]；TDL－40B 台式离心机（上海安亭科学仪器厂）；MB100－2A 微孔板恒温振荡器（杭州奥盛仪器有限公司）；CKX41 生物显微镜（日本 Olympus 公司）。

ODS 反相硅胶（天津市化学试剂二厂），柱色谱用硅胶（100 ~ 200 目，青岛海洋化工厂），SephadexLH－20 型凝胶（Amersham Pharmacia Biotech 公司），化学试剂均为分析纯。

药材采自广西百色市（2012 年 7 月），经四川医科大学庄元春副教授鉴定为红象牙芒的干燥核仁。标本保存于泸州医学院药用植物标本库中（NO. 20120709）。小鼠

RAW264.7巨噬细胞购于中国科学院细胞库。

2 提取与分离

取红象牙芒果核仁10.4kg，加体积分数95%乙醇回流提取，每次2h，提取4次，收集提取液，用旋转蒸发仪挥至无乙醇味，得乙醇浸膏2.58kg。取0.75kg乙醇浸膏，加适量水混悬，混悬液依次以石油醚、乙酸乙酯、正丁醇萃取，回收溶剂，得到石油醚萃取物47.6g，乙酸乙酯萃取物285.3g，正丁醇萃取物53.5g，水提取物101.5g。正丁醇萃取物采用硅胶柱色谱分离，以三氯甲烷－甲醇进行梯度洗脱（50:1，30:1，15:1，5:1，2:1），得5个流分。三氯甲烷－甲醇＝50:1流分采用ODS柱色谱分离，CH_3OH-H_2O（4:1）洗脱，得化合物1和2；三氯甲烷－甲醇30:1流分采用ODS柱色谱分离，CH_3OH-H_2O（1:1）洗脱，得化合物3；三氯甲烷－甲醇＝15:1流分采用SephadexLH－20柱色谱分离，甲醇洗脱，得化合物4和5；三氯甲烷－甲醇＝5:1流分采用SephadexLH－20柱色谱分离，甲醇洗脱，得化合物6和7；三氯甲烷－甲醇＝2:1流分采用$C_2H_5OH-H_2O$（4:1）重结晶，得化合物8。

3 结构鉴定

化合物1：白色粉末（丙酮），香草醛－盐酸反应呈阳性，mp227～228℃。ESI－MS m/z：171 $[M+H]^+$，^1H-NMR（acetone-d_6，400MHz）δ：9.21（2H，s，3－OH，5－OH），6.89（2H，s，H－2，6），8.03（1H，s，4－OH）；$^{13}C-NMR$（acetone-d_6，400MHz）δ：167.4（－C=O），145.4（C－3，C－5），137.9（C－4），120.5（C－1），108.7（C－2，C－6）。以上数据与文献[5]报道的没食子酸一致。

化合物2：浅灰色粉末（甲醇），香草醛－盐酸反应呈阳性，mp239～241℃。ESI－MS m/z：197 $[M-H]^-$，395 $[2M-H]^-$。^1H-NMR（CD_3OD，400MHz）δ：7.05（2H，s，H－2，6），4.27（2H，dd，$J=7.1$，14.2Hz，OCH_2），1.33（3H，t，$J=7.1Hz$，CH_3）；$^{13}C-NMR$（CD_3OD，400MHz）δ：168.5（COO），146.4（C－3，5），139.6（C－4），121.7（C－1），110.0（C－2，6），61.7（OCH_2），14.6（CH_3）。以上数据与文献[6]报道的4－O－乙基没食子酸一致。

化合物3：无色片状结晶（甲醇），溴甲酚绿试剂颜色反应阳性，溴酚蓝指示剂颜色反应阳性，mp149～151℃。ESI－MS m/z：215 $[M+Na]^+$。^1H-NMR（CD_3OD，400MHz）δ：2.63（2H，d，$J=15.0Hz$，H－1b，H－3b），2.73（2H，d，$J=15.0Hz$，H－1a，H－3a）；$^{13}C-NMR$（CD_3OD，400MHz）δ：42.6（－CH_2），72.4（C－OH），171.2（2×COOH），174.5（COOH）。以上数据与文献[7]报道的柠檬酸一致。

化合物4：浅棕色粉末（甲醇），$FeCl_3$反应阳性，mp256～258℃。ESI－MS m/z：939 $[M-H]^-$。^1H-NMR（acetone-d_6，400MHz）δ：6.33（1H，d，$J=8.4Hz$，Glc－H－1），5.92（1H，t，J=9.6Hz，Glc－H－3），5.46（1H，t，$J=9.6Hz$，Glc－H－4），5.43（1H，t，$J=9.6Hz$，Glc－H－2），4.43（1H，m，Glc－H－5），4.30（2H，d，$J=8.0Hz$，Glc－H－6），6.77（2H，s，galloyl－H），6.82（2H，s，galloyl－H），6.85（2H，s，galloyl－H），6.92（2H，s，galloyl－H），6.97（2H，s，galloyl－H）。$^{13}C-NMR$（acetone-d_6，400MHz）δ：92.3（Glc－C－1），71.1（Glc－C－2），72.6（Glc－C－

3），68.2（Glc－C－4），72.8（Glc－C－5），61.9（Glc－C－6），164.5－166.0（5×C＝O），118.0－119.6（5×Ben－C－1），109.3（5×Ben－C－2，6），145.8（5×Ben－C－3，5），139.4（5×Ben－C－4）。以上数据与文献[8]报道的1，2，3，4，6－五－O－没食子酰葡萄糖一致。

化合物5：浅棕色粉末（甲醇），$FeCl_3$反应阳性，mp212～214℃。ESI－MS$m/z$：635 ［M－H］$^-$。^{1}H－NMR（acetone－d_6，400MHz）δ：5.72（1H，d，$J＝8.4Hz$，Glc－H－1），5.63（1H，t，$J＝9.6Hz$，Glc－H－3），4.40（1H，dd，$J＝24.0，12.0Hz$，Glc－Hb－6），4.30（1H，dd，$J＝12.0，4.8Hz$，Glc－Ha－6），3.80（1H，m，Glc－H－5），3.61（1H，t，$J＝6.0Hz$，Glc－H－2），3.57（1H，t，$J＝6.0Hz$，Glc－H－4），7.02（2H，s，galloyl－H），6.98（2H，s，galloyl－H），6.91（2H，s，galloyl－H）．^{13}C－NMR（acetone－d_6，400MHz）δ：94.6（Glc－C－1），71.1（Glc－C－2），77.5（Glc－C－3），68.0（Glc－C－4），75.0（Glc－C－5），63.2（Glc－C－6），164.9－166.1（3×C＝O），118.8～120.3（3×Ben－C－1），109.1（3×Ben－C－2，6），145.8（3×Ben－C－3，5），139.4（3×Ben－C－4）。以上数据与文献[9]报道的1，3，6－三－O－没食子酰葡萄糖一致。

化合物6：黄色粉末（甲醇），盐酸镁粉反应呈阳性，Molish反应呈阳性，酸水解后纸色谱检出半乳糖，mp223～225℃。ESI－MS$m/z$：464［M$^+$］，463［M－H］$^-$。^{1}H－NMR（CD_3OD，400MHz）δ：12.6（1H，s，5－OH），9.19（1H，s，7－OH），7.64（1H，dd，$J＝8.5Hz，1.8Hz$，H－6′），7.51（1H，d，$J＝1.8Hz$，H－2′），6.80（1H，d，$J＝8.5Hz$，H－5′），6.39（1H，d，$J＝1.8Hz$，H－8），6.18（1H，d，$J＝1.8Hz$，H－6），5.46（1H，d，$J＝7.6Hz$，H－1″）。^{13}C－NMR（CD_3OD，400MHz）δ：156.3（C－2），133.4（C－3），177.5（C－4），161.2（C－5），98.7（C－6），164.2（C－7），93.5（C－8），156.2（C－9），103.9（C－10），121.1（C－1′），115.2（C－2′），144.9（C－3′），148.8（C－4′），115.9（C－5′），122.0（C－6′），101.2（Gal－C－1″），71.2（Gal－C－2″），73.2（Gal－C－3″），67.9（Gal－C－4″），75.9（Gal－C－5″），60.2（Gal－C－6″）。以上数据与文献[10]报道的金丝桃苷一致。

化合物7：黄色粉末（甲醇），盐酸镁粉反应呈阳性，Molish反应呈阳性，酸水解后纸色谱检出鼠李糖，mp172～174℃。ESI－MS$m/z$：464［M］$^+$，463［M－H］$^-$。^{1}H－NMR（400MHz，DMSO－d_6）δ：12.6（1H，s，5－OH），7.26（1H，dd，$J＝10.0Hz，2.0Hz$，H－6′），7.22（1H，d，$J＝2.0Hz$，H－2′），6.84（1H，d，$J＝10.0Hz$，H－5′），6.37（1H，d，$J＝2.0Hz$，H－8′），6.19（1H，d，$J＝2.0Hz$，H－6′），5.23（1H，d，$J＝9.0Hz$，H－1″），0.79（3H，d，$J＝6.0Hz$，H－6″）。^{13}C－NMR（400MHz，DMSO－d_6）δ：157.3（C－2），134.2（C－3），177.8（C－4），161.3（C－5），98.7（C－6），164.2（C－7），93.7（C－8），156.5（C－9），104.0（C－10），121.1（C－1′），115.6（C－2′），145.2（C－3′），148.4（C－4′），115.6（C－5′），120.7（C－6′），101.8（Rha－C－1″），71.2（Rha－C－2″），70.6（Rha－C－3″），70.3（Rha－C－4″），70.0（Rha－C－5″），17.5（Rha－C－6″）。以上数据与文献[11]报道的槲皮素－3－O－鼠李糖一致。

化合物8：淡黄色针状晶体（甲醇），盐酸－镁粉反应阳性，Molish反应呈阳性，mp

254 ~ 255 ℃。ESI - MS $m/：z$ 445 ［M + Na］$^+$，423 ［M + H］$^+$，867 ［2M + Na］$^+$。^{1}H - NMR （C_5D_5N，400MHz）δ：13.79 （1H，s，5 - OH），6.45 （1H，s，H - 4），6.91 （1H，s，H - 5），7.37 （1H，s，H - 8），4.57 （1H，d，J = 10.0Hz，H - 1'）。^{13}C - NMR （DMSO - d_6，400MHz）δ：161.7 （C - 1），107.5 （C - 2），163.9 （C - 3），93.3 （C - 4），156.1 （C - 4a），102.6 （C - 5），154.0 （C - 6），143.7 （C - 7），108.1 （C - 8），111.6 （C - 8a），179.1 （C - 9），101.2 （C - 8b），150.7 （C - 4b），70.6 （Glc - C - 1'），73.0 （Glc - C - 2'），78.9 （Glc - C - 3'），70.2 （Glc - C - 4'），81.5 （Glc - C - 5'），61.4 （Glc - C - 6'）。以上数据与文献[12]报道的芒果苷一致。

4 Griess reaction 法测定各单体化合物对 LPS 诱导的小鼠 RAW264.7 巨噬细胞产生 NO 的影响[13]

4.1 细胞培养方法

小鼠 RAW264.7 巨噬细胞购于中国科学院细胞库。将该细胞置于37℃水浴锅中快速复苏，后接种于含有10%胎牛血清（FBS）、100U/ml 青霉素和0.1mg/ml 链霉素的双抗混合液的 DMEM 基质中，后置于含有5% CO_2、37℃的培养箱中培养，隔天换液1次。待细胞生长至70% ~ 80%时，用胰蛋白酶消化，制成单细胞悬液，传代培养。

4.2 MTT 法测定单体化合物对小鼠 RAW264.7 巨噬细胞生长增殖的影响

取对数生长期贴壁的小鼠 RAW264.7 巨噬细胞，用胰蛋白酶消化制成单细胞悬液，种植于96孔板中，1×10^5个孔，置于含5% CO_2、37℃的培养箱中培养24h，弃上清液。空白对照组采用含少许 DMSO 的 10% FBS 的 DMEM 基培养（DMSO 在样品中的终浓度小于0.1%），用药组分别采用配置好的各浓度（5 ~ 100μmol/L）的单体化合物处理细胞，每个浓度设3个复孔。继续在5% CO_2、37℃的培养箱培养，孵育24h 后，分别向每孔中加入10μlMTT（母液浓度 = 5mg/ml），培养4h 后倾出培养液，每孔加入 DMSO 100μl，振荡10min，使甲臜充分溶解，在酶标仪上于540nm 波长测定光密度 OD 值。重复实验3次。按以下公式计算细胞活力：细胞活力（%）=（$A_{用药组}/A_{对照组}$）× 100%。结果见表3 - 1 - 42。

表3 - 1 - 42 不同单体化合物对小鼠 RAW264.7 巨噬细胞活力的影响（$\bar{x} \pm s$，$n = 9$）

化合物	浓度/（μmol/L）			
	100	50	25	5
1	46.5 ± 6.1	89.7 ± 7.6	102 ± 7.1	95.2 ± 6.3
2	60.1 ± 5.3	96.1 ± 8.5	92.5 ± 5.5	105 ± 7.1
3	88.5 ± 4.5	104 ± 9.5	106 ± 7.2	98.5 ± 6.4
4	60.5 ± 3.1	103 ± 5.2	99.1 ± 4.5	106 ± 7.1
5	51.1 ± 2.9	99.1 ± 6.7	101 ± 7.5	99.1 ± 5.9
6	44.2 ± 3.5	96.5 ± 6.8	110 ± 6.7	103 ± 4.5
7	85.9 ± 6.6	100 ± 7.2	95.3 ± 6.2	89.5 ± 8.1
8	49.1 ± 5.0	103 ± 5.8	100 ± 6.5	91.2 ± 5.5

以上结果表明，各化合物在 5 ~ 50μmol/L 对 RAW264.7 巨噬细胞活力没有什么影响；在 100μmol/L，化合物 1，2，4，5，6，8 对 RAW264.7 巨噬细胞活力表现出微弱的细胞毒性。因此，评价化合物对 LPS 诱导的小鼠 RAW264.7 释放 NO 的合适浓度为 5 ~ 50μmol/L。

4.3 红象牙芒果核仁单体化合物对 LPS 诱导的小鼠 RAW264.7 巨噬细胞产生 NO 的影响

取对数生长期贴壁的小鼠 RAW264.7 巨噬细胞，用胰蛋白酶消化制成单细胞悬液，种植于 96 孔板中，1×10^5 个/孔，置于含 5% CO_2、37℃ 的培养箱中培养 24h，弃上清液。空白对照组采用含少许 DMSO 的 10% FBS 的 DMEM 基培养（DMSO 在样品中的终浓度 < 0.1%），模型组采用终浓度为 1.0μg/ml 的脂多糖处理细胞，用药组分别采用配置好的各浓度（5 ~ 50μmol/L）的单体化合物处理细胞 2h 后，再加入终浓度为 1.0μg/ml 的脂多糖。每个浓度设 3 个复孔。在含 5% CO_2、37℃ 的培养箱中培养 24h 后，每孔吸取 50μl 的细胞液放到另一空白的 96 孔板中，按每孔 50μl，在各孔中加入室温 Griess Reagent Ⅰ 后；再按每孔 50μl，在各孔中加入室温 Griess Reagent Ⅱ，摇匀，室温静置 10min，用酶标仪在 540nm 下测上清液的光密度 A 值。重复实验 3 次。计算各单体成分各剂量对细胞上清液中亚硝酸盐抑制率及 IC_{50}。抑制率 = ($A_{模型组}$ - $A_{用药组}$)/($A_{模型组}$ - $A_{空白组}$)。结果见表 3 - 1 - 43。

表 3 - 1 - 43 化合物对 LPS 诱导的 RAW264.7 巨噬细胞 NO 的释放的影响（$\bar{x} \pm s$, $n = 9$）

化合物	对 LPS 诱导的 NO 的抑制/(μmol/L)					IC_{50}/(μmol/L)
	50	40	25	15	5	
1	65.4 ± 4.6	52.3 ± 6.1	41.5 ± 4.5	30.1 ± 3.6	16.8 ± 2.5	35.8
2	68.5 ± 5.2	50.1 ± 5.5	35.6 ± 4.0	27.1 ± 2.6	18.2 ± 2.1	36.7
3	1.05 ± 0.2	4.25 ± 0.8	4.18 ± 1.0	3.76 ± 0.9	9.18 ± 1.3	—
4	72.9 ± 8.1	61.1 ± 5.4	52.4 ± 4.9	31.5 ± 3.8	22.2 ± 2.5	28.8
5	60.2 ± 5.5	48.1 ± 5.1	32.5 ± 4.0	20.6 ± 1.9	15.2 ± 2.0	41.3
6	88.2 ± 6.5	81.3 ± 4.9	65.2 ± 3.8	49.1 ± 3.9	30.5 ± 2.8	16.5
7	66.6 ± 5.8	53.1 ± 6.0	46.5 ± 4.1	35.1 ± 3.2	25.8 ± 2.6	32.5
8	79.5 ± 7.0	71.1 ± 6.3	58.9 ± 4.8	45.6 ± 4.6	32.1 ± 3.1	19.5

上述结果表明，除化合物 3（柠檬酸）外，其余化合物均对 LPS 诱导的 RAW264.7 巨噬细胞释放的 NO 具有抑制作用，尤其是化合物 6 和 8，对 LPS 诱导的 RAW264.7 巨噬细胞释放的 NO 的抑制作用最强，其 IC_{50} 分别为 16.5μmol/L 和 19.5μmol/L。即化合物 4 - O - 乙基没食子酸、没食子酸、五 - O - 没食子酰葡萄糖、三 - O - 没食子酰葡萄糖、金丝桃苷、槲皮素 - 3 - O - 鼠李糖苷、芒果苷均可抑制 LPS 诱导的 RAW264.7 巨噬细胞释放 NO，其中金丝桃苷和芒果苷的抑制作用最强。

5 讨论

芒果核仁常被作为农作物废弃物，未能得到有效利用。但芒果核仁具有抗炎等广泛的药理作用。本研究从芒果核仁的 95% 乙醇提取物的正丁醇萃取部位分离得到 4 - O - 乙基没食子酸、没食子酸、柠檬酸、五－O－没食子酰葡萄糖、三－O－没食子酰葡萄糖、金丝桃苷、槲皮素－3－O－鼠李糖苷和芒果苷8个化合物，除化合物没食子酸外，其余7个化合物均为首次从芒果核仁分离得到。由于 NO 是一种重要的炎症因子，在急、慢性炎症反应的发生发展过程中发挥着重要作用，革兰阴性菌外膜的脂多糖（LPS）是介导感染性炎症损伤最主要的病原分子之一，许多疾病与 LPS 诱导的持续亚临床炎症密切相关。因此，本研究通过各化合物对 LPS 诱导的小鼠 RAW264.7 巨噬细胞产生 NO 的影响来评价各化合物的抗炎活性，结果表明除化合物柠檬酸外，其余化合物对 LPS 诱导的小鼠 RAW264.7 巨噬细胞产生的 NO 均具有抑制作用，尤其是金丝桃苷和芒果苷。本研究阐明了芒果核仁抗炎作用的药效物质基础，为芒果核仁的进一步开发利用提供了科学依据。

参考文献

[1] MAISUTHISAKUL P, GORDON M H. Antioxidant and tyrosinase activity of mango seed kernel by product. Food Chem, 2009, 117(2): 332 – 341.

[2] The health department of the Inner Mongolia Autonomous Region. Inner Mongolia Mongolian medicine standard（内蒙古蒙药材标准）. Chifeng: Inner Mongolia science and Technology Press, 1987: 402.

[3] KAUR J, RATHINAM X, KASI M, et al. Preliminary investigation on the antibacterial activity of mango (*Mangifera* indica L: Anacardiaceae) seed kernel. Asian Pac J Trop Med, 2010, 3(10): 707 – 710.

[4] DAS P C, DAS A, MANDAL S, et al. Anti – inflammatory and antimicrobial activities of the seed Kernel of *M. indica*. Fitoterapia, 1989, 60(2): 235 – 240.

[5] LEI J, CHEN P, XU X D, et al. Chemical constituents of the stem of acanthopanax sessiliflorus (Rupr. Et Maxim.) seem. Chin Pharm J（中国药学杂志）, 2014, 49(18): 1595 – 1598.

[6] YAN XX, LIANG ZF, WANG MY, et al. Study on the chemical constituents in the fruit of harrisonia perforata. J Chi Med Mater（中药材）, 2013, 36(2): 223 – 225.

[7] ZHANG LK, CHEN HX, JIAO J. Chemical study on the fruit of schisandra chinesis. Nat Prod Res Dev（天然产物研究与开发）, 2012, 24(9): 5 – 7.

[8] LIU CL, GUAN XL, LI DP, et al. Study on the chemical constituents of dimocarpus longan pericarp (1). Guihaia（广西植物）, 2014, 34(2): 167 – 169.

[9] SI CL, WANG D, KM JK, et al. Study on gallic acid, ellagic acid and hydrolysable tannins from Juglans mandshurica Maxim. stem bark. Chem Ind Forest Prod（林产化学与工业）, 2007, 27(9): 8 – 10.

[10] ZENG JY, LI SH, WU XJ. Flavonoid Compounds of Whole Plant of Crotalaria sessiliflora L. Chin Pharm J（中国药学杂志）, 2014, 49(14): 1190 – 1193.

[11] QU J, CHEN X, NIU CS, et al. Chemical constituents from Vaccinium bracteatum. Chin J Chin Mater Med（中国中药杂志）, 2014, 39(4): 683 – 688.

[12] XIE GY, CHN YJ, WEN R, et al. Chemical constituents from rhizomes of Iris germanica. Chin J Chin Mater Med（中国中药杂志）, 2014, 39(5): 846 – 850.

[13] YANG XL, LIU D, BIAN K, et al. Study on in vitro anti – inflammatory activity of total flavonoids from Glycyrrhizae Radix et Rhizoma and its ingredients. Chin J Chin Mater Med（中国中药杂志）, 2013, 38(1): 99 – 104.

（欧贤红，邓家刚，余昕，袁叶飞）

芒果核仁水提物的体外抗炎作用研究

芒果为漆树科芒果属热带常绿大乔木，其果核占芒果总重的20%~60%，其中核仁占芒果核总重的45%~75%[1]，但芒果核仁常被作为废弃物，未能得到有效利用。芒果核仁具有补肾、祛肾寒的功效，用于肾虚、肾寒之腰腿痛。另外，芒果核仁还具有健脾、止咳、化痰、行气与消积的功效，用于饮食积滞，食欲不振，咳嗽，疝气和睾丸炎等症[2]。已有研究表明，芒果核仁具有抑菌作用[3,4]，但芒果核仁的抗炎作用还未见报道。现对芒果核仁的体外抗炎作用进行探讨，为该药的进一步研究开发及临床应用提供实验基础。

1 实验部分

1.1 仪器、试药与细胞

MULTISKAN MK3 酶标仪［热电（上海）仪器有限公司］；BC-J80S 细胞培养箱（上海博讯实业有限公司医疗设备厂）；地塞米松（浙江仙琚制药股份有限公司，批号110310）；Deme/High Glucose 培养基、胎牛血清（FBS）［赛默飞世尔生物化学制品（北京）有限公司］；青链霉素混合液（100×，北京索莱宝生物科技有限公司）；胰蛋白酶-EDTA 消化液（北京索莱宝生物科技有限公司）；NO 检测试剂盒（上海碧云天生物技术有限公司，批号：S0021）；MTT、脂多糖（美国 Sigma 公司）；其余试剂为分析纯。小鼠RAW264.7 巨噬细胞（中国科学院上海生命科学研究院细胞资源中心）。

1.2 方法与结果

1.2.1 芒果核仁水提物的制备

将百色地区生长成熟的象牙芒去皮、肉，取出芒果核，除去坚壳及衣，日光晒干，得芒果核仁。取芒果核仁 0.5kg，加 8 倍量蒸馏水（8 BV×1h×3），合并提取液，减压浓缩，再在 60℃恒温真空环境中干燥12h 至恒重，得 0.18kg（1g 浸膏相当于生药2.78g）。体外抗炎试验时，芒果核仁水提物以含10% FBS 的 Deme/High Glucose 培养基溶解，制得20mg/ml 的贮备液，临用时以培养基稀释至所需浓度。

1.2.2 细胞的培养

取小鼠 RAW264.7 巨噬细胞于 37℃水浴锅中快速复苏，接种于含有 10% FBS、100U/ml 青霉素和0.1mg/ml 链霉素的双抗混合液的 DMEM 基质中，置于含 5% CO_2、37℃的培养箱中培养，隔天换液 1 次。待细胞生长至 70%~80%时，用胰蛋白酶消化，制成单细胞悬液，传代培养。

1.2.3　MTT 法测定不同浓度芒果核仁对小鼠 RAW264.7 巨噬细胞生长的影响

取对数生长期贴壁的小鼠 RAW264.7 巨噬细胞，用胰蛋白酶消化，制成单细胞悬液，种植于 96 孔板中，每孔中 1.0×10^5 个细胞，置于含 5% CO_2 培养箱中于 37℃ 的环境中培养 24h，弃上清液。空白对照组采用含 10% FBS 的 DMEM 基培养，用药组分别采用终浓度为 2.0mg/ml、1.5mg/ml、1.0mg/ml、0.5mg/ml、0.25mg/ml、0.125mg/ml、0.0625mg/ml 的芒果核仁水提物处理细胞，每个浓度设 6 个复孔。继续在含 5% CO_2、37℃ 的培养箱中培养，孵育 24h 后，分别向每孔中加入 10μl 5mg/ml 的 MTT，培养 4h 后倾出培养液，每孔加入 100μl DMSO，振荡 10min，使甲臢充分溶解，在酶标仪上于 492nm 波长测定光密度（OD）。计算细胞活力。用不同浓度芒果核仁水提物作用 24h 后，将 2.0mg/ml 的芒果核仁水提物与空白对照组比较，其 OD 较低，两者比较有极显著性差异（$P < 0.01$），且其细胞活力为 92.94%，表明其对 RAW264.7 巨噬细胞的生长增殖有明显的抑制作用。0.0625mg/ml、0.125mg/ml、0.25mg/ml、0.5mg/ml、1.0mg/ml、1.5mg/ml 的药物细胞活力分别为 101.8%，98.82%，103.3%，100.9%，100.5% 和 98.59%，但分别与空白对照组比较，OD 均无明显差异，表明 0.0625mg/ml、0.125mg/ml、0.25mg/ml、0.5mg/ml、1.0mg/ml、1.5mg/ml 的药物对细胞的活力无影响（表 3 - 1 - 44）。因此，可采用 0.625 ~ 1.5mg/ml 作为后续实验的浓度。

表 3 - 1 - 44　芒果核仁水提物对小鼠 RAW264.7 巨噬细胞的活力的影响（$\bar{x} \pm s$, $n = 6$）

组别	剂量/（mg/ml）	OD 值	细胞活力/%
空白组	—	0.725 ± 0.085	
芒果核仁组	0.0625	0.738 ± 0.098	101.8
	0.125	0.716 ± 0.101	98.82
	0.25	0.749 ± 0.123	103.3
	0.5	0.732 ± 0.099	100.9
	1.0	0.729 ± 0.085	100.5
	1.5	0.715 ± 0.103	98.59
	2.0	0.674 ± 0.112*	92.94

注：与空白对照组比较，*$P < 0.01$。

1.2.4　芒果核仁对 LPS 诱导的小鼠 RAW264.7 巨噬细胞生长和 NO 产生的影响

取对数生长期贴壁的小鼠 RAW264.7 巨噬细胞，用胰蛋白酶消化制成单细胞悬液，种植于 96 孔板中，1.0×10^5 个细胞/孔，置于含 5% CO_2、37℃ 的培养箱中培养 24h，弃上清液。空白对照组采用含 10% FBS 的 DMEM 基培养，模型组采用终浓度为 1.0μg/ml 的脂多糖（LPS）处理细胞，用药组分别采用终浓度为 1.5mg/ml、1.0mg/ml、0.5mg/ml、0.25mg/ml、0.125mg/ml、0.0625mg/ml 的芒果核仁水提物处理细胞 1h 后，再加入终浓度为 1.0μg/ml 的脂多糖。每个浓度设 6 个复孔。继续放在 5% CO_2 培养箱中于 37℃ 环境中培养，孵育 24h 后，分别向每孔中加入 10μl 5mg/ml 的 MTT，培养 4h 后倾出培养液，每孔加入 100μl DMSO，振荡 10min，使甲臢充分溶解，在酶标仪上于 492nm 波长测定 OD，并计算细胞活力。1.0μg/ml 的 LPS 作用 24h 后，与溶剂对照组比，OD 显著增加（$P < 0.01$），细胞活力为 118.3%，说明 1.0μg/ml LPS 作用 RAW264.7 巨噬细胞 24h 后能显著促进细胞活力。1.0μg/ml LPS 和 0.0625～1.5mg/ml 芒果核仁水提物共同处理细胞 24h 后，芒果核仁水提物 0.0625mg/ml、0.125mg/ml、0.25mg/ml、0.5mg/ml、1.0mg/ml、1.5mg/ml 组 OD 与 LPS 模型组比，均有显著或极显著性降低（$P < 0.05$ 或 $P < 0.01$）。芒果核仁 0.0625mg/ml、0.125mg/ml、0.25mg/ml、0.5mg/ml、1.0mg/ml、1.5mg/ml 组细胞活力分别为 109.1%、104.2%、101.3%、98.43%、99.69% 和 100.2%，表明 0.0625～1.5mg/ml 可完全取消 LPS 对细胞活力的增强作用。表 3-1-45 结果提示：芒果核仁水提物 0.0625～1.5mg/ml 可能对 LPS 诱导的 RAW264.7 巨噬细胞生长及增殖活性有抑制作用。将 100μmol/L、80μmol/L、60μmol/L、40μmol/L、20μmol/L 的 $NaNO_2$ 标准溶液，按每孔 50μl 加入到 96 孔板中，每浓度设置 6 个复孔。各孔再按每孔 50μl 加入 Griess Reagent Ⅰ，最后按每孔 50μl 加入 Griess Reagent Ⅱ，摇匀，室温静置 10min，用酶标仪在 540 nm 下测光密度 OD。根据 $NaNO_2$ 标准溶液的浓度及在加入 Griess Reagent Ⅰ 和 Griess Reagent Ⅱ 后的光密度 OD 绘制的标准曲线为 $Y = 6.1 \times 10^{-3} X + 0.0885$（$r = 0.9997$），表明 20～100μmol/L 的 $NaNO_2$ 与 OD 具有较好的线性关系。取对数生长期贴壁的小鼠 RAW264.7 巨噬细胞，用胰蛋白酶消化，制成单细胞悬液，种植于 96 孔板中，每孔中 1.0×10^5 个细胞，置于 5% CO_2 培养箱中于 37℃ 的环境中培养 24h，弃上清液。空白对照组采用含 10% FBS 的 DMEM 基培养，模型组采用终浓度为 1.0μg/ml 的 LPS 处理细胞，用药组分别采用终浓度为 1.5mg/ml、1.0mg/ml、0.5mg/ml、0.25mg/ml、0.125mg/ml 和 0.0625mg/ml 的芒果核仁水提物处理细胞 2h 后，再加入终浓度为 1.0μg/ml 的 LPS。每个浓度设 6 个复孔。在 5% CO_2 培养箱中于 37℃ 环境中培养 24h 后，从每孔中吸取 50μl 的细胞液放到另一空白的 96 孔板中，按每孔 50μl，在各孔中加入室温 Griess Reagent Ⅰ 后；再按每孔 50μl，在各孔中加入室温 Griess Reagent Ⅱ，摇匀，室温静置 10min，用酶标仪在 540 nm 下测上清液的 OD。通过测定细胞上清液中亚硝酸盐（NO_2^-）的浓度间接反映 NO 生成量，根据 $NaNO_2$ 标准曲线计算细胞培养上清液中 NO_2^- 的浓度以及对 NO 释放的抑制率。空白对照组的 RAW264.7 巨噬细胞释放出少量 NO，LPS 组 NO 释放量明显高于空白对照组，两者比较有极显著性差异（$P < 0.01$），表明 LPS 能明显诱导 RAW264.7 巨噬细胞产生 NO；0.0625～1.5mg/ml 的芒果核仁水提物产生的 NO，随浓度的增加，NO 的释放量依次减少，与 LPS 模型组比较，有显著或极显著性差异（$P < 0.05$ 或 $P < 0.01$），表明芒果核仁水提物对 LPS 诱导的 RAW264.7 巨噬细胞 NO 的释放均有抑制作用，并随着剂量的增加而增强（表 3-1-45）。

表 3-1-45　芒果核仁水提物对 LPS 诱导的小鼠 RAW264.7 巨噬细胞活力和 NO 释放的影响（$\bar{x} \pm s$，$n = 6$）

组别	剂量/（mg/ml）	细胞活力		NO 释放量	
		OD 值	细胞活力/%	NO/μM	NO 抑制率/%
空白组	—	0.638 ± 0.058	—	22.21	—
LPS 组	0.001	$0.755 \pm 0.076^*$	118.3	71.47	—
芒果核仁组	0.0625	$0.696 \pm 0.064^{\blacktriangle}$	109.1	61.72	19.80

组别	剂量/（mg/ml）	细胞活力		NO 释放量	
		OD 值	细胞活力/%	NO/μM	NO 抑制率/%
芒果核仁组	0.125	0.665 ± 0.076▲	104.2	59.77	23.75
	0.25	0.646 ± 0.063▲▲	101.3	57.49	28.38
	0.5	0.628 ± 0.055▲▲	98.43	50.34	42.89
	1.0	0.636 ± 0.065▲▲	99.69	44.97	53.80
	1.5	0.639 ± 0.069▲▲	100.2	44.65	54.45

注：与空白组比较，$^*P < 0.01$；与 LPS 用药组比较，$^▲P < 0.05$，$^{▲▲}P < 0.01$。

1.2.5 数据处理

试验数据用 $\bar{x} \pm s$ 表示，组间比较使用 SPSS11.0 统计软件进行方差分析，$P < 0.05$ 为有统计学差异。

2 讨论

文中研究表明，2.0mg/ml 的芒果核仁水提物对 RAW264.7 巨噬细胞的生长增殖有明显的抑制作用；0.0625～1.5mg/ml 的芒果核仁水提物对 RAW264.7 巨噬细胞的活力无影响。实验结果还表明，1.0μg/ml LPS 作用 RAW264.7 细胞 24h 后能促进细胞的活力，0.0625～1.5mg/ml 的芒果核仁水提物可完全取消 LPS 对细胞活力的增强作用，表明了 0.0625～1.5mg/ml 的芒果核仁水提物可能对 LPS 诱导的 RAW264.7 细胞生长及增殖活性有抑制作用。在体内外各种刺激物作用下，大量的巨噬细胞被激活，进入相应的组织和器官中，发挥强大的吞噬和分泌功能，启动一系列炎症反应。其中 NO 是其分泌的一种十分重要的炎症因子，在炎症的发生发展中具有重要的意义[5]。革兰阴性菌外膜的脂多糖（LPS）是介导感染性炎症损伤的最主要的病原分子之一，许多疾病与 LPS 诱导的持续亚临床炎症密切相关[6]，在动物和细胞实验中，脂多糖被广泛利用来诱导炎症的发生。本实验采用 1.0μg/ml LPS 诱导 RAW264.7 巨噬细胞，结果表明，LPS 能使 NO 释放的量显著增加，表明体外炎症模型成功建立。0.0625～1.5mg/ml 的芒果核仁水提物对 LPS 诱导的 RAW264.7 巨噬细胞 NO 的释放均有抑制作用，并随着剂量的增加而增强，表明芒果核仁具有良好的体外抗炎作用。

参考文献

[1] Pitchaon Maisuthisakul, Michael H. Gordon. Antioxidant and tyrosinase inhibitory activity of mango seed kernel by product. Food Chemistry, 2009, 117(2)：332 - 341.

[2] 内蒙古自治区卫生厅. 内蒙古蒙药材标准. 赤峰：内蒙古科学技术出版社，1987：402.

[3] Kaur J, Rathinam X, Kasi M, et al. Preliminary investigation on the antibacterial activity of mango (Mangifera indica L: Anacardiaceae) seed kernel. Asian Pac J Trop Med, 2010, 3：707 - 710.

[4] 李春美，田燕，钟慧臻，等. 芒果核提取物的抑菌活性组分分析. 食品工业科技，2011，32(3)：172 - 174，177.

[5] 谢金鲜，夏星，方显明，等. 经血宁胶囊正丁醇提取部位抗炎作用研究. 中国实验方剂学杂志，2013，19（3）：231－233.

[6] Yuan H，Perry CN，Huang C，et al. LPS－induced autophagy is mediated by oxidative signaling in cardiom yocytes and is associated with cytoprotection. Am J Physiol Heartirc Physiol，2009，296（2）：BH470－479.

（袁叶飞，余昕，黄光平，罗建超，黄训才，邓家刚）

生物活性结合 UPLC－Q/TOF 分析的芒果核仁中抗炎药效物质筛选研究

芒果为漆树科芒果属热带常绿大乔木，为"热带水果之王"，是热带、亚热带地区的重要经济作物[1]，芒果中主要含有黄酮、甾体、萜类、苷类和酚类等化合物[2]，具有抗炎、抑菌、抗癌、抗氧化、调节免疫等药理作用[3]，具有较高的药用开发价值。现代药理学研究表明，芒果叶及其提取物有抗脂质过氧化、平喘、止咳、祛痰、镇痛、抗炎的作用[4]；芒果皮具有止咳、化痰、抗炎的作用[5]；芒果核仁具有健脾、止咳、化痰、抗炎、抑菌的功效[6,7]。但是，其果皮及果核在日常生产活动中，常常被作为废弃物丢弃或焚烧，造成环境的污染及资源的浪费。因此，将农作物废弃物"变废为宝"成为科研人员关注的重点之一。

炎症是机体对各种致炎因素引起的局部损伤所产生的具有防御意义的应答性反应，是十分常见而又重要的基本病理过程，可以发生于机体的任何部位和任何组织，人类的大多数疾病都与炎症过程有着密切的联系。核因子－κB（NF－κB）是一种重要的核转录因子，它可以高效诱导多种细胞因子、受体分子、黏附分子等的基因表达，同时也能调控参与炎症级联效应的多种酶的基因表达[8]。因此，抑制 NF－κB 的活性可以阻断炎症的关键起始步骤及其次级炎症反应。

本实验在建立二甲苯诱导的小鼠耳肿胀炎症模型和肿瘤坏死因子－α（TNF－α）诱导的细胞炎症模型评价芒果核仁的抗炎活性的基础上，利用超高效液相色谱仪串联四级杆/飞行时间质谱（UPLC－Q/TOF）结合 NF－κB 荧光素酶报告基因检测系统筛选 MIS 提取物中具有抗炎活性的化学成分，阐释芒果核仁的抗炎药效物质基础，为进一步研究其抗炎的作用机制提供思路，同时也为芒果废弃物的再利用提供理论依据。

1　仪器与材料

超高效液相色谱仪串联四极杆/飞行时间质谱（Waters Acquity UPLC－Q/TOF Premier），配自动进样器、柱温箱、PDA 检测器、Masslynx 4.1 工作站（美国 Waters 公司）；Milli－Q 超纯水仪（美国 Millipore 公司）；DZF－6020 型真空干燥箱（河南予华仪器有限公司）；

HF151UV 型 CO_2 培养箱（上海 Heal Force 公司）；XD－101 型倒置显微镜（南京东海光电子股份有限公司）；MIKRO 220R 型高速冷冻离心机（德国 Hettich 公司）；AB104－N 型电子天平（瑞士 Mettler Toledo 公司）；Bio Absorbance Reader ELX800（美国 Bio－Tek 公司）；Modulus 荧光检测仪（美国 Turner Designs 公司）。

DMEM－高糖培养基（美国 HyClone 公司）；双抗（氨苄西林和链霉素）、胎牛血清、胰蛋白酶（美国 Gibco 公司）；TNF－α（美国 Peprotech 公司）；地塞米松（Dex，美国 Sigma 公司）；NF－κB 荧光素酶质粒 pGL4.32 和海肾荧光素酶质粒 Renilla、细胞裂解液、双荧光素酶报告基因试剂盒（美国 Promega 公司）；脂质体 2000 转染试剂（美国 Invitrogen 公司）；芒果苷（质量分数 95.0%，批号 130502，武汉宏信康精细化工有限公司）；没食子酸（质量分数 98.5%，批号 E1309071，上海晶纯生化科技股份有限公司）。色谱纯甲醇、乙腈（美国 Fisher 公司）；色谱纯甲酸（比利时 Acros 公司）；亮氨酸－脑啡肽醋酸盐（美国 Sigma－Aldrich 公司）；超纯水由 Milli－Q 制备。其他所用试剂均为分析纯。

芒果核仁采自广西百色国家农业示范基地，经天津药物研究院张铁军研究员鉴定为芒果的核仁。

ICR 小鼠（雄性，体质量 18~22g）购自北京军事医学科学院实验动物中心，许可证号 SCXK－（军）2007－004XC。人胚肾细胞（HEK 293）购自上海拜力生物技术有限公司。

2 方法

2.1 MIS 实验样品的制备

MIS 磨成粉，过 100 目筛，取 10g 粉末加入 70% 乙醇水溶液 100ml 超声（40kHz）提取 30min，提取液滤过后旋蒸得 MIS 提取物，于 4℃ 环境保存，备用。

2.2 UPLC－Q/TOF 分析及样品馏份收集

液相条件：Waters Acquity UPLC BEH C_{18} 色谱柱（1.7μm，100mm × 2.1mm），流动相为乙腈（A），0.1% 甲酸－水（B），体积流量为 0.4ml/min，柱温 35℃，进样浓度 10mg/ml，进样量 2μl，二元梯度洗脱：0~2min，2% A；2~4min，2%~5% A；4~6min，5%~10% A；6~11min，10%~20% A；11~13min，20%~23% A；13~13.5min，23%~45% A；13.5~15min，45%~90% A。质谱条件：采用正、负 2 种模式扫描测定。

质谱条件：采用正、负 2 种模式扫描测定，仪器参数如下：电喷雾离子源（ESI）；V 模式；毛细管电压 3.0kV（正模式），2.5kV（负模式）；锥孔电压 30V；离子源温度 100℃；脱溶剂气温度 350℃；脱溶剂氮气流量 600L/h；锥孔气流量 50L/h；采样频率 0.1s；间隔 0.02s；质量数扫描范围 m/z：100~1200；内参校正液 Lockmass 采用亮氨酸－脑啡肽醋酸盐 LEA（555.2931 [M＋H]$^+$；553.2775 [M－H]$^-$）。数据采集工作站为 MassLynx 4.1。

馏份收集：采用样品分流同时进行，90% 用于馏份制备，10% 用于质谱分析，使用 96 孔深孔板进行馏份收集，按照 UPLC 分离时间，每隔 30s 收集 1 份。40℃ 减压干燥，残渣用 100μl 细胞培养基溶解后进行抗炎活性分析。

2.3 小鼠耳肿胀实验[9]

雄性 ICR 小鼠随机分组，每组 10 只，分别以 0.5% 羧甲基纤维素（模型组）、Dex（Dex 组）及不同剂量的 MIS 提取物和芒果苷、没食子酸（给药组）灌胃。各组均每天灌胃给药 1 次，连续给药 3 天。末次给药 45min 后，小鼠乙醚麻醉下将 100% 二甲苯 0.02ml 均匀涂在小鼠右耳前后两面，左耳作对照。1.5h 后将小鼠脱颈处死，沿耳郭基线剪下两耳，用 9mm 直径打孔器分别在左右耳的同一部位打下圆耳片，电子天平称质量，以两耳片的质量差作为耳肿胀度，计算肿胀抑制率。

耳肿胀度 = 右耳片质量 - 左耳片质量

耳肿胀抑制率 = （模型组耳肿胀度 - 给药组耳肿胀度）/模型组耳肿胀度

2.4　MIS 对 NF - κB 抑制能力的测定[10]

HEK 293 细胞培养于 96 孔板中，细胞融合至 60% ~70% 时用转染试剂 PEI 将 NF - κB 荧光素酶报告基因质粒 pGL4.32（每孔 100 ng）和内参海肾荧光素酶报告基因质粒 Renilla（每孔 9.6ng）共转染入细胞内，转染试剂 PEI（1mg/ml）与 pGL4.32 的比例为 8∶1，转染 24h 后分别加入用培养基适当稀释的 Dex、不同质量浓度的 MIS 提取物或收集的馏份或芒果苷、没食子酸溶液孵育 6h，再加入 TNF - α（10ng/ml）造模 6h，空白组加入等体积培养基，经细胞裂解液裂解细胞，用双荧光素酶报告基因试剂盒分别检测各组细胞 NF - κB 的荧光值和内参 Renilla 的荧光值。数据以相对荧光比值表示：相对荧光比值 = NF - κB 荧光值/内参 Renilla 荧光值。

2.5　数据处理和统计分析方法

采用 SPSS 18.0 软件进行数据统计，实验结果以 $\bar{x} \pm s$ 表示，组间比较采用单因素方差分析（One - way ANOVA），以 $P < 0.05$ 为差异有统计学意义。

3　结果

3.1　MIS 提取物抗炎的药效学评价

MIS 提取物对小鼠耳肿胀抑制率的结果见图 3 - 1 - 33A，MIS 提取物低、中、高剂量（生药 0.17g/kg、0.50g/kg、1.50g/kg）组均不同程度地抑制了二甲苯导致的小鼠耳肿胀（$P < 0.05$、$P < 0.01$、$P < 0.001$），且小鼠耳肿胀抑制率与剂量呈正相关；Dex 10mg/kg 对二甲苯诱导的小鼠耳肿胀具有显著抑制作用（$P < 0.001$）；MIS 提取物高剂量组与 Dex 组作用强度相当，差异无统计学意义。

MIS 提取物在细胞水平上对 NF - κB 的抑制活性评价结果见图 3 - 1 - 33B，TNF - α 刺激的模型组 NF - κB 的表达量与空白组相比显著升高（$P < 0.001$）。与模型组相比，阳性药 Dex（1×10^{-5} mol/L）组 NF - κB 的表达量显著降低（$P < 0.01$）；虽然 MIS 提取物低剂量（0.01mg/ml）组与模型组之间无显著性差异，但中剂量（0.10mg/ml）和高剂量（1.00mg/ml）组均显著抑制了 NF - κB 的表达（$P < 0.05$、$P < 0.01$）。说明 MIS 提取物能够较好地抑制 TNF - α 刺激后细胞 NF - κB 的表达。

3.2　MIS 提取物中抗炎活性成分的筛选

为了进一步确认 MIS 提取物中的抗炎活性成分，将 MIS 提取物经 UPLC 分离，再进行细胞水平的 NF - κB 抑制实验的谱效分析，比较每个馏份对 NF - κB 的抑制效果。图 3 - 1 - 34 为 MIS 提取物的谱效关系图。图中显示了与 UPLC 保留时间相对应的馏份对 NF - κB 的抑制率，从中得到 10 个色谱峰，其中抑制率大于空白的 3 倍为抑制 NF - κB 表达的潜在活性物质。

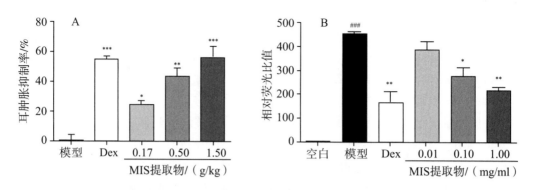

图 3 - 1 - 33　MIS 提取物抗炎药效学评价（$\bar{x} \pm s$，$n = 6$）

A. 对小鼠耳肿胀的影响；B. 对 NF - κB 的抑制活性评价，###$P < 0.001$；
与模型组比较，*$P < 0.05$，**$P < 0.01$，***$P < 0.001$

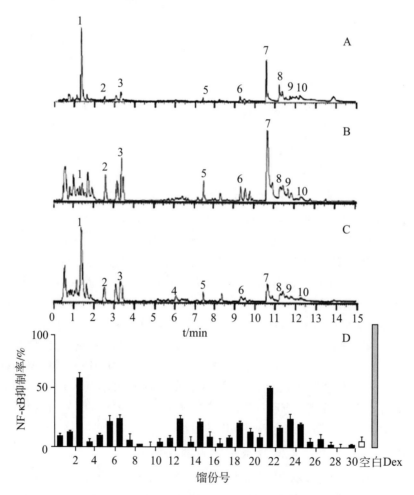

图 3 - 1 - 34　UPLC - Q/TOF 结合荧光素酶报告基因检测系统
筛选 MIS 提取物中抑制 NF - κB 活性的单体成分

A. HPLC - PDA 吸收谱图；B. 正离子模式 BPI 图；C. 负离子模式 BPI 图；D. NF - κB 抑制率

3.3　抗炎活性成分的鉴定

为鉴定出 MIS 中的抗炎活性成分，使用 UPLC – Q/TOF 对细胞实验所筛选出的几个抗炎活性单体进行二级质谱鉴定。经质谱信息分析和文献比对可知，活性成分主要分为 2 类：𠮿酮（xanthone）类化合物芒果苷（5 号峰）和没食子酸鞣质类化合物（1 ~ 4、6 ~ 10），其中包括以没食子酸为母核、以糖基为取代基的化合物没食子酸（1）、1 – 没食子酰 – β – D – 吡喃葡萄糖基 – （1→4）– β – D – 半乳糖苷（2）、1 – 没食子酰 – β – D – 吡喃葡萄糖基 – （1→6）– β – D – 半乳糖苷（3）和以葡萄糖为母核、没食子酰基取代的化合物 1，2，3 – 三 – O – 没食子酰 – β – D – 葡萄糖（4）、1，2，3，4 – 四没食子酰 – β – D – 葡萄糖（6）、1，2，3，4，6 – 五没食子酰葡萄糖（7）、六没食子酰葡萄糖混合物（8 ~ 10 号峰）。以 5 号峰化合物为例阐释其质谱解析过程。此化合物紫外光谱的最大吸收波长为 256、316 和 365nm，这与𠮿酮类化合物的紫外光谱特征一致；通过一级质谱信息得知，其负离子模式的分子离子峰 $[M – H]^-$ 为 421.075 4，正离子模式的分子离子峰 $[M + H]^+$ 为 423.0944。按照精确质量数推测化学式为 $C_{19}H_{18}O_{11}$；分析其二级质谱图可知，负离子模式下出现 301 的分子碎片，推断为 $[M – H – H_2O – C_4H_6O_3]^-$；正离子模式下出现 405 和 303 的分子碎片，分别与 $[M + H – H_2O]^+$ 和 $[M + H – H_2O – C_4H_6O_3]^+$ 相一致。上述裂解规律与文献报道一致[11]，因此推断 5 号峰化合物为芒果苷，质谱数据见表 3 – 1 – 46。以此类推，解析其他活性成分，质谱解析图见图 3 – 1 – 35。此外，需要特殊说明的是，8 ~ 10 号峰的质谱数据完全一致，查阅文献可知，它们可能的结构为六没食子酰葡萄糖，但仅依靠质谱数据不能确定第 6 个半乳糖的连接位点，因此只能推测这一出峰时间段的化合物为六没食子酰葡萄糖混合物。

表 3 – 1 – 46　MIS 提取物中具有抗炎活性化合物的质谱数据

峰号	t_R/min	化合物	m/z(+)	MS/MS	m/z(–)	MS/MS	化学式	文献
1	1.48	没食子酸	171.028 4	171 $[M + H]^+$, 1727 $[M + H – CO_2]^+$	169.014 1	169 $[M – H]^-$, 125 $[M – H – CO_2]^-$, 107 $[M – H – CO_2 – H_2O]^-$	$C_7H_6O_5$	12
2	2.63	1 – 没食子酰 – β – D – 吡喃葡萄糖基 – （1→4）– β – D – 半乳糖苷	477.125 3	477 $[M + H – H_2O]^+$, 315 $[M + H – C_6H_{10}O_5]^+$	493.121 2	987 $[2M – H]^-$, 493 $[M – H]^-$, 313 $[M – H – Glu]^-$	$C_{19}H_{26}O_{15}$	13
3	3.22	1 – 没食子酰 – β – D – 吡喃葡萄糖基 – （1→6）– β – D – 半乳糖苷	477.125 3	477 $[M + H – H_2O]^-$, 315 $[M + H – Glu]^+$	493.121 2	987 $[2M – H]^-$, 493 $[M – H]^-$, 313 $[M – H – Glu]^-$	$C_{19}H_{26}O_{15}$	13

续表

峰号	t_R/min	化合物	$m/z(+)$	MS/MS	$m/z(-)$	MS/MS	化学式	文献
4	6.15	1,2,3-三-O-没食子酰-β-D-葡萄糖			635.081 9	635[M-H]⁻,616[M-H-H₂O]⁻,483[M-H-C₇H₄O₄]⁻,465[M-H-C₇H₆O₅]⁻,169[C₇H₆O₅-H]⁻	$C_{27}H_{24}O_{18}$	12
5	7.51	芒果苷	423.094 4	423[M+H]⁺,405[M+H-H₂O]⁺,387[M+H-2H₂O]⁺,369[M+H-3H₂O]⁺,351[M+H-4H₂O]⁺,303[M+H-H₂O-C₄H₆O₃]⁺	421.075 4	421[M-H]⁻,301[M-H-H₂O-C₄H₆O₃]⁻	$C_{19}H_{18}O_{11}$	11
6	9.41	1,2,3,4-四没食子酰-β-D-葡萄糖	771.109 3	771[M+H-H₂O]⁺,619[M+H-C₇H₆O₅]⁺,449[M+H-2C₇H₆O₅]⁺,279[M+H-3C₇H₆O₅]⁺	787.093 4	787[M-H]⁻,635[M-H-C₇H₄O₄]⁻,617[M-H-C₇H₆O₅]⁻,465[M-H-C₇H₆O₅-C₇H₄O₄]⁻	$C_{34}H_{28}O_{22}$	14
7	10.70	1,2,3,4,6-五没食子酰葡萄糖	923.124 8	923[M+H-H₂O]⁻,77[M+H-C₇H₆O₅]⁺,431[M+H-3C₇H₆O₅]⁺	939.113 3	939[M-H]⁻,787[M-H-C₇H₄O₄]⁻,769[M-H-C₇H₆O₅]⁻,617[M-H-C₇H₆O₅-C₇H₄O₄]⁻	$C_{41}H_{32}O_{26}$	14
8~10	11.50~11.20	六没食子酰葡萄糖	1 075.125 1	1 075[M+H-H₂O]⁺,923[M+H-C₇H₆O₅]⁺,771[M+H-C₇H₆O₅-C₇H₄O₄]⁺	1 091.112 7	1 091[M-H]⁻,939[M-H-C₇H₄O₄]⁻,769[M-H-C₇H₆O₅-C₇H₄O₄]⁻	$C_{43}H_{36}O_{30}$	14,15

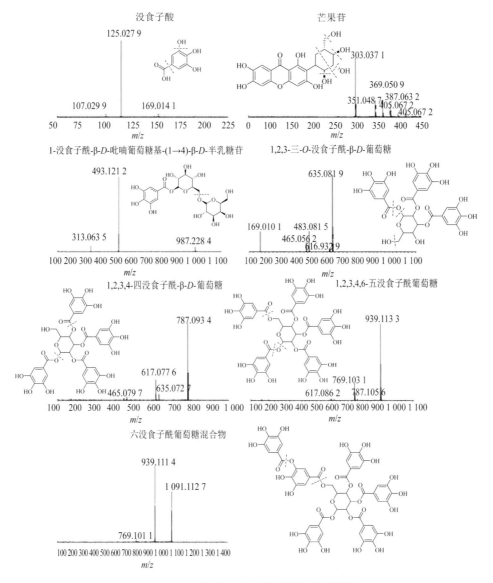

图 3 - 1 - 35　MIS 提取物抗炎活性成分质谱解析图

3.4　代表性抗炎活性成分的验证

为了确证筛选结果的可信性，选取 MIS 提取物中代表性的抗炎活性成分进行验证。从上述结果可以看出，芒果核仁中的活性成分为芒果苷和没食子酸的衍生物，因此选取芒果苷和没食子酸作为代表活性成分进行验证，验证实验分为整体动物水平和细胞水平两部分。

芒果苷和没食子酸对小鼠耳肿胀的抑制作用见图 3 - 1 - 36A。与模型组相比，芒果苷低、中、高剂量组（3、10、30mg/kg）均抑制了二甲苯致小鼠耳肿胀（$P < 0.05$、$P < 0.01$、$P < 0.001$），且耳肿胀抑制率与剂量呈正相关。没食子酸低剂量（3mg/kg）组呈现轻微抑制作用（$P < 0.05$），但是中剂量（10mg/kg）组和高剂量（30mg/kg）组没食子酸均显著抑制了小鼠耳肿胀（$P < 0.001$）。

芒果苷和没食子酸对 NF－κB 的抑制作用见图 3－1－36B，TNF－α 刺激的模型组 NF－κB 的表达比空白组明显升高（$P < 0.001$），而与模型组相比，阳性药 Dex（1×10^{-5} mol/L）组 NF－κB 的表达显著降低（$P < 0.001$）。芒果苷和没食子酸低剂量（1×10^{-7} mol/L）组对 NF－κB 的抑制作用不明显，但中剂量（1×10^{-6} mol/L）和高剂量（1×10^{-5} mol/L）组芒果苷和没食子酸均显著抑制了 NF－κB 的表达（$P < 0.05$、$P < 0.01$）。说明芒果苷和没食子酸在细胞水平上可以很好地抑制 NF－κB 的表达，且两者的抑制活性相当。

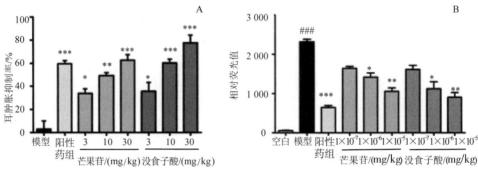

A. 对小鼠耳肿胀的影响；B. 对 NF-κB 的抑制作用 与对照组比较，$^{###}P < 0.001$；与模型组比较，$^{*}P < 0.05$，$^{**}P < 0.01$，$^{***}P < 0.001$

图 3－1－36　芒果苷和没食子酸抗炎药效学评价（$\bar{x} \pm s$，$n = 6$）

4　讨论

目前国内外针对芒果的药用研究主要集中在芒果叶和芒果皮上，研究表明它们在抗细菌、抗病毒、抗辐射、抗氧化及免疫调节[3]等方面均有一定的作用。但针对芒果核仁的研究较为局限，大多集中在芒果核仁有效部位的筛选、功能成分的提取层面上[16]，虽有报道表明芒果核仁具有抗炎作用，但是并未见关于芒果核仁抗炎活性成分筛选的报道。

芒果苷和没食子酸在近期的药理研究中呈现了良好的抗炎作用，卫智权等[17,18]通过脂多糖（LPS）诱导大鼠慢性炎症模型表明，芒果苷可以通过下调白细胞 NF－κB 基因表达抑制 LPS 诱导的慢性炎症。Gong 等[19]通过败血症介导的小鼠肺损伤模型表明，芒果苷可以通过上调血红素氧化酶－1 起到抗炎的作用。Ho 等[20]证明没食子酸可以抑制 NF－κB 活性和下调 PI3K/AKT 信号通路。Couto 等[21]通过角叉菜胶鼠爪肿胀模型证明没食子酸具有抗炎的作用。没食子酸鞣质是鞣质中一类重要的化合物，具有抗感染、止血收敛和抑制肠道蠕动等多种重要的药理作用[22]。本研究通过小鼠耳肿胀模型和 NF－κB 抑制实验证明了 MIS 提取物的抗炎效果，并通过 UPLC－Q/TOF 结合 NF－κB 荧光素酶报告基因检测系统筛选出了以芒果苷和没食子酸鞣质为代表的 10 个抗炎活性成分，这为后续研究芒果核仁的资源合理利用和开发提供了理论依据。

参考文献

[1] 张少若. 热带作物营养与施肥. 北京：中国农业出版社，1996.

[2] 黄世好. 芒果核化学成分及应用工艺研究. 南宁：广西师范大学，2012.

[3] 王瑞兰，张培丽. 芒果皮活性成分的萃取及其生理活性研究. 怀化学院学报，2010，29(2)：72－74.

［4］ 黄敏琪，林忠文，曾宪彪，等. 芒果皮提取物止咳化痰和抗炎作用研究. 中草药，2007，38（8）：1233－1234.

［5］ 黄潇，彭志刚. 芒果苷药理作用研究概况. 中国药师，2007，10（1）：73－74.

［6］ 黄丽芳，闫林，范睿，等. 芒果实生资源遗传多样性的 SSR 分析. 热带作物学报，2011，32（10）：1828－1832.

［7］ 梁耀光，徐巧林，谢海辉，等. 芒果核仁的化学成分及其抑菌活性. 热带亚热带植物学报，2010，18（4）：445－448.

［8］ Krishnamoorthy S, Honn KV. Inflammation and disease progression. Cancer metastasis Rev, 2006, 25（3）：481－491.

［9］ 魏伟. 药理实验方法学. 北京：人民卫生出版社，2010.

［10］ 韩彦琪，周梦鸽，王增勇，等. 基于生物活性导向的 UPLC－Q/TOF 方法的玫瑰花抗炎药效物质基础研究. 中草药，2014，45（19）：2797－2802.

［11］ Suryawanshi S, Asthana RK, Gupta RC. Simultaneous estimation of mangiferin and four secoiridoid glycosides in rat plasma using liquid chromatography tandemmass spectrometry and its application to pharmacokinetic study of herbal preparation. J Chromatogr B, 2007, 858 （1/2）：211－219.

［12］ Chávez－Gonzálezm L, Guyot S, Rodríguez－Herrera R, et al. Production profiles of phenolics from fungal tannic acidbiodegradation in submerged and solid－state fermentation. Process Biochem, 2014, 49（4）：541－546.

［13］ Regazzoni L, Arlandini E, Garzon D, et al. A rapid profiling of gallotannins and flavonoids of the aqueous extract of Rhus coriaria L. by flow injection analysis with high－resolutionmass spectrometry assisted with database searching. J Pharm Biomed Anal, 2013, 72：202－207.

［14］ Rodríguez H, de las Rivas B, Gómez－Cordovés C, et al. Degradation of tannic acid by cell－free extracts of Lactobacillus plantarum. Food Chem, 2008, 107（2）：664－670.

［15］ Tuominen A, Toivonen E, mutikainen P, et al. Defensive strategies in Geranium sylvaticum. Part 1：Organ－specific distribution of water－soluble tannins, flavonoids and phenolic acids. Phytochemistry, 2013, 95：394－407.

［16］ 陈昱洁，盛占武，施瑞城，等. 响应面法优化芒果核多酚提取工艺. 食品科学，2011，32（12）：78－82.

［17］ 卫智权，邓家刚，阎莉，等. 芒果苷对脂多糖诱导慢性炎症的抗炎作用. 中国药理与临床，2011，27（2）：43－45.

［18］ 卫智权，阎莉，邓家刚，等. 芒果苷对脂多糖诱导的慢性炎症大鼠 MAPK 通路及血清细胞因子的影响. 中草药，2013，44（1）：52－58.

［19］ Gong X, Zhang L, Jiang R, et al. Anti－inflammatory effects of mangiferin on sepsis－ind－uced lung injury inmice via up－regulation of heme oxygenase－1. J Nutr Biochem, 2013, 24（6）：1173－1181.

［20］ Hao HH, Chang CS, Huo WC, et al. Anti－metastasis effects of gallic acid on gastric cancer cells involvesinhibition of NF－κB activity and downregulation of PI3K/AKT/small GTPase signals. Food Chem Toxicol, 2010, 48（8/9）：2508－2516.

［21］ Couto AG, Kassuya CAL, Calixto JB, et al. Anti－inflammatory, antiallodynic effects and quantitative analysis of gallic acid in spray dried powders from Phyllanthus niruri leaves, stems, roots and whole plant. Rev Bras Farmacogn, 2013, 23（1）：124－131.

［22］ 杜国成. 中药鞣质成分的药理作用探析. 中国医药科学，2011，1（16）：27－33.

（聂妍，侯媛媛，李云鹏，侯小涛，白钢，邓家刚）

芒果叶水煎液、去芒果苷芒果叶水煎液及芒果苷祛痰镇咳药效比较的实验研究

芒果叶系漆树科植物芒果的叶子。研究表明，芒果叶浸膏具有较好的镇咳、祛痰作用和一定的平喘作用[1]，其重要活性成分为芒果苷，具有明显的镇咳祛痰功效[2,3]。本实验比较了芒果叶水煎液、去芒果苷芒果叶水煎液及芒果苷的镇咳祛痰的药效，确认三者镇咳祛痰的疗效差异，为提高芒果叶的质量标准和进一步研究开发芒果叶提供科学依据。

1 材料与方法

1.1 实验药材

芒果叶：经广西中医药大学鉴定教研室蔡毅教授鉴定，系漆树科植物芒果的叶子。芒果叶水煎液：将芒果叶粉碎后过40目筛，取粉先加水浸润3h，然后分别加水12倍、10倍煎煮2次，第1次2h，第2次1.5h，滤过，合并滤液，浓缩至1ml相当于5g原生药材，临用时配制成要求浓度。去芒果苷芒果叶水煎液：将芒果苷水煎液浓缩成膏，烘干，打粉，用乙醇回流提取，回收乙醇，析出芒果苷粗品，过滤。芒果苷：由广西中医药大学邓家刚教授赠送，经检验含芒果苷纯度为96.5%（高纯度芒果苷的制备方法申请专利号：200610079234.5）。磷酸可待因：青海制药厂有限公司生产，批号20051002。氨茶碱：北京制药厂生产，批号20060801。氨水：广西师范学院化学试剂厂提供，浓度25%～28%。酚红：中国南化化学试剂厂生产，批号2005049。

1.2 实验器材

动物天平，秒表，722分光光度计。

1.3 实验动物

清洁级昆明种小鼠，体重（20±2）g，雄雌各半，由广西医科大学实验动物中心提供。

1.4 统计学方法

实验结果用 $\bar{x} \pm s$ 表示，两个样本均数比较用 t 检验，组间差别比较用 F 检验。

2 实验方法与结果

2.1 对氨水诱发小鼠咳嗽的影响

采用氨气刺激法[4]，取体重为（20±2）g的昆明种小鼠96只，雌雄各半，随机分成8组，即：空白对照组（A）、磷酸可待因组对照组（B）、芒果苷高、中剂量组（C、D），

芒果叶高、中剂量组（E、F），去芒果苷高、中剂量组（G、H），每组动物12只。各给药组均通过灌胃给予相应药物，剂量按3－1－47给予，A组给予等体积的生理盐水。末次给药后2h，将小鼠置于钟罩内，用1ml浓氨水（25.0%）蒸发所得的氨气刺激，刺激20s后迅速将小鼠取出，然后测定其咳嗽潜伏期及3min内每只小鼠的咳嗽次数，并按公式计算其止咳率：止咳率＝［用药组咳嗽潜伏期（s）/空白对照组咳嗽潜伏期（s）］×100%，结果见表3－1－47。

实验结果表明，芒果苷高、中剂量组，芒果叶高、中剂量组，去芒果苷高、中剂量组均能延长氨水导致的小鼠咳嗽的潜伏期，减少咳嗽的次数，各给药组之间比较没有显著差异。

表3－1－47　各组对氨水诱发咳嗽的影响（$\bar{x} \pm s$）

组别	n	剂量/（g/kg）	潜伏期/s	咳嗽次数/3min	止咳率/%
空白对照组（A）	12	20	58.42 ± 13.18	18.08 ± 8.20	
磷酸可待因组（B）	12	0.05	115.08 ± 24.60**	6.58 ± 4.44**	206.94
芒果苷高剂量组（C）	12	0.2	104.42 ± 30.81**	6.67 ± 4.91**	189.49
芒果苷中剂量组（D）	12	0.1	100.25 ± 31.70**	5.42 ± 3.00**	180.97
芒果叶高剂量组（E）	12	20	94.58 ± 31.35**	9.83 ± 4.49**	173.16
芒果叶中剂量组（F）	12	10	94.83 ± 28.58**	7.58 ± 4.40**	174.95
去芒果苷高剂量组（G）	12	20	100.83 ± 35.46**	10.33 ± 7.45*	199.67
去芒果苷中剂量组（H）	12	10	104.25 ± 32.02**	6.92 ± 5.82**	193.31

注：与空白组比较，$^*P < 0.05$，$^{**}P < 0.01$。

2.2　对二氧化硫诱发小鼠咳嗽的影响

采用二氧化硫刺激法，在钟罩内以1ml浓硫酸和过量的亚硫酸钠产生的二氧化硫气体刺激小鼠，然后测定其咳嗽潜伏期及3min内每只小鼠的咳嗽次数。实验动物、实验分组、给药剂量、给药途径以及计算方式同2.1，结果见表3－1－48。

表3－1－48　各组对二氧化硫诱发咳嗽的影响（$\bar{x} \pm s$）

组别	n	剂量/（g/kg）	潜伏期/s	咳嗽次数/3min	止咳率/%
空白对照组（A）	12	20	49.25 ± 19.44	54.42 ± 5.73	
磷酸可待因组（B）	12	0.05	99.58 ± 24.48**	23.83 ± 11.24**	238.55
芒果苷高剂量组（C）	12	0.2	97.17 ± 27.79**	31.92 ± 13.58**	223.01
芒果苷中剂量组（D）	12	0.1	89.75 ± 24.58**	31.25 ± 14.75**	209.71
芒果叶高剂量组（E）	12	20	93.42 ± 20.44**	29.25 ± 12.73**	222.24
芒果叶中剂量组（F）	12	10	87.00 ± 19.27**	36.01 ± 19.16**	211.21
去芒果苷高剂量组（G）	12	20	86.33 ± 23.70**	35.67 ± 48.60**	199.23
去芒果苷中剂量组（H）	12	10	85.92 ± 26.52**	37.83 ± 18.24*	200.52

注：与空白组比较，$^*P < 0.05$，$^{**}P < 0.01$。

实验结果表明，芒果苷高、中剂量组，芒果叶高、中剂量组，去芒果苷高、中剂量组均能延长二氧化硫导致的小鼠咳嗽的潜伏期，减少咳嗽的次数，各给药组之间比较没有显著差异。

2.3 祛痰作用的比较

2.3.1 酚红标准曲线的测定

配制 0.25mg/ml 的酚红标准溶液（溶剂为 5% 的 $NaHCO_3$），精取 0.3ml、0.5ml、0.7ml、0.9ml、1.1ml、1.3ml 于 25ml 容量瓶中，加生理盐水 1ml，在上述溶液中分别加入 0.1ml 1mol/L 的 NaOH 溶液，使酚红试剂液呈碱性，并用生理盐水定溶至 25ml。用 722 分光光度计在 K = 546nm 处测定不同浓度酚红试液的吸光度 A，以酚红浓度为横坐标，吸光度 A 为纵坐标作图，即为酚红坐标的标准曲线。

2.3.2 实验方法

实验动物、实验分组、给药剂量、给药途径以及方法同 2.1，末次给药 0.5h 后，小鼠腹腔注射 0.5% 酚红溶液 0.5ml，50min 后处死小鼠（尽量不损伤气管），剪开颈正中皮肤，分离气管，取出气管置于试管内，精取 5% $NaHCO_3$ 溶液 1.5ml 置于试管内浸泡气管，1h 后将试管内溶液注入比色管中，用分光光度计在 546nm 处测 A 值，依据标准曲线计算酚红含量。实验结果见表 3 - 1 - 49。

表 3 - 1 - 49　各组对气管中酚红排泄量的影响（$\bar{x} \pm s$）

组别	n	剂量/(g/kg)	酚红排泄量/(μg/L)
空白对照组	12	20	0.87 ± 0.18
氯化铵组	12	1.0	2.12 ± 0.57*
芒果苷高剂量组	12	0.2	2.26 ± 0.42*
芒果苷中剂量组	12	0.1	1.99 ± 0.53*
芒果叶高剂量组	12	20	1.93 ± 0.64*
芒果叶中剂量组	12	10	1.69 ± 0.46*△
去芒果苷高剂量组	12	20	1.53 ± 0.61*#△
去芒果苷中剂量组	12	10	1.40 ± 0.38*##△▲♦

注：与空白组比较，*$P < 0.01$；与氯化铵组比较，#$P < 0.05$，##$P < 0.01$；与芒果苷高剂量组比较，△$P < 0.01$；与芒果苷中剂量组比较，▲$P < 0.01$；与芒果叶高剂量组比较，♦$P < 0.05$。

结果表明：芒果苷高、中剂量组，芒果叶高、中剂量组，去芒果苷高、中剂量组均能明显增加小鼠呼吸道酚红排出量，显示出较好的祛痰作用。与空白对照组相比，均有显著差异（$P < 0.01$），其中芒果苷高剂量组疗效最好，优于芒果叶中剂量组和去芒果苷高、中剂量组（$P < 0.01$），与氯化铵组比较，无显著性差异（$P > 0.05$）。

3 讨论

芒果叶为广西地方习用药材，收载于《广西中药材标准》（1990 年版）。民间习用芒果叶代茶饮用，因此患呼吸系统疾病者较少。芒果苷是芒果叶的主要有效成分之一，其含量在芒果叶中平均为1.0%~1.5%[5]，随着不同的芒果叶品种以及不同的采收季节而有一定的变化，但其止咳、化痰功效早已经被证实[3]。本实验通过芒果叶水煎液、去芒果苷芒果叶水煎液及芒果苷化痰止咳的药效比较，确认三者之中化痰止咳最强的一组，为提高芒果叶的质量标准和进一步研究开发芒果叶提供科学依据。

芒果叶含抗坏血酸、鞣质、芒果苷及鞣花酸、d-儿茶素、莽草精、奎尼酸、山奈醇、L-α-侧柏烯等多种成分[6]；EL-sissi等从芒果叶中分离到芒果苷、槲皮素、高芒果苷、原儿茶酸、没食子酸等成分并层析检出没食子酸、没食子酸甲酯及异芒果苷。本实验涉及一种制备高纯度芒果苷的方法，该方法以含芒果苷的原料提取芒果苷，后得到去芒果苷的水煎液，基本保留了芒果叶中除芒果苷的大部分成分，得到的结果具有代表性。

本研究表明，三种药物的高、中剂量均能极显著地抑制浓氨水及二氧化硫所致小鼠咳嗽次数，并且均能延长小鼠咳嗽的潜伏期，在镇咳方面并没有显示出药效学的差距，这估计与去芒果苷煎液中含有鞣质类成分以及抗菌成分没食子酸有一定关系，多种成分协同作用，以至于三种药物在镇咳方面没有显示出一定的差异。同样，三种药均具有祛痰作用，而以芒果苷高剂量组尤为显著，其祛痰功效优于芒果叶煎液中剂量以及去芒果叶煎液高、中剂量。然而，咳嗽本身是人体的一种保护性反应，通过咳嗽排出痰液，可以把肺或气管内导致炎症的物质，如灰尘、细菌、病毒等，连同痰液一起排出体外。其实临床上特效的止咳药比如"可待因"之类，严格限制使用，怕的就是咳嗽一旦被人为止住了，痰排不出来，炎症反应会加重，最终导致病情恶化。导致大量痰液产生的机制实际就是肺或气管内的炎症，治疗应从"治病求本"的原则出发，仅仅"止咳"或者"化痰"，都不足以从根本上解决咳嗽问题，治疗的关键就是"消炎"[7]。实验证明，芒果苷显示了一定的抗炎功效[3]。本实验结果表明，三种药物中止咳祛痰效果最好的一组为芒果苷高剂量组，其机制可能与松弛支气管平滑肌有关。

众所周知，现有化学止咳药大多数在干咳时应用，其与祛痰药均不能控制痰的产生。本实验为研制一种既止咳又消痰和平喘抗炎等的新的植物药提供了一个新的思路和理论依据。

参考文献

[1] 广西中医药大学芒果叶研究小组. 芒果叶治疗慢性气管炎的药理实验及临床疗效观察. 中医教学，1974，2(3)：38.

[2] 周沛椿，夏尊成. 芒果叶对镇咳作用有效成分探讨. 医药科技资料，1975：8.

[3] 邓家刚，郑作文，曾春晖. 芒果苷的药效学实验研究. 中医药学刊，2002，20(6)：802.

[4] 陈奇. 中药药理研究方法学. 北京：人民卫生出版社，1993：636~650.

[5] 李学坚，莫长林，邓家刚. 不同良种芒果叶中芒果苷的含量比较. 时珍国医国药，2006，6(17)：927.

[6] 《全国中草药汇编》编写组. 全国中草药汇编（下册）. 北京：人民卫生出版社，1983：306.

[7] 侯国印. 消咳汤治疗感冒后干咳症81例. 河南中医学院学报，2007，22(4)：13.

（韦乃球，邓家刚，冼寒梅，韦金鉴）

第二节 免疫保肝作用研究

芒果苷在鸭体内抑制鸭乙型肝炎
病毒感染的实验研究

芒果苷（mangiferin）又名知母宁，系芒果叶的主要有效成分，分子式 $C_{19}H_{18}O_{11}$，化学名 $2-\beta-D-glucopyranosyl-1$，3，6，7 $-tetrahydroxy\ tetrahydroxyxanthen-9-one$，属于 σ 山酮碳苷。据报道芒果苷具有保肝利胆、平喘镇咳、抗病毒等作用[1]。体外实验研究表明，芒果苷对2215细胞分泌的乙型肝炎病毒表面抗原（HBsAg）和乙型肝炎病毒 e 抗原（HBeAg）有抑制作用[2]，为进一步研究芒果苷体内抗乙肝病毒的作用，本实验采用鸭乙型肝炎病毒感染模型，研究芒果苷对鸭乙型肝炎病毒的抑制作用，现报道如下。

1 实验材料

1.1 病毒

鸭乙型肝炎病毒DNA（DHBV-DNA）强阳性血清采自上海麻鸭，-70℃保存。

1.2 动物

1日龄北京鸭购自中国医科院药植所动物饲养场。

1.3 药物

拉米夫定，葛兰素史克制药（苏州）有限公司生产，批号 H20030581；芒果苷，由本院中药化学教研室提供，为淡黄色粉末，纯度达90%以上。

1.4 试剂

$\alpha-32P-dCTP$ 购自北京市亚辉生物医学工程公司；缺口翻译试剂盒购自美国普洛麦格公司（Promega Co.）；SephadexG-50，Ficoll PVP 购自瑞典 Pharmacia 公司；SDS 为德国 Merck 公司产品；鱼精DNA、牛血清白蛋白为中国科学院生物物理研究所产品；硝酸纤维素膜 $0.45\mu m$ 为 Amersham 公司产品。

2 实验方法及结果

2.1 复制鸭乙型肝炎病毒感染模型[3]

取1日龄北京鸭30只，随机分成5组：模型对照组，阳性对照组，芒果苷高、中、低剂量组。每组 6 只，每只经腿胫静脉注射 0.2ml 上海麻鸭 DHBV – DNA 强阳性血清[4]。

2.2　药物治疗

在感染 7 天后自鸭腿胫静脉取血，分离血清，为治疗前样本（T0），-70℃保存待检。DHBV 感染雏鸭 7 天后进行药物治疗试验，芒果苷高、中、低剂量组分别给予芒果苷 50mg/kg、100mg/kg 和 200mg/kg，阳性对照组给予拉米夫定 50mg/kg，模型对照组给予生理盐水。灌胃给药，每天 2 次，连续 10 天，在用药第 5 天（T5）、第 10 天（T10）和停药后第 3 天（P3），自鸭腿胫静脉取血，分离血清，-70℃保存待检。

2.3　DHBV – DNA 的测定

参照文献[5]，鸭血清样品用 ^{32}P DHBV – DNA 探针作斑点杂交，X 射线底片上得到放射自显影像，以酶标仪于 490nm 处测定其 OD 值，半定量计算 DNA 水平。

2.4　结果处理

实验数据用 $\bar{x} \pm s$ 表示，计量资料采用 t 检验。

2.5　结果

雏鸭感染乙肝病毒后 DHBV – DNA 全部阳性，芒果苷 100mg/kg、200mg/kg 对 DHBV – DNA 有明显抑制作用（$P < 0.01$ 或 $P < 0.05$），且芒果苷在停药后未见明显反跳现象。阳性药拉米夫定在用药期间可显著抑制鸭 DHBV – DNA（$P < 0.05$），但停药后出现病毒重新复制的"反跳"现象（$P < 0.05$）。结果见表 3 – 2 – 1、3 – 2 – 2 及图 3 – 2 – 1。

表 3 – 2 – 1　芒果苷对鸭血清 DHBV – DNA 水平的影响（$\bar{x} \pm s$，$n = 6$）

组别	剂量 /（mg/kg）	DHBV – DNA 的 OD 值			
		T0	T5	T10	P3
模型对照组	—	0.677 ± 0.11	0.739 ± 0.07	0.742 ± 0.04	0.685 ± 0.07
芒果苷低剂量组	50	0.707 ± 0.04	0.677 ± 0.04	0.665 ± 0.05	0.766 ± 0.07
芒果苷中剂量组	100	0.689 ± 0.07	0.602 ± 0.04*	0.580 ± 0.04#	0.646 ± 0.07
芒果苷高剂量组	200	0.711 ± 0.06	0.504 ± 0.07#	0.540 ± 0.08#	0.646 ± 0.11
阳性对照组	50	0.759 ± 0.07	0.535 ± 0.07*	0.525 ± 0.07*	0.847 ± 0.03*

注：与治疗前（T0）比较，*$P < 0.05$，#$P < 0.01$。

表 3 – 2 – 2　芒果苷对鸭血清 DHBV – DNA 水平抑制率的影响（$n = 6$）

组别	剂量 /（mg/kg）	抑制率/%		
		T5	T10	P3
模型对照组	—	-9.16	-9.60	-1.18
芒果苷低剂量组	50	4.24*	5.94*	-8.35*
芒果苷中剂量组	100	12.63#	15.82#	6.24*
芒果苷高剂量组	200	29.11#	24.05#	9.14#
阳性对照组	50	29.51#	30.83#	-11.59#

注：与模型对照组相应时间段比较，*$P < 0.05$，#$P < 0.01$。

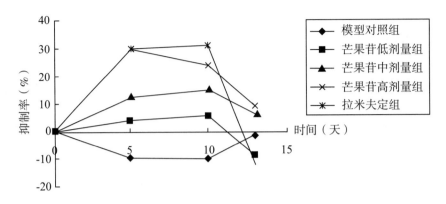

图 3 - 2 - 1　芒果苷对鸭血清 DHBV - DNA 水平抑制率的影响

3　讨论

DHBV 与人 HBV 两者的分子结构和发病机制存在许多相似之处。治疗慢性乙型肝炎遇到的最大困难是产生免疫耐受的患者对任何药物疗效均不佳。闻玉梅[6]教授利用 DHBV 感染 1 日龄幼鸭建立免疫耐受动物模型，其病毒血症持续时间较长且较稳定。近年来，鸭乙型肝炎动物模型已经成为国内外公认的用于筛选抗 HBV 药物、评价疗效和研究其发病机制的模型。

乙型肝炎一直是感染率高且危害严重的传染病之一，目前对乙型肝炎病毒引起的慢性肝病尚无理想的治疗方法。临床常用的两类抗病毒药为干扰素 α 和核苷类药物。干扰素 α 治疗的低有效率以及难以耐受的副作用限制了其临床应用；核苷类代表药物拉米夫定同样因为较长的疗程及耐药性问题而难以成为理想的治疗药物[7]。因此，寻找疗效确切、长期服用安全且价格低廉的药物是亟待解决的问题。

本实验观察了芒果苷抗 DHBV - DNA 的作用。实验结果表明，芒果苷 100mg/kg、200mg/kg 对 DHBV - DNA 有明显抑制作用，且在停药后未见明显反跳现象。关于芒果苷抗病毒的作用机制尚待进一步研究。

参考文献

［1］邓家刚，曾春晖. 芒果叶及芒果苷 30 年研究概况. 广西中医药大学学报，2003，6(2)：44.

［2］郑作文，邓家刚，杨柯. 芒果苷在 2215 细胞培养中对乙肝病毒 HBsAg、HBeAg 分泌的影响. 中医药学刊，2004，22(9)：1645.

［3］陈鸿珊，李壮，钱荷英，等. 阿糖腺苷单磷酸鸭乙型肝炎的治疗. 中华实验和临床病毒学杂志，1983，1：64.

［4］Tsiquaye KN. Maternal transmission of duck hepatitis B virus in Peaigree Peking ducks. Hepatology，1985，5：622.

［5］陈渊卿，顾建人，蒋惠秋，等. 斑点杂交实验直接检测血清中乙型肝炎病毒 DNA. 中华传染病杂志，1983，1(2)：63.

［6］闻玉梅. 乙型肝炎治疗性疫苗的研究与应用. 中华传染病杂志，1996，14(3)：155.

［7］Lavanchy D. Hepatitis B virus epidemiology，disease burden，treatment，current and emerging prevention and control measures: areview. J Viral Hepat, 2004, 11(2): 97 - 107.

（邓家刚，杨柯，郑作文，周小雷）

芒果苷抑制鸭乙肝病毒感染的免疫机制

芒果苷（mangiferin）是芒果叶中的主要活性成分，又名芒果素、知母宁，是一种天然多酚类化合物，分子式 $C_{19}H_{18}O_{11}$，相对分子质量（Mr）为 422，具有抗病毒、免疫调节、保肝利胆、止咳平喘等多种药理活性[1]。本课题组前期研究表明，芒果苷在体内、体外均具有抑制 HBV 复制的作用[2,3]。为进一步研究芒果苷抗 HBV 增殖的作用机制，本实验以鸭乙型肝炎病毒（duck hepatitis B virus，DHBV）感染鸭为模型，采用 RT - PCR 法检测体内 Th1 型细胞因子（cytokine，CK）的水平，探讨芒果苷抑制 HBV 增殖的免疫机制。

1 材料和方法

1.1 材料

北京雏鸭（1 日龄，雌雄不分，体质量 60~100g）购自北京前进种鸭场。芒果苷，由广西中药药效筛选研究中心提供，纯度达 98.39% 以上。拉米夫定（规格：每片 100mg）。含 DHBV - DNA 的强阳性血清（采自南京菜市场，-80℃ 保存）；总 RNA 提取试剂盒（北京中山生物技术有限公司）；两步法 RT - PCR 试剂盒（上海闪晶分子生物科技有限公司）；$\alpha - {}^{32}P - dCTP$ 标记探针（北京福瑞生物工程公司）；缺口翻译试剂盒（美国 Promega 公司）。

TGL - 16M 低温超速离心机（湖南塞特湘仪离心机仪器有限公司）；RT - PCR 扩增系统（北京赛百盛基因技术有限公司）；GelDoc2000 凝胶电泳成像分析系统（美国伯乐公司）；Alpha Ease FC 凝胶图像分析软件（北京照生行仪器设备有限公司）；ELX800 型全自动酶标仪（奥地利 Dialab 公司）。

1.2 方法

1.2.1 鸭乙肝动物模型的制备

取 1 日龄北京鸭 36 只，每只经腿胫静脉注射含上海麻鸭 DHBV - DNA 的强阳性血清 0.2ml，感染 7 天后即可供实验研究用。采血，鸭血清样品用 ${}^{32}P$ 标记 DHBV - DNA 探针作斑点杂交，X 射线底片上得到放射自显影像。以酶标仪于 490nm 处测定其光密度 A 值，半定量计算 DHBV - DNA 水平，以检测模型是否成功。

1.2.2 给药剂量与方法[2]

选取造模成功的动物 30 只，设芒果苷高（200mg/kg）、中（100mg/kg）、低（50mg/kg）剂量组，模型对照组（给予等体积生理盐水）和阳性对照组（给予拉米夫定 50mg/kg），每组 6 只，另取 6 只北京鸭为正常对照组（给予等体积生理盐水），灌胃给药，给药容量 20ml/kg，连续给药 14 天，2 次/天。于末次给药后次日取脾脏，采用 Trizol 法提取脾细胞总 RNA。

1.2.3 引物的设计

用 Premier 5.0 软件设计各基因的引物，以 β – actin 作内参（表 3 – 2 – 3）。

表 3 – 2 – 3　扩增细胞因子基因的引物序列

CK mRNA	核苷酸序列（5′ – 3′）	Tm	GC/%
β – actin	CCA CCG CAA ATG CTT CTA AAC	60.2	47.6
	GGG CGT TCG CTC CAA CAT	61.3	61.1
IL – 2	CTC TAC ACA CCA AAT GAC ACA AAG G	60.7	44.0
	ATC CTC ACA CAA AGT TCA GAC AGC	60.2	45.8
TNF – α	CTA TGC CAA CAA ATA ACC CCG T	61.0	45.5
	CAC ATC TGA ACT GGG CGG TC	60.8	60.0
IL – 18	ATC CTC CAT CGC TTC CTT CG	61.5	55.0
	TCA TTC CGC TGC CAG ATT TC	60.9	50.0
IFN – γ	ATC ATA CTG AGC CAG ATT GTT ACC C	60.9	44.0
	CAG CCT TGC GTT GGA TTT TC	60.7	50.0

1.2.4 逆转录反应

按照以下条件配制逆转录反应液（冰上操作）：5 × RT buffer 2μl，10mmol/L dNTP 1μl，Oligo – dT 0.5μl，RNase Inhibitor 0.5μl，AMV 逆转录酶 0.5μl，总 RNA 5μl，RNase 自由水 0.5μl。42℃反应 45min，然后 95℃反应 5min，冰浴 5min。进行 PCR 反应前将反应溶液置于 – 20℃环境中保存。

1.2.5 PCR 扩增

按照以下条件配制 PCR 反应溶液（冰上操作）：10 × PCR buffer 5μl，dNTP mixture （10mmol/L）1μl，上下游引物混合物 2μl，Taq DNA 聚合酶 0.4μl，模板 2μl，RNase free water 39.6μl。94℃预变性 5min；94℃变性 30s；56℃复性 30s；72℃延伸 30s，共 40 个循环后，于 72℃再延伸 8min。

1.2.6 RT – PCR 结果判断及半定量分析

电泳结果置于 GelDoc2000 凝胶电泳成像分析系统进行扫描，使用 Alpha Ease FC 软件对各组 RT – PCR 产物的电泳条带进行灰度分析，以目的基因产物灰度值与 β – actin 内参灰度值的比值来反映目的基因的相对表达水平。

1.3 统计学分析

所有数据采用 SPSS 11.5 进行统计学处理，计量资料用 $\bar{x} \pm s$ 表示，组间比较采用单因素方差分析，而 IL – 18、IL – 2、IFN – γ、TNF – α 两两之间的相关性检验采用 Pearson 相关分析。$P < 0.05$ 为有统计学意义。

2 结果

2.1 鸭乙肝动物模型的检测

雏鸭经 DHBV – DNA 强阳性血清感染 7 天后，用斑点杂交法对血清中 DHBV – DNA 水平进行了检测。结果，A 值测定平均为 1.28 ± 0.26，与文献[4]报道的感染率基本一致。

2.2 芒果苷对感染鸭脾细胞 CK mRNA 水平的影响

模型组各指标与正常对照组相比都有下降趋势（$P > 0.05$，如图 3 – 2 – 2，表 3 – 2 – 4）。同模型组相比，芒果苷高剂量组可增加鸭脾细胞中 IL – 18、IL – 2、IFN – γ 和 TNF – α mRNA 表达水平（$P < 0.05$ 或 $P < 0.01$）；芒果苷中剂量组可增强 IL – 18 和 IFN – γ mRNA 表达水平（$P < 0.05$ 或 $P < 0.01$），同时对 IL – 2 和 TNF – α mRNA 表达水平有上调的趋势；芒果苷低剂量组对 IL – 18、IL – 2、IFN – γ 和 TNF – α mRNA 的表达水平无影响（$P > 0.05$）。同正常对照组相比，芒果苷高、中、低剂量组对上述 CK mRNA 表达水平的影响无统计学意义（$P > 0.05$）。

芒果苷高剂量组 IL – 18、IL – 2、IFN – γ、TNF – α mRNA 两两之间的表达水平均呈现正相关性（$P < 0.05$ 或 $P < 0.01$，各相关系数见表 3 – 2 – 5）；中剂量组 IFN – γ 和 IL – 18 mRNA 表达水平亦呈正相关（$r = 0.813$，$P < 0.05$）。

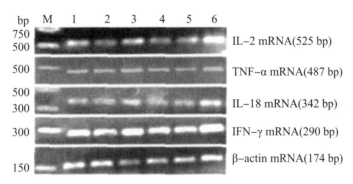

图 3 – 2 – 2　芒果苷对脾细胞细胞因子 mRNA 表达的影响

M. DNA 标记；1. 正常对照组；2. 模型对照组；3. 芒果苷高剂量组；
4. 芒果苷中剂量组；5. 芒果苷低剂量组；6. 阳性对照组

表 3 – 2 – 4　芒果苷对脾细胞细胞因子 mRNA 表达的影响（$\bar{x} \pm s$, $n = 6$）

组别	IL – 2 mRNA	IFN – γ mRNA	IL – 18 mRNA	TNF – α mRNA
正常对照组	1.09 ± 0.27	1.52 ± 0.42	1.26 ± 0.25	1.03 ± 0.32
模型对照组	0.96 ± 0.20	1.22 ± 0.18	1.12 ± 0.07	1.01 ± 0.09
芒果苷高剂量组	$1.22 \pm 0.15^*$	$1.60 \pm 0.21^\#$	$1.36 \pm 0.22^*$	$1.26 \pm 0.20^*$
芒果苷中剂量组	0.98 ± 0.13	$1.40 \pm 0.07^*$	$1.30 \pm 0.07^\#$	1.13 ± 0.13
芒果苷低剂量组	0.86 ± 0.09	1.31 ± 0.05	1.02 ± 0.12	0.99 ± 0.07

组别	IL - 2 mRNA	IFN - γ mRNA	IL - 18 mRNA	TNF - α mRNA
阳性对照组	$1.35 \pm 0.28^{*}$	$1.84 \pm 0.36^{\#}$	$1.41 \pm 0.19^{\#}$	$1.46 \pm 0.18^{\#\triangle}$

注：与模型对照组比较，$^{*}P < 0.05$，$^{\#}P < 0.01$；与正常对照组比较，$^{\triangle}P < 0.05$。

表 3 - 2 - 5　芒果苷高剂量组 IL - 18、IL - 2、IFN - γ、TNF - α mRNA 表达的相关性

CK mRNA	IL - 18 mRNA		IL - 2 mRNA		IFN - γ mRNA		TNF - α mRNA	
	r	P	r	P	r	P	r	P
IL - 18	—	—	0.737	0.038	0.875	0.022	0.923	0.009
IL - 2	0.737	0.038	—	—	0.843	0.035	0.802	0.045
IFN - γ	0.875	0.022	0.843	0.035	—	—	0.888	0.018
TNF - α	0.923	0.009	0.802	0.045	0.888	0.018	—	—

3　讨论

辅助性 $CD4^{+}T$ 细胞（Th）是机体免疫应答和免疫调节的中心环节，Th 细胞分为 Th1、Th2 两大亚群[5]，Th1 细胞主要分泌 IL - 2、IFN - γ 和 TNF - α，主要参与诱导细胞免疫应答，在抗病毒、抗肿瘤方面发挥重要的作用。

本实验结果显示，在 DBHV 感染模型的脾细胞中 Th1 型细胞因子 IL - 2、TNF - α 和 IFN - γ 及 IL - 18 等 mRNA 表达水平较正常组均有下降的趋势，表明 DHBV 感染机体的细胞免疫应答受到抑制。Th1 型 CK 表达较少，细胞免疫应答减弱，病毒不能被有效地清除而持续存在，出现 HBV 感染的慢性化，这也是 HBV 感染容易导致慢性乙型肝炎的主要原因[6]。同模型组比较，芒果苷高剂量组均可增强 Th1 型 CK 和 IL - 18 mRNA 表达水平（$P < 0.05$），并且两两之间呈现正相关性（$P < 0.05$ 或 $P < 0.01$，各相关系数见表3 - 2 - 5）；中剂量组可增强 IFN - γ 和 IL - 18 mRNA 表达水平（$P < 0.05$），亦呈正相关（$r = 0.813$，$P < 0.05$）。以上提示芒果苷具有提高 DHBV 感染鸭体内 Th1 型 CK 和 IL - 18 mRNA 表达水平的作用，且四种 CK 之间在一定程度上具有互相促进表达的作用。IL - 18 是新近发现的一种细胞因子，主要由巨噬细胞产生，是一种强有力的免疫调节因子，通过激发IFN - γ 的表达与合成，促使 Th0 向 Th1 细胞转化，促进 Th1 细胞增殖，进一步促进 Th1 细胞分泌 IFN - γ、IL - 2 等[7]。本实验结果表明，芒果苷可增强各 CK mRNA 的表达水平，同时增强各 CK 的协同作用，共同提高机体细胞免疫应答的能力，恢复 DHBV 感染导致细胞免疫低下的状态，帮助机体清除 DHBV。

参考文献

[1] 邓家刚，曾春晖. 芒果叶及芒果苷30 年研究概况. 广西中医药大学学报，2003，6(2)：44 - 49.

[2] 邓家刚，杨柯，郑作文，等. 芒果苷在鸭体内抑制鸭乙型肝炎病毒感染的实验研究. 广西中医药大学学报，2007，20(1)：1 - 3.

[3] 郑作文，邓家刚，杨柯. 芒果苷在 2215 细胞培养中对 HBsAg、HBeAg 分泌的影响. 中医药学刊，2004，22(9)：1645 - 1646.

[4] 张新全，黄正明，杨新波，等. 乙型肝炎病毒模型的方法学研究. 解放军药学学报，2005，21(5)：360 - 363.

[5] Mosmann TR, Coffman RL. Th1 and Th2 cells: different patterns of lymphok in esecretion lead to different functional property. Annu Rev Immunol, 1989, 7: 145 - 173.

[6] Bocher WO, Galun E, Marcus H, et al. Reduced hepatit is B virus surface an tigen - specific Th1 helper cell frequency of chronic HBV carriersis associated with a failure to p roduce an tigen - specific antibodies in the trim era mouse. Hepatology, 2000, 31(2): 480 - 487.

[7] 江华，程正江，张海蓉，等. 乙型肝炎患者外周血 IL - 18 与其他细胞因子水平的相关性研究. 国外医学·临床生物化学与检验学分册，2005，26(2)：69 - 71.

（邓家刚，郭宏伟，运晨霞，杨柯，兰太进）

芒果苷对 DHBV 感染鸭脾细胞内 cAMP、cGMP 水平影响的实验研究

芒果苷（Mangiferin）是芒果叶中的主要活性成分，又名芒果素、知母宁，是一种天然多酚类化合物，分子式 $C_{19}H_{18}O_{11}$，分子量 422[1]。本课题组前期研究表明，芒果苷具有抑制乙型肝炎病毒复制[2,3]和调节 DHBV 感染鸭机体细胞因子水平[4]的作用。第二信使 cAMP（环磷酸腺苷）、cGMP（环磷酸鸟苷）是动物细胞内具有重要生物学效应的物质，病毒性肝炎时，由于免疫机能失调，脾细胞中 cAMP 及 cGMP 的含量势必会受到影响。然而，芒果苷是否通过对 cAMP 及 cGMP 的影响起到免疫调节作用，未见文献报道。为此本实验观察了芒果苷对 DHBV 感染鸭脾细胞内 cAMP 和 cGMP 的影响，探讨其对乙肝病毒感染机体的免疫调节作用机制与 cAMP 及 cGMP 的相关性。

1 材料与方法

1.1 材料

1.1.1 动物

1 日龄北京雏鸭，雌雄不分，体重 60～100g，购自北京前进种鸭场。

1.1.2 药物

芒果苷由广西中药药效筛选研究中心提供，纯度达 98.39% 以上。

1.1.3 主要仪器

TGL - 16M 低温超速离心机（湖南塞特湘仪离心机仪器有限公司）；ELX800 型全自动酶标仪（奥地利 Dialab 公司）。

1.1.4 主要试剂

含鸭乙型肝炎病毒（DHBV）DNA 的强阳性血清（采自南京菜市场，-80℃保存）；cAMP（ELISA）、cGMP（ELISA）试剂盒购自武汉博士德生物工程有限公司。

1.2 方法

1.2.1 鸭乙肝动物模型的制备[5]

取 1 日龄北京鸭 36 只，每只经腿胫静脉注射含上海麻鸭 DHBV-DNA 的强阳性血清 0.2ml，感染 7 天后即可供实验研究用。采血，鸭血清样品用 ^{32}P 标记 DHBV-DNA 探针作斑点杂交，X 线底片上得到放射自显影像。以酶标仪于 490nm 处测定其光密度（OD）值，半定量计算 DHBV-DNA 水平，以检测模型是否成功。

1.2.2 给药剂量与方法[2]

随机选取造模成功的动物 24 只，设芒果苷高（200mg/kg）、中（100mg/kg）、低（50mg/kg）剂量组和模型组（给予等体积生理盐水），每组 6 只。另取 6 只北京鸭为正常对照组（给予等体积生理盐水），灌胃给药，给药容量 20ml/kg，连续给药 14 天，2 次/天。于末次给药后次日取脾脏，匀浆、备用。

1.2.3 第二信使（ELISA 法）检测

严格按照 ELISA 试剂盒说明书进行操作，测定第二信使 cAMP 和 cGMP 水平。

1.3 统计学处理

所有数据采用 SPSS11.5 软件进行统计学处理，计量资料用 $\bar{x} \pm s$ 表示。

2 结果

2.1 鸭乙肝动物模型的检测

雏鸭经 DHBV-DNA 强阳性血清感染 7 天后，对其血清中 DHBV-DNA 水平进行了检测。图 3-2-3 中分别显示了 36 只鸭血清斑点杂交结果，平均 OD 值为 1.28±0.26，与文献报道的感染率基本一致[5]。

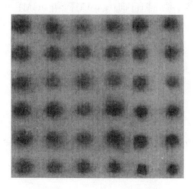

图 3-2-3 斑点杂交检测结果

2.2 芒果苷对脾细胞内 cAMP 和 cGMP 含量的影响

芒果苷对脾细胞内 cAMP 和 cGMP 含量的影响见表 3-2-6。从表中可以看出，模型组 cAMP 与正常对照组相比有明显下降的趋势，cGMP 无明显变化，cAMP/cGMP 比值降低。同模型组比较，芒果苷各剂量组均可增加 cAMP 的水平，有显著性差异（$P < 0.05$）；而对 cGMP 无明显变化；芒果苷中、低剂量组明显增加 cAMP/cGMP 比值，有显著性差异（$P < 0.05$）。

表 3 - 2 - 6　芒果苷对脾细胞内 cAMP 和 cGMP 含量的影响（$\bar{x} \pm s$, $n = 6$）

组别	剂量 /（mg/kg）	cAMP /（pmol/mg）	cGMP /（pmol/mg）	cAMP/cGMP
正常对照组	—	17.371 ± 2.745*	1.859 ± 0.3698	9.4672 ± 3.2861
模型组	—	13.654 ± 2.606	1.750 ± 0.3332	7.339 ± 1.6315
芒果苷高剂量组	200	20.204 ± 4.6298*	1.643 ± 0.2498	12.9388 ± 5.9206
芒果苷中剂量组	100	20.499 ± 6.3599*	1.617 ± 0.2520	12.6966 ± 3.2935*
芒果苷低剂量组	50	22.703 ± 0.7417*	1.618 ± 0.1291	12.7013 ± 3.5797*

注：与模型组比较，* $P < 0.05$。

3　讨论

cAMP 和 cGMP 作为细胞内的第二信使，广泛参与机体各种物质代谢的调控过程。cAMP 是免疫反应的重要调节因子，淋巴细胞的多种功能如细胞的激活与增殖、细胞毒活性、细胞因子的产生以及抗体的形成等均与其含量变化有关[6]。cAMP 含量升高，可降低细胞内核因子 - κB（NF - κB）的活性[7]，从而减少细胞内各种促炎因子，如肿瘤坏死因子 - α（TNF - α）、白细胞介素 - 1β（IL - 1β）等的产生[8]，起到抑制免疫细胞增殖和促进免疫细胞分化的作用，其主要参与免疫调控的负反馈机制。而 cGMP 含量升高可诱导免疫活性细胞的增殖分化和分泌功能，参与正性活化机制。因此在免疫学中，cAMP 具有抑制免疫的作用，cGMP 具有增强免疫功能的作用。一般认为，cAMP 和 cGMP 通过互为相反的作用来调节细胞增殖[9]。

HBV 本身并不致病，暴发型乙型肝炎的主要病理生理机制是，过量的细胞因子介导的免疫亢进导致严重免疫性肝损伤，机体抗病毒的免疫应答反应在清除 HBV 的同时，使肝细胞受损。并且在严重的肝损害中，病变可累及没有病毒侵犯的肝细胞，说明自身免疫反应在乙型肝炎的发病机制中亦可起到重要的作用。脾脏在体液免疫中起重要作用，其 cAMP、cGMP 含量及其比值的变化均可影响机体免疫细胞的功能及对免疫系统的稳定性。从本研究结果来看，DHBV 感染组 cAMP 与正常对照组相比显著降低，cGMP 无明显变化，cAMP/cGMP 比值降低，说明 DHBV 感染后，鸭脾细胞增殖、免疫细胞处于活化状态，产生了针对 DHBV 的免疫反应，造成了肝细胞的炎症损伤。芒果苷高、中、低剂量使用后均可增加脾细胞内 cAMP 的水平，对于 cGMP 无影响；并且芒果苷中、低剂量明显增加 cAMP/cGMP 比值，说明芒果苷可以调节 DHBV 感染后过度的免疫反应，降低肝细胞炎症的发生。

总之，在 DHBV 感染的鸭机体，芒果苷可以调节脾细胞 cAMP 的含量及 cAMP/cGMP 比值，这可能是芒果苷调节乙肝病毒感染机体免疫亢进、维持机体免疫稳定及降低肝细胞炎症发生的一条途径。但是，作者前期的研究也观察到，芒果苷对第二信使的调节情况，因不同动物的不同模型而使调节的方式不同，具体机制还有待于进一步研究。

参考文献

[1] 邓家刚，曾春晖．芒果叶及芒果苷 30 年研究概况．广西中医药大学学报，2003，6(2)：44-49.
[2] 邓家刚，杨柯，郑作文，等．芒果苷在鸭体内抑制鸭乙型肝炎病毒感染的实验研究．广西中医药大学学报，2007，20(1)：1-3.
[3] 郑作文，邓家刚，杨柯，等．芒果苷在 2215 细胞培养中对乙肝病毒 HBsAg、HBeAg 分泌的影响．中医药学刊，2004，22(9)：1645-1646.
[4] 邓家刚，郭宏伟，运晨霞，等．芒果苷抑制 DHBV 感染的免疫分子机制研究．细胞与分子免疫学杂志，2010，26(10)：1046-1047.
[5] 张新全，黄正明，杨新波，等．乙型肝炎病毒模型的方法学研究．解放军药学学报，2005，21(5)：360-363.
[6] 孙大业，郭艳林，马力更．细胞信号转导．北京：科学出版社，2000：55-65.
[7] 高维娟，许顺江，丛斌，等．CCK-8 抗炎作用中 DAG-PKC 信号通路对 cAMP-PKA 信号通路的影响．中国药理学通报，2008，24(9)：1156-1160.
[8] Gao WJ, Xu SJ, Cong B, et al. Study on the inhibitory effects of CCK-8 on NF-κB activities stimulated by LPS inratPIMs. Chin J Patho-physiol, 2006, 22(10): 1891-1895.
[9] Su Y, Huang X, Raskovalova T, et al. Cooperation of adenosine and prosta-glandin E2 (PGE2) in amplification of cAMP-PKA signaling and immunosuppression. Cancer Immunol Immunoter, 2008, 57(11): 1611-1623.

（邓家刚，兰太进，杨柯，运晨霞，郭宏伟，卫智权，阎莉）

芒果苷在 2215 细胞培养中对乙肝病毒 HBsAg、HBeAg 分泌的影响

芒果苷系芒果叶的主要有效成分。据报道，芒果苷具有保肝利胆、平喘镇咳、抗病毒等作用[1]。作者对芒果苷在 2215 细胞培养中对乙型肝炎病毒 HBsAg、HBeAg 分泌的影响进行了实验研究，现报道如下。

1 材料

1.1 药物
芒果苷，由本院中药化学教研室提取分离，为淡黄色粉末。

1.2 2215 细胞系
HBV-DNA 克隆转染人肝癌细胞的 2215 细胞系，购自中国医学科学院中国医药生物

技术研究所。

1.3 试剂

Eagles MEM 干粉、G418，美国 Gibco 公司产品；L – 谷氨酰胺，北科化学试剂公司进口分装；胎牛血清，美国 Hyclone Lab 公司产品；HBsAg、HBeAg 检测试剂盒，厦门新创科技有限公司；卡那霉素，美国 Sigma 公司分装。

1.4 器材

培养瓶，丹麦 Tunclon 公司产品；96 孔、24 孔培养板，美国 Corning 公司产品；二氧化碳培养箱，美国 Fovma 公司产品。

1.5 培养液及试剂配制

MEM 培养液，含 10% 胎牛血清；0.03% 谷氨酰胺；G418，380μg/ml；卡那霉素50U/ml，pH7.2。细胞消化液，含 0.25% 胰蛋白酶，用 D – Hangs 配制。

2 方法与结果

2.1 2215 细胞培养[2]

在长满 2215 细胞的培养瓶内用 0.25% 胰酶在 37℃ 环境中消化 3~4min，加培养液吹散，1:3 传代，10 天长满。消化后计数，配制成 1.0×10^5 个细胞/ml 接种于 96 孔培养板，每孔 0.2ml。24 孔培养板，每孔 1ml，在 37℃、5% CO_2 环境中培养 24h，细胞长成单层后进行以下实验。

2.2 芒果苷在 2215 细胞培养中的细胞毒性试验

药物用培养液配制成 2mg/ml 的溶液，2 倍稀释加入 96 孔细胞培养板，每浓度 4 孔，共 8 个浓度，分别为 1000μg/ml、500μg/ml、250μg/ml、125μg/ml、62.5μg/ml、31.3μg/ml、15.6μg/ml、7.81μg/ml。每 4 天换同浓度药液，8 天后显微镜下观察细胞病变，以细胞病变为指标，完全破坏为 4、75% 破坏为 3、50% 破坏为 2、25% 破坏为 1、无病变为 0。计算每浓度药液平均细胞病变程度和抑制率。按 Reed – Muench 法计算半数有毒浓度（TC_{50}）和最大无毒浓度（TC_0）。结果见表 3 – 2 – 7。

$$TC_{50} = \text{Antilog} \left[B + \frac{50 - B}{A - B} \times C \right]$$

$A = \log > 50\%$ 药物浓度，$B = \log < 50\%$ 药物浓度，$C = \log$ 释稀倍数

表 3 – 2 – 7 芒果苷在 2215 细胞培养中的细胞毒性

| 药物浓度 | 不同浓度/（μg/ml）细胞病变 | | | | | | | | TC_{50} | TC_0 |
	1000	500	250	125	62.5	31.3	15.6	7.81	（μg/ml）	
CPE	4	4	2	0	0	0	0	0	250	125
	4	4	2	0	0	0	0	0		
	4	4	2	0	0	0	0	0		

药物浓度	不同浓度/（µg/ml）细胞病变								TC_{50}	TC_0
	1000	500	250	125	62.5	31.3	15.6	7.81	（µg/ml）	
	4	4	2	0	0	0	0	0		
破坏%	100	100	50	0	0	0	0	0		

表 3 - 2 - 7 结果表明，芒果苷在 2215 细胞培养中的细胞毒性 TC_{50} 为 250µg/ml，TC_0 为 125µg/ml。

2.3 芒果苷在 2215 细胞培养中对 HBsAg、HBeAg 分泌的抑制作用

将药物用细胞培养液稀释，4 个稀释度分别为 125µg/ml、62.5µg/ml、31.3µg/ml、15.6µg/ml，每浓度 3 孔。37℃，5% CO_2 培养，每 4 天换原浓度药液培养，于第 4 天、第 8 天时收取培养液，－20℃保存待测。用酶联免疫法分别测定 HBsAg 和 HBeAg 水平。药物效果按下式计算，并进行组间 t 检验。结果见表 3 - 2 - 8、表 3 - 2 - 9。

$$抗原抑制百分率（\%）= \frac{细胞对照组 OD - 给药组 OD}{细胞对照组 OD - 空白组 OD} \times 100\%$$

$$药物抑制抗原半数有效浓度(IC_{50}) = \text{Antilog}\left[B + \frac{50 - B}{A - B} \times C\right]$$

$A = \log > 50\%$ 药物浓度，$B = \log < 50\%$ 药物浓度，$C = \log$ 释稀倍数

药物治疗指数（SI）= 半数有毒浓度（TC_{50}）/半数有效浓度（IC_{50}）

表 3 - 2 - 8　芒果苷在 2215 细胞培养中对乙肝 HBsAg 的抑制作用（$n = 3$，$\bar{x} \pm s$）

组别	药物浓度 /（µg/ml）	OD 值	抑制率 /%	IC_{50} /（µg/ml）	SI
芒果苷	125	$0.25 \pm 0.0216^{\#}$	21.9		
	62.5	$0.26 \pm 0.588^{\#}$	18.8		
	31.5	$0.28 \pm 0.0934^{\#}$	12.5	> 125	—
	15.6	$0.29 \pm 0.1098^{\#}$	9.38		
细胞对照	—	0.32 ± 0.045	—		

注：与细胞对照组比较，$^{\#}P > 0.05$，$^{*}P < 0.05$，$^{**}P < 0.01$。

表 3 - 2 - 9　芒果苷在 2215 细胞培养中对乙肝 HBeAg 的抑制作用（ $n = 3$，$\bar{x} \pm s$ ）

组别	药物浓度 /(μg/ml)	OD 值	抑制率 /%	IC_{50} /(μg/ml)	SI
芒果苷	125	0.551 ± 0.036 **	63.2		
	62.5	0.639 ± 0.118 **	57.3		
	31.5	0.668 ± 0.154 **	55.4	37.6	6.65
	15.6	0.853 ± 0.165 **	43.1		
细胞对照	—	1.498 ± 0.026	—		

注：与细胞对照组比较，$^{\#}P > 0.05$，$^{*}P < 0.05$，$^{**}P < 0.01$。

表 3 - 2 - 8 结果显示，芒果苷对 2215 细胞 HBsAg 分泌有一定抑制作用，但与细胞对照组比较无显著性差异；表 3 - 2 - 9 结果显示，芒果苷对 HBeAg 分泌在 125μg/ml、62.5μg/ml、31.3μg/ml、15.6μg/ml 浓度时与细胞对照组比较均有显著性差异，表明芒果苷对 HBeAg 分泌有明显抑制作用，其半数有效剂量（IC_{50}）37.6μg/ml，治疗指数（SI）为 6.65。

3　讨论

HBV - DNA 克隆转染人肝癌细胞 2215 细胞系是目前筛选抗乙肝病毒药物的有效方法之一。以上实验结果表明，芒果苷半数细胞毒浓度（TC_{50}）为 250μg/ml，最大无毒浓度（TC_0）为 125μg/ml；芒果苷对 2215 细胞 HBeAg 分泌有明显抑制作用，在 125μg/ml、62.5μg/ml、31.3μg/ml、15.6μg/ml 浓度时其抑制率分别为 63.2%、57.3%、53.4%、43.1%，半数有效剂量（IC_{50}）为 37.6μg/ml，治疗指数（SI）为 6.65。芒果苷对 2215 细胞 HBsAg 分泌也有一定抑制作用。至于芒果苷对体内乙肝病毒的作用尚有待进一步研究。

参考文献

[1] 邓家刚，曾春晖. 芒果叶及芒果苷 30 年研究概况. 广西中医药大学学报，2003，6(2)：44.

[2] 傅希贤，张乃临，张国庆. 试用 2215 细胞进行乙肝病毒药物实验的初步结果. 中华实验和临床病毒学杂志，1992，6(2)：143.

（郑作文，邓家刚，杨柯）

芒果苷对 2215 细胞 MAPK 信号通路的影响

芒果苷（mangiferin）是芒果叶中的主要活性成分，是一种天然多酚类化合物，现代药理学与临床研究已经证实，芒果苷具有免疫调节、抑制 HBV 在细胞内复制、抗炎、保肝等作用[1,2]，然而，检索国内外文献报道发现，鲜有对芒果苷抗 HBV 机制的深入研究报道。为此，本研究以 HBV - DNA 克隆转染的人肝癌细胞系 HepG2215 细胞为模型，探讨了芒果苷对 2215 细胞中 MAPK 信号通路的影响，以期寻找芒果苷抑制 HBV 复制的可能分子机制。

1 材料和方法

1.1 材料

芒果苷（单体，广西中医药大学中药药效筛选研究中心提供，批号：20080819，净含量：98.5%）。称取 8.2mg 芒果苷溶于 80ml DMEM 溶液中，超声波溶解 10min，0.22μm 过滤，后稀释成三个剂量：芒果苷高剂量（100μg/ml），芒果苷中剂量（50μg/ml）和芒果苷低剂量（25μg/ml）。TGF - β（上海优宁维试剂公司）；蛋白质电泳相关试剂、细胞转染及报告基因实验试剂（均购自碧云天生物技术研究所）；一抗 ERK1/2、p38（北京博奥森生物技术有限公司）、JNK（美国 Epitomics 公司）；磷酸化一抗 p - ERK1/2、p - JNK、p - p38 及内参 β - actin（美国 Santacruz 公司）；二抗 HRP 标记山羊抗小鼠抗体和 HRP 标记山羊抗兔抗体（碧云天生物技术研究所）；质粒 AP - 1 lucifereas、PEF lacZ、PEF - BOS（由大阪市立大学中嶋宏一教授惠赠）。DYY - 6C 型电泳仪、DYY - Ⅲ40B 垂直转膜槽（北京市六一仪器厂）；CO_2 培养箱（美国 Thermo Forma 公司）；倒置显微镜（德国 Leica 公司）；SW - CJ - 1F 型超净工作台（苏州安泰空气技术有限公司）；Multiskan MK3 酶标仪（美国 Thermo Forma 公司）。

1.2 方法

1.2.1 细胞培养与分组

HBV - DNA 克隆转染的人肝癌细胞系 HepG2215 细胞由广西中医药大学药理学教研室提供，用含 100ml/L 的胎牛血清、0.3g/L 谷氨酰胺、G418 380μg/ml、卡那霉素 50U/ml 的 MEM 培养液（pH7.1）于 37℃、50ml/L CO_2 条件下培养，约 7 天消化传代 1 次。取对数生长期的 2215 细胞，随机分为芒果苷高、中、低剂量组和细胞对照组。在不同时间段分别给予相应的药物进行干预。

1.2.2 细胞总蛋白提取

使用细胞裂解液［含 20mmol/L Tris（pH7.5），150mmol/L NaCl，10ml/L Triton X - 100，

以及 sodium pyropho sphate，β-glycerophosphate，EDTA，Na$_3$VO$_4$，leupeptin，1mmol/L PMSF］200μl 裂解 2215 细胞，收集细胞裂解液，振荡，4℃，14000rpm 离心 10min，取上清，即为细胞总蛋白。BCA 法检测蛋白浓度，每组取 60μg 总蛋白加上 5 倍上样缓冲液，95℃变性 5min，备用。

1.2.3 Western blot 检测 ERK、JNK、p38 的表达及活性

将变性蛋白在 120g/L SDS - PAGE 中电泳，堆积胶 80V，30min；分离胶 120V，60min，湿转 80mA，120min 到 PVDF 膜，用 50g/L 的脱脂牛奶封闭 1h，然后用一抗 ERK1/2（1∶1000）、JNK（1∶10000）、p38（1∶1000）、p - ERK1/2（1∶1000）、p - JNK（1∶1000）、p - p38（1∶1000）分别 4℃孵育过夜，PVDF 用含 0.1% Tween 的 TBS 洗涤 1h，然后用辣根过氧化物酶结合的山羊抗兔（小鼠）IgG（1∶1000）孵育 1h，PVDF 膜用含 10ml/L Tween 的 TBS 洗涤 1h，使用 Beyo ECL Plus 发光检测。检测完毕后免疫印迹清除，再检测内参 β - actin，方法同上。采用 A - lphaEase FC 凝胶图像分析软件对 X 光片的条带进行灰度分析，以目的蛋白灰度值与 β - actin 内参灰度值的比值来反映目的蛋白的相对表达水平。

1.2.4 报告基因实验检测 AP - 1 的转录活性

将细胞分成细胞对照组、TGF 刺激组、TGF + 芒果苷高剂量组，每组分 3 个复孔，用磷酸钙法进行细胞转染，具体配置如下：AP - 1 luci 0.5μg，PEF - lacZ 0.5μg，PEF - BOS 3μg，50ml/L 的 CaCl$_2$，加超纯水至 200μl/孔，于 37℃、50ml/L CO$_2$培养箱培养 12h，去除培养基及 DNA 沉淀，PBS 洗 1 次，加入培养液继续培养 24h。用药物分别对转染的细胞进行刺激后，PBS 清洗细胞 2 遍，加入报告基因细胞裂解液，收集细胞，以 12000rpm 离心 5s，取上清，取 20μl 的上清，按 1∶5 的比例溶于荧光素酶检测试剂，化学发光仪检测 RLU（relative light unit）。内参 β - 半乳糖苷酶报告基因检测方法参照试剂盒说明书。

1.2.5 统计学分析

所有数据采用 SPSS11.5 进行统计学处理，计量资料用 $\bar{x} \pm s$ 表示，组间比较采用单因素方差分析，以 $P < 0.05$ 为差异有统计学意义。

2 结果

2.1 芒果苷对 2215 细胞 MAPK 信号转导通路中 ERK、JNK、p38 蛋白含量及磷酸化水平的影响

从图 3 - 2 - 4 可以看出，使用芒果苷高、中、低剂量在 10min、30min、60min、120min 不同时间段对细胞干预，MAPK 通路中 ERK、JNK、p38 蛋白的含量与细胞对照组比较，无显著性变化（$P > 0.05$）。芒果苷各剂量对 ERK、JNK、p38 的磷酸化水平亦无影响（检测不到任何磷酸化条带，故没附图）。

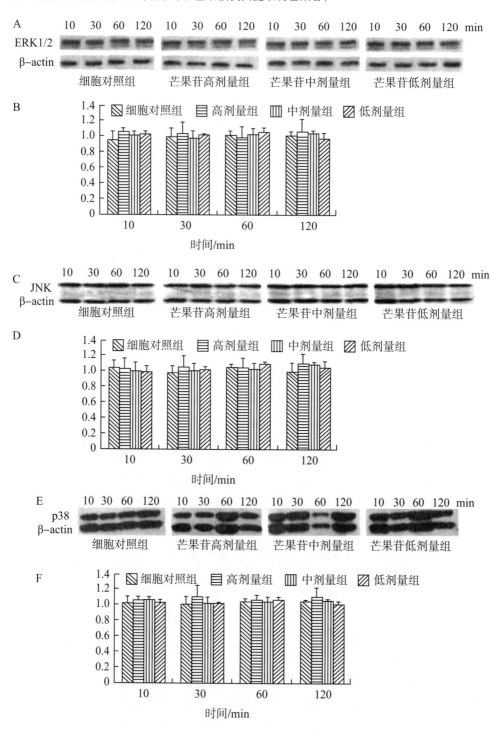

图 3 - 2 - 4 芒果苷对 2215 细胞 MAPK 信号转导通路蛋白表达水平的影响

A、B. 显示芒果苷不同剂量对 ERK 蛋白水平的影响；

C、D. 显示芒果苷不同剂量对 JNK 蛋白水平的影响；

E、F. 显示芒果苷不同剂量对 p38 蛋白水平的影响

2.2 芒果苷对 2215 细胞 MAPK 信号转导通路中 ERK、JNK、p38 蛋白磷酸化水平抑制作用的影响

为了探讨芒果苷对 2215 细胞 MAPK 信号转导通路蛋白 ERK、JNK 及 p38 磷酸化水平的抑制作用，我们使用了 TGF-β 作为 MAPK 信号转导通路的激活剂，从图 3-2-5 可以看出，用 TGF-β 干预后，ERK、JNK 及 p38 的磷酸化水平均在 10min 开始增强，30min 达到最强，60min 后随着时间的延长开始减弱。如果提前用芒果苷高、中、低剂量干预 2h，再加入 TGF-β 刺激后，磷酸化 ERK 的变化趋势与 TGF-β 组比较差异无显著性（$P>0.05$）（图 3-2-5A、B）。这说明芒果苷并没有影响到 TGF-β 对 ERK 的激活作用，而磷酸化的 JNK，在芒果苷高剂量提前 2h 干预下，在 TGF-β 刺激 10min 时，磷酸化 JNK 开始减弱，与 TGF-β 组比较有显著性差异（$P<0.05$），30min 时磷酸化程度进一步减弱，与 TGF-β 组比较差异有显著性（$P<0.01$），到 120min 时已检测不到磷酸化 JNK，与 TGF-β 组比较差异有显著性（$P<0.01$）；芒果苷中剂量提前 2h 干预后，在 TGF-β 刺激后的各个相应时间段也均有抑制 JNK 磷酸化的趋势，与 TGF-β 组比较差异无显著性

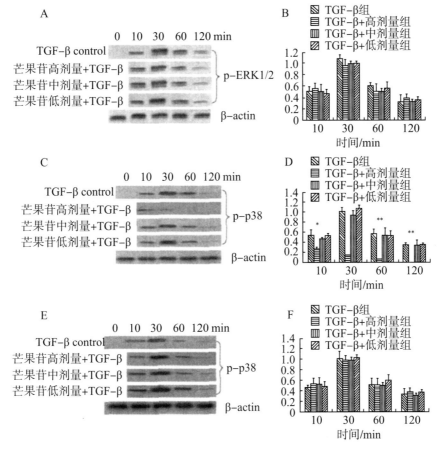

图 3-2-5 芒果苷对 2215 细胞 MAPK 信号转导通路蛋白磷酸化水平的抑制作用

A、B. 显示芒果苷不同剂量对 ERK 磷酸化水平的影响；

C、D. 显示芒果苷不同剂量对 JNK 磷酸化水平的影响；

E、F. 显示芒果苷不同剂量对 P38 磷酸化水平的影响

（$P>0.05$）。而芒果苷低剂量提前 2h 干预后，在相应时间段对 JNK 的磷酸化无影响（图 3 - 2 - 5C、D），说明芒果苷对 JNK 磷酸化水平有一定抑制作用，且有一定的剂量依赖性。芒果苷高、中、低剂量对 p38 的磷酸化均无抑制现象（图 3 - 2 - 5E、F）。

2.3 芒果苷对 2215 细胞 AP - 1 转录活性的影响

从表 3 - 2 - 10 可以看出，TGF - β 刺激后，AP - 1 的活性明显增强，与细胞对照组比较有显著性差异（$P<0.01$）；使用芒果苷高剂量提前 2h 干预，再用 TGF - β 刺激 30min 后，AP - 1 的活性明显比单独使用 TGF - β 刺激后活性低，与 TGF - β 激活组比较有显著性差异（$P<0.05$）。

表 3 - 2 - 10　芒果苷对 AP - 1 转录活性的影响（$\bar{x}\pm s$, $n=3$）

组别	药物浓度	药物干预时间	RW/B
细胞对照组			12.2 + 0.6
TGF - β 激活组	100ng/ml	30min	196.0 + 55.6△
TGF - β + 芒果苷高剂量组	100μg/ml	30min + 120min	92.7 + 37.6*#

注：与 TGF - β 激活组比较，*$P<0.05$；与细胞对照组比较，#$P<0.01$。

3　讨论

2215 细胞是由逆转录病毒载体 pDolmplo 携带 HBV - DNA 克隆转染的人肝癌细胞系 HepG2215 细胞，它可以表达 HBsAg 和 HBeAg，但是不表达 HBxAg[3]。本研究的前期工作显示，芒果苷具有抑制 HBsAg 和 HBeAg 复制的作用[2]，但具体机制尚不清楚。

MAPK 是一系列丝氨酸/苏氨酸激酶，是介导细胞反应的重要信号系统。MAPK 包括 3 个通路蛋白，分别是胞外信号调节激酶（ERK）通路、c - Jun 氨基末端激酶（JNK）通路和 p38 通路，这些通路再激活一些转录因子，即调控基因表达。研究表明，在 HBV 的感染过程中，HBV 在细胞质中可以激活 MAPK 级链，通过激活 ERKs 和 JNKs，进而激活由 c - Jun 和 c - Fos 组成的异源二聚体转录因子 AP - 1，促进 HBV 在细胞内的复制，这也是 HBV 能在肝细胞内持续复制的原因[4,5]。因此能抑制 MAPK 通路的活化即能抑制病毒在细胞内的复制。

为探讨芒果苷是否对 MAPK 通路有影响，本研究使用不同剂量的芒果苷对 2215 细胞进行干预，然后检测其对 MAPK 信号转导通路中的 p38、ERK 及 JNK 三种总蛋白含量和磷酸化诱导情况的影响。结果显示，芒果苷高、中、低剂量组对 2215 细胞 MAPK 信号转导通路中 p38、ERK 及 JNK 三种总蛋白的含量均无影响，说明芒果苷不能影响细胞内 MAPK 信号通路中 p38、ERK 及 JNK 蛋白的表达水平。我们对三种蛋白磷酸化水平进行检测时，检测不到磷酸化蛋白，原因可能是细胞内 MAPK 磷酸化水平比较低，Wstern blot 检测不到，芒果苷亦不能使 2215 细胞内 ERK、JNK、p38 的磷酸化水平增高，说明芒果苷不能直接激活 MAPK 通路。为了检测芒果苷对 MAPK 通路蛋白磷酸化情况是否有抑制作用，我们用 TGF - β 刺激的 2215 细胞来模拟体内 HBV 的发病过程，因为 TGF - β 同 HBxAg 一样均可诱导 MAPK 通路活化。结果显示单独使用 TGF - β 干预后，磷酸化的 ERK、JNK 及 p38 在 10min 开始出现，30min 达到最强，60min 后随着时间的延长开始减弱。芒果苷与 TGF、

TGF - β 共同干预后显示，芒果苷对 JNK 磷酸化有一定的抑制作用，且有一定的剂量依赖性，但对 p38 和 ERK 的磷酸化无抑制作用。说明芒果苷可能是通过影响 JNK/MAPK 信号通路来抑制 HBV 的复制。

JNK 活化后可引起下游转录因子 AP - 1 结合 DNA 的能力，研究发现 HBV 基因增强子 1（Enh - I）上有特异的 AP - 1 结合位点，病毒蛋白可正反馈地通过 AP - 1 的作用调控 HBV 的转录与表达[6]。为了进一步探讨芒果苷的作用机制，本实验采用 AP - 1 的报告基因检测了芒果苷是否对转录因子 AP - 1 活性有影响，结果表明芒果苷可抑制转录因子 AP - 1 的活性。由此可推测，芒果苷抑制 HBV 复制的机制，可能是通过影响 JNK/MAPK 的活性，从而降低 AP - 1 调控 HBV 转录与表达的作用来实现的。但这是否是唯一机制，还有待进一步研究。

参考文献

[1] Miura T, Iwamoto N, Kato M, et al. The suppressive effect of mangiferin with exercise on blood lipids in type 2 diabetes. Biolharm Bull, 2001, 24(9): 1091 - 1092.

[2] 郑作文，邓家刚，杨柯. 芒果苷在 2215 细胞培养中对乙肝病毒 HBsAg、HBeAg 分泌的影响. 中医药学刊，2004, 22(9): 1645 - 1646.

[3] Sells MA, Chen M-L, AcsG. Production of hepatitis B virus particles in HepG2 cells transfected with cloned hepatitis B virus DNA. Proc Natl Acad Sci USA, 1987, 84: 1005 - 1009.

[4] Klein NP, Schneider R J. Activation of Srcfamily kinases by hepatitis B virus HBx protein and coupled signaling to Ras. Mol Cell Biol, 1997, 17(11): 6427 - 6436.

[5] Benn J, Su F, Doria M, et al. Hepatitis B virus HBx protein induces transcription factor AP-1 by activation of extracellular signal regulated and c-Jun N-term inal mitogen - activated protein kinases. J virol, 1996, 70(8): 4978 - 4985.

[6] Lee DH, Choi BH, Rho HM. The synergistic transactivation of the hepatitis B viral（HBV）pregenomic promoter by the E 6 protein of human papillom avirus type 16（HPV - 16 E6）with HBV X protein was mediated through the AP-1 site of E element in the enhancer I（EnI）in human liver cell. Biochem Biophys Res Commun, 1999, 265(1): 62 - 66.

（运晨霞，郭宏伟，邓家刚，兰太进，杨柯）

芒果苷对 2215 细胞 β - arrestins 信号通路影响的研究

芒果苷（mangiferin）是芒果叶中的主要活性成分，是一种天然多酚类化合物。现代药理学研究已经证实，芒果苷具有免疫调节、抑制 HBV 复制、保肝降酶和抗炎等作用[1~5]。然而，检索国内外文献报道发现，鲜有对芒果苷免疫调节、抗 HBV 机制的深入研究报道。基于此，在前面工作的基础上[2,3]，本研究以转染有乙型肝炎病毒（HBV）全基因序列的人肝癌细胞系 2215 细胞为模型，探讨了芒果苷对 2215 细胞中 β-arrestins 信号通路的影响，以期寻找芒果苷免疫调节、抗 HBV 药理作用的可能分子机制。

1 材料与方法

1.1 试验药物

芒果苷，广西中医药大学中药药效筛选研究中心提供，批号：20080819，纯度98.5%。临用前，称取 8.2mg 芒果苷溶于 80ml DMEM 溶液，超声波溶解 10min，0.22μm 过滤除菌，后稀释成三个剂量：芒果苷 100μg/ml，芒果苷 50μg/ml 和芒果苷 25μg/ml。

1.2 细胞及培养

2215 细胞、HBV-DNA 克隆转染的人肝癌细胞系，由广西中医药大学药理学教研室提供，用含 10% 胎牛血清、0.03% 谷氨酰胺、G418 380μg/ml、卡那霉素 50U/ml 的 MEM 培养液（pH7.1），于 37℃、5% CO_2 条件下培养，约 7 天消化传代一次。

1.3 试剂

表皮生长因子（EGF），100μg/管，美国 Santa Cruz 公司；磷酸化一抗 β-arrestins，100μl/管，美国 Santa Cruz 公司；内参 β-actin，100μl/管，美国 Santa Cruz 公司；一抗 β-arrestins，100μl/管，北京博奥森生物技术有限公司；二抗 HRP 标记山羊抗兔抗体，1ml/管，碧云天生物技术研究所；蛋白质电泳相关试剂均购自碧云天生物技术研究所。

1.4 仪器

DYY-6C 型电泳仪、DYY-Ⅲ40B 垂直转膜槽，北京市六一仪器厂；381 型 CO_2 培养箱，美国 Thermo Forma 公司；DMR 型倒置显微镜，德国 Leica 公司；SW-CJ-1F 型超净工作台，苏州安泰空气技术有限公司；Multiskan MK3 酶标仪，美国 Thermo Forma 公司。

1.5 方法

取对数生长期的 2215 细胞，随机分为芒果苷三个剂量组和细胞对照组。检测前120min 分别将培养液换成含有芒果苷 100μg/ml、50μg/ml、25μg/ml 的 DMEM 培养液及单独 DMEM 培养液各 5ml 培养细胞。

1.5.1 细胞总蛋白提取

去除细胞培养液，使用碧云天生物技术研究生产的细胞裂解液 200μl 裂解 2215 细胞，收集细胞裂解液，振荡，4℃、14000rpm 离心 10min，取上清液，即为细胞总蛋白。BCA 法检测蛋白浓度，每组取 60μg 总蛋白加上 5 倍上样缓冲液，95℃变性 5min，备用。

1.5.2 Western blot 检测 β-arrestins 及 p-β-arrestins 的水平

将变性蛋白在 12% SDS-PAGE 中电泳，堆积胶 80V，30min；分离胶 120V，60min；湿转 80mA，120min 到 PVDF 膜，用 5% 的脱脂牛奶封闭 1h，然后用一抗 β-arrestins、p-β-arrestins 分别于 4℃环境中孵育过夜，PVDF 用含 0.1% Tween 的 TBS 洗涤 1h，然后用辣根过氧化物酶结合的山羊抗兔（小鼠）IgG（1：1000）孵育 1h，PVDF 膜用含 0.1%

Tween 的 TBS 洗涤 1h，使用 Beyo – ECL Plus 发光检测。检测完毕后免疫印迹清除，再检测内参 β – actin，方法同上。采用 Alpha Ease FC 凝胶图像分析软件对 X 光片的条带进行灰度分析，以目的蛋白灰度值与 β – actin 内参灰度值的比值来反映目的蛋白的相对表达水平。

2 结果

2.1 芒果苷体外对 2215 细胞 β – arrestins 总蛋白含量及磷酸化水平的影响

各药物剂量组干预 2h 后提取细胞总蛋白，用 Western blot 检测各组 β – arrestins 总蛋白含量，以 β – actin 作为细胞总蛋白上样量校准品。结果如图 3 – 2 – 6 和表 3 – 2 – 11 所示，与细胞对照组比较，芒果苷 100μg/ml、50μg/ml、25μg/ml 对 β – arrestins 表达水平均无影响（$P > 0.05$）。对 p – β – arrestins 进行检测时，细胞对照组及芒果苷各剂量组均未检测到明显条带。

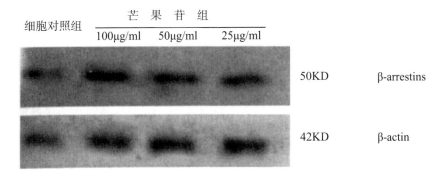

图 3 – 2 – 6　芒果苷对 2215 细胞中 β – arrestins 总蛋白含量的影响

表 3 – 2 – 11　芒果苷对 2215 细胞中 β – arrestins 总蛋白含量的影响（$\bar{x} \pm s$, $n = 3$）

组别	剂量/(μg/ml)	时间/min	β – arrestins 总蛋白含量
对照组	120	1.02 ± 0.05	
芒果苷高剂量组	100	120	1.02 ± 0.13
芒果苷中剂量组	50	120	1.01 ± 0.06
芒果苷低剂量组	25	120	1.06 ± 0.03

2.2 芒果苷体外对 2215 细胞 β – arrestins 磷酸化水平抑制的影响

2.2.1 EGF 诱导 β – arrestins 蛋白磷酸化时间的摸索

取处于对数生长期 2215 细胞（分 7 组），饥饿 24h 后，用 EGF（终浓度 0.005μg/ml）分时间段进行干预，时间分别是 0min、10min、20min、30min、1h、2h、3h，干预后提取细胞总蛋白，Western blot 检测。结果如表 3 – 2 – 12 和图 3 – 2 – 7 所示，β – arrestins 的磷酸化程度在 EGF 干预 10min 时明显增强，与 0min 时比较有显著性差异，20min 时开始减弱，30min 时最弱，但 1h 又有所增强，2h 活性明显减弱，3h 就检测不到了，综合来看，选择 10min 作为 β – arrestins 活性的诱导时间。

表 3 – 2 – 12　EGF 诱导 β – arrestins 蛋白磷酸化时间的摸索 （$\bar{x} \pm s$, $n = 3$）

组别	EGF/（0.005 μg/ml） 作用时间/min						
	0	10	20	30	60	120	180
p – β – arrestins 表达水平	0.19 ± 0.09	0.84 ± 0.15**	0.64 ± 0.06**	0.38 ± 0.08	0.58 ± 0.12**	0.23 ± 0.07	0

注：与 EGF 作用 0min 比较，* $P < 0.05$，** $P < 0.01$。

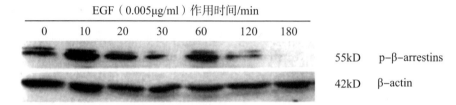

图 3 – 2 – 7　2215 细胞中 p – β – arrestins 表达水平

2.2.2　EGF 干预后芒果苷体外对 2215 细胞 β – arrestins 磷酸化水平的影响

由图 3 – 2 – 8 和表 3 – 2 – 13 可以看出，各药物剂量组干预 2h，再行 EGF 干预 10min 后，与 EGF 对照组比较，芒果苷高、中、低剂量对 β – arrestins 磷酸化活性有抑制作用，其中以高剂量抑制力最强 （$P < 0.05$）。

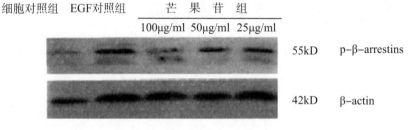

图 3 – 2 – 8　芒果苷对 EGF 处理的 2215 细胞中 p – β – arrestins 表达水平的影响

表 3 – 2 – 13　芒果苷对 EGF 处理的 2215 细胞中 p – β – arrestins 表达水平的影响 （$\bar{x} \pm s$, $n = 3$）

组别	剂量/（μg/ml）	时间/min	p – β – arrestins 表达水平
细胞对照组		120 + 10	0.12 ± 0.06△
EGF 对照组	0.005	120 + 10	0.78 ± 0.15
芒果苷高剂量组 + EGF	100 + 0.005	120 + 10	0.35 ± 0.08*
芒果苷中剂量组 + EGF	50 + 0.005	120 + 10	0.68 ± 0.12
芒果苷低剂量组 + EGF	25 + 0.005	120 + 10	0.72 ± 0.15

注：与 EGF 对照组比较，* $P < 0.05$；与细胞对照组比较，△ $P < 0.01$。

3　讨论

β – arrestins 是新发现的 G 蛋白偶联受体 （G – protein – coupled receptor，GPCR） 的主

要调控因子，其有两个作用，即介导 GPCR 对各种细胞因子的脱敏效应，阻断受体信号转导；以及作为支架蛋白，与胞质内众多的蛋白作用，联接 GPCRs 和胞内信号通路，使信号传递至一定浓度的转录因子[6]。β-arrestins 正常表达并发挥作用可使免疫反应不至于过度亢进而导致机体难以承受的免疫损伤，因而成为研究免疫反应信号转导通路调控的有希望的靶点[7]。为此，本文以 2215 细胞为模型，探讨了不同剂量的芒果苷对 2215 细胞中 β-arrestins 总蛋白含量的影响，结果显示，芒果苷 $100\mu g/ml$、$50\mu g/ml$、$25\mu g/ml$ 对 2215 细胞中 β-arrestins 总蛋白的含量均无明显影响，说明芒果苷不能影响 2215 细胞内 β-arrestins 蛋白的表达水平（见图 3-2-6），但对 p-β-arrestins 进行检测时，细胞对照组及芒果苷各剂量组均未检测到明显条带（结果未显），说明 2215 细胞内 p-β-arrestins 的表达量很低，芒果苷亦未能诱导 β-arrestins 的磷酸化。这些结果表明，芒果苷不会通过诱导细胞 β-arrestins 蛋白水平及其磷酸化的变化而引起细胞的免疫损伤。

暴发型乙型肝炎（HepatitisB，HB）的主要病理生理机制是，过量的细胞因子介导的免疫亢进导致严重免疫性肝损伤，推测此时 β-arrestins 的表达和（或）功能的发挥可能出现障碍，若以合适的调控手段使 β-arrestins 的表达和（或）功能的发挥与此时的免疫状态水平相适应，将能有效减轻免疫性肝损伤，对改善疾病预后具有重要意义。为了模拟在暴发型 HB 时 p-β-arrestins 过度表达的状态，探讨此时芒果苷对它的影响，我们在给予芒果苷干预后，同时还选用 EGF 诱导 β-arrestins 过度磷酸化。结果显示，芒果苷 $100\mu g/ml$ 能明显抑制 p-β-arrestins 的表达水平，而芒果苷 $50\mu g/ml$、$25\mu g/ml$ 对 p-β-arrestins 的表达水平无影响（见图 3-2-8），说明芒果苷可以抑制 2215 细胞中 β-arrestins 的过度磷酸化情况，并呈剂量依赖性。研究表明，β-arrestins 是 MAPK 信号转导通路的支架蛋白，β-arrestins 的磷酸化对 MAPK 通路具有激活的作用，MAPK 通路的活化与很多的细胞活动，包括细胞的生长、细胞因子的释放及肝纤维化有密切关系。因此芒果苷可能通过抑制 β-arrestins 蛋白的过度磷酸化阻止 MAPK 通路的激活，减少细胞因子的释放，进而降低了肝细胞炎症的发生。

总之，芒果苷可以抑制 2215 细胞中 β-arrestins 的过度磷酸化水平，使 β-arrestins 的活性处于一个适当的水平，维持稳定的免疫功能，这可能是芒果苷抗 HBV 和免疫调节作用的机制之一。但 β-arrestins 在 HB 中的具体作用机制尚不十分清楚，β-arrestins 在 HB 中活化及调节的过程以及对免疫调节相关细胞因子表达调控的具体过程等尚有待于进一步研究。

参考文献

[1] Kare N, Bodhankar S, Rangari V, et al. Immunomodulatory activity of alcohollic extract of *Mangifera indica* L. Inmice. J Ethnopharmacol, 2001, 78(2~3)：133-137.

[2] 邓家刚，杨柯，郑作文，等. 芒果苷在鸭体内抑制鸭乙型肝炎病毒感染的实验研究. 广西中医药大学学报，2007，20(1)：1-3.

[3] 郑作文，邓家刚，杨柯. 芒果苷在 2215 细胞培养中对乙肝病毒 HBsAg、HBeAg 分泌的影响. 中医药学刊，2004，22(9)：1645-1646.

[4] Yoshikawa M, Ninomiya K. Hepato protective and antioxidative properties of Salacia reticulate：preventive effects of phenolic constituents on CCl4-in-ducedliver injury in mice. J Biol Pham Bull, 2002, 25(1)：72-76.

［5］邓家刚，郑作文，杨柯. 芒果苷对内毒素致热家兔体温的影响. 中国实验方剂学杂志，2006，12（2）：72－73.

［6］裴钢. 抑制还是转导：信号分子调节机体健康与疾病. 生命科学，2010，22（3），240－247.

［7］Lan Ma, Gang Pei. β－arrestins signaling and regulation of transcription. Tournal of Cell Science, 2007, 120：213－218.

（邓家刚，邓静，周文强，兰太进，运晨霞，杨柯）

芒果苷对免疫抑制小鼠 T 淋巴细胞增殖的影响

芒果苷，是从漆树科植物芒果叶中提取的多酚类化合物，研究发现其有保肝降酶、抗病毒、抗菌、抗炎、退热和免疫调节等作用[1]。本实验研究了芒果苷对 ConA 诱导的环磷酰胺所致免疫抑制小鼠 T 淋巴细胞增殖的影响。

1 材料

1.1 实验药物

芒果苷，由广西中医药大学中药药效筛选研究中心提供，纯度 >92%，批号：20061207。

1.2 试剂

ConA，上海华舜生物工程有限公司，批号：030808；RPMI－1640 为美国 Gibco 公司产品；新生小牛血清，杭州四季青生物工程材料有限公司，批号：050904；MTT，美国 Sigma 公司产品；注射用环磷酰胺，上海华联制药有限公司，批号：051130。

1.3 动物

昆明种小鼠，体重（20.0 ±2.0)g，雌雄兼用，由广西中医药大学实验动物中心提供，合格证号：桂医动字第 11004 号。

2 方法与结果

小鼠随机分为空白对照组，环磷酰胺（40mg/kg）免疫抑制模型组和芒果苷高、中、低剂量（200、100、50mg/kg）组，灌胃给药或蒸馏水 20ml/kg，每天 1 次，连续 10 天。模型组和芒果苷高、中、低剂量组隔天背部皮下注射环磷酰胺 10ml/kg。末次给药后 1h 处死动物，置 75% 酒精中浸泡 5s，无菌取出脾脏，过 200 目细胞筛，用 RPMI－1640 不完全培养液制成细胞悬液，4℃1000rpm 离心 5min，弃上清液。重悬一次，用 RPMI－1640 培养液调整细胞浓度为 5×10^6 cells/ml。取 96 孔细胞培养板，每孔加入 150μl 细胞悬液和 50μl ConA 液（终浓度分别为 10μg/ml 和 5μg/ml）。将培养板置 37℃、5% CO_2 培养箱培养 48h，于培养结束前 4h，加入 5mg/ml MTT 液 10μl，震荡 2min 后继续培养 4h。取出培养板，

2000rpm 离心 5min，弃上清液，各孔加 DMSO150μl，振荡 10min 后放置 1h，以 DMSO 调零，用酶标仪测 OD 值（波长 492nm）。结果表明，当以 10μg/ml 和 5μg/ml ConA 分别刺激 T 淋巴细胞时，与空白组比较，模型组 OD 值明显低于空白组，提示环磷酰胺能显著抑制 ConA 诱导的 T 淋巴细胞增殖。以 10μg/ml ConA 刺激时，与模型组比较，芒果苷高、中、低剂量组 OD 值明显高于模型组，以 5μg/ml ConA 刺激时，与模型组比较，芒果苷高、中、低剂量组 OD 值明显高于模型组，提示芒果苷对环磷酰胺抑制的 T 淋巴细胞增殖有明显促进作用，结果见表 3-2-14。

表 3-2-14　芒果苷对免疫抑制小鼠 T 淋巴细胞增殖作用的影响（$\bar{x} \pm s$, $n=10$）

组别	剂量/(mg/kg)	OD 值	
		/(5μg/ml)	/(10μg/ml)
空白对照		1.578 ± 0.049 **	1.370 ± 0.069 **
环磷酰胺模型	40	1.350 ± 0.049	1.241 ± 0.049
芒果苷高剂量 + 环磷酰胺	200	1.656 ± 0.061 **	1.595 ± 0.032 **
芒果苷中剂量 + 环磷酰胺	100	1.995 ± 0.276 **	1.912 ± 0.153 **
芒果苷低剂量 + 环磷酰胺	50	1.924 ± 0.198 **	1.748 ± 0.212 **

注：与模型组比较，** $P < 0.01$。

3　讨论

　　T 淋巴细胞是由胸腺内的淋巴干细胞分化而成，占外周血淋巴细胞的 60% 左右，是淋巴细胞中数量最多、功能最复杂的一类细胞[2]。T 淋巴细胞介导特异性细胞免疫应答，并在体液免疫应答中发挥重要作用，同时通过产生多种细胞因子，以及表达黏附分子与其他免疫细胞的直接或间接接触，发挥广泛的免疫调节作用。

　　T 淋巴细胞表面具有识别抗原和有丝分裂原受体，在体外培养时受到特异性抗原或非特异性有丝分裂原如植物血凝素（PHA）、ConA 等激活剂刺激后，能转化成为体积大、代谢旺盛，并能增殖分裂的淋巴母细胞，伴随着形态变化，蛋白质与核酸的合成也增加。因此，可用 MTT 法检测淋巴细胞增殖程度，来判断机体的细胞免疫功能。实验结果表明，在有丝分裂原 ConA 刺激下，芒果苷可促进环磷酰胺所致免疫抑制小鼠的 T 淋巴细胞增殖反应，这种促进作用与药物浓度和 ConA 浓度有关。提示芒果苷可作用于 T 淋巴细胞，使多克隆 T 淋巴细胞活化，促进 T 淋巴细胞增殖。

参考文献

[1] 廖洪利，吴秋业，叶光明，等. 芒果苷药理研究进展. 天津药学，2005，17(2)：50-52.

[2] Stenger S, Mazzaccaro RJ, Uyemura K, et al. Differential effects of catolytic T cell subsets on intracellular infection. Science, 1997, 276(19): 1684-1687.

（邓家刚，杨柯，阎莉，郭力城，唐慧勤）

芒果苷对慢性支气管炎大鼠 CD4$^+$ T 淋巴细胞的影响

芒果叶为漆树科植物芒果的叶，芒果苷是芒果叶中的主要活性成分，是一种天然多酚类化合物，分子式 $C_{19}H_{18}O_{11}$，分子量 422，化学结构见图 3 - 2 - 9。

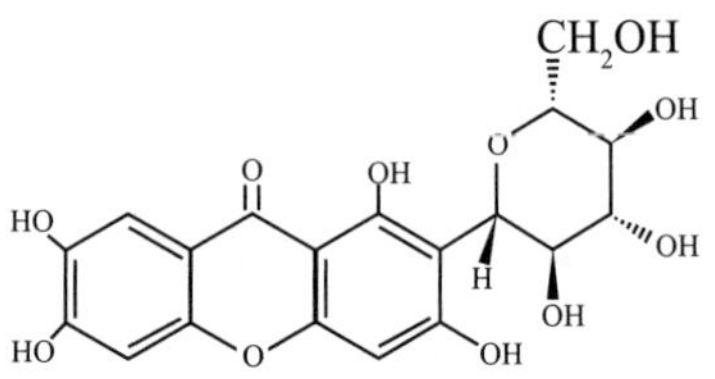

芒果叶在广西民间用于治疗咳嗽、咳痰已有多年历史，成药芒果苷片对于支气管炎引起的咳嗽、咳痰、喘息、发热等症状具有显著疗效且安全性良好[1]。芒果苷对多种急慢性炎症具有较好抗炎作用，其作用机制与其明显抑制单核 - 巨噬细胞的活化密切相关[2,3]。CD4$^+$ T 淋巴细胞对于慢性支气管炎的病理进程具有重要影响，活化的 CD4$^+$ T 淋巴细胞产生 IL - 2、IL - 4 等淋巴因子并进而活化 B 细胞、NK 细胞、单核 - 巨噬细胞等，是参与支气管及其周围组织慢性炎症的主要的炎症细胞之一。迄今尚无芒果苷影响慢性支气管炎中的 CD4$^+$ T 淋巴细胞的研究报道。香烟烟熏能够建立类似于人慢性支气管炎的动物模型，本研究拟以香烟烟熏诱导慢性支气管炎大鼠为研究对象，观察芒果苷对慢性支气管炎大鼠 CD4$^+$ T 淋巴细胞的影响。

图 3 - 2 - 9　芒果苷的化学结构

1　材料

1.1　实验动物

SPF 级健康雄性 Sprague - Dawley（SD）大鼠，6 周龄，体重 160～180g，购自湖南斯莱克景达实验动物有限公司［实验动物生产许可证号 SCXK（湘）2011 - 0003］。

1.2　药品及试剂

芒果苷由广西中医药大学中药药效研究重点实验室惠赠，经高效液相色谱法检测纯度为 97.5%，色谱图见图 3 - 2 - 10。香烟（广西卷烟总厂，焦油含量 12mg/支）。IL - 2 与 IL - 4 ELISA Kit（武汉华美公司）。Anti - rat CD3 - PE 抗体、Anti - rat CD4 - APC 抗体（美国 Life technologies 公司）。10 × RBC Lysis Buffer（Multi - species）红细胞裂解液（美国 eBioscience 公司）。RNeasy Plus Mini Kit（德国 Qiagen 公司）。RNAstore 样本保存液、RNAsafe（RNase 抑制剂）、Quant cDNA 第一链合成试剂盒、Real Master Mix（Probe）预混试剂盒均为天根生化科技（北京）有限公司产品。PCR 引物、TaqMan 荧光探针、质粒 DNA 标准品由美国 Invitrogen 公司设计、合成。

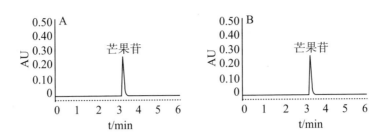

图 3 - 2 - 10　芒果苷标准品（A）与样品（B）的高效液相色谱图

1.3　仪器设备

美国 Thermo Fisher Scientific 公司 MultiskanSpeetrum1500 酶标仪，德国 Qiagen 公司 QI-Acube 核酸纯化仪，美国 ABI 公司 7500 型实时荧光 PCR 仪，德国 Eppendorf 公司 5430R 高速冷冻离心机，美国 Becton Dickinson 公司 LSR Fortessa 多色分析流式细胞仪与 FACS Aria 高速流式细胞分选仪。

2　方法

2.1　动物分组、给药与标本采集

大鼠 40 只随机均分为 4 组：正常（Control）组，模型（Model）组及芒果苷高、低剂量组。除正常组外，在 $0.25m^3$ 玻璃仓内每次用 10 支香烟烟熏各组大鼠，每天 2 次，上、下午各 1h，连续 6 周。烟熏 6 周后开始灌胃给药，正常组、模型组给生理盐水，根据参考文献报道的药物剂量设置其余各组大鼠给药剂量[4]：芒果苷高、低剂量组分别为芒果苷 200、100mg/（kg·d），给药时间 4 周，每天给药后照常烟熏。

实验第 10 周末，各组大鼠腹腔注射 2% 戊巴比妥钠（40mg/kg）麻醉，下腔静脉穿刺取血，用于分选 $CD4^+T$ 淋巴细胞及 $CD4^+T$ 淋巴细胞比例检测；取左肺组织用于 HE 染色观察支气管炎症病理形态变化。

2.2　外周血 $CD4^+T$ 淋巴细胞比例检测

取 $EDTA-K_2$ 抗凝全血 100μl，加入 Anti-rat CD3-PE 抗体、Anti-rat CD4-APC 抗体各 5μl，混匀，置 4℃ 避光反应 30min。加入红细胞裂解液溶解红细胞，反应 10min 后，1000rpm 离心 5min，弃上清，加 PBS 洗涤 2 次去除细胞碎片和未结合的抗体。缓慢加入 1% 多聚甲醛固定液 0.5ml，4℃ 避光固定 30min，过 400 目细胞筛，立即上机检测。

2.3　$CD4^+T$ 淋巴细胞分选

取适量 $EDTA-K_2$ 抗凝全血，加入 Anti-rat CD3-PE 抗体、Anti-rat CD4-APC 抗体，混匀，置 4℃ 避光反应 30min，加入红细胞裂解液溶解红细胞，反应 10min 后，1000rpm 离心 5min 弃上清，加 PBS 洗涤 2 次去除细胞碎片和未结合的抗体，少量 PBS 重悬，立即上机进行细胞分选，以 $CD3-PE^+$ 并 $CD4-APC^+$ 设门圈选 $CD4^+T$ 淋巴细胞。分选所得细胞悬液调整细胞浓度至 $5×10^6/ml$，置于 -70℃ 保存备用。

2.4　ELISA 检测 $CD4^+T$ 淋巴细胞 IL-2、IL-4 蛋白表达水平

取 $CD4^+T$ 淋巴细胞悬液标准样品 2ml，4℃ 离心（10000rpm，1min），吸去上清液，

加入 4℃ 预冷的细胞裂解匀浆缓冲液（pH 6.8 的 1.0mmol/L Tris – HCl 20ml，10% SDS 120ml，β – 巯基乙醇 4ml，双蒸水 56ml，混匀即得），超声冰浴匀浆破碎细胞，然后 4℃ 离心（12000rpm，15min），取上清液作为待测样品。采用 IL – 2、IL – 4 的 ELISA Kit，严格按照试剂盒说明书操作，以 Curve Expert 1.3 曲线拟合软件计算标准曲线的回归方程，计算样品中 IL – 2、IL – 4 的含量。

2.5 Real – time RT – PCR 检测 CD4⁺T 淋巴细胞 IL – 2、IL – 4 基因表达水平

取 CD4⁺T 淋巴细胞悬液标准样品 2ml，以 RNeasy Plus Mini Kit 总 RNA 提取试剂盒与 QIAcube 核酸纯化仪提取总 RNA。在 RNA 溶液中加入 1/20 体积的 RNAsafe，60℃ 处理 20 min 以使污染的 RNase 失活，冷却至室温后置于 – 70℃ 保存。提取的总 RNA 以 Quant cD-NA 第一链合成试剂盒逆转录获得 cDNA，于 – 70℃ 保存供下游 PCR 用。

目的基因 IL – 2 与 IL – 4 引物序列、TaqMan 荧光探针序列见表 3 – 2 – 15。每个 PCR 反应体系内容如下：2.5 × Real Master Mix 20μl，20 × Probe Enhancer solution 2.5μl，上、下游引物各 2μl，cDNA 或质粒 DNA 标准品 4μl，TaqMan 荧光探针 2μl，ddH₂O 加至 50μl。PCR 反应条件：95℃ 预变性 2min，95℃ 变性 20s，60℃ 退火 30s，68℃ 延伸 1min，40 个循环。

表 3 – 2 – 15　引物序列和探针序列

基因	引物		探针
IL – 2	Forward	GCATGCAGCTCGCATCCT	TGTTGCACTGACGCTTGTCCTCCTTG
	Reverse	TTGAAGTGGGTGCGCTGTT	
IL – 4	Forward	CAGGGTGCTTCGCAAATTTTA	TTCCCACGTGATGTACCTCCGTGCTT
	Reverse	CCGAGAACCCCAGACTTGTTC	

2.6 HE 染色细支气管炎症病理形态观察

各组大鼠左肺组织标本行常规石蜡包埋、切片、脱水、HE 染色，光镜下观察细支气管炎症病理改变。

2.7 统计学处理

所有计量资料均以均数 ± 标准差（$\bar{x} \pm s$）表示，以 SPSS 13.0 统计软件进行多个样本间均数比较。方差齐性数据采用单因素方差分析 LSD 检验，方差不齐数据采用 Kruskal Wallis 秩和检验。以 $P < 0.05$ 为差异具有统计学意义。

3　结果

3.1 芒果苷对外周血 CD4⁺T 淋巴细胞比例的影响

与正常组比较，模型组大鼠外周血 CD4⁺T 淋巴细胞比例明显升高（$P < 0.01$）。与模型组比较，200、100mg/(kg·d) 芒果苷均可抑制烟熏引起的 CD4⁺T 淋巴细胞比例升高（$P < 0.01$，$P < 0.05$）。结果见图 3 – 2 – 11、图 3 – 2 – 12。

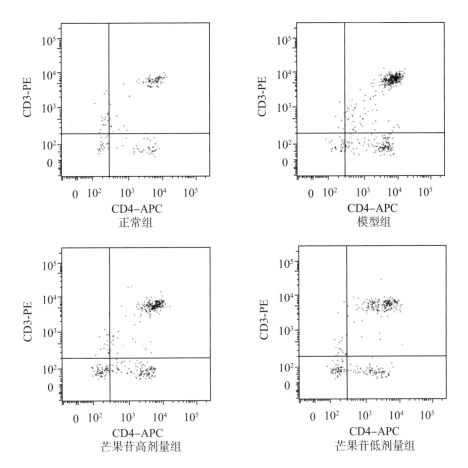

图 3-2-11　各组大鼠 CD4⁺T 淋巴细胞分析流式散点图

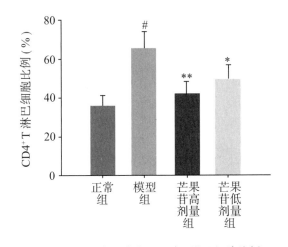

图 3-2-12　各组大鼠 CD4⁺T 淋巴细胞比例

与正常组比较，#$P<0.01$；与模型组比较，*$P<0.05$，**$P<0.01$

3.2　芒果苷对 CD4⁺T 淋巴细胞 IL-2、IL-4 基因与蛋白表达水平的影响

与正常组比较，模型组大鼠 CD4⁺T 淋巴细胞 IL-2、IL-4 基因表达水平及蛋白表达

水平显著上调（$P<0.01$）。与模型组比较，200、100mg/（kg·d）芒果苷可抑制烟熏引起的 CD4$^+$T 淋巴细胞 IL-2、IL-4 的基因与蛋白表达水平上调（$P<0.01$，$P<0.05$）。结果见图 3-2-13。

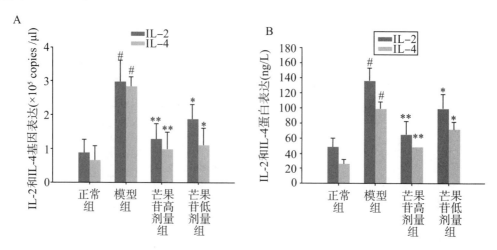

图3-2-13 各组大鼠 CD4$^+$T 淋巴细胞 IL-2、IL-4 基因和蛋白表达水平

与正常组比较，#$P<0.01$；与模型组比较，*$P<0.05$，**$P<0.01$

3.3 HE 染色下支气管炎症病理形态观察

正常组细支气管的管壁结构完整，无明显淋巴细胞浸润。模型组细支气管壁可见多量淋巴细胞浸润甚至淋巴滤泡形成，管壁结构有局灶性肿胀、增厚、断裂。200mg/（kg·d）芒果苷组细支气管结构大致完整，少量淋巴细胞浸润。100mg/（kg·d）芒果苷组细支气管结构也存在局灶性肿胀、增厚、断裂，中度淋巴细胞浸润。结果见图 3-2-14。

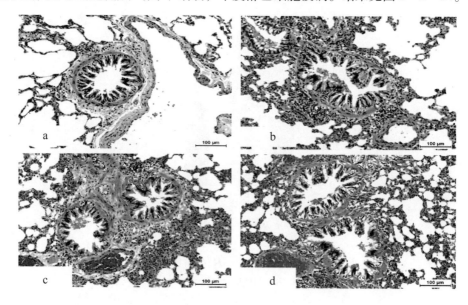

图3-2-14 HE 染色支气管炎症病理组织镜检（×400）

a. 正常组；b. 模型组；c. 芒果苷高剂量组；d. 芒果苷低剂量组

4 讨论

目前制备慢性支气管炎模型的方法有二氧化硫吸入法、香烟烟熏法、脂多糖气管内注入法等，其中二氧化硫吸入法、脂多糖气管内注入法存在较多并发症，与人类慢性支气管炎在病因学、病理学与病理生理学方面均存在较大差距，且无法直接反映吸烟与慢性支气管炎的关系，故近年已较少用于制备慢性支气管炎动物模型，因而本实验采用了已被广泛应用的香烟烟熏法制备慢性支气管炎动物模型。对照组大鼠在接受了 10 周的香烟烟熏之后，其肺组织的 HE 染色病理观察表现出了较为明显的慢性支气管炎的特征性变化：多量淋巴细胞浸润甚至淋巴滤泡形成，管壁结构有局灶性肿胀、增厚、断裂。因而可以认为香烟烟熏制备慢性支气管炎大鼠模型是成功的。

世界卫生组织和世界银行的资料显示，因慢性支气管炎导致的慢性阻塞性肺疾病的死亡率居所有死因的第 4 位，且有逐年增加的趋势[5]。慢性支气管炎的基本病理基础是气道炎症，涉及 IL-2、IL-4 等多种炎症细胞因子，其介导的细支气管炎症在慢性支气管炎的发病中发挥了重要的作用。IL-2、IL-4 是主要由活化的 CD4$^+$T 淋巴细胞产生的促炎细胞因子，可活化更多的 CD4$^+$T 淋巴细胞，促进 B 细胞增殖、分化，增强 NK 细胞杀伤活性，激活单核-巨噬细胞[6]。此外，IL-2、IL-4 可协同 IL-3 刺激肥大细胞增殖，诱导 IgG、IgE 大量产生，从而介导气道高反应性的病理过程，与喘息性慢性支气管炎密切相关[7]。因此，CD4$^+$T 淋巴细胞产生 IL-2、IL-4 的多寡往往与慢性支气管炎的 CD4$^+$T 淋巴细胞活化程度呈同向性变化，成为考察慢性支气管炎的 T 淋巴细胞活化程度的有效指标。本研究中的模型组大鼠在接受长达 10 周的香烟烟熏之后，其 CD4$^+$T 淋巴细胞的 IL-2、IL-4 基因与蛋白表达水平均持续于较高水平，表明其 CD4$^+$T 淋巴细胞活化也较为剧烈。

CD4$^+$T 淋巴细胞是人体免疫系统的重要组成部分，不仅在慢性支气管炎的急性发作期，在慢性迁延期浸润支气管黏膜与黏膜下组织的 CD4$^+$T 淋巴细胞数量也是增加的[8]。慢性迁延期的患者肺内仍存在一定程度的炎症活动，外周血 CD4$^+$T 淋巴细胞增加，机体仍然持续处于不同程度的炎症损伤之下[9,10]。这些 T 淋巴细胞亚群的病理性变化也是慢性支气管炎能够持续存在并反复发作的重要原因之一。本研究中的模型组大鼠的 CD4$^+$T 淋巴细胞比例明显升高，显然与其支气管炎症持续活跃密切相关，HE 染色下对其细支气管炎症病理形态观察可见多量淋巴细胞浸润的结果也支持此推论。

在本研究中，接受芒果苷干预的大鼠，其 HE 染色组织病理形态观察均可见到较为明显的细支气管炎症减轻，其抗炎效果呈明显的剂量依赖性，较高的芒果苷剂量可带来更好的抗炎效果。同时观察到的芒果苷干预抑制 CD4$^+$T 淋巴细胞活化，包括 CD4$^+$T 淋巴细胞比例以及 CD4$^+$T 淋巴细胞 IL-2、IL-4 基因与蛋白表达水平显著下调，也呈现不同程度的剂量依赖性。上述结果提示，芒果苷能够以剂量依赖性的方式抑制 CD4$^+$T 淋巴细胞活化，显著减轻香烟烟熏诱导的大鼠慢性支气管炎的炎症细胞浸润、支气管及其周围组织的损伤，具有较为良好的抗炎及组织保护作用，这些新的实验证据显著增加了芒果苷在慢性支气管炎治疗新药研发领域的潜在价值。

参考文献

[1] Deng JG, Zheng ZW, Hao EW, et al. pharmacodynamics study of mangiferin tabelet on acute bronchi-

tis. Chin Tradit Patent Med, 2010, 32(2): 300 – 303.

[2] Wei ZQ, Deng JG, Yan L, et al. Effect of mangiferin on the expression of myeloid differentiation factor 88 of peripheral blood mononuclear cell in rats with chronic inflammation. Chin Pharmacol Bull, 2013, 29(4): 482 – 486.

[3] Wei ZQ, Yan L, Deng JG, et al. Mangiferin protects rats against chronic bronchitis via regulating NF – κB (P65) and IκBα expression in mononuclear cells. Acta Pharm Sin, 2014, 49(5): 596 – 601.

[4] Wei ZQ, Yan L, Deng JG, et al. Effects of mangiferin on MAPK signaling pathway in chronic inflammation. Chin J Chin Mater Med, 2011, 36(13): 1798 – 1802.

[5] Kurmi OP, Semple S, Simkhada P, et al. COPD and chronic bronchitis risk of indoor air pollution from solid fuel: a systematic review and meta – analysis. Thorax, 2009, 65(3): 221 – 228.

[6] Mier – Cabrera J, Gonzalez – Gallardo S, Hernandez – Guerrero C. Effect of nitric oxide and TH1/TH2 cytokine supplementation over ectopic endometrial tissue growth in a murine model of endometriosis. Reprod Sci, 2013, 20(11): 1332 – 1338.

[7] Nafe LA, DeClue AE, Lee – Fowler TM, et al. Evaluation of biomarkers in bronchoalveolar lavage fluid for discrimination between asthma and chronic bronchitis in cats. Am J Vet Res, 2010, 71(5): 583 – 591.

[8] Hukkinen M, Korhonen T, Broms U, et al. Long – term smoking behavior patterns predicting self – reported chronic bronchitis. COPD, 2009, 6(4): 242 – 249.

[9] Hodge G, Hodge S, Chambers D, et al. Bronchiolitis obliterans syndrome is associated with absence of suppression of peripheral blood Th1 proinflammatory cytokines. Transplantation, 2009, 88(2): 211 – 218.

[10] Hodge G, Hodge S, Li – Liew C, et al. Lymphocytic bronchiolitis is associated with inadequate suppression of blood T – cell granzyme B, IFN – gamma, and TNF – alpha. Transplantation, 2010, 89 (10): 1283 – 1289.

（卫智权，阎莉，邓家刚，邓静）

芒果叶醇提取物对小鼠急性酒精性肝病的影响

随着我国经济发展，国民的生活方式和饮食结构都发生了改变，饮酒过量已成为我国一个严重的公共卫生问题，肝脏作为酒精代谢的主要器官，受害最为常见，由酒精引起的肝脏损伤，统称为酒精性肝病（ALD）。据统计，我国饮酒人群中酒精性肝病（酒精性肝炎、脂肪肝、肝硬化等）的发病率在20%左右，另外曾有资料报道食管癌、肝癌发病率的升高似乎也与饮酒有直接相关性[1]。因此寻找新的治疗酒精性肝病的药物或产品受到许多学者的关注。

芒果叶是广西地方习用药材，收载于《广西中药材标准》（1990年版）[2]，具有行气疏滞、去痧积的功效，当地民间也常用芒果叶泡茶解酒。芒果在广西已有400多年的栽培历史，目前广西芒果生产主要集中于百色市右江河谷的右江区、田东县和田阳县[3]。2006年仅百色市芒果栽培面积达263平方千米，产量7.6万吨，芒果产业已在百色市、县（区）

农业生产中占有相当大的比重[4]。然而，每年对芒果树进行修剪所产生的废弃物——芒果叶并未得到利用，每年近100万吨的芒果叶或直接废弃在果园中，或就地焚烧，造成了药用资源的极大浪费。因此，研究芒果叶是否对急性酒精性肝病具有保护作用，这对开发解酒保肝新产品及促进芒果叶药用资源的充分利用都具有重要意义。本文研究芒果叶80%乙醇提取物对小鼠急性酒精性肝病的影响，为开发解酒保肝新产品提供前期研究基础。

1 材料

1.1 样品

芒果叶采自广西南宁市郊区，由广西中医药大学药用植物学教研室韦松基教授鉴定为芒果的叶。芒果叶醇提取物（MLE）制备，将芒果叶阴干，称取1.0kg，剪碎，以1:12料液比浸入80%乙醇，于60℃回流提取2h，同法提取2次。合并提取液，减压回收乙醇，浓缩得到醇浸膏，70℃烘干，检测水分小于5%，称重，提取率约11.2%。护肝片，黑龙江葵花药业股份有限公司，批号：20100707。

1.2 动物

昆明小鼠60只，雌雄各半，体重18~22g，SPF级，湖南斯莱克景达实验动物有限公司提供，合格证号0000814，许可证号SCXK（湘）2009-0004。

1.3 仪器与试剂

Thermo SCIENTIFIC 1500型MULTISKAN SPECTRUM酶标仪（美国）；JY92型ⅡDN超声波细胞粉碎机（宁波新芝生物科技股份有限公司）；Thermo-22190型石蜡病理切片机（美国Thermo公司）。谷丙转氨酶（ALT）测定试剂盒，批号：20110426；谷草转氨酶（AST）测定试剂盒，批号：20110426；总超氧化物歧化酶（T-SOD）测定试剂盒，批号20110426；丙二醛（MDA）测定试剂盒，批号：20110420；谷胱甘肽（GSH）测定试剂盒，批号：20110426；考马斯亮蓝蛋白（TP）测定试剂盒，批号：20110426。上述试剂盒均由南京建成生物工程研究所提供。甘油三酯（TG）试剂盒，批号：20110401，由北京北化康泰临床试剂有限公司提供。

2 方法[5,6]

2.1 给药剂量

《中药大辞典》中芒果叶成人日用量可为30g，成人体重按60kg计算，折合剂量0.5g/kg（按原生药计算），实验设MLE高、中、低剂量分别为15.0、5.0、2.5g/kg（分别相当于人体推荐剂量的30、10、5倍）。

2.2 分组与造模

取昆明小鼠60只，雌雄各半，随机分为6组，每组10只。分为正常组、模型组、阳性组（护肝片1.5g/kg），MLE高、中、低剂量组。灌胃给药（体积统一为20ml/kg），正常组、模型组给予等体积蒸馏水，每天1次，连续7天。第7天除正常组外，其余各组小鼠1次性灌胃给予50%乙醇（12ml/kg），造成急性肝损伤模型，正常组灌胃给予等体积蒸馏水。禁食16h，眼球取血，随后颈椎脱臼处死动物，解剖取肝组织，并进行各项指标检测及病理组织学检查。造模成功标志：①出现明显醉酒状态，但醉酒死亡动物数一般应小于10%；②血清 ALT 与 TG 明显升高（与正常组比较应有统计学差异）；③肝脏应出现比较明显的病理损伤（如肝细胞出现肿胀、脂肪变性等）。

2.3 生化指标检测

取小鼠血清，按试剂盒说明分别使用酶标仪测定 ALT、AST 与 TG；取肝脏用生理盐水制成10%的肝匀浆，按试剂盒说明分别使用酶标仪测定肝组织 MDA、T-SOD 和 GSH 活性或含量。

2.4 病理学检查

眼球取血后颈椎脱臼处死小鼠，迅速剖取肝脏，从小鼠肝左叶中部做横切面取材，用10%甲醛固定，HE 染色。镜检时从肝脏的一端视野开始记录细胞的病埋变化，用40倍物镜连续观察整个组织切片，观察脂滴在肝脏的分布、范围和面积，并按以下标准进行评分：0分，肝细胞内脂滴散在、稀少；1分，含脂滴的肝细胞不超过1/4；2分，含脂滴的肝细胞不超过1/2；3分，含脂滴的肝细胞不超过3/4；4分，肝组织几乎被脂滴代替。

2.5 数据统计

采用 SPSS 16.0 软件，数据以 $\bar{x} \pm s$ 表示，组间比较采用 t 检验，$P < 0.05$ 为有统计学意义。

3 结果

3.1 动物的一般表现

造模前，各剂量组小鼠一般情况正常，饮食、体重逐日增长。造模后，正常组小鼠动作自如，反应灵敏，毛发光泽；模型组、阳性组和样品各剂量组小鼠步态不稳，活动减少，出现翻正反射消失、嗜睡等醉酒状态。

3.2 生化指标检测结果

3.2.1 MLE 对急性酒精性肝病小鼠血清 ALT、AST 与 TG 的影响（见表 3-2-16）

表 3-2-16 MLE 对小鼠血清 ALT、AST 与 TG 的影响（$\bar{x} \pm s$, $n = 10$）

组别	药物剂量 /(g/kg)	ALT /卡门氏单位	AST /卡门氏单位	TG /(mmol/L)
正常	—	27.24 ± 6.69 **	49.02 ± 11.95 **	1.07 ± 0.28 **
模型	—	48.06 ± 7.89	74.39 ± 6.81	2.48 ± 0.97
护肝片	1.5	32.73 ± 14.68 *	55.90 ± 21.09 *	2.05 ± 0.58
MLE 高剂量	15.0	37.05 ± 10.53 *	54.51 ± 24.43 *	1.54 ± 0.28 *
MLE 中剂量	5.0	39.11 ± 9.39 *	61.12 ± 12.82 *	1.63 ± 0.31 *
MLE 低剂量	2.5	40.26 ± 14.09	65.71 ± 15.82	1.67 ± 0.38 *

注：与模型组比较，* $P < 0.05$，** $P < 0.01$。

由表 3-2-16 可见，与正常组比较，模型组小鼠血清 ALT、AST 与 TG 水平明显升高（$P < 0.01$），说明造模成功。与模型组相比，MLE 高、中剂量组与护肝片组小鼠血清 ALT、AST 水平均明显降低（$P < 0.05$）；MLE 高、中、低剂量组小鼠血清 TG 水平均明显

降低（$P < 0.05$）；护肝片组小鼠血清 TG 水平降低不明显（$P > 0.05$）。这表明 MLE 具有抑制急性酒精性肝病的转氨酶及 TG 升高的作用，而护肝片具有保肝降酶作用，但对 TG 升高影响不明显。

3.2.2 MLE 对急性酒精性肝病小鼠肝匀浆 MDA、TSOD 与 GSH 的影响

由表 3 – 2 – 17 可见，与正常组比较，模型组急性酒精性肝病小鼠肝匀浆中 T – SOD 与 GSH 活性或含量明显降低（$P < 0.01$），MDA 水平明显升高（$P < 0.01$）。与模型组相比，MLE 高剂量组与护肝片组小鼠肝匀浆中 T – SOD 活性明显升高（$P < 0.05$），MLE 高、中剂量组与护肝片组小鼠肝匀浆中 GSH 水平明显升高（$P < 0.05$），MLE 高、中、低剂量组与护肝片组小鼠肝匀浆中 MDA 含量明显降低（$P < 0.05$），这表明 MLE 与护肝片对酒精引起的 GSH 水平与 T – SOD 活力下降及 MDA 升高具有不同程度的抑制作用，从而保护酒精导致的肝细胞氧化损伤。

表 3 – 2 – 17　MLE 对小鼠肝组织 MDA、T – SOD 与 GSH 的影响（$\bar{x} \pm s$，$n = 10$）

组别	药物剂量 /（g/kg）	T – SOD /（U/mgprot）	GSH /（mg/gprot）	MDA /（nmol/mgprot）
正常	—	328.32 ± 168.42**	4.57 ± 2.24**	8.59 ± 4.08**
模型	—	125.63 ± 48.64	1.86 ± 0.62	35.06 ± 18.91
护肝片	1.5	180.42 ± 42.23*	2.89 ± 1.16*	15.72 ± 11.41*
MLE 高剂量	15.0	169.07 ± 24.86*	2.91 ± 0.90*	17.76 ± 6.06*
MLE 中剂量	5.0	161.85 ± 32.25	2.76 ± 0.88*	18.34 ± 8.55*
MLE 低剂量	2.5	153.62 ± 51.53	2.44 ± 0.81	19.39 ± 11.19*

注：与模型组比较，*$P < 0.05$，**$P < 0.01$。

3.3　病理检查结果

3.3.1　MLE 对小鼠肝损伤脂肪变性病理积分的影响

由表 3 – 2 – 18 可见，与正常组比较，模型组肝损伤病理积分明显升高（$P < 0.01$），说明造模成功。与模型组比较，各实验组肝损伤病理积分明显降低（$P < 0.05$），这表明 MLE 对小鼠急性酒精性肝病的肝细胞具有保护作用。

表 3 – 2 – 18　MLE 对小鼠肝损伤脂肪变性病理积分的影响（$\bar{x} \pm s$，$n = 10$）

组别	药物剂量/（g/kg）	脂肪变性病理积分/分
正常	—	0.30 ± 0.46**
模型	—	3.50 ± 0.50
护肝片	1.5	2.60 ± 1.02*
MLE 高剂量	15.0	2.40 ± 1.28*
MLE 中剂量	5.0	2.50 ± 0.92*
MLE 低剂量	2.5	2.70 ± 0.90*

注：与模型组比较，*$P < 0.05$，**$P < 0.01$。

3.3.2 病理组织学检查结果

肝脏病理组织学结果显示，正常组小鼠肝脏结构清晰完整，肝细胞呈多边形，肝细胞内脂滴散在、稀少；模型对照组肝细胞气球样肿胀，可见肝细胞脂肪变性，肝细胞周围出现大小不一的圆形脂滴空泡，含脂滴的肝细胞明显增加，肝组织几乎被脂滴代替，说明造模成功；护肝片组和样品各剂量组与模型组比较：肝细胞结构较清晰，肝细胞浊肿与脂滴明显减少，脂肪变性减轻，见图 3 – 2 – 15。

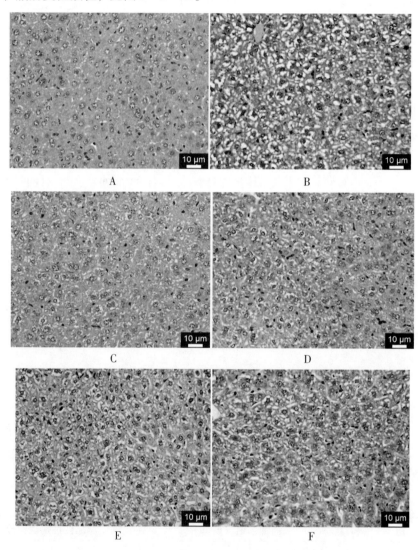

图 3 – 2 – 15　MLE 对小鼠肝脏病理学影响（HE × 400）

A. 正常组；B. 模型组；C. 护肝片（1.5g/kg）组；D. 芒果叶提取物（15g/kg）组；

E. 芒果叶提取物（5g/kg）组；F. 芒果叶提取物（2.5g/kg）组

4　讨论

芒果叶中含有芒果苷、槲皮素、没食子酸等活性成分[7,8]，其中芒果苷具有抗炎、抗氧化作用，对大鼠急、慢性实验性肝损伤有明显的保护作用，能减轻肝损伤导致的肝细胞浊肿、脂肪变性、炎症浸润及坏死等病理改变的程度[9,10]。芒果苷也能降低酒精性肝病小鼠血清中的 ALT、AST 和肝脏的 MDA、TG 水平，提高血清中 SOD 水平[11]。此外，芒果叶中的活性成分槲皮素、没食子酸等也具有抗炎作用，且与芒果苷的抗炎作用存在交互影响的关系[12,13]。上述研究结果提示芒果叶中的活性成分具有抗氧化、抗炎与保肝作用。

我们本次研究芒果叶 80% 乙醇提取物（MLE）对小鼠急性酒精性肝病的影响，结果显示，MLE 可明显降低急性酒精性肝病小鼠血清 ALT、AST 与 TG 水平及肝脏 MDA 水平，可不同程度提高肝脏 T-SOD 活性与 GSH 含量。病理结果显示，MLE 可明显减轻酒精引起的脂肪沉积等肝脏病理损伤。由此可见，芒果叶同样具有抗脂质过氧化及保肝降酶作用，同样表现出了良好的抗炎保肝效果，且芒果叶中多个有效成分间的药理活性存在交互协同效应[12,13]。但是，从芒果叶中提取芒果苷等活性成分的成本较高，而芒果叶则可以直接应用。因此，研究芒果叶抗酒精性肝病作用并将其直接开发成解酒保肝新产品，不仅可以解决临床上用药缺乏、毒副作用大、用药成本高等问题，还可以解决广西大宗农作物废弃物——芒果叶利用率低的问题，延长农业产业链，提高农民的收入，并减轻患者的生活和经济负担。

参考文献

[1] Chedid A, Mendenhall CL, Gardside P, et al. Prognostic factors inalcoholic liver disease. Am J Gastroenterol, 1991, 82(3): 210.

[2] 广西壮族自治区卫生厅. 广西中药材标准. 南宁：广西科学技术出版社，1992：54.

[3] 刘荣光，欧古经，谢燕萍，等. 广西芒果生产与科研考察. 广西农业科学，1993，32(5)：213.

[4] 韦芳. 试论百色市芒果品牌战略. 广西热带农业，2008，116(3)：50.

[5] 黄雨三. 保健食品检验与评价技术规范实施手册：第四卷. 北京：中科多媒体电子出版社，2003：711.

[6] 白霜，金玲. 护肝片预防小鼠酒精性肝损伤作用的实验研究. 中国实验方剂学杂志，2008，14(6)：64.

[7] 邓家刚，冯旭，王勤，等. 不同产地及不同品种芒果叶中芒果苷的含量对比研究. 中成药，2006，28(12)：1755.

[8] 冯旭，王胜波，邓家刚，等. HPLC 法测定芒果叶中没食子酸的含量. 山西中医学院学报，2008，9(1)：45.

[9] 成海龙，李玉华，卞庆亚. 芒果苷对实验性肝损伤大鼠酶及形态变化影响的研究. 中国实验动物学杂志，1999，9(1)：24.

[10] 黄小鸥，邓家刚，陈壮. 芒果苷滴丸对大鼠慢性肝损伤的保护作用. 中国药师，2009，12(6)：701.

[11] 韦健全，郑子敏，潘勇，等. 芒果苷对乙醇引起肝损伤的保护作用. 广西医科大学学报，2008，25(5)：732.

[12] 李学坚，杜正彩，胡文姬，等. 采用析因设计方法研究槲皮素和没食子酸对芒果苷镇咳作用的影响. 中国实验方剂学杂志，2011，17(23)：145.

[13] 李学坚，胡文姬，邓家刚，等. 析因分析法研究槲皮素对芒果苷抗炎祛痰作用的影响. 时珍国医国药，2012，23(1)：27.

（杜正彩，邓家刚，黄慧学，李学坚，陈莉，李好文）

第三节　抗肿瘤作用研究

芒果苷对人肺腺癌 A549 细胞增殖的抑制作用及其机制研究

1　引言

芒果苷为双苯吡酮类黄酮类化合物，又名芒果素、知母宁，分子式为 $C_{19}H_{18}O_{11}$，相对分子量为 422，存在于多种植物中，如：芒果叶、果实；扁桃叶、果实；东北龙胆、川西獐牙菜等[1]。现代药理和临床研究均表明，芒果苷具有抗氧化、抗细菌、抗病毒、免疫调节、抗肿瘤等多种药理学活性，尤其是其抗肿瘤的作用日益受到国内外学者的重视，具有潜在的开发价值[2]。研究发现芒果苷对癌细胞具有抑制增殖和诱导凋亡的作用[3-7]。目前芒果苷对人肺腺癌细胞 A549 的抗肿瘤作用还未见报道，本文以芒果苷为受试药物，人肺腺癌 A549 细胞为受试对象，探讨芒果苷的抗癌作用及其作用机制，为进一步阐明芒果苷的抗癌机制提供新的证据，为抗肺癌新药物的研发提供理论依据。

2　材料与方法

2.1　材料

2.1.1　药物

芒果苷由广西中药药效研究重点实验室惠赠，浓度 95%，用 2% $NaHCO_3$ 配置成 10mmol/L，分装，-20℃冻存。

2.1.2　试剂与主要仪器

RPMI - 1640 培养基、小牛血清、MTT（噻唑蓝）、DMSO（二甲基亚砜）购自美国 Gibco 公司；Caspase - 3 抗体、Caspase - 8 抗体、Caspase - 9 抗体，小鼠抗人 β - actin 抗体，二抗为辣根酶标记山羊抗小鼠 IgG，购自美国 Sigma 公司；Western blot 试剂由本实验室配备；5% CO_2 培养箱；酶标分光仪；相差荧光显微镜；酸度计；超净工作台；-80℃超低温冰箱；高速低温离心机。

2.2　方法

2.2.1　细胞培养

人肺腺癌 A549 细胞购自上海生命科学研究院细胞库，使 A549 细胞悬浮生长于 10%

小牛血清的 RPMI－1640 培养液（100U/ml 青霉素 + 100U/ml 链霉素）中，于 37℃、饱和湿度、5% CO_2 培养箱中培养。2～3 天换 1 次培养液，收集对数生长期的细胞用于实验。

2.2.2　MTT 法测定 A549 细胞增殖作用的影响

以 $5.0 × 10^4$/ml 的细胞浓度，将 A549 细胞接种于 96 孔板中，每孔 100μl 细胞悬液（每组设 3 个复孔）。待细胞贴壁后将培养液吸除。以不含细胞的 RPMI－1640 培养液为空白对照组，加入终浓度分别为 1、3、5、10μmol/L 的芒果苷，同时分别培养 24、48、72h，每组加入 10μl、5mg/ml MTT 于每孔，继续培养 4h 后，吸除上清液，加入 100μl 的 DM-SO，轻轻震荡促进结晶的溶解，酶标仪（于 492nm 波长下）测定吸光度值 A，重复测定 3 次。

2.2.3　相差显微镜观察细胞形态变化情况

收集对数生长期的细胞，加入终浓度为 1、3、5、10μmol/L 的芒果苷，对照组加入新鲜 RPMI－1640 培养液，放置于 37℃、饱和湿度、5% CO_2 培养箱中培养，48h 收集细胞做涂片，以丙酮固定。相差显微镜（×100 倍）观察细胞形态的变化。

2.2.4　Western Blot 法检测 Caspase 蛋白酶表达水平

按 $2.0 × 10^5$/ml 的细胞密度，将 A549 细胞接种于直径 60mm 培养皿中，以只含 RPMI－1640 培养液为空白对照组，加入终浓度分别为 3、5、10μmol/L 的芒果苷，每组 3 个复皿，放置于 37℃、饱和湿度、5% CO_2 培养箱中培养，48h 后，将培养皿取出，用 PBS 洗涤 2 遍，每皿加入 600μl 含蛋白酶抑制剂的细胞裂解液，冰上裂解 15min，裂解物收集到 EP 管中后于 4℃、1200rpm 离心 10min，将上清液转移到新的 EP 管中。检测各组蛋白浓度后进行 Western Blot 实验。

2.2.5　数据分析

所有数据统计均用 SPSS13.0 统计软件进行分析，计量资料经正态性检验后均以均数 ± 标准差（$\bar{x} ± s$）表示，组间多样本均数的比较经方差齐性检验后采用单因素方差分析（one-way ANOVA 检验）。如组间差异存有显著性意义，进行均数的两两比较，用 LSD 法，取 $α = 0.05$。

3　实验结果

3.1　芒果苷对 A549 细胞生长的抑制作用

将不同浓度（1、3、5、10μmol/L）的芒果苷作用于人肺腺癌 A549 细胞株，以 RPMI－1640 培养基作空白对照组，24、48、72h 后，细胞的生长受到不同程度的抑制，如图 3－3－1，结果显示：芒果苷对人肺腺癌 A549 细胞的抑制率与浓度和时间均呈正相关性，当浓度为 1μmol/L 时，芒果苷对细胞生长的抑制作用不明显。浓度为 3、5、10μmol/L时，芒果苷明显抑制细胞的生长。

3.2　相差显微镜观察 A549 细胞形态学变化

未给予芒果苷之前，细胞形态呈椭圆形或梭形，轮廓明晰，细胞间结构紧密，如图 2A，施予 1μmol/L 浓度的芒果苷时，细胞变化不大，当以 3μmol/L 芒果苷刺激 48h 时，折光性及贴壁能力减弱，细胞边缘不规则，细胞结构（如：胞体和胞核结构）开始变模糊，并伴随有伪足伸出，以及细胞质内出现颗粒状物质，如图 3 - 3 - 2 （B）；芒果苷刺激72h 后，细胞逐渐变为圆形，体积缩小，细胞结构紊乱，部分细胞裂解呈碎片状；而 5、10μmol/L 芒果苷，作用时间为 48h 后细胞形态亦发生以上的变化。

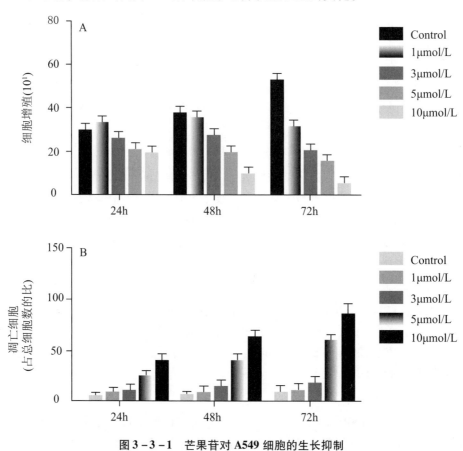

图 3 - 3 - 1　芒果苷对 A549 细胞的生长抑制

A. 芒果苷干预下 A549 细胞的增殖；B. 芒果苷干预下 A549 细胞的凋亡率

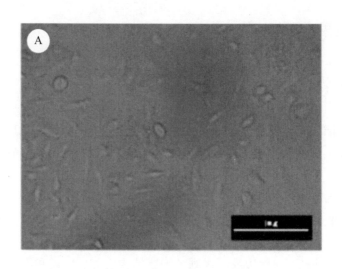

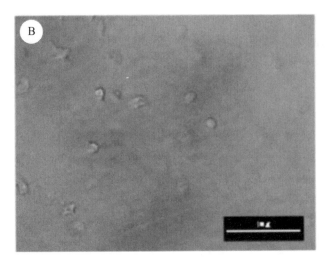

图3-3-2 芒果苷作用下A549细胞的形态学变化

A. 未干预前A549细胞；B. 3μmol/L芒果苷作用48h后的A549细胞

3.3 芒果苷对Caspase-3、Caspase-8、Caspase-9蛋白酶分子表达的影响

与对照组比较，不同浓度（3、5、10μmol/L）的芒果苷作用于A549细胞48h后，导致Caspase-9、Caspase-8、Caspase-3的活性及其剪切小体数量增加，具有显著的剂量依赖性，如图3-3-3。

4 讨论

目前，肺癌已成为全世界癌症死亡的主要原因之一，全球每年死于肺癌的人数已超过100万人[8]。其中，非小细胞肺癌（鳞癌、腺癌和大细胞未分化癌）约占肺癌所有病例数的80%[9]。有研究证实，化疗能在一定程度上提高晚期非小细胞肺癌患者的生活质量，延长其生存期[10]。然而，由于费用较高以及药物的特殊不良反应（胃肠道不良反应、骨髓抑制、肝脏毒性、脱发）等因素，作为肺癌的主要治疗手段之一的化疗，对肺癌患者造成许多不良的影响。因此，深入研究肺癌机制，寻求安全有效且不良反应小的化疗药物越来越受到人们的关注。目前，"从植物中开发抗肿瘤药物"已成为国内外抗肿瘤新药开发的研究热点之一。本文研究结果显示：芒果苷能有效抑制A549细胞的增殖（与对照组比，$P<0.05$），并且随着作用时间的延长，抑制效果更加明显，呈现剂量-时间正相关性，为抗肺癌药物前导物的研究提供依据。

现代医学研究发现，黄酮类化合物具有明显的抗肺癌活性，在肺癌的转归阶段具有明显的抑制作用[11]。本文研究结果揭示，芒果苷通过激活Caspase（半胱氨酸蛋白酶）通路诱导人肺腺癌A549细胞的凋亡。

细胞凋亡又称为程序性细胞死亡（programmed cell death，PCD），是由于体内外环境的变化或死亡信号触发，细胞在基因的调控下的一种自主自杀过程。肿瘤的发病机制之一就是细胞凋亡受到抑制导致细胞的生存期延长，因此，诱导细胞凋亡是肺癌治疗的重要手段之一[12]。

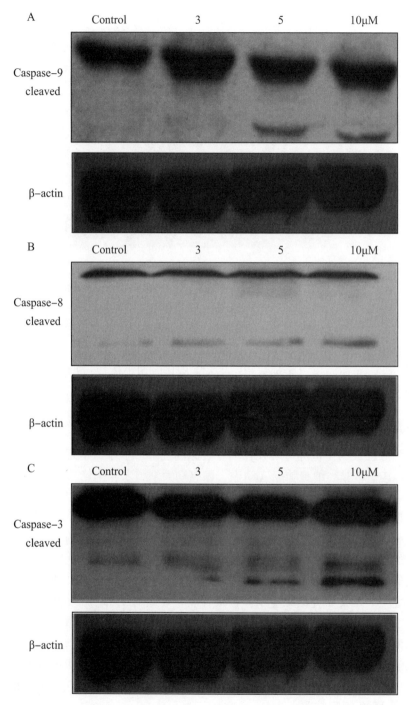

图 3 - 3 - 3　芒果苷作用下 Caspase - 9、Caspase - 8、Caspase - 3 表达量的变化

A. Caspase - 9；B. Caspase - 8；C. Caspase - 3

　　Caspase 家族通过与激活因子或抑制因子的相互作用调控细胞的存亡。在 Caspase 家族中，Caspase 依次被激活形成级联反应，最终导致细胞发生凋亡[13]，Caspase - 3 是细胞凋

亡的关键蛋白酶，负责对凋亡过程中关键性蛋白的酶切，Caspase－8、Caspase－9 是级联反应的启动者[14]。本文研究结果显示：不同浓度的芒果苷作用于 A549 细胞48h 后，导致 Caspase－3、Caspase－8、Caspase－9 的活性以及它们的剪切小体数量增加，具有显著的剂量依赖性。我们推测 Caspase 通路是芒果苷诱导细胞凋亡过程中涉及到的一个可能机制。其抗肿瘤的具体机制以及体内抑瘤实验尚需进一步深入研究。

参考文献

［1］ Jhoany AE, Lauro NPA, Daniel AG, et al. Study of the leaching process from stem bark of *Mangifera indica* L. Lat Am J Pharm, 2009, 28(1): 27.

［2］ 任晓光, 李东伟, 何彩梅, 等. 芒果苷药理活性研究进展. 中成药, 2011, 33(5): 860.

［3］ Shoji K, Tsunbaki M, Yamazoe Y, et al. Mangiferin Induces Apoptosis by Suppressing Bcl-Xl and XIAP Expressions and Nuclear Entry of NF-κB in HL－60 Cells. Arch Pharm Res, 2011, 34(3): 469.

［4］ Rajendran P, Ekambaram G, Sakthisekaran D. Effect of mangiferin on benzo (a) pyrene induced lung Earcinogenesis in experimental Swiss albino mice. Nat Prod Res, 2008, 22(8): 672.

［5］ 彭志刚, 罗军, 赖永榕, 等. 芒果苷诱导白血病 K562 细胞凋亡机制的研究. 中草药, 2007, 38(5): 715.

［6］ 姚奕斌, 彭志刚, 刘振芳, 等. 芒果苷对白血病 HL－60 细胞周期 CDC2/CyclinB1 表达的影响. 中药材, 2010, 33(1): 81.

［7］ 杨小丽, 刘晓春, 蓝娇, 等. 芒果苷对鼻咽癌细胞系 CNE2 细胞增殖、凋亡及周期的影响. 山东医药, 2009, 49(39): 23.

［8］ Parkin MD, Bray F, Ferlay J, et al. Global cancer statistics, 2002. CA Cancer J Clin, 2005, 55(2): 74.

［9］ Govindan R, Page N, Morgenszern D, et al. Changing epidemiology of small-cell lung cancer in the US over the last 30 years: analysis of the surveillance, epidemiologic, and results database. J Clin On col, 2006, 24(28): 4539.

［10］ Group NMAC. Chemotherapy in addition to supportive care improves survival in advanced non-Small-cell lung cancer: a systematic review and meta-analysis of individual patient data from 16 random-Ized controlled trials. J Clin On col, 2008, 26(28): 367.

［11］ 丁学兵, 陆红玲, 宋永祥, 等. 黄酮类化合物抗肺癌机制的研究进展. 辽宁中医杂志, 2010, 37(增刊): 367.

［12］ Hsieh TC, Bufeind P, Laud K, et al. Cell cycle effects and control of gene expression by resveratrol in human breast carcinoma cell lines with different metastmic potentials. J Oncol, 1999, 15(2): 245.

［13］ 朱国萍, 程阳, 廖军, 等. 细胞凋亡中的 Caspase 家族. 生物化学与生物物理进展, 2000, 27(2): 147.

［14］ 李晓明, 孙志贤. 细胞凋亡中的关键蛋白酶——Caspase－3. 国外医学: 分子生物学分册, 1999, 21(1): 6.

（吕建珍，于洋，邓源，邓家刚，鲍锦库）

芒果苷与顺铂联用对肝癌细胞 HepG2
增殖及 PTK 活性的影响

原发性肝癌（Primary hepatic carcinoma，PHC）是指发生于肝细胞或肝内胆管细胞的癌肿，是一种常见实体恶性肿瘤，临床上以肝细胞肝癌最多见。在我国，PHC 的发病率和病死率均比较高，在居民死因统计中，PHC 居全国恶性肿瘤第三位[1]。顺铂（DDP）对原发性肝癌疗效较好，但其毒性大，易产生抗药性，限制了其临床应用。芒果苷又名知母宁，是一种天然黄酮碳苷类化合物，研究表明其具有一定的防癌抗癌作用。在本研究中，作者将芒果苷与顺铂联合应用，观察它们对肝癌细胞 HepG2 的体外抑制作用及其对肝癌细胞中 PTK 活性的影响。

1 材料与方法

1.1 肿瘤细胞株

人肝癌细胞 HepG2，由广西中医药大学微生物与免疫学教研室提供。

1.2 药物与试剂

芒果苷（纯度为 98.6%，批号 20100801）由广西邦尔植物制品有限公司提供；注射用 DDP（山东齐鲁制药厂，批号 1050141DB）；DMEM（美国 Gibco 公司，批号 1397535）；胎牛血清（杭州四季青公司，批号 101102）；MTT（噻唑蓝，美国 Amresco 公司，批号 0793）；胰蛋白酶（美国 Amresco 公司，批号 3518B039）。

1.3 仪器

Thermo Forma 381 型 CO_2 培养箱（美国 THERMO Electron 公司）；Leica-DMR 倒置显微镜（德国 Leica 公司）；ELX-800 型酶标仪（美国 BIO-Tek 公司）；Simplicity UV 超纯水仪（美国 MILLIPORE 公司）；EL204 万分之一电子天平（梅特勒-托利多仪器上海有限公司）；Allegra X-22R Centrifuge 离心机（美国 BECKMAN COULTER 公司）。

1.4 细胞培养[2]

HepG2 细胞常规培养于 DMEM 中，用接种传代第 3 天的细胞做实验。实验分为 4 组。A 组，单纯加芒果苷，终浓度为 5、10、20μg/ml 3 个浓度；B 组，单纯加顺铂，终浓度为 0.25、0.5、1、2μg/ml 4 个浓度；C 组，A 组各浓度芒果苷分别加 B 组各浓度顺铂；D 组，对照组，只有肝癌 HepG2 细胞，不加药物。

1.5 MTT 法测定药物对肝癌 HepG2 细胞生长增殖的抑制率[2]

收集处于对数生长期的人肝癌 HepG2 细胞，配制成 1×10^4/ml 细胞悬液，接种于 96 孔培养板中，每孔 180μl。孵育待细胞贴壁后分别加入 A 组、B 组及 C 组药物各 20μl，每组设 4 个复孔及空白对照孔，D 组空白对照孔只加等体积培养液，重复相同 3 个 96 孔板。

置于 37℃、5% CO_2 培养箱内分别培养 24、48、72h 后，每孔加入用生理盐水新鲜配制的 MTT（5mg/ml）10μl，继续培养 4h，弃上清，加入 DMSO 150μl，振荡 10min，以酶标仪在 490nm 处测各孔吸光度（OD）值，按照下列公式计算细胞生长抑制率：抑制率（%）=（1－实验孔平均 OD 值/对照孔平均 OD 值）×100%。

采用两药相互作用系数（coefficient of drug in interaction，CDI）来评价两药相互作用性质。CDI 按下列公式进行计算：CDI = AB/(A×B)，根据活细胞数（吸光度值）进行计算，AB 是联合组与对照组的比值，A 或 B 是各药单独使用组与对照组的比值。CDI < 1，两药相互作用的性质为协同；CDI < 0.7，两药相互之间的协同作用非常显著；CDI = 1，两药的相互作用性质为相加；CDI > 1，两药的相互作用性质为拮抗。

1.6 ELISA 法检测药物对 PTK 的抑制率[3]

取对数生长期的 HepG2 细胞接种于细胞培养板中，按 1.5 方法分别加入不同浓度的芒果苷与顺铂，置于 37℃、5% CO_2 培养箱培养一定时间（24、48、72h）后，洗净细胞培养液后，再加入细胞裂解缓冲液充分重悬并冰浴裂解，12000rpm 离心 10min，得到药物作用后的含蛋白酪氨酸激酶的细胞裂解液，取上清液按 ELISA 法检测其蛋白酪氨酸激酶（protein tyrosine kinase，PTK）活性（用酶标仪于 450nm 波长检测）。抑制率（%）=（对照孔 OD 值－药物孔 OD 值）/对照孔 OD 值×100%。

1.7 统计学方法

采用 SPSS19.0 软件，数据以 $\bar{x} \pm s$ 表示，组间比较采用 t 检验，P < 0.05 为有统计意义。

2 结果

2.1 芒果苷和顺铂各用药浓度对肝癌细胞 HepG2 生长抑制率的影响

见表 3 - 3 - 1 与图 3 - 3 - 4 ~ 图 3 - 3 - 6。不同浓度的芒果苷和顺铂单独用药或联合用药分别对 HepG2 细胞作用 24、48、72h，均可抑制人肝癌 HepG2 细胞株的生长，并且具有较明显的剂量－时效关系，抑制作用随着药物浓度的提高、作用时间的延长而增强；同时从实验结果中能够观测到各浓度芒果苷与 DDP 联合用药对肝癌细胞的生长抑制率均比各相应的单独用药组显著增强（P < 0.05）；用药 72h 后，顺铂（2μg/ml）、芒果苷（20μg/ml）、顺铂+芒果苷［（2+20）μg/ml］对 HepG2 细胞生长的最大抑制率分别为 72.49%、36.49% 与 88.67%；且芒果苷与顺铂单独用药时，随着各自药物浓度的提高，顺铂对 HepG2 生长抑制率的影响明显大于芒果苷。

表 3 - 3 - 1 芒果苷与顺铂联用对人肝癌细胞 HepG2 的生长抑制率（$\bar{x} \pm s$,%）

作用时间	芒果苷浓度/(μg/ml)	顺铂浓度/(μg/ml)				
		0	0.25	0.50	1.00	2.00
24h	0	0	5.29 ± 1.12	11.60 ± 1.00	20.13 ± 1.41	39.76 ± 1.97
	5.00	2.74 ± 1.76	24.81 ± 0.74	33.49 ± 1.22	34.32 ± 1.43	44.98 ± 0.75
	10.00	8.64 ± 1.50	36.91 ± 0.80	40.30 ± 0.98	44.76 ± 1.12	53.29 ± 0.80
	20.00	11.20 ± 0.68	39.86 ± 1.14	45.88 ± 1.01	47.61 ± 2.02	59.13 ± 0.96

作用 时间	芒果苷浓度 /(μg/ml)	顺铂浓度/(μg/ml)				
		0	0.25	0.50	1.00	2.00
48h	0	0	14.33 ± 0.75	30.71 ± 0.80	48.99 ± 2.13	54.75 ± 0.85
	5.00	12.04 ± 1.66	45.77 ± 1.15	48.79 ± 1.80	56.35 ± 0.76	61.52 ± 1.81
	10.00	17.94 ± 1.23	53.05 ± 0.91	57.46 ± 0.82	65.02 ± 0.64	69.71 ± 1.23
	20.00	19.64 ± 1.93	56.77 ± 0.25	59.44 ± 0.84	67.87 ± 1.73	72.69 ± 1.83
72h	0	0	32.24 ± 0.31	48.55 ± 0.68	66.76 ± 1.60	72.49 ± 0.51
	5.00	24.05 ± 2.10	63.55 ± 0.61	66.55 ± 1.44	74.08 ± 0.73	79.23 ± 1.90
	10.00	33.07 ± 2.28	70.80 ± 0.96	75.19 ± 0.72	82.72 ± 0.49	84.49 ± 1.19
	20.00	36.49 ± 2.00	74.50 ± 0.38	77.16 ± 0.52	85.56 ± 1.52	88.67 ± 1.57

注：在相同的作用时间下联合用药组与各单独用药组比较，均 $P < 0.05$。

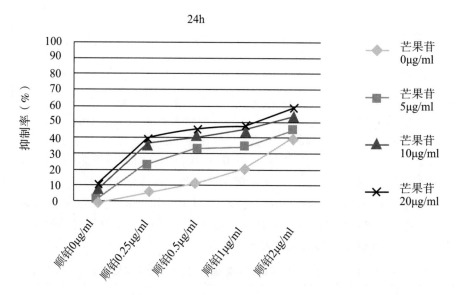

图 3 - 3 - 4　芒果苷和顺铂作用 24h 对人肝癌细胞 HepG2 的生长抑制情况

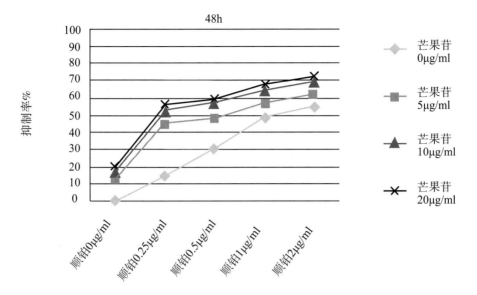

图 3 – 3 – 5　芒果苷和顺铂作用 48h 对人肝癌细胞 HepG2 的生长抑制情况

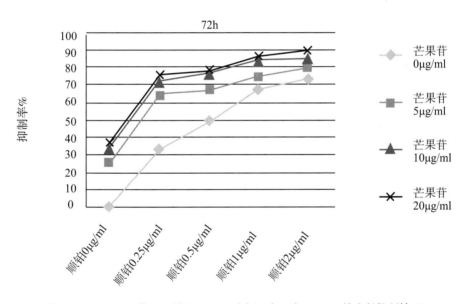

图 3 – 3 – 6　芒果苷和顺铂作用 72h 对人肝癌细胞 HepG2 的生长抑制情况

2.2　芒果苷与顺铂对人肝癌细胞 HepG2 生长抑制作用的药物相互作用情况

各浓度的芒果苷（5、10、20μg/ml）与各浓度的顺铂（0.25、0.5、1、2μg/ml）联合用药对肝癌细胞 HepG2 作用 24、48、72h 时，各联合用药组的 CDI 值均小于 0.7，表明两药相互之间的协同作用显著。见表 3 – 3 – 2。

表 3－3－2 芒果苷与顺铂联用对人肝癌细胞 HepG2 增殖抑制作用的药物相互作用系数（CDI 值）

作用时间	芒果苷/（μg/ml）	顺铂浓度/（μg/ml）			
		0.25	0.50	1.00	2.00
24h	5.00	0.392	0.407	0.449	0.437
	10.00	0.379	0.461	0.441	0.424
	20.00	0.396	0.452	0.479	0.412
48h	5.00	0.312	0.415	0.427	0.433
	10.00	0.344	0.433	0.406	0.412
	20.00	0.340	0.473	0.425	0.437
72h	5.00	0.254	0.381	0.389	0.389
	10.00	0.282	0.396	0.341	0.408
	20.00	0.275	0.454	0.360	0.378

2.3 芒果苷与 DDP 对人肝癌 HepG2 细胞中 PTK 活性的影响

见表 3－3－3 与图 3－3－7 ~ 图 3－3－9。不同浓度的芒果苷和顺铂单独用药或联合用药分别对 HepG2 细胞作用 24h、48h、72h，各组随着药物浓度的增大与作用时间的延长，对 PTK 活性的抑制作用呈较明显的剂量－时效关系。且各浓度芒果苷与 DDP 联合用药对肝癌 HepG2 细胞中的 PTK 活性抑制率均比各相应的单独用药组显著增强（$P < 0.05$）；用药 72h 后，顺铂（2μg/ml）、芒果苷（20μg/ml）、顺铂＋芒果苷［（2＋20）μg/ml］对 HepG2 细胞中 PTK 活性的抑制率最大，分别为 36.47%、63.84% 与 76.27%；且芒果苷与顺铂单独用药时，随着各自药物浓度的提高，芒果苷对肝癌细胞 HepG2 中 PTK 活性抑制率的影响明显大于顺铂。

表 3－3－3 芒果苷与顺铂联用对人肝癌细胞 HepG2 中 PTK 活性影响的抑制率（%）（$\bar{x} \pm s$, $n = 4$）

作用时间	芒果苷浓度/（μg/ml）	顺铂浓度/（μg/ml）				
		0	0.25	0.50	1.00	2.00
24h	0	0	2.72±0.62	5.87±0.54	10.13±0.77	19.94±1.05
	5.00	18.21±1.61	21.53±1.17	25.87±1.42	26.29±1.50	31.61±0.72
	10.00	31.31±1.28	34.13±1.03	35.82±0.84	38.05±1.03	42.32±0.99
	20.00	39.62±0.97	39.76±0.30	42.77±0.22	43.63±0.57	49.39±0.24
48h	0	0	7.68±1.01	15.90±1.35	25.08±1.10	27.97±1.22
	5.00	26.61±1.87	36.08±1.50	37.60±1.95	41.40±1.20	43.99±1.04
	10.00	39.50±1.22	46.19±0.89	48.4±0.69	52.19±0.90	54.55±1.08
	20.00	46.78±1.77	51.69±0.98	53.03±1.34	57.26±1.52	59.68±1.63

作用时间	芒果苷浓度/(μg/ml)	顺铂浓度/(μg/ml)				
		0	0.25	0.50	1.00	2.00
72h	0	0	16.41±0.46	24.54±0.60	33.61±1.22	36.47±0.63
	5.00	39.05±2.28	51.36±1.53	52.86±1.82	56.61±1.40	59.18±1.57
	10.00	54.92±1.95	62.91±1.44	65.10±1.26	68.85±1.16	69.73±1.34
	20.00	63.84±1.79	69.21±1.03	70.54±0.61	74.72±1.15	76.27±1.39

注：在相同作用时间下，联合用药组与各单独用药组比较，均 $P < 0.05$。

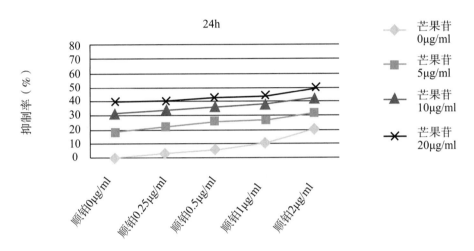

图 3-3-7 芒果苷和顺铂作用 24h 对肝癌细胞 HepG2 中 PTK 活性的抑制情况

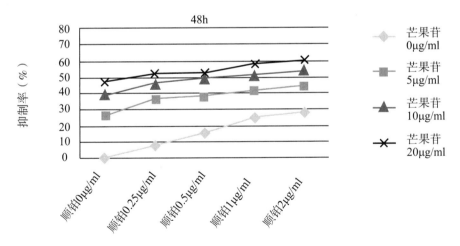

图 3-3-8 芒果苷和顺铂作用 48h 对肝癌细胞 HepG2 中 PTK 活性的抑制情况

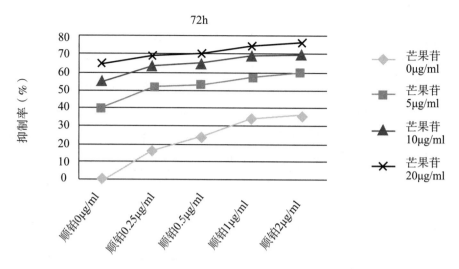

图 3 – 3 – 9　芒果苷和顺铂作用 **72h** 对肝癌细胞 **HepG2** 中 **PTK** 活性的抑制情况

2.4　芒果苷与顺铂对人肝癌细胞 HepG2 中 PTK 活性抑制作用的药物相互作用系数（*CDI* 值）

见表 3 – 3 – 4。各浓度的芒果苷（5、10、20μg/ml）与各浓度的顺铂（0.25、0.5、1、2μg/ml）联合用药对肝癌细胞 HepG2 作用 24、48、72h 时，各联合用药组的 *CDI* 值均小于 0.7，表明两药相互之间的协同作用显著。

表 3 – 3 – 4　芒果苷与顺铂联用对人肝癌细胞 **HepG2** 中 **PTK** 活性抑制

作用的药物相互作用系数（*CDI* 值）

作用时间	芒果苷/（μg/ml）	顺铂浓度/（μg/ml）			
		0.25	0.50	1.00	2.00
24h	5.00	0.438	0.429	0.449	0.445
	10.00	0.448	0.458	0.449	0.443
	20.00	0.477	0.460	0.473	0.444
48h	5.00	0.386	0.422	0.427	0.429
	10.00	0.433	0.444	0.434	0.438
	20.00	0.451	0.470	0.451	0.457
72h	5.00	0.337	0.380	0.382	0.382
	10.00	0.396	0.414	0.398	0.421
	20.00	0.420	0.448	0.417	0.427

3 讨论

芒果苷又名知母宁，是一种天然黄酮碳苷类化合物，来源于芒果树、知母等植物中，近年研究发现其能预防癌症的发生，并可抑制癌细胞生长增殖，诱导其凋亡[4-6]。彭志刚等[7,8]研究发现芒果苷可诱导白血病 K562 与 HL-60 细胞 G2/M 期阻滞，从而抑制癌细胞增殖。黄华艺等[9]研究发现芒果苷对肝癌细胞株 BEL-7404 有明显的毒性作用，能诱导肝癌细胞凋亡和阻滞细胞周期于 G2/M 期。农少云等[10]研究发现肝癌细胞经 EGF 刺激后，p120ctn 发生酪氨酸磷酸化，细胞黏附能力降低而迁移能力增强，而经芒果苷处理后，在一定程度上能使这些恶性表现得到逆转，表现为 p120ctn 酪氨酸磷酸化程度较轻，提示芒果苷对 p120ctn 酪氨酸磷酸化有抑制作用。Plessis-Stoman 等[11]研究发现联用芒果苷（10.0μg/ml）降低了奥沙利铂对 HeLa 与 HT29 两种肿瘤细胞的 IC_{50} 值，同时发现芒果苷可以延缓肿瘤细胞对奥沙利铂的耐药性。

PTK 信号通路与肿瘤细胞的增殖、分化、迁移和凋亡有关[12]，干扰或阻断 PTK 通路可以用于治疗肿瘤[13]，因此筛选 PTK 抑制剂成为开发抗肿瘤药物的新途径，尤其是天然产物中 PTK 抑制剂的寻找越来越受关注。本文的研究结果表明，芒果苷对 HepG2 细胞中 PTK 活性具有明显抑制作用，这表明芒果苷可能是天然小分子蛋白酪氨酸激酶抑制剂类抗癌新药。而顺铂是烷化剂类抗肿瘤药，属细胞周期非特异性药物，具有细胞毒性，抗癌作用机制主要是与癌细胞 DNA 链上的碱基结合，改变其复制模板功能，引起 DNA 复制障碍从而抑制癌细胞分裂。顺铂是临床常用抗肝癌药物，其疗效呈剂量相关性，但大剂量可以引起不可逆性肾功能损害及严重的胃肠道反应，从而限制了临床应用及疗效的进一步提高。因此临床上主张联合用药，其目的在于提高疗效，分散毒性，延缓或防止耐药[14-16]。

本文研究数据显示，不同浓度的芒果苷和顺铂单独用药和联合用药均可抑制人肝癌 HepG2 细胞株的生长增殖与 PTK 活性，且各浓度芒果苷与顺铂联合用药对肝癌细胞的生长抑制率均比各相应的单独用药组显著增强（$P < 0.05$），联合用药系数 CDI 均小于 0.7，表明两药联用具有明显的协同性。用药 72h 后，顺铂（2μg/ml）、芒果苷（20μg/ml）、顺铂+芒果苷〔（2+20）μg/ml〕对 HepG2 细胞生长增殖的抑制率达到最大值，分别为72.49%、36.49% 与 88.67%，对 PTK 活性的抑制率也达到最大值，分别为 36.47%、63.84% 与 76.27%。这表明顺铂对癌细胞增殖抑制作用强于芒果苷，而芒果苷对 PTK 活性抑制作用则明显强于顺铂，这是因为芒果苷主要抑制癌细胞中 PTK 活性，而顺铂则是抑制癌细胞 DNA 复制，两药联用抗癌具有明显的协同性与互补性。也就是说，用低浓度芒果苷与低浓度顺铂联合用药，取得与单药芒果苷或单药顺铂高浓度相等的疗效，或单药顺铂高浓度所不能达到的疗效，从而可以降低顺铂的用药剂量，减少其毒副作用。这项研究结果对今后芒果苷抗癌新药开发与临床联合用药具有重要的意义与价值。

参考文献

[1] 吴菲，林国桢，张晋昕. 我国恶性肿瘤发病现状及趋势. 中国肿瘤，2012，21(2)：81-85.
[2] 温焕连，王晨龙，曾文铤，等. 三氧化二砷与顺铂联用对肝癌 HepG2 细胞的作用. 广东医学，2007，28(12)：1902-1904.

［3］ 许娇红，张志强，刘洋，等. 姜黄素衍生物对 K562 细胞酪氨酸激酶活性的影响. 福建医科大学学报，2010，44(3)：165 – 167，171.

［4］ Rajendran P, Ekambaram G, Magesh V, et al. Chemopreventive efficacy of mangiferin against benzo (a) pyrene induced lung carcinogenesis in experimental animals. Environ Toxicol Pharmacol，2008，26(3)：278 – 282.

［5］ Yoshimi N, Matsunaga K, Katayama M, et al. The inhibitory effects of mangiferin, anaturally occurring glucosylxanthone, in bowel carcinogenesis of male F344 rats. Cancer Lett，2001，163(2)：163 – 170.

［6］ Rajendran P, Ekambaram G, Sakthisekaran D. Effect of mangiferin on benzo (a) pyrene induced lung carcinogenesis in experimental Swiss albino mice. Nat Prod Res，2008，22(8)：672 – 680.

［7］ 彭志刚，罗军，赖永榕，等. 芒果苷诱导白血病 K562 细胞凋亡机制的研究. 中草药，2007，38(5)：715.

［8］ 姚奕斌，彭志刚，刘振芳，等. 芒果苷对白血病 HL – 60 细胞周期 CDC2/CyclinB1 表达的影响. 中药材，2010，33(1)：81 – 85.

［9］ 黄华艺，农朝赞，郭凌霄，等. 芒果苷对肝癌细胞增殖的抑制和凋亡的诱导. 中华消化杂志，2002，22(6)：341 – 343.

［10］ 农少云，农朝赞，潘莉莉，等. 芒果苷对连环蛋白 P120 磷酸化及肝癌细胞生物学行为的影响. 广西医科大学学报，2005，22(4)：495 – 497.

［11］ Du Plessis-Stoman D, du Preez J, van de Venter M. Combination treatment with oxaliplatin and mangiferin causes increased apoptosis and downregulation of NFkappaB in cancer cell lines. Afr J Tradit Complement Altern Med，2011，8(2)：177 – 184.

［12］ Sun L, McMahon G. Inhibition of tumor angiogenesis by synthetic receptor tyrosine kinase inhibitors. Drug Discov Today，2000，5(8)：344 – 353.

［13］ Fabbro D, Parkinson D, Matter A. Protein tyrosine kinase inhibitors：new treatment modalitiesμ. Curr Opin Pharmacol，2002，2(4)：374 – 381.

［14］ 尚春迎. 紫杉醇联合顺铂治疗晚期非小细胞肺癌的临床研究. 中国医药指南，2010，8(5)：55 – 56.

［15］ 张继荣. 苦参碱对上皮性卵巢癌细胞株顺铂敏感性的影响及其机制研究. 中国医药指南，2010，8(22)：26 – 28.

［16］ 黄玉娥，李爱玲，罗伟强，等. 黄芪扶正汤联合顺铂对 Lewis 肺癌荷瘤小鼠的治疗作用. 中国医药指南，2012，10(6)：26 – 28.

（杜正彩，邓家刚，李好文）

芒果苷对化疗荷瘤小鼠细胞因子及 T 淋巴细胞内第二信使水平的影响

芒果苷是芒果叶中的主要活性成分，是一种天然多酚类化合物。经现代药理学与临床研究证实，芒果苷具有抗病毒、免疫调节、保肝利胆、止咳平喘等多种药理活性[1]。我们课题组前期的实验研究已经证实了芒果苷可拮抗环磷酰胺（Cyclophosphamide，CTX）对正常小鼠 T 淋巴细胞活化的抑制作用[2]。本实验进一步研究芒果苷可否在荷瘤小鼠体内作为免疫调节剂拮抗 CTX 的毒副作用，调节化疗机体的免疫功能，以期对芒果苷协同化疗药物治疗肿瘤提供理论基础。

1　材料与方法

1.1　材料

1.1.1　实验药物

芒果苷，由广西中医药大学中药药效筛选研究中心提供，含量 98.39%。

1.1.2　试剂

注射用 CTX（0.1g，批号：国药准字 H32020856，江苏恒瑞医药股份有限公司）；小鼠 IL - 2（ELISA）、TNF - α（ELISA）、cAMP（ELISPOT）试剂盒均购自武汉博士德生物工程有限公司。

1.1.3　动物和细胞株

昆明种小鼠，雌雄各半，体重（20 ± 2）g，由广西医科大学实验动物中心提供［桂（SCXK2008 - 0003）］；S180 肉瘤组织，由广西中医药大学中药实验室提供。

1.2　实验方法

1.2.1　对小鼠移植性肿瘤生长的接种

无菌条件下抽取传第 3 代后接种 7 天的含 S180 肉瘤细胞的小鼠腹水（黄色清亮液体），离心后弃去上清液，无菌生理盐水调至细胞浓度为 $1.0 \times 10^7/ml$，每只小鼠右腋部皮下接种 0.2ml。

1.2.2　分组及给药

接种次日将荷瘤小鼠随机分为 5 组，每组 7 只；模型组（生理盐水灌胃 0.2ml）；CTX 组（0.2% CTX 以 50mg/kg 腹腔注射，生理盐水灌胃 0.2ml）；CTX + 芒果苷低剂量组［0.2% CTX 以 50mg/kg 腹腔注射，芒果苷低剂量（75mg/kg）灌胃 0.2ml］；CTX + 芒果苷中剂量组［0.2% CTX 以 50mg/kg 腹腔注射，芒果苷中剂量（150mg/kg）灌胃 0.2ml］；CTX + 芒果苷高剂量组［0.2% CTX 以 50mg/kg 腹腔注射，芒果苷高剂量（300mg/kg）灌胃 0.2ml］；另取 7 只小鼠为正常组（生理盐水灌胃 0.2ml）；每天 1 次，连续 10 天。每天观察肿瘤生长情况。

1.2.3　取材

末次给药 24h 后称重；然后摘眼球取血，收集血液，放置 4h 后离心，取血清放于 -20℃备用；并颈椎脱臼处死小鼠，剥取瘤块、胸腺和脾脏并称重，用滤纸吸干残血后，称重。计算瘤重、胸腺指数和脾脏指数。

肿瘤抑制率、胸腺指数和脾脏指数的计算方法如下。

肿瘤抑制率 =（对照组平均瘤重量 - 治疗组平均瘤重量）×100/对照组平均瘤重量

胸腺指数 = 胸腺重量（mg）/小鼠体重（g）

脾脏指数 = 脾脏重量（mg）/小鼠体重（g）

1.2.4 S180 肉瘤组织的 HE 染色

取小鼠 S180 肉瘤组织用 4% 多聚甲醛固定，常规脱水，石蜡包埋，切片，HE 染色，光镜下观察肉瘤组织病理变化。

1.2.5 细胞因子（ELISA 法）检测

严格按照 ELISA 试剂盒说明书进行操作，测定细胞因子 IL-2、TNF-α 水平。

1.2.6 第二信使（ELISPOT 法）检测

用特异性抗体包被 96 孔板，4℃过夜。每孔加入 100μl 稀释好的脾细胞悬液（约含 250000 活细胞）和抗原刺激物刀豆蛋白 A（终浓度为 10mg/L）。设定一个阴性对照孔（加 1.0×10^6 个细胞和完全 RPMI-1640 培养液）和空白对照孔（只加完全 RPMI-1640 培养液），每个标本设 3 个重复孔；37℃，5% CO_2 培养箱中培养 15h。用含 0.1% 吐温 20 的 PBS 清洗 3 次，加入生物素标记的兔抗鼠 cAMP 抗体；37℃密封放置 90min，再次洗板，加碱性磷酸酶标记的链霉亲和素；37℃，60min，洗板后加底物显色液显色 10min 后用蒸馏水冲洗终止显色，室温晾干。用酶联免疫斑点图像分析仪计数分析数据。

1.2.7 统计分析

所有数据采用 SPSS11.5 软件进行统计学处理，计量资料用 $\bar{x} \pm s$ 表示，组间比较采用单因素方差分析，以 $P < 0.05$ 为差异有统计学意义。

2 结果

2.1 芒果苷对化疗荷瘤小鼠 S180 实体瘤的抑制及对机体的保护作用（见表 3-3-5）

表 3-3-5 芒果苷对 S180 荷瘤小鼠瘤重的影响（$\bar{x} \pm s$, $n=7$）

组别	瘤重/g	抑制率/%	体重增加/g	脾脏指数/(mg/g)	胸腺指数/(mg/g)
正常组	—	—	4.35 ± 1.09	0.239 ± 0.06	0.079 ± 0.01
模型组	1.20 ± 0.07	—	2.86 ± 1.67**	0.209 ± 0.03**	0.079 ± 0.06**
CTX 组	0.67 ± 0.04△	44.2	3.32 ± 1.06*△	0.183 ± 0.02*△	0.041 ± 0.04*△
CTX + 芒果苷低剂量组	0.65 ± 0.06△	45.1	3.44 ± 0.91	0.267 ± 0.06	0.06 ± 0.03
CTX + 芒果苷中剂量组	0.62 ± 0.02△#	48.3	4.08 ± 1.52#	0.272 ± 0.05#	0.062 ± 0.05#
CTX + 芒果苷高剂量组	0.62 ± 0.01△#	48.3	3.98 ± 1.45#	0.268 ± 0.04	0.059 ± 0.02

注：与正常组比较，*$P < 0.05$，**$P < 0.01$；与模型组比较，△$P < 0.05$；与 CTX 组较，#$P < 0.05$。

由表 3 - 3 - 5 可以看出，CTX 可以抑制小鼠 S180 肿瘤的生长，抑制率达 44.2%，可降低荷瘤小鼠体重、脾脏指数及胸腺指数，与模型组比较差异有统计学意义（$P < 0.05$）；而 CTX 加芒果苷联合应用，亦可抑制 S180 肿瘤的生长，芒果苷高、中剂量组的抑制率可达 48.3%，与 CTX 组比较，差异有统计学意义（$P < 0.05$），同时芒果苷联合 CTX 应用能对抗 CTX 所致的体重下降，提高荷瘤小鼠胸腺指数和脾脏指数，减轻 CTX 的毒性，尤其是中剂量组作用显著，与 CTX 组比较差异明显（$P < 0.05$），与正常组比较差异无统计学意义（$P > 0.05$）。

2.2 芒果苷联合 CTX 对小鼠 S180 肉瘤细胞的病理学影响（见图 3 - 3 - 10）

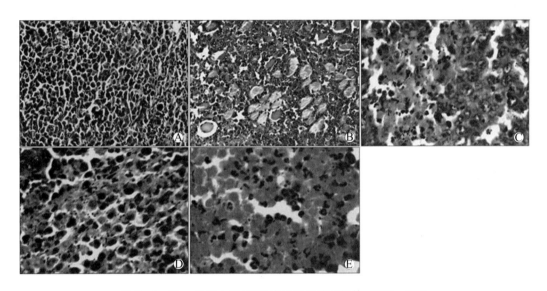

图 3 - 3 - 10 各组小鼠 S180 肉瘤组织病理切片（HE × 400）

A. 模型组；B. CTX 组；C. CTX + 芒果苷低剂量组；D. CTX + 芒果苷中剂量组；E. CTX + 芒果苷高剂量组

S180 肉瘤组织经 HE 染色后显微镜下观察，可见瘤组织呈巢状或片状生长，肿瘤细胞密集排列，细胞大小不同，形态各异；细胞核大小不一，核质比例增大；染色质呈颗粒状，分布不均匀，可见不对称性，多极性核分裂等病理性核分裂象（图 3 - 3 - 10A）。CTX 化疗组可见肿瘤组织部分呈明显坏死，细胞核固缩（图 3 - 3 - 10B）；CTX 加芒果苷各组均可见不同程度的片状坏死区，瘤组织内及其周围微血管均减少（图 3 - 3 - 10 C ~ E）。

2.3 芒果苷对化疗荷瘤小鼠血清中细胞因子 IL - 2、TNF - α 水平的影响（如表 3 - 3 - 6 所示）

表 3 - 3 - 6　芒果苷对化疗荷瘤小鼠血清中细胞因子 IL -2、TNF - α 水平的影响 （$\bar{x} \pm s$, $n = 7$）

组别	剂量/（mg/kg）	IL -2/［ρ_B/（pg/ml）］	TNF - α/［ρ_B/（pg/ml］
正常组	—	4.44 ± 0.36	36.01 ± 4.5
模型组	—	2.72 ± 0.32**	53.35 ± 4.8**
CTX 组	50	2.40 ± 0.65	38.23 ± 4.66△△
CTX + 芒果苷低剂量组	75	3.09 ± 0.63	38.93 ± 2.69
CTX + 芒果苷中剂量组	150	4.09 ± 0.71△△##	40.74 ± 4.55
CTX + 芒果苷高剂量组	300	4.1 ± 0.62△△##	45.62 ± 3.91#

注：与正常组比较，**$P < 0.01$；与模型组比较，△△$P < 0.01$；与 CTX 组比较，#$P < 0.05$，##$P < 0.01$。

从表 3 - 3 - 6 可以看出：模型组 IL -2 水平显著降低，与正常组比较差异有统计学意义（$P < 0.01$），TNF - α 水平显著升高，与正常组比较差异有统计学意义（$P < 0.01$）；使用 CTX 治疗后，可降低 TNF - α 水平，与模型组比较差异有统计学意义（$P < 0.01$）；使用芒果苷中、高剂量联合 CTX 治疗后，可明显升高 IL -2 水平，与模型组比较差异有统计学意义（$P < 0.01$），与 CTX 组比较差异有统计学意义（$P < 0.01$）。芒果苷高剂量联合 CTX 治疗后，可提高 TNF - α 水平，与 CTX 组比较差异有统计学意义（$P < 0.05$）。

2.4　芒果苷对化疗荷瘤小鼠脾 T 淋巴细胞内第二信使 cAMP 水平的影响 （见表 3 - 3 - 7）

表 3 - 3 - 7　芒果苷对化疗荷瘤小鼠脾 T 淋巴细胞内第二信使 cAMP 水平的影响 （$\bar{x} \pm s$, $n = 7$）

组别	剂量/（mg/kg）	cAMP/［ρ_B/（pg/ml］
正常组	—	0.1077 ± 0.07
模型组	—	0.4773 ± 0.09**
CTX 组	50	0.3994 ± 0.08**△△
CTX + 芒果苷低剂量组	75	0.1218 ± 0.03△△##
CTX + 芒果苷中剂量组	150	0.1231 ± 0.05△△##
CTX + 芒果苷高剂量组	300	0.1225 ± 0.05△△##

注：与正常组比较，**$P < 0.01$；与模型组比较，△△$P < 0.01$；与 CTX 组比较，##$P < 0.01$。

从表 3 - 3 - 7 可以看出：模型组 cAMP 水平明显增高，与正常组比较差异有统计学意义（$P < 0.01$）；使用 CTX 后可降低 cAMP 水平，与模型组比较差异有统计学意义（$P < 0.01$）；芒果苷联合 CTX 应用亦达到同样的效果，与模型组比较差异有统计学意义（$P < 0.01$）；与 CTX 组比较差异有统计学意义（$P < 0.01$），与正常组比较差异不明显（$P > 0.05$）。

3　讨论

CTX 是临床上常用的抗肿瘤的化疗药物，主要用于恶性淋巴瘤、多发性骨髓瘤、急性淋巴细胞白血病等多种恶性肿瘤的治疗[2,3]。但由于其对免疫系统的抑制作用，可引起患者机体衰弱，继发恶性的反复的感染，影响治疗效果。因此，在化疗的同时使用有效的预防和拮抗其毒副作用的药物，提高机体自身的免疫力有重要的意义。

中草药制剂是具有双向免疫调节作用的制剂，其免疫调节作用已得到广泛的重视和肯定。研究证明芒果苷具有免疫调节的功能，可增强免疫抑制小鼠非特异性免疫、细胞免疫和体液免疫等功能[2,3]。但国内外鲜有报道对芒果苷在荷瘤机体的免疫调节活性进行的研究，本实验首次通过采用中草药芒果叶提取有效成分芒果苷，联合应用 CTX 来研究抗肿瘤、调节机体免疫的作用。

IL-2 和 TNF-α都是抗肿瘤免疫细胞因子，其中 IL-2 是最重要的细胞因子之一，能直接或间接促使 T 淋巴细胞的增殖，诱导杀伤性 T 淋巴细胞活化，发挥对肿瘤的直接杀伤作用。肿瘤机体 IL-2 表达低下，使用 CTX 治疗，也抑制了 IL-2 的产生，导致 IL-2 进一步减少，促使化疗患者的免疫功能低下，缺乏免疫防御作用。TNF-α是由单核-巨噬细胞分泌的，对肿瘤有直接杀伤作用；TNF-α具有双重的生物学作用。一方面它是机体免疫防护的重要介质，具有抗肿瘤、抗感染等作用，对机体有利；另一方面可参与机体的免疫病理损伤，引起机体发热、休克、恶病质或器官出血坏死等，在免疫性疾病的发病机制中起到十分重要的作用。cAMP 作为细胞内的第二信使广泛参与机体各种物质代谢的调控过程。一般认为，细胞内的 cAMP 水平升高具有抑制细胞生长、促进分化及向恶性转化的作用。有研究表明，在机体荷瘤情况下，脾细胞内 cAMP 水平增加，提示荷瘤小鼠机体和 CTX 使用后的免疫抑制可能是通过 cAMP 信号通路对淋巴细胞的活化增殖的抑制作用[4,5]，同时 cAMP 增多也抑制了 Th1 细胞分泌 IL-2，使荷瘤小鼠机体 IL-2 水平降低。

体内抑瘤实验结果表明，芒果苷具有联合 CTX 抗肿瘤并且可减轻 CTX 的毒性，提高化疗小鼠的体重、胸腺指数、脾脏指数等作用，CTX + 芒果苷中剂量组作用尤为明显。提示在本实验条件下，芒果苷可拮抗化疗药物对机体的毒副作用。

恶性肿瘤患者随着病程的发展和病情的恶化，往往伴有免疫功能的下降。这种免疫功能的降低在接受放疗、化疗的患者中更为明显，常常影响疗效，甚至使治疗难以继续。本研究结果显示，芒果苷联合 CTX 应用能拮抗 CTX 降低荷瘤小鼠血清中细胞因子 IL-2 的作用，提高 TNF-α的水平，降低脾淋巴细胞内 cAMP 水平，从而调节脾 T 淋巴细胞的生长分化、激活巨噬细胞，在抗肿瘤免疫中起着重要的调节作用。芒果苷在联合应用 CTX 抑制肿瘤生长作用的同时能提高荷瘤小鼠机体的特异性和非特异性免疫功能，这是它不同于常规化疗药物之处，可进一步解释芒果苷的调节机体免疫作用的机制，从药理学的角度支持其在联合应用 CTX 后抗肿瘤的作用。

因此，我们认为芒果苷具有一定的体内抗肿瘤的免疫调节活性，可拮抗 CTX 对机体的毒副作用，维持机体的免疫，联合化疗药物可能发挥其更强的抗肿瘤作用。其抗肿瘤免疫调节机制可能与有效调节细胞因子水平及调控脾 T 淋巴细胞内第二信使 cAMP 水平有关。芒果苷是一种很好的调节免疫水平的中草药制剂，具有较好的临床应用前景。

参考文献

[1] 邓家刚，覃骊兰. 芒果苷近 5 年研究进展. 长春中医药大学学报，2008，24(4)：463-464.

［2］邓家刚，杨柯，阎莉，等. 芒果苷对免疫抑制小鼠 T 淋巴细胞增殖的影响. 中药药理与临床，2007，23（5）：64－65.

［3］秦怀洲，王木梁，赵振伟，等. 芒果苷对小鼠免疫功能影响的初步研究. 中国临床药理学与治疗学，2007，12（8）：931－934.

［4］Bodor J，Habener J. Role of transcriptional repressor ICER incyclic AMP-mediated attenuation of cytokine gene expression inhuman thymocyteh. J Biolog Chem，1998，273（16）：9544－9551.

［5］Averill LE. Control of human T-lymphocyte interleukin－2 production by a cAMP-dependent pathway. Cellular Immunology，1998，115：88－99.

（运晨霞，邓家刚，王坤，兰太进，罗雪菲，谢美清）

芒果苷磺酸钠抗白血病的实验研究

芒果苷，又名芒果素、知母宁，广泛存在于百合科植物知母，漆树科芒果树、扁桃树的叶、果实和树皮，龙胆科植物东北龙胆、川西獐牙菜，水龙骨科植物光石韦等植物中。芒果苷为芒果叶的主要成分，含量达 1.92%[1]；芒果苷也为川西獐牙菜的主要成分，它在川西獐牙菜中的含量达 0.98%[2]。芒果苷具有多方面的生理活性和药理作用，有止咳、祛痰、平喘及抗炎、免疫、保肝利胆、抗脂质过氧化、抗病毒、抗菌、抗糖尿病和抗肿瘤等作用[3]。

芒果苷还具有抗白血病的作用，芒果苷可抑制慢性髓系白血病 K562 细胞的增殖，并可能通过抑制 Bcr/Abl 融合基因的表达诱导 K562 细胞凋亡[4]。

但芒果苷是一种四羟基的吡酮碳糖苷（图 3-3-11），水溶性极差，难以制成合适浓度的稳定药液，影响其疗效及其应用。增加难溶性药物的溶解度以满足治疗需要，是中药制剂的重要问题。前期我们通过结构修饰在芒果苷的 4-位引入了 $-SO_3Na$（磺酸钠基），制备得到芒果苷磺酸钠盐（图 3-3-12），改善了芒果苷的水溶性。本实验通过噻唑蓝（MTT）方法研究其对白血病 K562 细胞株的增殖抑制作用，并通过体内实验验证其抗白血病的作用，为将其开发为抗白血病新药提供理论依据。

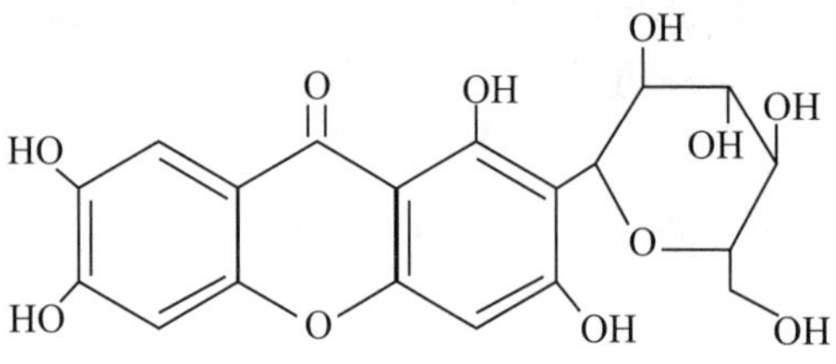

图 3-3-11 芒果苷的结构

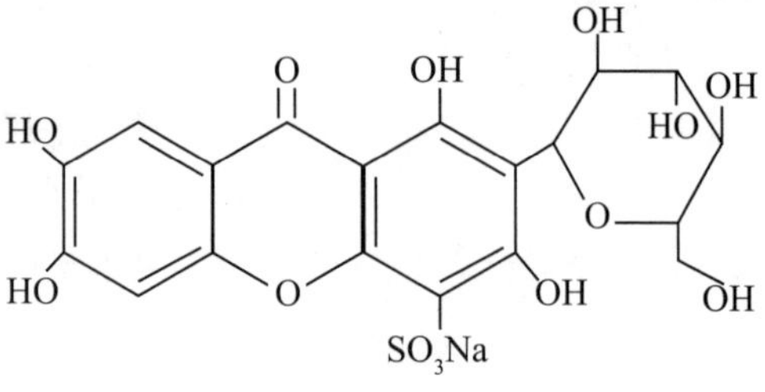

图 3-3-12 芒果苷磺酸钠的结构

1 材料与仪器

1.1 药物

Eagles MEM 干粉和 G418，美国 Gibco 公司产品；MTT 及 DMSO，美国 Sigama 公司产品；L-谷氨酰胺，北科化学试剂公司进口分装；胎牛血清，美国 Hyclone Lab 公司产品；卡那霉素，美国 Sigma 公司分装；MEM 培养液含 10% 胎牛血清、0.03% 谷氨酰胺；G418，380g/ml；卡那霉素 50U/ml，pH7.2。细胞消化液含 0.25% 胰蛋白酶，用 D-Hangs 配制；环磷酰胺（CTX），江苏恒瑞医药股份有限公司产品，临用时以生理盐水配成 2mg/ml 的溶液；芒果苷磺酸钠（自制，纯度 95%），以生理盐水配制成 10、5.0、2.5mg/ml 3 种浓度的溶液。

1.2 细胞株

人慢粒白血病细胞株 K562 购自中国科学院上海细胞生物学研究所细胞库，并由泸州医学院毒理研究所细胞室传代保存。

1.3 仪器

CO_2 培养箱（Thermo Forma），美国产，型号 381；倒置显微镜（Olympus），日本产，型号 CK40；酶标仪（Biocel1），奥地利产，型号 Sunrise。

1.4 动物

健康昆明种小鼠，雌雄各半，体质量（20±2）g，由泸州医学院实验动物科提供，合格证号：川实动证第 07216 号。

2 方法

2.1 细胞生长抑制实验

取对数生长期的 K562 细胞，调整细胞浓度为 5×10^4/ml，接种于 96 孔培养板，每孔加 20μl 细胞液。药物（芒果苷磺酸钠和芒果苷）用培养液配成 1mg/ml，实验组均分别以不同终浓度（31.3、62.5、125、250、500μg/ml）芒果苷磺酸钠和芒果苷处理，另设对照组（不加药）和空白组（只加培养液），每组设 4 个复孔，培养 24、48、72 和 96h 后，加入 MTT 10μl，4h 后，离心弃上清液，每孔加入 DMSO 150μl，轻轻振荡，待结晶完全溶解，10min 后，在酶标仪上以波长为 550nm，参比波长为 450nm 测定 OD 值，计算平均抑制率，并以改良寇式法计算半数抑制浓度 IC_{50}[5]，实验重复 3 次（$n=12$）。按如下公式计算抑制率和 IC_{50}。

抑制率（%）=（对照组平均 OD 值－实验组平均 OD 值）/对照组平均 OD 值；

$IC_{50} = \lg^{-1}\left[X_m - i\left(\sum p - 0.5\right)\right]$，式中 X_m，设计的最大浓度的对数值；i，相邻两组浓度对数值之差；$\sum p$，各组生长抑制率之和；0.5，经验常数。

2.2 芒果苷磺酸钠对荷瘤小鼠生存期的影响

无菌条件下抽取接种 7 天、生长良好的 K562 白血病小鼠腹水，用灭菌生理盐水（1:3）稀释，按 0.2ml/只经腹腔注射腹水 [约（5~6）$\times 10^6$ 个瘤细胞]（活细胞率 >95%），制备腹水型荷瘤小鼠模型。接种后 24h 随机分成 5 组，每组 15 只，腹腔注射给药，

0.4ml/只，共计10天。①模型组，生理盐水；②芒果苷磺酸钠3个剂量组分别为200、100、50mg/kg；③阳性对照组，环磷酰胺20mg/kg。连续30天记录各鼠死亡时间，计算各组小鼠平均生存天数、生命延长率。生命延长率（%）=（治疗组平均生存天数－模型组平均生存天数）/模型组平均生存天数×100%。

2.3 统计学方法

检验各组测定结果以 $\bar{x} \pm s$ 表示，组间均数比较用 t 检验。

3 结果

3.1 芒果苷磺酸钠对K562细胞增殖的影响

MTT实验分析表明芒果苷磺酸钠和芒果苷对K562细胞均具有直接的细胞生长抑制作用，并且作用均随药物浓度升高及作用时间延长而增强，呈现良好的量效和时效，作用96h时，500μg/ml的芒果苷磺酸钠和芒果苷对白血病K562细胞的平均抑制率分别达到75.6%和73.6%。芒果苷磺酸钠与芒果苷相比，对K562细胞的生长抑制作用稍弱，其半数抑制浓度 IC_{50} 分别为151.6μg/ml和143.2μg/ml，但两者之间没有显著性差异。结果见表3-3-8，3-3-9。

表3-3-8 不同浓度芒果苷磺酸钠和芒果苷作用72h对K562细胞增殖的影响（$\bar{x} \pm s$，$n=12$）

组别	OD值	平均抑制率/%
空白	0.065 ± 0.003	—
对照	0.798 ± 0.023	—
31.3μg/ml 芒果苷磺酸钠	$0.581 \pm 0.012^{**}$	27.2
31.3μg/ml 芒果苷	$0.568 \pm 0.024^{**}$	28.8
62.5μg/ml 芒果苷磺酸钠	$0.519 \pm 0.021^{**}$	35.0
62.5μg/ml 芒果苷	$0.508 \pm 0.034^{**}$	36.3
125μg/ml 芒果苷磺酸钠	$0.457 \pm 0.035^{**}$	42.7
125μg/ml 芒果苷	$0.468 \pm 0.022^{**}$	41.4
250μg/ml 芒果苷磺酸钠	$0.369 \pm 0.033^{**}$	53.8
250μg/ml 芒果苷	$0.332 \pm 0.028^{*}$	58.4
500μg/ml 芒果苷磺酸钠	$0.291 \pm 0.042^{**}$	63.5
500μg/ml 芒果苷	$0.275 \pm 0.045^{**}$	65.5

注：与对照组比较，$^{*}P<0.05$，$^{**}P<0.01$。

表 3 - 3 - 9　500μg/ml 芒果苷磺酸钠和芒果苷作用不同时间对 K562 细胞增殖的影响（$\bar{x} \pm s$, $n = 12$）

组别	OD 值				平均抑制率/%			
	24h	48h	72h	96h	24h	48h	72h	96h
对照	0.567 ± 0.029	0.695 ± 0.043	0.798 ± 0.023	0.838 ± 0.023	—	—	—	—
500μg/ml 芒果苷磺酸钠	0.357 ± 0.031**	0.303 ± 0.038**	0.291 ± 0.042**	0.204 ± 0.025**	37.0	56.4	63.5	75.6
500μg/ml 芒果苷	0.335 ± 0.045**	0.325 ± 0.029**	0.275 ± 0.045**	0.221 ± 0.045**	40.9	53.2	65.5	73.6

注：与对照组比较，$^*P < 0.05$，$^{**}P < 0.01$。

3.2　芒果苷磺酸钠对荷瘤小鼠生存期的影响

对于有瘤细胞 K562 的白血病小鼠，腹腔注射时，芒果苷磺酸钠高、中、低 3 个剂量组与模型组比较，均能延长白血病小鼠的存活天数（$P < 0.01$），其生命延长率分别为 124.5%、74.6% 和 42.1%。腹腔注射时，芒果苷磺酸钠高剂量（200mg/kg）组与环磷酰胺（20mg/kg）阳性对照组比较，对白血病的生命延长率没有显著差异，生命延长率分别为 124.5% 和 129.8%，结果见表 3 - 3 - 10。

表 3 - 3 - 10　芒果苷磺酸钠对荷瘤小鼠生存期的影响（$\bar{x} \pm s$）

组别	剂量/（mg/kg）	存活时间/d	生命延长率/%
模型	—	11.4 ± 2.1	—
芒果苷磺酸钠低剂量组	50	16.2 ± 3.6**	42.1
芒果苷磺酸钠中剂量组	100	19.9 ± 2.9**	74.6
芒果苷磺酸钠高剂量组	200	25.6 ± 4.0**	124.5
环磷酰胺	20	26.2 ± 4.0**	129.8

注：与对照组比较，$^*P < 0.05$，$^{**}P < 0.01$；$n = 15$。

4　讨论

慢性粒细胞白血病（CML）是一类起源于造血干细胞的克隆性恶性疾病，其典型特征之一是增殖失控，造成大量白血病细胞积累，浸润骨髓及邻近组织并导致骨髓正常造血功能紊乱。因此，如何控制肿瘤细胞的无限增殖，是肿瘤治疗中的首要问题。

本研究结果证明，芒果苷经结构修饰为芒果苷磺酸钠后，能显著抑制慢性粒细胞白血病 K562 细胞的增殖。尽管在一定程度上降低了芒果苷对白血病细胞 K562 的抑制活性，但两者比较并没有显著差异（$P > 0.05$）。由于芒果苷磺酸钠改善了芒果苷的水溶性，这对提高芒果苷的生物利用度和改变体内给药途径具有指导意义，体内抗肿瘤实验表明，芒果苷经腹腔注射给药能增加白血病小鼠的生命延长率，并且其药效呈剂量依赖，证实了芒果苷磺酸钠抗白血病的有效性和可靠性，提示芒果苷磺酸钠有可能被开发成为抗白血病的新药，其抗白血病作用的具体机制还有待进一步研究。

参考文献

[1] 黄海滨，李学坚，梁秋云. RP - HPLC 法测定芒果叶中芒果苷的含量. 中国中药杂志，2003，28（9）：839.

[2] 马玉花，纪兰菊，吉文鹤，等. 栽培川西獐牙菜中 6 种药用成分的测定方法和动态积累研究. 西南植物学报，2005，25（2）：393.

[3] 邓家刚，曾春晖. 芒果叶及芒果苷 30 年研究概况. 广西中医药大学学报，2003，6（2）：44.

[4] 程鹏，彭志刚，杨杰，等. 芒果苷对白血病 K562 细胞端粒酶和凋亡的影响. 中药材，2007，30（7）：802.

[5] 刘衡，符仁义，李丰益，等. 组蛋白去乙酰化酶抑制剂对 HL - 60 细胞和 K562 细胞的抗肿瘤作用. 中国实验血液学杂志，2005，13（6）：964.

（袁叶飞，邓家刚，胡祥宇，欧贤红）

芒果苷酰化衍生物降血糖活性的研究

芒果苷是一种具有呫酮（xanthone）结构的葡萄糖 C - 酮碳苷，系纯天然化合物，具有止咳、化痰、平喘、降血糖等多种药理活性[1,2]。芒果苷既不溶于水等大极性溶剂，也不溶于石油醚、氯仿等小极性或非极性溶剂；微溶于甲醇、乙醇、乙腈、乙酸乙酯、正辛醇等中等极性溶剂；易溶于吡啶、甘油、50% 六氧二烷水溶液、热稀乙醇水溶液(40% ~ 70%)、pH < 2 的强酸水溶液和 pH > 10 的强碱水溶液[3]，属于生物药剂学分类系统（Biopharmaceutics Classification System，BCS）中的第 4 类药物，其溶解性和跨膜通透性均很小，生物利用度低，从而制约了芒果苷药理作用的发挥[4]。

制备高脂溶性衍生物，可提高药物的跨膜通透性，增加药物吸收，提高药物的生物利用度，进而提高药效[5]。为了提高芒果苷的跨膜通透性，作者将芒果苷分别与乙酸酐、丙酸酐和丁酸酐反应，得到 3 个新结构的高脂溶性芒果苷酰化衍生物（见图 3 - 3 - 13），并采用动物模型评价其降血糖活性。结果报道如下。

1 材料

1.1 药物及试剂

芒果苷：自制，含量 98.1%（HPLC 法，中国药品生物制品检定所测定），批号 20071028。链脲佐菌素：美国 Sigma 公司，批号 BCBB782。盐酸肾上腺素注射液：哈药集团三精制药股份有限公司，规格 1ml:1mg，批号 20100319。盐酸二甲双胍片：辽宁鞍山九天制药有限公司，规格 250mg/片，批号 20100202。血糖测定试剂盒（GOD - PAP 法）：四川迈克科技有限公司生产。

PAM：7，2′，3′，4′，6′-五乙酰化芒果苷衍生物，分子量632.16，黄色不定形粉末；自制[3]，含量97.32%（HPLC），化学结构如图3-3-13。

HPM：3，6，7，2′，3′，4′，6′-七丙酰化芒果苷衍生物，分子量814.27，白色不定形粉末；自制[3]，含量95.68%（HPLC），化学结构如图3-3-13。

HBM：3，6，7，2′，3′，4′-六丁酰化芒果苷衍生物，分子量842.34，白色不定形粉末；自制[3]，含量97.51%（HPLC），化学结构如图3-3-13。

1.2 动物

昆明种小鼠，18~22g，6~8周，雄性，SPF级，湖南斯莱克景达实验动物有限公司，许可证：SCXK（湘）2009-0004，质量合格证：HNASLKJ20102357。饲养于空调室内，室温（22±2）℃，相对湿度（60±5）%，饲喂标准颗粒饲料，自由饮水和摄食。

1.3 仪器

F039300型酶标仪，Sunrise公司。

1.4 统计学处理

数据以 $\bar{x} \pm s$ 表示，应用SPSS19.0统计软件进行单因素方差分析，如 $P < 0.05$ 则认为有统计学显著性差异。

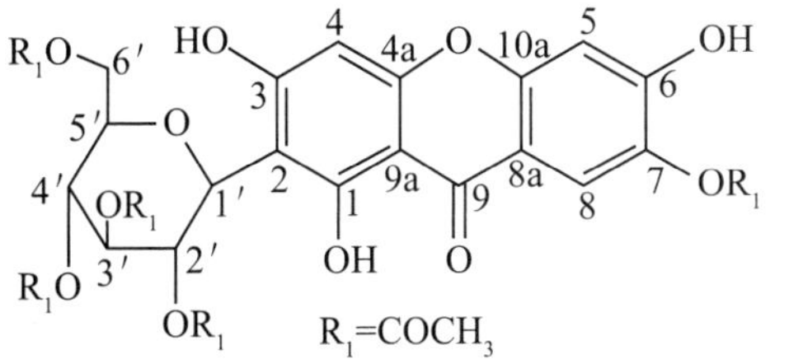

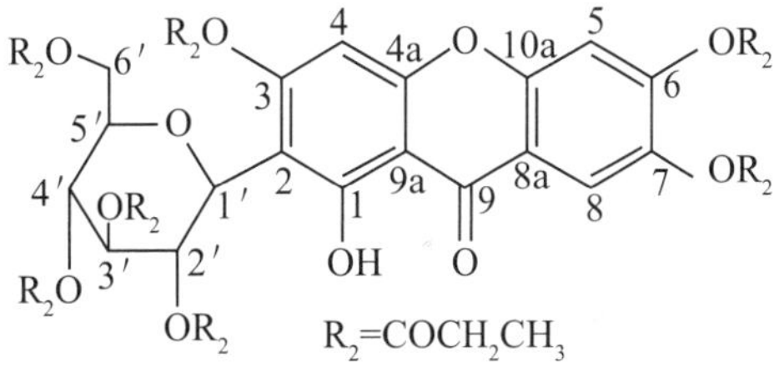

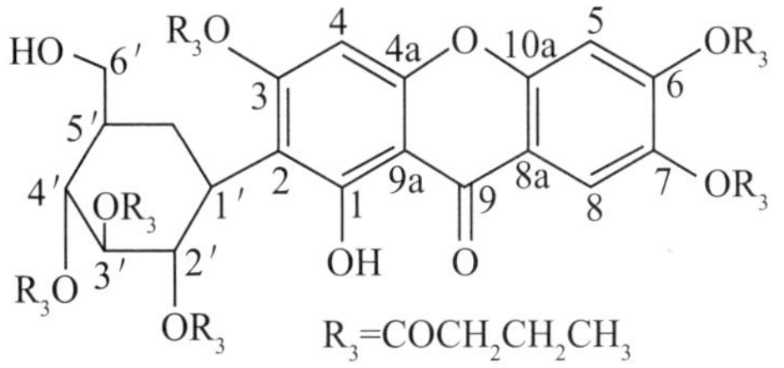

图3-3-13 芒果苷酰化衍生物PAM、HPM和HBM的化学结构式

2 方法与结果

2.1 对链脲佐菌素（STZ）所致糖尿病模型小鼠血糖的影响[3,6]

昆明种小鼠200只，雄性，体重18~22g，适应性饲养1周后，随机分出10只为正常对照组；剩余的190只禁食不禁水12h后，腹腔注射STZ溶液，剂量150mg/kg（临用前溶解于0.1mol/L、pH4.2的柠檬酸-柠檬酸钠缓冲溶液，现配现用，置于冰上），5天后

动物禁食不禁水 5h，尾静脉取血，按葡萄糖酶氧化法，用试剂盒测定每个小鼠的空腹血糖值。选取血糖值在 11～25mmol/L 之间的小鼠为糖尿病模型小鼠。

药物干预处理：各小鼠灌胃给药，每天 1 次，给药容积为 0.2ml/10g 体重，正常对照组、糖尿病高血糖模型组灌胃给予等体积的纯净水，疗程为 15 天。

开始实验的第 1 天，于给药前各小鼠禁食不禁水 8h，尾静脉取血，测定每个小鼠的空腹血浆血糖值（FPG_1）。第 15 天，同样禁食不禁水 8h，颈椎脱臼处死小鼠，采血，用试剂盒测定血浆血糖值（FPG_{15}）。按下式计算血糖下降百分率（R）。

$$R = (FPG_1 - FPG_{15})/FPG_1 \times 100\% 。$$

结果见表 3 - 3 - 11。与糖尿病高血糖模型组比较，阳性药对照组（盐酸二甲双胍）、芒果苷高、中、低剂量（1.0、0.5、0.25mmol/kg）组，PAM 高、中、低剂量（0.25、0.125、0.063mmol/kg）组，HPM 高、中、低剂量（0.25、0.125、0.063mmol/kg）组和 HBM 高、中、低剂量（0.25、0.125、0.063mmol/kg）组均有显著的降血糖作用，有统计学显著性差异（$P < 0.01$ 或 $P < 0.05$）；芒果苷低剂量（0.25mmol/kg）组有降血糖的作用趋势，但没有表现出统计学显著性差异（$P > 0.05$）。结果表明，芒果苷酯化衍生物的降血糖作用比芒果苷强，只需芒果苷剂量的 1/4（按摩尔数计），PAM、HPM 和 HBM 即可达到与芒果苷相似的体内降血糖效果。

胰岛组织切片（图略）检查显示，与糖尿病高血糖模型组相比，阳性药、芒果苷、PAM、HPM、HBM 干预组的胰岛组织的染色更均匀，胰岛的数量和面积更大；胰岛细胞的边界较清晰，在视界内分布较均匀，较规整，细胞密度有所提高，提示 STZ 致损胰岛细胞的形态和结构得到较好的恢复；其中，PAM、HPM、HBM 组比芒果苷组的恢复更好。

表 3 - 3 - 11　STZ 所致糖尿病模型小鼠的血糖下降率（$\bar{x} \pm s$，$n = 10$）

组别	剂量		FPG_1	FPG_{15}	血糖下降率/%
	/(mmol/kg)	/(mg/kg)	/(mmol/L)	/(mmol/L)	
正常对照组			7.51 ± 0.59	7.12 ± 0.77	4.96 ± 10.21
糖尿病高血糖模型组			17.77 ± 5.24	16.61 ± 5.18	3.54 ± 25.34
阳性药对照组（盐酸二甲双胍）	0.604	100	17.78 ± 5.75	7.50 ± 1.45	54.21 ± 14.36 **
芒果苷高剂量组	1.000	422	16.56 ± 5.06	11.06 ± 3.92	28.27 ± 26.99 *
芒果苷中剂量组	0.500	211	17.64 ± 5.07	12.69 ± 5.02	27.38 ± 18.09 *
芒果苷低剂量组	0.250	105	17.21 ± 5.27	13.68 ± 4.98	19.48 ± 17.34
PAM 高剂量组	0.250	158	18.22 ± 6.09	10.19 ± 4.85	41.92 ± 22.23 **
PAM 中剂量组	0.125	80	17.60 ± 5.41	10.58 ± 3.39	35.78 ± 24.18 **
PAM 低剂量组	0.063	40	17.1 ± 5.38	11.81 ± 4.78	28.26 ± 24.72 *
HPM 高剂量组	0.250	203	17.60 ± 5.88	10.54 ± 2.74	35.21 ± 18.53 **
PAM 中剂量组	0.125	102	18.31 ± 5.71	11.94 ± 6.16	35.44 ± 20.96 **
PAM 低剂量组	0.063	51	18.27 ± 6.28	12.25 ± 6.93	30.83 ± 21.74 *

续表

组别	剂量		FPG_1	FPG_{15}	血糖下降率/%
	/（mmol/kg）	/（mg/kg）	/（mmol/L）	/（mmol/L）	
HBM 高剂量组	0. 250	210	18. 03 ± 4. 67	11. 24 ± 3. 53	37. 16 ± 15. 96 **
HBM 中剂量组	0. 125	105	18. 52 ± 6. 26	10. 98 ± 2. 86	35. 03 ± 20. 64 **
HBM 低剂量组	0. 063	53	16. 93 ± 5. 04	11. 24 ± 3. 65	34. 21 ± 18. 30 **

注：经单因素方差分析，与糖尿病高血糖模型组比较，$*P < 0.05$，$**P < 0.01$。

2.2　对肾上腺素（AD）所致高血糖模型小鼠血糖的影响[7]

取小鼠，随机分为空白对照组（纯净水）、肾上腺素组（纯净水）、盐酸二甲双胍（100mg/kg）组、芒果苷高剂量（1mmol/kg）组、PAM 高剂量（1mmol/kg）组、HPM 高剂量（1mmol/kg）组、HBM 高剂量（1mmol/kg）组，每组 10 只。空白对照组和肾上腺素组给予等体积纯净水，其余各组按剂量每天经口灌胃给药 1 次，连续 7 天。于末次给药后 1h，空白对照组腹腔注射生理盐水，其余各组均腹腔注射肾上腺素（240μg/kg）。分别在腹腔注射后 0.5h 和 1h，从小鼠眼眶静脉丛取血，用试剂盒测定血糖值。

结果见表 3 - 3 - 12。与肾上腺素组比较，阳性药组在 0.5h 和 1h 均能对抗肾上腺素所致的血糖急剧升高，显示出统计学显著性差异（$P < 0.05$）；芒果苷高剂量组、PAM 高剂量组、HPM 高剂量组和 HBM 高剂量组均不能对抗肾上腺素所致的血糖急剧升高，未显示出统计学显著性差异（$P > 0.05$）。

表 3 - 3 - 12　对 AD 所致高血糖小鼠血糖的影响（$\bar{x} \pm s$，$n = 10$）

组别	剂量		血糖值 /（mmol/L）	
	/（mmol/kg）	/（mg/kg）	0. 5h	1h
空白对照组			6. 62 ± 1. 07	6. 57 ± 1. 12
肾上腺素组			16. 69 ± 2. 83	14. 64 ± 3. 25
阳性药对照组（盐酸二甲双胍）	0. 6	100	12. 78 ± 3. 01 **	11. 33 ± 3. 10 *
芒果苷高剂量组	1. 0	422	15. 92 ± 3. 98	14. 24 ± 3. 04
PAM 高剂量组	1. 0	632	16. 54 ± 4. 24	15. 69 ± 2. 73
HPM 高剂量组	1. 0	814	15. 81 ± 3. 11	14. 54 ± 3. 02
HBM 高剂量组	1. 0	842	16. 66 ± 3. 93	14. 79 ± 3. 35

注：经单因素方差分析，与肾上腺素组比较，$*P < 0.05$，$**P < 0.01$。

2.3　体外对 PTP1B 酶的抑制作用[8]

芒果苷、PAM、HPM 和 HBM 分别用 DMSO 溶解，然后将每种药物均配制成浓度分别为 20μg/ml 和 5μg/ml 的供试溶液。将供试溶液和底物混合，混合液中包含 10mmol/L 的 pNPP、50mmol/L HEPES 缓冲液（pH7.0）及 1mmol/L 的 EDTA 和 DTT。37℃反应 15min，然后向混合液中加入 0.1mol/L 的 NaOH 水溶液终止反应，410nm 测定吸光度（OD），用不含 PTP1B 酶的实验组作对照。根据吸光度计算抑制率，公式如下。

抑制率（%）=（不含酶组 OD − 含酶组 OD）/不含酶组 OD×100% 。

结果见表 3 – 3 – 13。PAM、HPM 和 HBM 能明显抑制 PTP1B 酶，且随酯化基团的增加（也是随脂溶性的增加）而呈抑制率增大的趋势，表现出一定的构 – 效依赖关系。在 20μg/ml 浓度时，PTP1B 酶产生明显沉淀，提示 PAM、HPM 和 HBM 有极强的 PTP1B 酶抑制作用。

表 3 – 3 – 13　对 PTP1B 酶的抑制作用

组别	药物浓度/（μg/ml）	抑制率/%
芒果苷	5	4.61
	20	38.94
PAM	5	11.73
	20	↓
HPM	5	24.45
	20	↓
HBM	5	40.67
	20	↓

注：↓ 表示产生沉淀，没有测定吸光度，也不计算抑制率。

3　讨论

据文献[9,10]报道，芒果苷对 PTP1B 酶的抑制作用不强，而 3，6，7 – O – 三取代芒果苷衍生物、3 – 烷氧基 – 芒果苷衍生物和本文制备所得的芒果苷酰化衍生物 PAM、HPM、HBM 却表现出很强的抑制作用，这提示，芒果苷本身的化学结构对 PTP1B 酶的抑制作用不强，但只要保持芒果苷的环状结构不变，通过制备高脂溶性的衍生化合物，就可能得到更高活性的 PTP1B 酶抑制剂。因此，芒果苷是一种有潜力的、可供开发高活性 PTP1B 酶抑制剂的起始化合物。

PAM、HPM 和 HBM 只需相当于芒果苷 1/4 的摩尔剂量，即可产生与芒果苷相似的降血糖作用，提示酰化衍生物比芒果苷本身具有更高的降血糖活性；且降血糖作用呈现一定的结构 – 效应关系：酰化基团从无到有，从乙酰化到丁酰化，衍生物的脂溶性依次增大，降血糖作用也依次增强。这一规律可能与化合物的脂溶性有关：脂溶性增加，表观油/水分配系数会变大，药物的跨膜通透性随之增大，从而提高了药物的跨膜吸收，提高了药物的生物利用度，最终提高了药效。

芒果苷及其酰化衍生物 PAM、HPM 和 HBM 不能对抗 AD 引起的血糖急剧升高，提示芒果苷及其酰化衍生物不具备胰岛素样作用，也不能刺激胰岛细胞在短时间内大量分泌胰岛素，因此不能对抗血糖在短时间内的急剧升高。

PAM、HPM 和 HBM 的降血糖作用机制可能是对 PTP1B 酶的抑制和促进受损胰岛细胞的恢复：一方面，通过抑制 PTP1B 酶，提高胰岛素受体浓度，从而提高胰岛素的利用率；

另一方面，药物的高脂溶性使跨膜通透性增加，使更多药物进入胰岛细胞，使受损胰岛细胞得到更好的恢复，从而使胰岛细胞的分泌量增加。

文献[1,11,12]报道芒果苷具有止咳、祛痰、平喘、抑菌、抗病毒等作用，但作者前期的药效筛选结果表明，PAM、HPM和HBM没有显示出这方面的活性。这可能是因为芒果苷经酰化后，其化学结构发生变化从而导致酰化衍生物丧失了这些药理活性。

参考文献

[1] 邓家刚，郑作文，曾春晖. 芒果苷的药效学实验研究. 中医药学刊，2002(6)：802.
[2] 廖洪利，吴秋业，叶光明，等. 芒果苷药理研究进展. 天津药学，2005，17(2)：50.
[3] 李学坚. 芒果苷酯化衍生物的化学合成及其药理活性研究. 南宁：广西医科大学博士论文，2012.
[4] 梁健钦. 芒果苷糖酯衍生物的非水相酶促合成及其抗炎活性研究. 南宁：广西医科大学博士论文，2011.
[5] 张宁，平其能. 基于生物药剂分类系统对普通口服固体制剂免除生物等效性研究的考虑. 中国临床药理学杂志，2008，24(4)：370.
[6] 赵爱农，罗红. 魔芋葡甘聚糖降血糖作用的实验研究. 中华实用中西医杂志，2005，18(13)：241.
[7] 陈奇. 中药药理研究方法学. 北京：人民卫生出版社，1993：811.
[8] 庞晓斌，谢欣梅，王守宝，等. 人源蛋白酪氨酸磷酸酶（PTP1B）抑制剂的高通量筛选. 药学学报，2011，46(9)：1058.
[9] 廖洪利. 知母中芒果苷的分离和结构修饰. 上海：第二军医大学硕士论文，2005.
[10] 蓝萍，柳明，李盼盼，等. 芒果苷及其衍生物对糖尿病小鼠的降糖作用. 中国动物保健，2010(6)：21.
[11] 王志萍，邓家刚，谭珍媛. 芒果苷片体外抑菌杀虫作用的实验研究. 时珍国医国药，2009，20(9)：2167.
[12] 邓家刚，郭宏伟，运晨霞，等. 芒果苷抑制鸭乙肝病毒感染的免疫机制. 细胞与分子免疫学杂志，2010，26(10)：2046.

（李学坚，杜正彩，邓家刚，黄艳，刘布鸣，胡文姬，卢文杰）

芒果苷酯化衍生物的合成及其降血糖活性（英文）

Synthesis and Hypoglycemic Activity of esterified-derivatives of Mangiferin

1 Introduction

Mangiferin, a xanthone glycoside, is widely distributed in medicinal plants such as *Anemar-*

rhena asphodeloides Bge. , *Mangifera indica* L. , and *Swertia mussotii* Franch , and has recently attracted much attention due to its anti-diabetic activity, anti-inflammatory, expectorant, antitussive and anti-asthma activities[1]. Anti-diabetic activity is the main biological activity of mangiferin. but its poor solubility and poor bioavailability limited its extensive use in clinic. To date, only a few mangiferin derivatives, of which no esterified-derivatives were mentioned, have been described in literatures[2-6]. In previous studies, it was found in these laboratories that the water-soluble mixture of mangiferin and berberine exhibited stronger hypoglycemic activity in diabetic model mice[7]. On the other hand, preparation of lipidsolublepro-drugs is classical means to improve bioavailability and reduce the toxicity of a compound[8], so we were interested in a study on the hypoglycemic activity of high lipid-soluble esterified-derivatives of mangiferin. In this study, three esterified-derivatives of mangiferin were prepared with more potent hypoglycemic activity. This may provide a scientific basis for the synthesis of more mangiferin derivatives with higher activities.

2　Results and Discussion

2.1　Synthesis of esterified-derivatives of Mangiferin

The synthetic products were outlined in Fig. 3 – 3 – 14. Mangiferin reacted with anhydrides to give esterified-derivatives PAM, HPM, and HBM.

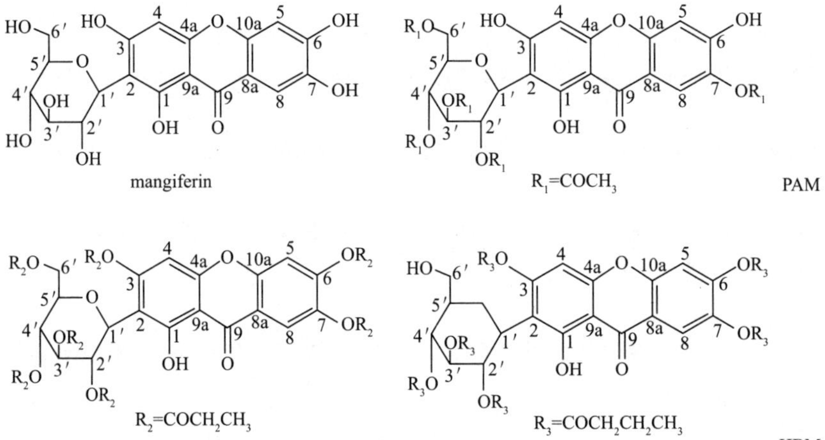

Fig. 3 – 3 – 14　Structures of mangiferin and its esterified-derivatives

The structure of mangiferin was confirmed by comparing its NMR spectral data with those reported in the literature[9-12]. The formulae of PAM, HPM, and HBM were confirmed by HRMS data, and the structures were characterized by NMR data.

The proton and carbon signal assignments for the framework of mangiferin moieties of PAM, HPM, and HBM matched the reported mangiferin data, and the information from 1D and 2D NMR spectra of PAM, HPM, and HBM. The protons in the glycosides were assigned according to the analysis results of ^1H – ^1H COSY and from the carbons signals in the HSQC spectrum. The positions of acyl moieties attached to mangiferin in PAM, HPM, and HBM were assigned according to the

HMBC spectrum. In PAM, five single methyl peaks in the ^{1}H NMR spectrum indicated the acylation of five hydroxyl groups. The correlation between carbon signal (δ 137. 2) on C – 7 and proton signal at δ 2. 30 (the methyl signal), indicated that the C – 7 hydroxyl was acetylated. The other four methyl signals, respectively, had correlations between the carbon signals of the glucose moiety, indicating that four hydroxy moieties on the glucose moiety were also acetylated. Similarly, in HPM, seven methyl signals in ^{1}H NMR indicated seven hydroxyls were acylated. The C – 1 hydroxyl was not acylated in the reaction because it is H-bonded with the C – 9 carbonyl (confirmed by HMBC). In the same way, the six methyl peaks in the ^{1}H NMR and the inert C – 1 hydroxy were inferred for HBM. According to the HMBC spectrum, correlations of the carbonyl signals at δ 173. 6, 173. 3, and 172. 8 with the signals at δ7. 91, 7. 31, and 6. 84, respectively, and corresponding to H – 4, H – 5, H – 8, were observed. This indicated that the 3 – , 6 – , 7 – positions of the hydroxy moieties were acylated. The carbonyl signals (δ172. 0, 171. 1, 171. 3) had correlations with the peaks of H – 1′, H – 2′, H – 3′in glucose moiety at δ5. 30, 4. 29, 4. 13. Only the C – 6′hydroxyl in the glucose moiety was not acylated.

The m/z ratios of EI-HR-MS of PAM, HPM, and HBM were 632. 1584, 814. 2686, 842. 3368, respectively. These matched the calculated values of m/z 632. 1589 for $C_{29}H_{28}O_{16}$, 814. 2684 for $C_{40}H_{46}O_{18}$, 842. 3361 for $C_{43}H_{54}O_{17}$, respectively. Based on the analytical results mentioned above, the structures of PAM, HPM, and HBM were confirmed.

2. 2　Biological activity

The hypoglycemic activity of the esterified-derivatives was evaluated in streptozotocin-induced hyperglycemia mouse model. As seen in Table 3 – 3 – 14, positive control group (metformin), PAM group (0. 5、0. 25mmol/kg), HPM group (0. 5、0. 25mmol/kg), and HBM group (0. 5、0. 25、0. 125mmol/kg) showed strong hypoglycemic activity ($P < 0.01$); mangiferin group (1、0. 5mmol/kg), PAM group (0. 125mmol/kg), and HPM group (0. 125mmol/kg) showed marginal hypoglycemic activity ($P < 0.05$); the mangiferin group (0. 25mmol/kg) had the potential for a hypoglycemic effect, although it did not demonstrate that statistically. The results revealed that all of the esterified-derivatives of mangiferin have stronger hypoglycemic activity than mangiferin *in vivo*.

Table 3 – 3 – 14　Results of hypoglycemic test

Group	Dose/(mmol/kg)	c_1/(mmol/L)	c_{14}/(mmol/L)	R / %
Normal control		7. 51 ±0. 59	7. 12 ±0. 77	4. 96 ±10. 21
Hyperglycemia model		17. 77 ±5. 24	16. 61 ±5. 18	3. 54 ±25. 34
Positive control (metformin)		17. 78 ±5. 75	7. 50 ±1. 45	54. 21 ±14. 36 **
Mangiferin	1. 0	16. 56 ±5. 06	11. 06 ±3. 92	28. 27 ±26. 99 *
	0. 5	17. 64 ±5. 07	12. 69 ±5. 02	27. 38 ±18. 09 *

Group	Dose/(mmol/kg)	c_1/(mmol/L)	c_{14}/(mmol/L)	R/%
PAM	0.25	17.21 ± 5.27	13.68 ± 4.98	19.48 ± 17.34
	0.500	18.22 ± 6.09	10.19 ± 4.85	41.92 ± 22.23 **
	0.250	17.60 ± 5.41	10.58 ± 3.39	35.78 ± 24.18 **
	0.125	17.10 ± 5.38	11.81 ± 4.78	28.26 ± 24.72 *
HPM	0.500	17.60 ± 5.88	10.54 ± 2.74	35.21 ± 18.53 **
	0.250	18.31 ± 5.71	11.94 ± 6.16	35.44 ± 20.96 **
	0.125	18.27 ± 6.28	12.25 ± 6.93	30.83 ± 21.74 *
HBM	0.500	18.03 ± 4.67	11.24 ± 3.53	37.16 ± 15.96 **
	0.250	18.52 ± 6.26	10.98 ± 2.86	35.03 ± 20.64 **
	0.125	16.93 ± 5.04	11.24 ± 3.65	34.21 ± 18.30 **

Note: By t-test, ** $P < 0.01$, * $P < 0.05$ vs the hyperglycemia model group.

2.3 Histological findings

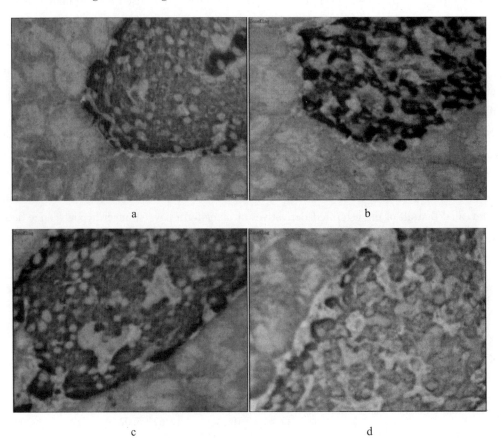

a

b

c

d

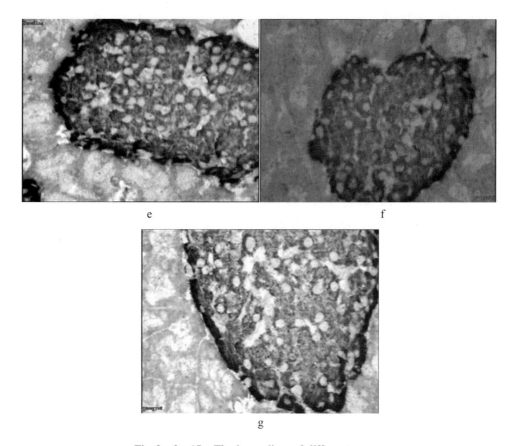

Fig. 3 – 3 – 15   The issue slices of different groups

a. Normal group；b. Hyperglycemia model group；c. Positive（metformin）group；d. Mangiferin（0.25mmol/kg）group；

e. PAM（0.25mmol/kg）group；f. HPM（0.25mmol/kg）group；g. HBM（0.25mmol/kg）

After 14 days treatment, the islet cells of the hyperglycemia model group remained damaged while those of treatment groups recovered to a normal shape. As seen in Fig. 3 – 3 – 15.

（a）Normal control group, 0.25mmol/kg group, the tissue was stained evenly. The islets were cord-like groups with clear boundaries and were evenly spaced within vision. The islet cells were oval, full of cytoplasm, and contained round and centered nuclei.

（b）Hyperglycemia model group, the tissue was not stained evenly. The number and area of the islets declined sharply. Some islet cells became hollow, or even disappeared.

（c – g）Treatment groups（0.25mmol/kg）, compared with the Hyperglycemia model group, the tissue was stained more evenly, the number and area of islets were greater, the boundaries were more clear, the islet cells arrangement were more regular, and the cell density increased slightly. On the other hand,（c）（positive control group）was the best, and（d）（mangiferin, 0.25mmol/kg）was slightly worse than（e – g）（PAM, HPM, and HBM, 0.25 mmol/kg）.

2.4   Discussion

Mangiferin has eight hydroxyl groups in the molecule. In the direct acylation reaction, this may lead to multi-acylation reactions and yield multi-acylated compounds[13]. There was no exception in this study. Acetylation reaction and also the propionic and butyric acylations. Each reaction yielded 4 – 6 multi-acylated compounds. The three esterified-derivatives mentioned above were the main target multi-acylation compounds, although their yields were not.

The hypoglycemic activity of mangiferin was reported decades ago[1]. In this study, the main ring of mangiferin remained unchanged, but several esterifying moieties were added through a —COO— structure, so it was reasonable to investigate their hypoglycemic activity.

In the case of showing similar hypoglycemic activities, mangiferin required twice the dose that the derivatives needed. This indicated that esterified derivatives had higher hypoglycemic activity than mangiferin.

The hypoglycemic activity showed a structure activity relationship whereby the activity became stronger as the esterification moieties became longer (no ester→acetyl→propionyl→butyryl).

The enhancement mechanism of the hypoglycemic activity of derivatives maybe is in their greater lipid-solubility, because the higher lipid-solubility, the higher across cell-membrane permeability, and then the higher bioavailability. Though mangiferin is hardly soluble in ethyl acetate, derivatives are easily soluble in this solvent (1g PAM in 12ml, 1g HPM in 7ml, 1g HBM in 4ml). The experimental results showed that the higher the lipid-solubility, the stronger the hypoglycemic activity of the derivatives.

On the other hand, the histological findings showed that islet cells of all of the treatment groups recovered well from the STZ damage, while the model control group did not. This indicated that mangiferin and its esterified-derivatives could repair damaged islet cells, so that they could secrete insulin normally, and as a result, showed good hypoglycemic activity.

3   Conclusions

Three novel esterified-derivatives of mangiferin were synthesized and tested for hypoglycemic activity in vivo. Test results revealed that the derivatives could repair the damaged islet cells, and had higher lipid-solubility, and more potent hypoglycemic activity than the parent mangiferin itself. Experimental results indicated that there existed a structure activity effect, and a solubility effect relationship: the larger esterification moieties, or the higher lipid-solubility, the more potent hypoglycemic activity (no ester→acetyl→propionyl→butyryl).

Esterification is an effective way to improve the activeityof mangiferin, and esterified-derivatives of mangiferin are potential compounds for new anti-diabetes drugs.

4   Experimental Section

4.1   Materials and instrumentation

Animals: SPF male KM mice (18 – 22g), 6 – 10 weeks, purchased from Hunan SlacJingda Laboratory Animal Co., Ltd. (Changsha, China). All mice were housed individually in an air-conditioned room [ambient temperature: (22 ± 2)°C, relative humidity: (60 ± 5)%], and fed by standard feed pellets. The animals could freely access food and water.

Mangiferin: 96.8% (HPLC), purchased from Guangxi Banger Plants Products Co. Ltd. (Baise, China), lot No. 20091128.

Acetic anhydride (lot No. F20090116): AR, SinopharmChemical Reagent Co., Ltd.. Propionic anhydride (lot No. 23116) and butyric anhydride (lot No. 27067): AR, Aladdin Chemistry Co., Ltd.. Streptozotocin (STZ): Sigma-Aldrich Co. LLC. Metformin Hydrochloride Tablets (lot No. 20100202): Anshan Nine Days Pharmaceutical Co., Ltd. (Anshan, China).

Full assignments of ^{1}H and ^{13}C NMR spectra were done by heteronuclear multiple-bond correlation (HMBC) and heteronuclear multiple quantum coherence (HSQC) experiments, and recorded on a Bruker Avance II instrument (Switzerland) operating at 600 MHz, with TMS as the internal standard. Mass spectra were obtained using a AutoSpec Premier P776. All of the compounds synthesized were purified by column chromatography (CC) on silica gel 60 (200 – 300mesh) and thin-layer chromatography (TLC) on silica gel 60 plates (250 μm; Qingdao Marine Chemical Company, China). Blood glucose levels were determined with SXT Blood Glucose Monitoring System (Changsha Sannuo Biosensor Technology Co., Ltd., China). Reagents and solvents were used as purchased without further purification.

4.2 Preparation of 7, 2′, 3′, 4′, 6′ – penta-acetyl-mangiferin (PAM)[13]

Mangiferin (10g) was added to a mixture of acetic anhydride (100ml) and 98% H_2SO_4 (1.5ml) with stirring, and the reaction mixture was kept for 18h at 40°C in a water bath. Then the above mixture was poured into 10 L water with stirring and the insoluble matter was filtered to afford the reaction products (RPs) (14g). The RPs were then chromatographed on a silica gel column (3cm × 60cm), eluting with chloroform/ethyl acetate/acetone (7/2/1) to give compound PAM (5.1g).

Compound PAM: yellow needles, 1g soluble in 15ml ethyl acetate; mp150 – 152℃; ^{1}H NMR (CDCl$_3$, 600Hz) δ: 13.55 (1H, s, 1 – OH), 7.80 (1H, s, H – 8), 6.84 (1H, s, H – 5), 6.33 (1H, s, H – 4), 5.43 (H – 1′, d, J = 9.0), 5.26 (H – 2′, t, J = 9.6), 4.31 (H – 6b, dd, J = 12.6, 3.6), 4.17 (H – 6′a, dd, J = 12.6, 6.0), 3.90 (H – 3′, H – 4′, H – 5′, overlapping signals), 2.30, 2.10, 2.07, 1.99, and 1.82 (15H, s). ^{13}C NMR (CDCl$_3$, 150Hz) δ: 161.0 (C – 1), 104.3 (C – 2), 163.7 (C – 3), 96.0 (C – 4), 156.6 (C – 4a), 103.5 (C – 5), 147.7 (C – 6), 137.2 (C – 7), 113.0 (C – 8), 119.4 (C – 8a), 179.9 (C – 9), 155.5 (C – 9a), 157.8 (C – 10a), 73.3 (C – 1′), 70.6 (C – 2′), 73.6 (C – 3′), 68.0 (C – 4′), 76.4 (C – 5′), 61.6 (C – 6′), 20.9, 20.8, 20.7, 20.6, 20.5 (5 CH$_3$), 171.0, 170.4, 169.8, 169.7, 169.4 (5 C = O). EI-MS m/z 632 [M]$^+$, 590, 523, 481 (100), 439, 397. HR-MS: 632.1584, calcd. 632.1589 for $C_{29}H_{28}O_{16}$.

4.3 Preparation of 3, 6, 7, 2′, 3′, 4′, 6′ – hepta-propionyl-mangiferin (HPM)

Similar to the preparation of PAM, mangiferin (10g) was added to a mixture of propionic anhydride (100ml) and 98% H_2SO_4 (2ml) with stirring, and kept for 24h at 60°C. Then the above mixture was poured into 10L water with stirring and the insoluble matter was filtered to afford the reaction products （RPs） （11g）. The RPs were then chromatographed on a silica gel column, eluting with chloroform/methanol （25/1） to give compound HPM （4.3g）.

Compound HPM: white needles, 1 g soluble in 10mlethyl acetate; mp 174 – 176°C; 1H NMR （CDCl3, 600 Hz δ: 7.95 （1H, s, H－8）, 7.34 （1H, s, H－5）, 6.87 （1H, s, H－4）, 5.44 （H－1′, d, J=9.0）, 5.33 （H－2′, t, J=9.6）, 4.36 （H－6b, dd, J=12.6, 2.4）, 4.17 （H－6a, dd, J=12.6, 6.4）, 3.93 （H－3′, H－4′, H5′, overlapping signals）, 1.35 （3H, t, J=7.2）, 1.27 （3H, t, J=7.2）, 1.26 （3H, t, J=7.2） 1.18 （3H, t, J=7.2）, 1.12 （3H, t, J=7.2）, 1.06 （3H, t, J=7.2）, 0.89 （3H, t, J=7.2）. 13C NMR （CDCl3, 150 Hz） δ: 158.8 （C－1）, 112.3 （C－2）, 161.2 （C－3）, 93.4 （C－4）, 153.1 （C－4a）, 103.8 （C－5）, 147.5 （C－6）, 139.2 （C－7）, 112.3 （C－8）, 120.8 （C－8a）, 179.9 （C－9）, 153.1 （C－9a）, 158.8 （C－10a）, 73.3 （C－1′）, 70.6 （C－2′）, 73.5 （C－3′）, 67.4 （C－4′）, 76.6 （C－5′）, 61.0 （C－6′）, 27.9, 27.7, 27.6, 27.5, 27.5, 27.4, 27.2 （7 CH$_2$）, 9.3, 9.2, 9.2, 9.1, 9.0, 8.9, 8.9 （7 CH$_3$）, 174.1, 173.7, 173.6, 172.9, 171.8, 171.0 （7C＝O）. EI－MS m/z814 ［M］$^+$, 758, 702, 646, 592, 536, 523 （100）, 467, 411, 354. HR－MS: 814.2686, calcd. 814.2684 for $C_{40}H_{46}O_{18}$.

4.4　Preparation of 3, 6, 7, 2′, 3′, 4′－hexa-butyryl-mangiferin （HBM）

Similar to the preparation of PAM, mangiferin （10g） was added to a mixture of butyric anhydride （100ml） and 98% H_2SO_4 （2.5ml） with stirring, and kept for 24h at 80°C. Then the above mixture was poured into 10 L water with stirring and the insoluble matter was filtered to afford the reaction products （RPs） （8.5g）. The RPs were then chromatographed on silica gel column, eluting with petroleum ether/chloroform/ acetone （10/7/3） to obtain compound HBM （3.8g）.

Compound HBM: white needles, 1g soluble in 8ml ethyl acetate; mp 158 – 160 °C; ^{1}H NMR （CDCl$_3$, 600Hz） δ: 7.91 （^{1}H, s, H－8）, 7.31 （^{1}H, s, H－5）, 6.84 （^{1}H, s, H－4）, 5.30 （H－1′, d, J=9.0）, 5.28 （H－2′, t, J=10.2）, 4.31 （H－6b, dd, J=10.8, 2.0）, 4.12 （H－6a, dd, J=10.8, 6.8）, 3.89 （H－3′, H－4′, H5′, overlapping signals）, 2.52 － 1.34 （24H, q, J=7.2）, 1.11 （3H, t, J=6.0）, 1.03 （3H, t, J=6.0）, 1.01 （3H, t, J=6.0）, 0.95 （3H, t, J=6.0）, 0.90 （3H, t, J=6.0）, 0.86 （3H, t, J=6.0）. 13C NMR （CDCl$_3$, 150 Hz） δ: 161.2 （C－1）, 112.3 （C－2）, 158.8 （C－3）, 93.4 （C－4）, 153.1 （C－10a）, 103.8 （C－5）, 147.5 （C－6）, 147.5 （C－7）, 112.3 （C－8）, 120.8 （C－8a）, 179.9 （C－9）, 153.1 （C－9a）, 102.3 （C－4a）, 73.3 （C－1′）, 70.6 （C－2′）, 73.5 （C－3′）, 67.4 （C－4′）, 76.6 （C－5′）, 61.0 （C－6′）, 36.4, 36.1, 36.0, 36.0, 35.9, 35.6 （6 CH2）, 18.6, 18.5, 18.4, 18.4, 18.2, 18.1 （6 CH2）, 14.1, 13.9, 13.8, 13.8, 13.8, 13.6 （6 CH3）, 173.6, 173.3, 172.8, 172.0, 171.1, 171.3 （6 C＝O）. EI－MS m/z 842 ［M］$^+$, 758, 702, 646, 592, 536, 523 （100）, 467, 411, 354. HR－MS: 842.3368, calcd. 842.3361 for $C_{43}H_{54}O_{17}$.

4.5　In vivo studies

4.5.1　Hypoglycemic activity[14]

Two hundred mice were entered into the experiment. At first, 10 mice were randomly picked to form a normal control group. After fasting for 12h (free access to water), mice of the normal control group were injected intraperitoneallywith the same volume of water, while other mice were injected with freshly prepared STZ solution (15mg/ml, diluted with 4°C, pH4.2 citrate buffer), at a dose of 150mg/kg. 5d after injection, all mice, except the normal control group, fasting for 3h, blood was takenfrom the tail vein for determination of blood glucose level. Mice with a blood glucose level of 11 – 26mmol/L were taken as the hyperglycemia model mice (HMM). Finally, 140 HMM were chose for the next experiment, and were randomly set into 14 groups (except the normal control group), 10 mice per group, as in Table 1. Each mouse was treated i. g once daily with a delivery volume of 0.2ml/10g body weight, continuously for 14 days. The normal control group and the model group were treated ig with water, while the other groups were treated ig with the drug solutions. The blood glucose level was determined on the 1st and the 14th day. The reduction percentage of blood glucose level was calculated using the following formula:

$$R = (c_1 - c_{14}) / c_1 \times 100\%$$

R: Ratio of blood glucose level reduction

c_1: blood glucose level in the 1st day

c_{14}: blood glucose level in the 14th day

4.5.2　Histological examination

Four μm-thick films were prepared from formalin-fixed, paraffin-embedded islet tissues, and stained by DBA, restainedby hematoxylin, then dehydrated, made transparent, and then observed and filmed under a microscope (×200).

4.5.3　Statistical analysis

Data were expressed as $\bar{x} \pm$ standard error. Student's t-test was used to evaluate the significance of differences between groups, and the criterion of statistical significance was taken as $P < 0.05$.

References

[1] Ren XG, Li WD, He CM, et al. Advanced research on the pharmacology of mangiferin . Chinese Tradit Pat Med, 2011, 33 (5): 860 – 863.

[2] Kant Singh S, Sinha SK, Prasad S, et al. Synthesis and evaluation of novel analogues of mangiferin as potent antipyretic . Asian Pac J Trop Med. 2011, 4 (11): 866 – 869.

[3] Liao HL, Wu QY, Hu HG, et al. Structure modification of mangiferin . West China J Pharm Sci, 2008, 23 (4): 385 – 387.

[4] Liao HL, Chen J, Yang Q. Preparation of mangiferin derivatives . Chem Bioeng, 2010, 27 (5): 49 – 50.

[5] Zhou Y, Hu LN, Luo JF, et al. Synthesis and PTP1B activity of enzyme inhibition of mangiferin derivates . J Pharm Prac, 2011, 29 (3): 193 – 196.

[6] Cantagrel N, Lubrano C, Roin JR. Glycosylation of mangiferin by biocatalyst useful in cosmetic field to protect skin comprises contacting mangiferin with a glycosyltransferase enzyme, in the presence of a sugar donor:

FR，2882762（A1）. 2006 – 09 – 08.

［7］Li XJ, Deng JG, Qin ZL, et al. Experimental study on hypoglycemic effect of the mixture of mangiferin and berberine . Mod Chin Med, 2008, 10（12）：26 – 28.

［8］Liederer BM, Borchardt RT. Enzymes involved in the bioconversion of ester-based prodrugs. J Pharm Sci, 2006, 95（6）：1177 – 1195.

［9］Hu YJ, Liu S, Wang DY. Chemical constituents of the leaf of Mangifera indica . Asia-Pac Tradit Med, 2010, 6（2）：18 – 19.

［10］Wei S, Yang XL, Zhao WF, et al. Chemical constituents of Mangifera persiciform. Chin Tradit Pat Med 2008, 30（9）：1399 – 1400.

［11］Yuan GJ, Yi YK. Studies on chemical constituents of the roots of Salacia hainanensis . J Chin Med Mat, 2005, 28（1）：27 – 29.

［12］Rancona S, Chaboud A, Darbour N, et al. A new C-glycosyl xanthone isolated from Davalliasolida. Phytochemistry, 1999, 52（8）：1677 – 1679.

［13］Li ZH. Synthesis Pricipleof Organic Drugs. 1st ed. Beijing：People´s Health Publishing House, 1985：636 – 642.

［14］Yu DK, Yang W, Zhang MX, et al. Anti-diabetic effects of extractives of Marine algae in streptozotocin-induced diabetic rats. West China J Pharm Sci, 2009, 24（1）：32 – 34.

（LI Xue-jian， DU Zheng-cai， HUANG Yan， LIU Bu-Ming，
HU Wen-ji， LU Wen-Jie， DENG Jia-gang）

芒果苷小檗碱组合物降血糖作用的实验研究

芒果苷是芒果叶、扁桃叶、知母等中药材的有效成分，不溶于水，文献[1]报道其具有止咳化痰、平喘、保肝利胆、抗脂质过氧化、抗病毒、抗炎、镇痛等作用。小檗碱（Berberine）又称黄连素，易溶于水，但其盐类在水中的溶解度都比较小，文献[2]报道其具有抑菌、抗心律失常、降血糖、抗炎、免疫调节、抗肿瘤等作用。作者将芒果苷和盐酸小檗碱在一定条件下进行混合复配，分子以 1∶1 的比例通过范德华力结合，大大增加了两者的水溶性[3]。本文首次采用多种动物模型对芒果苷小檗碱组合物（MMB, Mixture of Mangiferin and Berberine）的降血糖作用进行研究，结果报道如下。

1 实验材料

1.1 药物及试剂

盐酸二甲双胍（北京中慧药业有限公司，批号 070923）；盐酸肾上腺素注射液（武汉制药厂，批号 07101201）；葡萄糖（广州新巷化工厂产品，批号 061108）；四氧嘧啶［BDH 公司（英国），批号 LE 835122］；血清葡萄糖测定试剂盒（四川迈克科技有限责任

公司产品，批号070627）；盐酸小檗碱（四川绵阳东方源生物科技公司，批号070627）；芒果苷（自制，批号071106，含量98.6%）。

1.2　实验动物

昆明种小鼠，体重22~25g，雄性，由广西中医药大学实验动物中心提供，动物合格证为桂医动字第11004号。

1.3　仪器

棱光－722型可见分光光度计，FA1004型万分之一电子天平，上海精密科学仪器有限公司产品。

1.4　统计学方法

组间t检验。

2　方法[4]与结果

2.1　对四氧嘧啶所致糖尿病小鼠血糖的影响

取正常小鼠65只，随机取10只组成正常对照组，其余55只尾静脉注射四氧嘧啶（72mg/kg），72h后测血清葡萄糖水平，选用血糖值在18mmol/L以上的40只供研究。小鼠分为正常对照组，模型组，二甲双胍（0.1mg/kg）组，MMB大、小剂量（0.3、0.15g/kg）组。每天灌胃给药1次，正常对照组和模型组给予等体积蒸馏水，连续10天。于末次给药后1h，从小鼠眼眶静脉丛取血，离心取血清，用临床试剂盒测定血糖水平，结果见表3－3－15。结果表明，与模型组比较，MMB大、小剂量组和二甲双胍组均能明显降低四氧嘧啶所致糖尿病小鼠血糖水平，大剂量组的降血糖作用与二甲双胍组的作用十分接近，小剂量组的作用与二甲双胍组的作用相似，提示MMB具有显著的降血糖作用。

表3－3－15　对四氧嘧啶所致糖尿病小鼠的影响（$\bar{x} \pm s$, $n = 10$）

组别	剂量/(g/kg)	血糖/(mmol/L)	
		给药前	给药后
正常对照组	—	5.35 ± 1.12	5.41 ± 1.17
模型组	—	21.97 ± 5.69[***]	20.87 ± 5.00[***]
二甲双胍组	0.0001	21.84 ± 4.81	10.59 ± 7.48[##]
MMB 大剂量组	0.30	21.64 ± 4.35	10.19 ± 3.52[##]
MMB 小剂量组	0.15	21.04 ± 4.78	11.29 ± 3.75[##]

注：与正常对照组比较，[***] $P < 0.001$；与模型组比较，[##] $P < 0.01$。

2.2　对小鼠糖耐量的影响

取小鼠50只，随机分为蒸馏水组，葡萄糖＋蒸馏水组，葡萄糖＋二甲双胍（0.1mg/kg）组，葡萄糖＋MMB大、小剂量（0.3、0.15g/kg）组。每天灌胃给药1次，蒸馏水组、葡萄糖＋蒸馏水组给予等体积蒸馏水，其余各组按剂量给药，连续10天。于末次给药后1h，蒸馏水组腹腔注射等体积生理盐水，其余各组腹腔注射葡萄糖（2g/kg）溶液，分别在腹腔注射葡萄糖后 0.5、1.0、2.0h，从小鼠眼眶静脉丛取血测定血糖水平。结果见表 3 - 3 - 16。结果表明，与葡萄糖 + 蒸馏水组比较，葡萄糖 + MMB 大、小剂量组以及葡萄糖 + 二甲双胍组在腹腔注射葡萄糖后不同时间均能明显降低小鼠血糖水平，显示出显著的降血糖作用。

表 3 - 3 - 16　对小鼠糖耐量的影响（$\bar{x} \pm s$，$n = 10$）

组别	剂量/（g/kg）	血糖/（mmol/L）		
		0.5h	1.0h	2.0h
蒸馏水组	—	4.27 ± 2.01	4.92 ± 2.73	5.16 ± 1.99
葡萄糖 + 蒸馏水组	—	11.74 ± 6.42**	11.52 ± 4.93**	10.36 ± 3.43**
葡萄糖 + 二甲双胍组	0.0001	9.29 ± 3.83	7.06 ± 2.06#	7.70 ± 1.61#
葡萄糖 + MMB 大剂量组	0.30	7.21 ± 2.19*	4.80 ± 2.19##	5.07 ± 1.89##
葡萄糖 + MMB 小剂量组	0.15	6.98 ± 2.36*	5.87 ± 2.40##	6.12 ± 1.37##

注：与蒸馏水组比较，**$P < 0.01$；与葡萄糖 + 蒸馏水组比较，#$P < 0.05$，##$P < 0.01$。

2.3　对肾上腺素引起的高血糖小鼠血糖的影响

取小鼠 50 只，随机分为正常对照组，模型组，二甲双胍（0.1mg/kg）组，MMB 大、小剂量（0.3、0.15g/kg）组。每天灌胃给药 1 次，正常对照组和模型组给予等体积蒸馏水，连续 10 天。于末次给药后 1h，正常对照组腹腔注射生理盐水，其余各组均腹腔注射肾上腺素（240μg/kg）。分别在腹腔注射后 0.5h 和 1h，从小鼠眼眶静脉丛取血，测定血糖水平，结果见表 3 - 3 - 17。结果表明，二甲双胍组和 MMB 大、小剂量组在 0.5h 和 1h 均有明显对抗肾上腺素的升血糖作用。

表 3 - 3 - 17　对肾上腺素引起高血糖小鼠血糖的影响（$\bar{x} \pm s$，$n = 10$）

组别	剂量/（g/kg）	血糖/（mmol/L）	
		0.5h	1h
正常对照组	—	4.49 ± 1.56	4.82 ± 1.57
模型组	—	11.86 ± 3.41**	11.32 ± 3.55**
二甲双胍组	0.0001	7.29 ± 2.93#	8.38 ± 2.17#
MMB 大剂量组	0.30	7.74 ± 3.03#	8.81 ± 2.89#
MMB 小剂量组	0.15	8.76 ± 3.21#	9.24 ± 2.70#

注：与正常对照组比较，**$P < 0.01$；与模型组比较，#$P < 0.05$。

2.4　对正常小鼠血糖水平的影响

正常小鼠 20 只，随机分为正常对照组、MMB 大剂量（0.3g/kg）组。每天灌胃给药 1 次，对照组给予等体积蒸馏水，连续 10 天。于末次给药后 1h，从小鼠眼眶静脉丛取血，离心取血清，用试剂盒测定血糖水平。结果（数据略）表明，与正常对照组比较，MMB 大剂量未对正常小鼠的血糖水平产生明显影响。

3　讨论

MMB 不仅对四氧嘧啶所致糖尿病小鼠有一定的治疗作用，而且对肾上腺素和葡萄糖引起的小鼠高血糖也具有明显的降血糖作用，但对正常小鼠的血糖则无明显影响，提示能改善糖代谢异常状态下的血糖水平。

MMB 由芒果苷和盐酸小檗碱复配而成，文献报道芒果苷和小檗碱都具有一定的降血糖作用[1,2]，实验表明，MMB 也表现出了相应的降血糖作用，且呈一定的量效关系。

MMB 解决了芒果苷不溶于水的难题，同时增加了盐酸小檗碱的水溶性，且表现出良好的药理作用，提示 MMB 是一种具有良好开发前景的中药复方。

参考文献

[1] 邓家刚，曾春晖. 芒果叶及芒果苷 30 年研究概况. 广西中医药大学学报，2003，6（2）：451.

[2] 崔学军. 小檗碱的药理学研究进展及临床新用途. 时珍国医国药，2006，17（7）：1311.

[3] 李学坚，邓家刚. 芒果苷小檗碱组合物. 中国发明专利，200710126143. 7.

[4] 覃洁萍，钟正贤，周桂芬，等. 双氢杨梅树皮素降血糖的试验研究. 中国现代应用药学杂志，2001，18（5）：3511.

（李学坚，邓家刚，覃振林，梁宁，廖冬燕）

第四节　复方及衍生物药效研究

芒果止咳片的药效学研究（Ⅳ）

芒果止咳片系广西中医药大学制药厂研制的中西药复方制剂，由芒果叶干膏、鱼腥草素钠、马来酸氯苯那敏等组成，具有宣肺化痰、止咳平喘的功效，主要用于咳嗽、气喘、多痰等病症。为此作者对该药的药理作用进行了研究，现将结果报告如下。

1　实验材料

1.1　药品

芒果止咳片，广西中医药大学制药厂，批号930112，实验时除去糖衣加适量水研磨备用；氨茶碱，上海第二制药厂，批号930503；磷酸可待因，青海制药厂，批号940810；地塞米松，广东江门制药厂，批号940821；桔梗煎剂，按常规水提法配成适当浓度备用。

1.2 动物

幼年豚鼠、猫，由广西中医药大学动物实验中心提供。

2. 方法与结果

2.1 平喘实验——对豚鼠乙酰胆碱引喘的影响[1]

取体重150g左右的幼年豚鼠，置于喷雾室内，恒压喷入4%乙酰胆碱，以喷入乙酰胆碱到豚鼠倒下的时间为引喘潜伏期，48h后将致喘的动物随机分组，灌胃给药，对照组灌等量生理盐水，1h后重新测定引喘潜伏期，观察给药后引喘潜伏期的变化，作组间 t 检验，结果表明芒果止咳片具有延长引喘潜伏期的作用。见表3-4-1。

表3-4-1 芒果止咳片对豚鼠乙酰胆碱引喘的影响（$\bar{x} \pm s$, s）

组别	动物数/只	剂量/（g/kg）	引喘潜伏期差值
芒果止咳片	10	2.0	8.2 ± 6.6*
芒果止咳片	10	4.0	14.3 ± 7.6*
氨茶碱	10	0.125	25.4 ± 10.6
对照组	10	—	3.0 ± 2.8

注：与对照组比较，*$P < 0.05$。

对离体豚鼠气管平滑肌的影响。取400g以上豚鼠，处死后取出气管，制成气管链，用盛有享-克氏营养液的DC-001离体器官测定仪观察药物的作用。结果：0.02g/ml的芒果止咳片有舒张气管平滑肌的作用，并能对抗 1×10^{-7} g/ml的乙酰胆碱引起的平滑肌收缩。

2.2 镇咳实验[2]

2.2.1 对小鼠二氧化硫致咳的影响

取用二氧化硫气体刺激能引起咳嗽反应的18～22g小鼠均匀分组，灌胃给药，1h后用二氧化硫刺激小鼠12s，观察1min内各组小鼠发生咳嗽反应的情况，记录发生咳嗽的潜伏期（除去二氧化硫刺激后至发生第一声咳嗽的时间），作组间 t 检验，结果表明芒果止咳片有明显镇咳作用。见表3-4-2。

表3-4-2 芒果止咳片对小鼠二氧化硫致咳的影响（$\bar{x} \pm s$, s）

组别	动物数/只	剂量/（g/kg）	咳嗽潜伏期
芒果止咳片	20	2.0	32.8 ± 15.6*
芒果止咳片	20	4.0	33.6 ± 12.1*
磷酸可待因	20	0.04	40.3 ± 14.2*
对照组	20	—	14.6 ± 5.0

注：与对照组比较，*$P < 0.05$。

2.2.2 对刺激猫喉上神经引咳的影响

取猫6只，用频率40次/s，波宽4ms，持续10s的方波刺激猫喉上神经，找出引起咳嗽的电压数，用刺激 3 次的平均数作为对照值，以 4g/kg 芒果止咳片灌胃给药 1h 后，再按用药前的刺激强度刺激喉上神经，观察引起咳嗽的次数变化。结果表明，6 只猫用药前平均咳嗽为（3.1±1.2）次/10s，用药后平均（1.1±0.4）次/10s。经 t 检验，$P<0.05$，表明芒果止咳片 4g/kg 的剂量对猫有明显镇咳作用。

2.3 祛痰实验[2]

取 25～30g 小鼠，灌胃给药，30min 后，各鼠腹腔注射 0.25% 酚红溶液 0.5ml，注射 20min 后拉断颈椎脱臼处死，用 5% 碳酸氢钠溶液 1.5ml 分 3 次冲洗气管，抽出冲洗液与标准管进行目测比色，作组间 t 检验，结果表明芒果止咳片有明显祛痰作用。见表 3-4-3。

表 3-4-3 芒果止咳片对小鼠酚红排泌量的影响（$\bar{x}\pm s$，μg/ml）

组别	动物数/只	剂量/（g/kg）	洗出酚红浓度
芒果止咳片	18	2.0	0.66±0.17*
芒果止咳片	20	4.0	0.78±0.26*
桔梗煎剂	10	10.0	2.0±1.20*
对照组	20	—	0.14±0.12

注：与对照组比较，*$P<0.05$。

2.4 抗炎实验

取 100～200g 大鼠，随机分组，灌胃给药，每天 2 次，连续 4 天，末次给药后 30min 于大鼠右脚足掌皮下注射 0.1ml 蛋清，观察注射后不同时间大鼠右脚踝关节的周长，以注射蛋清前后差值为肿胀度进行统计。结果表明芒果止咳片有明显抗炎作用。见表 3-4-4。

表 3-4-4 芒果止咳片对小鼠蛋清足肿胀度的影响（$\bar{x}\pm s$，mm）

组别	动物数/只	剂量/（g/kg）	肿胀度		
			1h	2h	3h
芒果止咳片	8	4.00	2.05±0.56*	1.27±0.52*	0.95±0.71
地塞米松	7	0.03	1.45±0.78*	1.40±0.56*	0.65±0.61*
对照组	8	—	3.90±1.01	3.02±0.93	1.35±0.61

注：与对照组比较，*$P<0.05$。

3 结语

实验结果表明，芒果止咳片能明显延长豚鼠乙酰胆碱引喘的潜伏期，能对抗乙酰胆碱所致气管平滑肌的收缩；对小鼠二氧化硫所致咳嗽能明显延长咳嗽潜伏期，能明显减少对刺激猫喉上神经引起的咳嗽次数；能明显增加小鼠气管的酚红排泌量，并有一定的抗炎症渗出作用，以上结果表明，芒果止咳片具有一定的平喘、止咳、化痰、抗炎作用。

参考文献

[1] 陈奇. 中药药理实验方法. 北京：人民卫生出版社，1994.

[2] 徐叔云. 药理实验方法学. 北京：人民卫生出版社，1994.

（郑作文，邓家刚，林启云）

芒果止咳片治疗风热犯肺型咳嗽的疗效观察

为观察芒果止咳片对风热犯肺型咳嗽的临床治疗效果，进一步开发以芒果叶为新药源的新制剂，作者自 1997 年 1 月至 12 月，以芒果叶流浸膏为主制成的芒果止咳片（广西中医药大学制药厂生产），对 400 例风热犯肺型咳嗽患者进行临床疗效观察，现总结报道如下。

1 临床资料

400 例病例均来自三家省级医院门诊。治疗组 300 例中，男 110 例，女 190 例；年龄最小 27 岁，最大 60 岁，平均（34.30 ± 13.58）岁。对照组 100 例中，男 42 例，女 58 例；年龄最小 25 岁，最大 63 岁。两组性别、年龄、病程分布及治疗前病情比较均无显著性差异（$P > 0.05$），具有可比性。按照《中医病证诊断疗效标准》[1]，凡中医辨证属风热犯肺型咳嗽，西医诊为急性支气管炎等且不在排除标准之列者均纳入观察对象。排除标准：平均年龄在 18 岁以下或 65 岁以上；妊娠或哺乳期妇女；精神病患者；合并有心血管、肝、肾和造血系统等严重原发性疾病；合并有肺结核、肺肿瘤等疾病；未按规定用药，无法判断疗效或资料不全等影响疗效或安全性判断者。

2 治疗方法

治疗组 300 例，予芒果止咳片（广西中医药大学制药厂生产），每次 4 片，每天 3 次，连用 7 天。对照组 100 例，使用市售的银黄片，每次 4 片，每天 3 次，连用 7 天。治疗前做详细体格检查，检测外周血白细胞（WBC），必要时做 X 线等检查。治疗后第 3、5、7 天各随诊 1 次，询问用药情况及副作用。疗程结束后，复查外周血 WBC 及其他理化检查。治疗结果用计分法评定，各见症按无、轻、中、重分别计 0、2、4、6 分（见症分级标准见表 3 - 4 - 5）。观察期间不用其他类似药物。

表 3 - 4 - 5　见症及不良反应轻重程度分级标准

	无	轻度	中度	重度
咳嗽	无	轻，偶尔出现	较甚，间断出现	重，发作频繁
咳痰	无	量少，色白而稀	量较多，易咳	量多黄稠，咳出不爽
发热	无	37.1 ~ 37.5℃	37.5 ~ 38.0℃	38℃ 以上
口干欲饮	无	轻，偶尔出现	较甚，无灼热感	重，有灼热感

3　治疗结果

显效：症状、体征消失或基本消失，见症积分减少91%以上，治疗组60例，对照组17例。有效：症状、体征明显好转，见症积分减少61%～90%，治疗组170例，对照组51例。好转：症状、体征好转，见症积分减少31%～60%，治疗组50例，对照组23例。无效：达不到以上标准者，治疗组20例，对照组9例。总有效率治疗组93.3%，对照组91.0%。见症积分及外周血WBC治疗前后比较，见表3-4-6。

表3-4-6　见症积分及外周血WBC治疗前后比较

	治疗组（$n=300$）			对照组（$n=100$）		
	n	治疗前	治疗后	n	治疗前	治疗后
咳嗽	300	4.53 ± 1.04	1.47 ± 1.20	100	4.70 ± 1.15	1.32 ± 1.16
咳痰	290	3.45 ± 1.18	0.83 ± 1.26	100	3.37 ± 1.22	0.93 ± 1.08
发热	140	3.14 ± 1.51	0.43 ± 0.05	54	3.24 ± 1.36	0.57 ± 0.92
口干	200	3.31 ± 1.34	0.95 ± 1.03	100	3.16 ± 1.16	1.02 ± 0.54
WBC（$\times 10^9$/L）	300	10.83 ± 5.40	8.27 ± 2.09	100	9.67 ± 6.05	7.21 ± 2.29

4　讨论

芒果止咳片，主要由芒果叶、鱼腥草等药物组成。芒果叶为漆树科植物芒果的叶，主要成分为芒果苷、异芒果苷等，现代药理已证实，其提取物能够抑制化脓球菌、大肠杆菌，抗单纯疱疹病毒，具有祛痰、镇咳、抑制中枢神经、抗炎等作用[2-5]。鱼腥草为三白草科植物蕺菜（*Houttuyrnia coradata* Thunb.）的带根全草，药理实验指出，其有效成分为鱼腥草素，对卡他球菌、流感杆菌、肺炎杆菌、金黄色葡萄球菌等有明显的抑制作用，并具有抗病毒作用，煎剂对小鼠腹腔注射有止咳作用[2]。本组患者治疗后外周血WBC下降有显著意义（$P<0.05$），提示芒果止咳片具有抗炎作用。

中医认为，咳嗽是肺脏疾病的基本表现，所谓"五气所病……肺为咳"（《素问·宣明五气》），其发病机制总为肺失清肃，肺气上逆，临床上通常分为外感咳嗽和内伤咳嗽两大类。在外感咳嗽中，又视受邪之不同，分为风寒、风热、风燥等不同类型，因地域气候的差异，南方常以风热犯肺之咳嗽为多见。对外感咳嗽的治疗，总的原则是以祛邪为主，在疏风的同时，挟寒者当以温散，挟热者当以清解，见有燥象当伍以润之，辨证准确无误，处方遣药得法，无不见效。芒果止咳片则是根据中医理论为风热犯肺之咳嗽所设，方中芒果叶性凉味甘，鱼腥草性寒味辛，均入肺经，性寒（凉）能清，味辛能散，二者合用，共奏疏风清热、宣肺止咳之功，故能投之有效。有关利用芒果叶制剂治疗外感咳嗽等疾病的报道，一般资料较早见于20世纪70年代和80年代初期[6,7]，以后均较少见有报道。本组观察以芒果止咳片治疗300例，能显著改善风热犯肺之咳嗽诸症，总有效率为93.3%，且未见有不良反应，证实芒果止咳片确为安全有效的药物。同时，由于芒果叶资源十分丰富，因此，本研究提示，芒果叶作为一种治疗呼吸道感染的新药源，值得进一步深入地研究和开发。

参考文献

[1] 国家中医药管理局. 中医病证诊断疗效标准. 南京：南京大学出版社，1994.

[2] 江苏医学院. 中药大辞典. 上海：上海人民出版社，1977.

[3] 叶惠珍，徐梅娣，黄明辉，等. 芒果叶冲剂药理作用的初步探讨. 中成药研究，1982(1)：32.

[4] 郑民实，陆仲毅. 芒果苷与异芒果苷的抗单纯疱疹病毒作用. 中国药理学报，1989，10(1)：85.

[5] 朱雪梅，宋家兴，黄宗之，等. 芒果苷对 II 型单纯疱疹病毒体外复制的抑制作用. 中国药理学报，1993，14(5)：452.

[6] 陈扬选. 芒果叶片治疗慢性气管炎. 广西赤脚医生，1977(12)：18.

[7] 沈时霖. 芒果叶冲剂治疗"流感"378 例. 上海中医药杂志，1982(12)：21.

（邓家刚，郑作文，周文光）

芒果苷片治疗急性上呼吸道感染 30 例

急性上呼吸道感染是鼻腔、咽或喉部急性炎症的总称，是一种最常见的呼吸道传染病。表现为鼻塞、流涕、咳嗽、咽部不适，部分患者有发热症状。急性上呼吸道感染多数为病毒性感染，抗生素治疗常常无效。2007 年 7 月以来，我们应用芒果苷片治疗急性上呼吸道感染患者 30 例，疗效满意，现报道如下。

1 临床资料

60 例患者随机分为两组。治疗组 30 例中，男 16 例，女 14 例；年龄最小 18 岁，最大 68 岁，平均 38 岁；病程最短 1 天，最长 7 天，平均 3 天。对照组 30 例中，男 15 例，女 15 例；年龄最小 19 岁，最大 66 岁，平均 37 岁；病程最短 1 天，最长 6 天，平均 3 天。两组临床资料比较无显著性差异（$P > 0.05$），具有可比性。

西医诊断标准[1]：①有流行性感冒接触史；②局部症状有喷嚏、鼻塞、流清水样鼻涕，2~3 天后鼻涕变稠，咳嗽、咽痛、声嘶、流泪；全身症状有畏寒发热、全身不适、乏力、头痛头昏、四肢腰背酸痛；③血常规：病毒性感染见白细胞计数多正常或偏低，淋巴细胞比例升高；细菌感染有白细胞计数与中性粒细胞增多。

中医证候诊断标准[2]：①主症：发热，微恶风寒，咽痛，口渴；②次症：头痛，鼻塞流涕，咳嗽，舌苔薄白微黄或微黄，脉象浮数或滑数。凡具备主症 3 项和次症 1 项以上，并具备上述舌、脉象者，可诊断为感冒风热证。

纳入标准：①符合西医上呼吸道感染（扁桃体炎、咽炎）诊断标准；②符合感冒风热证中医证候诊断标准；③发病48h 内；④年龄 18~68 岁。

2 治疗方法

治疗组口服芒果苷片（药物组成：芒果苷，辅料颗粒。压缩制片。片重0.21g，广西中医药大学提供），每次3片，每天3次。

对照组口服银翘解毒丸（药物组成：金银花，连翘，薄荷，荆芥，淡豆豉，牛蒡子，桔梗，淡竹叶，甘草。辅料为炼蜜。9g/丸，广东瑞洋制药有限公司生产，批号070503），每次1丸，每天2次。

两组均5天为1疗程，1疗程后统计疗效，试验期间不得使用与试验药物作用相近的中西药品。

3 观察指标

临床观察指标：每天记录发热，微恶风寒，咽痛，口渴，头痛，鼻塞流涕，咳嗽，舌苔、脉象的变化。

实验室指标：检测治疗前后外周血白细胞计数和中性粒细胞计数。

病情积分标准：参照卫生部《中药新药临床研究指导原则》[3]，将发热、咽痛、口渴、头痛、鼻塞流涕、咳嗽，分为4级，各计0、2、3、4分；有舌脉异常者计为1分，外周血白细胞计数和中性粒细胞计数异常者计为1分。

4 疗效标准[3]

临床痊愈：治疗5天以内上呼吸道感染（扁桃体炎、咽炎）症状全部消失，证候积分减少≥95%。显效：治疗5天以内上呼吸道感染（扁桃体炎、咽炎）症状大部分消失，证候积分减少≥70%。有效：治疗5天以内上呼吸道感染（扁桃体炎、咽炎）症状部分消失，证候积分减少≥30%。无效：治疗5天以内上呼吸道感染（扁桃体炎、咽炎）症状无改善，证候积分减少不足30%。

5 治疗结果

两组临床疗效比较见表3-4-7。

表3-4-7 两组临床疗效比较

	n	临床痊愈/例	显效/例	有效/例	无效/例	总有效率/%	P
治疗组	30	12	16	1	1	96.67	<0.05
对照组	30	8	13	2	7	76.67	

6 讨论

急性上呼吸道感染属中医学伤风、感冒等范畴。《景岳全书·伤风》指出："伤风之病，本由外感，邪轻而浅者，上犯皮毛，即为伤风"。中医学认为，本病的发生主要是感受风、寒、暑、湿、燥、火六淫之邪，邪客于肺卫所致。患者平素腠理空虚，卫外不固，并且肺主皮毛，口鼻为其窍，当气候变化冷热失常时，外邪或从皮毛或由口鼻而入，客于肺脏。肺卫被邪所困，故见发热、咽痛、咳嗽等上焦症状。治法当用解表法。芒果苷是芒果叶的有效成分，植物来源丰富，目前临床上主要应用于治疗呼吸系统疾病。药理研究证实：芒果苷具有平喘止咳祛痰作用、抗人流感病毒作用、抑制呼吸道细菌感染作用、解热镇痛作用、免疫调节作用[4-8]等。本次治疗观察 30 例的结果显示：芒果苷片治疗组和银翘解毒丸对照组在痊愈率和有效率方面比较，均有显著性差异（$P < 0.05$）。

参考文献

［1］叶任高，陆再英. 内科学. 北京：人民卫生出版社，2004.
［2］田德禄. 中医内科学. 北京：人民卫生出版社，2005.
［3］郑筱萸. 中药新药临床研究指导原则. 北京：中国医药科技出版社，2002.
［4］邓家刚，郑作文，曾春晖. 芒果苷的药效学实验研究. 中医药学刊，2002，7(12)：37.
［5］蒋杰，李明，向继洲. 知母宁抗流感病毒作用研究. 中国药师，2004，7(5)：335.
［6］刘雪萍，蒋伟哲，黄兴振，等. 芒果叶提取物体外抗菌作用研究. 药物研究，2007，16(9)：12 – 13.
［7］邓家刚，郑作文，杨柯. 芒果苷对内毒素致热家兔体温的影响. 中国实验方剂学杂志，2006，12(2)：72 – 73.
［8］邓家刚，杨柯，阎莉，等. 芒果苷对免疫抑制小鼠 T 淋巴细胞增殖的影响. 中药药理与临床，2007，23(5)：64 – 65.

（覃骊兰，梁爱武，邓家刚）

芒果苷片治疗急性支气管炎的药效学研究

芒果苷片由单体化合物芒果苷加辅料制成。药效学研究表明芒果苷具有良好的抗炎、化痰、止咳、平喘、抗病毒、调节免疫、退热等作用[1-5]。本课题组发明了芒果苷工业化分离提纯的最佳工艺和高纯度芒果苷的制备方法，并拟将芒果苷开发为治疗急性支气管炎的中药新药。本文通过不同的动物模型，对芒果苷片的抗炎、解热、祛痰、止咳等药理作用进行了验证，现报道如下。

1 实验材料

1.1 药物

芒果苷片，芒果苷含量 0.21g/片，由广西中医药大学中药药剂教研室提供，批号为20061207；可待因片，青海制药有限公司，批号为 20040612，由广西民族医院提供；阿司匹林肠溶片，德国拜耳医药保健有限公司，批号为 BTA56B1；地塞米松，山西云鹏制药有限公司，批号为 20060401；氯化铵，河北海骅制药厂，批号为 050905。

1.2 仪器与试剂

EL204 万分之一电子天平，梅特勒–托利多仪器上海有限公司产品；WMS–19 多路温度检测仪，上海医用仪表厂产品；TGL–16M 低温超速离心机，湖南塞特湘仪有限公司产品；Agilent8453 紫外分光光度仪，安捷伦中国有限公司产品；内毒素，L–2880 美国 Sigma 公司进口分装；其余试剂均为国产分析纯。

1.3 动物

健康昆明小鼠，清洁级，18～22g，由广西医科大学实验动物中心提供，动物许可证号为 SCXK 桂 2003–0003；健康 SD 大鼠，SPF 级，180～220g，由广西壮族自治区药品检验研究所提供，动物许可证号为 SCXK 桂 2003–0001；健康新西兰种大耳白兔，1.8～2.5kg，由南宁市二塘兔场提供。

2 实验方法

2.1 芒果苷片的抗炎作用[6]

2.1.1 芒果苷片对小鼠腹腔毛细血管通透性的影响

取小鼠 60 只，雄性，随机分为 5 组，每组 12 只，分别为空白对照组、阳性对照组、芒果苷片高、中、低剂量组。除空白组给生理盐水外，其余各组均给予相应的药物，每天灌胃给药 1 次，给药容量 0.2ml/10g，连续 5 天。末次给药后 45min 每鼠尾静脉注射 0.5% 伊文斯蓝 0.1ml/10g，同时腹腔注射 0.6% 醋酸溶液 0.2ml/只。15min 后，颈椎脱臼处死小鼠，立即注入 6ml 生理盐水冲洗腹腔，剪开腹腔，滤出腹腔洗出液，离心（2000rpm，10min），取上清液于 590nm 处测定 OD 值。

2.1.2 芒果苷片对二甲苯致小鼠耳郭肿胀度的影响

取小鼠 60 只，雄性，分组，给药同 2.1.1 项。末次给药 45min 每只小鼠以 0.02ml 二甲苯滴于右耳致炎，15min 后颈椎脱臼处死，沿耳郭基线剪下两侧耳片。用 6mm 直径打孔器分别在左、右耳同一部位打下圆耳片，称重。计算左右耳片重量差，作为肿胀度。

2.2 芒果苷片对内毒素致热家兔体温的影响[5]

取大耳白兔 48 只，雌雄不拘，要求雌兔无孕。随机分成 6 组，每组 8 只，即空白对照组，模型对照组，阳性对照组（阿司匹林），芒果苷片高、中、低剂量组。除空白对照组、模型对照组给生理盐水外，其余各组均给予相应的药物。各组动物灌胃给药，给药容量为 7ml/kg，1 次/天，连续 3 天。实验前两天，家兔自由摄食饮水，常规颗粒饲料喂食，并模拟实验条件，每天将家兔置兔盒适应环境 3～4h。第 3 天［禁食禁水 1 天；实验环境控制为室温（23±2）℃，相对湿度 55%～65%］将家兔置于特定的兔盒，体温基本稳定后，连续测温 3 次，每次间隔 15min，取 3 次均值作为基础体温，3 次平均体温波动大于 0.5℃者剔除不用。给药后 45min，除空白对照组家兔耳缘静脉注射无菌生理盐水外，模型组及各给药组家兔耳缘静脉注射 0.003g/L 内毒素，给药容量为 1ml/kg。注射内毒素或生理盐水后，第 1～2h 每隔 15min，第 3～5h 每隔 30min，测体温 1 次。计算各组家兔不同时间点平均基础体温的温差及发热高峰均数 $\triangle T_{max}$。

2.3 芒果苷片的祛痰作用

2.3.1 芒果苷片对小鼠气管排泌酚红的影响[6]

取 18 ~ 22g 小鼠 70 只，雌雄各半，随机分为 5 组，每组 14 只，分别为空白对照组，阳性对照组（氯化铵），芒果苷片高、中、低剂量组。除空白对照组给生理盐水外，其余各组均给予相应的药物。每天灌胃给药 1 次，0.2ml/10g，连续 3 天，末次给药后 45min，各组小鼠腹腔注射 5% 酚红，0.5ml/只，15min 后，处死小鼠，钝性分离气管，用 5% NaHCO$_3$ 洗涤 3 次，每次 0.5ml，回收洗液，于紫外分光光度仪测定 OD 值。按 1、2、4、6、8、10μg/ml 浓度配制酚红标准溶液，并测其吸光度，根据标准曲线计算各组动物气道洗液的酚红浓度。

2.3.2 芒果苷片对大鼠痰液排泌的影响[7]

取 SD 大鼠 60 只，雌雄各半，随机分为 5 组，每组 12 只，分别为空白对照组，阳性对照组（氯化铵），芒果苷片高、中、低剂量组。除空白对照组给生理盐水外，其余各组均给予相应的药物，每天灌胃给药 1 次，给药容量 1ml/100g，连续 3 天，末次给药后 45min，分别腹腔注射 10% 乌拉坦 1ml/100g 麻醉，仰位固定，解剖分离气管，在甲状软骨下缘正中两软骨之间，插入已知重量的毛细玻璃管，管长 10cm，内径 0.5mm 左右，使气管分泌液沿毛细玻璃管上升，60min 后，将收集气管分泌引流液后的毛细玻璃管称重，计算收集引流液前后毛细玻璃管重量的差值，即气管分泌液重量。

2.4 芒果苷片对浓氨水致咳小鼠的影响[6]

取 18 ~ 22g 小鼠 60 只，雌雄各半，分组同 2.3.2 项。除空白对照组给生理盐水外，其余各组均给予相应的药物，灌胃给药 1 次，给药容量 0.2ml/10g，给药后 45min 将小鼠用浓氨水（25% ~ 28%）喷雾 5s，置于压力为 120 ~ 200W 的密闭玻璃罩内 2min，记录 2min 内小鼠咳嗽次数和潜伏期。

2.5 统计学处理

所有数据采用 SPSS11.0 软件进行统计学处理，计量资料用 $\bar{x} \pm s$ 表示，两组之间均数比较采用 t 检验，多组样本均数比较采用方差分析，两组之间率的比较采用四格表确切概率法，以 $P < 0.05$，认为有统计学差异。

3 实验结果

3.1 芒果苷片对小鼠腹腔毛细血管通透性的影响

芒果苷片高、中、低剂量均能明显减少腹腔渗出的伊文斯蓝，与空白对照组比较，有显著性差异（$P < 0.01$），提示其可抑制冰醋酸所致的小鼠腹腔毛细血管通透性增加。见表 3 - 4 - 8。

表 3 - 4 - 8 芒果苷片对小鼠腹腔毛细血管通透性的影响（$\bar{x} \pm s$，$n = 12$）

组别	剂量/（g/kg）	OD 值	抑制率/%
空白对照组	—	0.6062 ± 0.1512	—
地塞米松组	0.045	0.3267 ± 0.1289**	42.23

组别	剂量/（g/kg）	OD 值	抑制率/%
芒果苷片高剂量组	0.48	0.4233 ± 0.0984 **	30.18
芒果苷片中剂量组	0.24	0.3690 ± 0.1804 **	39.13
芒果苷片低剂量组	0.12	0.4410 ± 0.1052 **	27.26

注：与空白对照组比较，** $P < 0.01$。

3.2 芒果苷片对二甲苯致小鼠耳郭肿胀度的影响

芒果苷片高、中剂量均能抑制二甲苯所致的小鼠耳郭肿胀，与空白对照组比较（$P < 0.01$），有显著性差异；芒果苷片低剂量对小鼠耳郭肿胀度也有一定的抑制作用，但与空白对照组比较，无统计学差异（$P > 0.05$）。见表 3 – 4 – 9。

表 3 – 4 – 9 芒果苷片对小鼠耳郭肿胀度的影响（$\bar{x} \pm s$, $n = 12$）

组别	剂量/（g/kg）	肿胀度/g	抑制率/%
空白对照组	—	0.0105 ± 0.0017	—
地塞米松组	0.045	0.0046 ± 0.0014 **	56.28
芒果苷片高剂量组	0.48	0.0078 ± 0.0026 **	26.25
芒果苷片中剂量组	0.24	0.0073 ± 0.0030 **	30.67
芒果苷片低剂量组	0.12	0.0096 ± 0.0034	8.77

注：与空白对照组比较，** $P < 0.01$。

3.3 芒果苷片对内毒素致热家兔体温的影响

芒果苷片高剂量组在给内毒素后 30 ~ 210min 之间各时间点，芒果苷片中剂量组在给内毒素后 15 ~ 300min 之间各时间点，芒果苷片低剂量组在给内毒素后 30 ~ 300min 之间各时间点，体温增高较模型对照组明显降低（$P < 0.01$ 或 $P < 0.05$）。与模型组比较，芒果苷片高、中、低剂量均能明显降低家兔发热最高峰（$P < 0.01$ 或 $P < 0.05$）。见表 3 – 4 – 10 ~ 3 – 4 – 12。

表 3 – 4 – 10 致热后不同时间各组家兔温差比较（$\bar{x} \pm s$）

组别	动物数/只	剂量/（g/kg）	致热后不同时间温差/℃						
			15min	30min	45min	60min	75min	90min	105min
空白对照组	6	—	0.06 ±0.20	0.03 ±0.22	-0.02 ±0.33	-0.07 ±0.31	-0.09 ±0.30	-0.11 ±0.28	-0.09 ±0.32
模型对照组	8	—	0.34 ±0.31	0.64 ±0.27 **	0.86 ±0.28 **	1.04 ±0.29 **	1.19 ±0.32 **	1.23 ±0.31 **	1.21 ±0.34 **
阿司匹林组	7	0.5	0.13 ±0.30	0.45 ±0.29	0.70 ±0.29	0.73 ±0.25 △	0.72 ±0.32 △△	0.55 ±0.40 △△	0.39 ±0.36 △△

组别	动物数/只	剂量/(g/kg)	致热后不同时间温差/℃						
			15min	30min	45min	60min	75min	90min	105min
芒果苷片高剂量组	8	0.180	0.10±0.17	0.28±0.07##	0.55±0.26#	0.63±0.34#	0.75±0.34#	0.78±0.32#	0.78±0.34#
芒果苷片中剂量组	6	0.090	-0.01±0.20#	0.11±0.37#	0.38±0.36#	0.33±0.56#	0.39±0.56#	0.34±0.75#	0.44±0.70#
芒果苷片低剂量组	7	0.045	0.05±0.32	0.28±0.40	0.45±0.50	0.53±0.54	0.53±0.52#	0.38±0.57##	0.23±0.65##

注：与空白对照组比较，$^{**}P<0.01$；与模型对照组比较，$^{#}P<0.05$，$^{##}P<0.01$。

表 3 - 4 - 11　致热后不同时间各组家兔温差比较（$\bar{x}\pm s$）

组别	动物数/只	剂量/(g/kg)	致热后不同时间温差/℃						
			120min	150min	180min	210min	240min	270min	300min
空白对照组	6	—	-0.06±0.26	-0.06±0.27	0.03±0.33	0.04±0.31	-0.01±0.27	0.03±0.30	0.03±0.31
模型对照组	8	—	1.34±0.42**	1.70±0.45**	2.00±0.46**	2.09±0.47**	2.01±0.54**	1.81±0.60**	1.44±0.64**
阿司匹林组	7	0.5	0.38±0.44##	0.62±0.70##	0.86±0.82##	0.93±0.67##	0.78±0.51##	0.70±0.34##	0.70±0.35##
芒果苷片高剂量组	8	0.180	0.86±0.34#	1.05±0.30##	1.33±0.39##	1.53±0.35#	1.55±0.29	1.52±0.31	1.35±0.30
芒果苷片中剂量组	6	0.090	0.56±0.73#	0.74±0.92#	0.93±0.99#	0.99±1.05#	0.79±1.09#	0.66±0.96#	0.41±0.72#
芒果苷片低剂量组	7	0.045	0.20±0.75##	0.25±0.84##	0.45±0.92##	0.63±0.94##	0.73±0.85##	0.62±0.80##	0.48±0.59##

注：与空白对照组比较，$^{**}P<0.01$；与模型对照组比较，$^{#}P<0.05$，$^{##}P<0.01$。

表 3 - 4 - 12　各组家兔发热高峰比较 ΔT_{max}（$\bar{x}\pm s$）

组别	动物数/只	剂量/(g/kg)	ΔT_{max}/℃
空白对照组	6	—	0.16±0.30
模型对照组	8	—	2.15±0.42**
阿司匹林组	7	0.5	1.19±0.51△△

组别	动物数/只	剂量/（g/kg）	ΔT_{max}/℃
芒果苷片高剂量组	8	0.180	$1.66 \pm 0.29^{\#}$
芒果苷片中剂量组	6	0.090	$1.14 \pm 0.89^{\#}$
芒果苷片低剂量组	7	0.045	$1.02 \pm 0.75^{\#\#}$

注：与空白对照组比较，$^{**}P < 0.01$；与模型对照组比较，$^{\#}P < 0.05$，$^{\#\#}P < 0.01$。

3.4 芒果苷片对小鼠气管排泌酚红的影响

芒果苷片高、中、低剂量均能增加小鼠气管酚红排泌量，与空白对照组比较，有显著性差异（$P < 0.01$ 或 $P < 0.05$），提示芒果苷片有明显祛痰作用。结果见表 3 - 4 - 13。

表 3 - 4 - 13 芒果苷片对小鼠气管排泌酚红的影响（$\bar{x} \pm s$）

组别	动物数/只	剂量/（g/kg）	酚红浓度/（μg/ml）
空白对照组	14	—	3.26 ± 1.26
氯化铵组	14	1.0	$4.86 \pm 1.32^{**}$
芒果苷片高剂量组	14	0.48	$5.10 \pm 1.45^{**}$
芒果苷片中剂量组	14	0.24	$4.26 \pm 0.98^{*}$
芒果苷片低剂量组	14	0.12	$4.64 \pm 1.44^{*}$

注：与空白对照组比较，$^{*}P < 0.05$，$^{**}P < 0.01$。

3.5 芒果苷片对大鼠痰液排泌的影响

芒果苷片高、中、低剂量均能增加大鼠痰液排泌量，与空白对照组比较，有显著性差异（$P < 0.01$），提示芒果苷片有明显祛痰作用。结果见表 3 - 4 - 14。

表 3 - 4 - 14 芒果苷片对大鼠痰液排泌的影响（$\bar{x} \pm s$）

组别	动物数/只	剂量/（g/kg）	痰液量/g
空白对照组	11	—	0.0063 ± 0.0032
氯化铵组	10	0.7	$0.0104 \pm 0.0032^{**}$
芒果苷片高剂量组	12	0.336	$0.0129 \pm 0.0049^{**}$
芒果苷片中剂量组	11	0.168	$0.0160 \pm 0.0089^{**}$
芒果苷片低剂量组	12	0.084	$0.0123 \pm 0.0058^{**}$

注：与空白对照组比较，$^{**}P < 0.01$。

3.6 芒果苷片对浓氨水致咳小鼠咳嗽次数和潜伏期的影响

芒果苷片高、中、低剂量均能明显减少浓氨水致咳小鼠的咳嗽次数和延长咳嗽潜伏期，与空白对照组比较，有显著性差异（$P < 0.01$），提示芒果苷片有明显的止咳作用。结果见表 3 - 4 - 15。

表 3 - 4 - 15　芒果苷片对浓氨水致咳小鼠咳嗽次数和潜伏期的影响（$\bar{x} \pm s$，$n = 12$）

组别	剂量/(g/kg)	潜伏期/s	咳嗽次数/次
空白对照组	—	26.33 ± 16.21	23.33 ± 16.72
可待因组	0.05	64.50 ± 22.75**	3.58 ± 1.68**
芒果苷片高剂量组	0.48	76.83 ± 30.76**	2.50 ± 1.68**
芒果苷片中剂量组	0.24	65.17 ± 33.73**	4.42 ± 2.75**
芒果苷片低剂量组	0.12	68.75 ± 26.19**	4.67 ± 3.45**

注：与空白对照组比较，**$P < 0.01$。

4　讨论

急性支气管炎是一种发病率极高的呼吸道疾病，迁延不愈可发展为慢性支气管炎，尤其是有慢性心、肺疾病者，对患者产生极大的危害。中药在治疗本病时有一定的疗效及明显的优势，开发治疗急性支气管炎的特效中药制剂有重要意义。本研究发现，芒果苷片对醋酸致小鼠腹腔毛细血管通透性增加、二甲苯致小鼠耳郭肿胀均有明显抑制作用；对内毒素引起的家兔体温升高有明显抑制作用；能增加小鼠和大鼠的痰液排泌量，有祛痰作用；对浓氨水引起的小鼠咳嗽有明显抑制作用。研究结果验证了芒果苷片的抗炎、解热、祛痰、止咳等药理作用，为芒果苷片治疗急性支气管炎引起的咳嗽、咳痰、发热等症状提供了实验依据。

参考文献

[1] 邓家刚，曾春晖. 芒果叶及芒果苷 30 年研究概况. 广西中医药大学学报，2006，6(2)：44 - 49.
[2] 邓家刚，郑作文，曾春晖. 芒果苷的药效学实验研究. 中医药学刊，2002，20(6)：802.
[3] 邓家刚，杨柯，郑作文，等. 芒果苷在鸭体内抑制鸭乙型肝炎病毒感染的实验研究. 广西中医药大学学报，2007，10(1)：1.
[4] 邓家刚，杨柯，阎莉，等. 芒果苷对免疫抑制小鼠 T 淋巴细胞增殖的影响. 中药药理与临床，2007，23(5)：64.
[5] 邓家刚，郑作文，杨柯. 芒果苷对内毒素致热家兔体温的影响. 中国实验方剂学杂志，2006，12(2)：72.
[6] 徐叔云. 药理实验方法学. 北京：人民卫生出版社，2001.
[7] 阴月，高明哲，袁昌，等. 车前子镇咳祛痰有效成分的实验研究. 辽宁中医杂志，2001，28(7)：443 - 444.

（邓家刚，郑作文，郝二伟，王勤，唐慧勤）

芒果苷片体外抑菌杀虫作用的实验研究

芒果苷片、芒果苷泡腾片、芒果苷口含片均由芒果苷加上适当的辅料制成，芒果苷具有抗氧化、抗细菌、抗炎、抗病毒、免疫调节、抗肿瘤等多种生理活性和药理作用[1]。为验证其抗菌、抗炎作用，探讨以芒果苷为原料的片剂的抑菌、杀虫效果，以及为进一步开发以芒果苷为原料的抗菌、抗炎、杀虫新药提供实验依据，作者对芒果苷片、芒果苷泡腾片分别进行了体外抑菌实验；对芒果苷泡腾片、芒果苷口含片进行了体外杀虫实验研究。现报道如下。

1 材料

1.1 药物

芒果苷片、芒果苷泡腾片、芒果苷口含片，由广西中医药大学药学院制剂工程中心提供。

1.2 菌株来源

金黄色葡萄球菌敏感株、大肠埃希菌、铜绿假单胞菌、白色念珠菌、乙型溶血性链球菌，由中国药品生物制品检定所提供。

1.3 阴道毛滴虫来源

毛滴虫虫株来自广西中医药大学第一附属医院仁爱分院门诊滴虫性阴道炎患者。

2 方法与结果

2.1 芒果苷片、芒果苷泡腾片、芒果苷口含片制备方法

2.1.1 芒果苷片

取适量芒果苷，加上适量的乳糖、羟丙纤维素等辅料，混匀，湿法制粒，压片，制成含芒果苷 0.2g/片规格的芒果苷片；相同方法制备不加芒果苷的同规格空白片。

2.1.2 芒果苷泡腾片

取适量芒果苷，加上适量的碳酸氢钠、柠檬酸及其他辅料，混匀，干法制粒，压片，制成含芒果苷 0.2g/片的芒果苷泡腾片；相同方法制备不加芒果苷的同规格空白片。

2.1.3 芒果苷口含片

取适量芒果苷，加上适量的乳糖、葡萄糖，混匀，湿法制粒，压片，制成含芒果苷 0.2g/片规格的芒果苷口含片；相同方法制备不加芒果苷的同规格空白片。

2.2 体外抗菌试验（药物敏感性试验）[2]

2.2.1 菌液的制备

取各菌 37℃、24h 纯培养物，用无菌肉汤或盐水配制，调整菌液浓度至 0.5 麦氏单

位，备用。

2.2.2 含药培养基的制备

将待测的芒果苷片、芒果苷泡腾片，分别用无菌肉汤进行倍比稀释，稀释成若干个浓度药液。按无菌操作要求，分别吸取稀释液与已融化并冷却至50℃左右的普通营养琼脂培养基，均匀混合，制成不同含药浓度的平板（培养基厚度为4mm，24h内应用），并设加空白片的培养基作阴性对照实验。

2.2.3 接种

用定量接种环（φ2mm）把等量细菌接种到上述各平板上，置37℃培养箱培养24h。

2.2.4 结果

对照组（含相同剂量辅料，不含芒果苷）平板上的细菌生长良好，芒果苷片、芒果苷泡腾片对大肠埃希菌、金黄色葡萄球菌、铜绿假单胞菌、白色念珠菌、乙型溶血性链球菌的最低抑菌浓度结果见表3-4-16。

表3-4-16 芒果苷片、芒果苷泡腾片对细菌的最低抑菌浓度（MIC）（mg/ml）

菌株	芒果苷片 MIC	芒果苷泡腾片 MIC
金黄色葡萄球菌敏感株（26003）	10.24	1.563
大肠埃希菌（44102）	>83.33	12.500
铜绿假单胞菌（10104）	>83.33	6.250
白色念珠菌（98001）	>83.33	25.000
乙型溶血性链球菌（32210）	>83.33	25.000

由表3-4-16可知，芒果苷泡腾片对金黄色葡萄球菌、大肠埃希菌、铜绿假单胞菌、白色念珠菌、乙型溶血性链球菌有一定抑菌作用；芒果苷片在测定浓度内则几乎无抑菌作用。

2.3 体外杀灭阴道毛滴虫、口腔毛滴虫的试验

2.3.1 虫株培养

采用肝胰糖培养基培养传代，收集传代后第3天运动活泼的虫体，调整浓度至1.0×10^6/ml。

2.3.2 杀虫试验

各管加入100μl浓集虫体的液体（含虫约50000个），然后分别加入试样，再以肝胰糖培养液调整浓度，使用于对阴道毛滴虫的杀灭作用观察的2组试管（每组6支）中含芒果苷的浓度分别为40、20、10、5、2.5、1.25mg/ml；使用于对口腔毛滴虫的杀灭作用观察的4支试管内分别含芒果苷的浓度分别为100、50、25、12.5mg/ml及1支对照试管内含甲硝唑的浓度为100μg/ml，设空白对照组；置培养试管于37℃温箱中培养。用药后12h内每隔1h观察1次，至24h时再观察1次。

2.3.3 杀虫结果分级标准

"-"表示整张装片滴虫全部死亡，"+"表示整张装片中发现1~2个活虫（放大

100 倍观察),"＋＋"表示每个视野 1~2 个滴虫（放大 400 倍观察),"＋＋＋"表示每个视野 3 个滴虫以上（放大 400 倍观察)。结果见表 3 - 4 - 17 ~ 表 3 - 4 - 19。

表 3 - 4 - 17　芒果苷口含片对阴道毛滴虫的杀灭作用结果

浓度 C /(mg/ml)	不同时间段杀虫效果					
	2h	4h	6h	8h	12h	24h
40.00	＋＋＋	＋＋＋	＋＋＋	＋＋	＋＋	－
20.00	＋＋＋	＋＋＋	＋＋＋	＋＋＋	＋＋＋	＋
10.00	＋＋＋	＋＋＋	＋＋＋	＋＋＋	＋＋＋	＋
5.00	＋＋＋	＋＋＋	＋＋＋	＋＋＋	＋＋＋	＋＋＋
2.50	＋＋＋	＋＋＋	＋＋＋	＋＋＋	＋＋＋	＋＋＋
1.25	＋＋＋	＋＋＋	＋＋＋	＋＋＋	＋＋＋	＋＋＋
空白对照	＋＋＋	＋＋＋	＋＋＋	＋＋＋	＋＋＋	＋＋＋

表 3 - 4 - 18　芒果苷泡腾片对阴道毛滴虫的杀灭作用结果

浓度 C /(mg/ml)	不同时间段杀虫效果					
	2h	4h	6h	8h	12h	24h
40.00	＋＋＋	＋＋＋	＋＋	－		
20.00	＋＋＋	＋＋＋	＋＋	－		
10.00	＋＋＋	＋＋＋	＋＋	＋	＋	＋
5.00	＋＋＋	＋＋	＋＋	＋＋	＋＋	＋＋
2.50	＋＋＋	＋＋	＋＋	＋＋	＋＋	＋＋
1.25	＋＋＋	＋＋＋	＋＋＋	＋＋＋	＋＋＋	＋＋＋
空白对照	＋＋＋	＋＋＋	＋＋＋	＋＋＋	＋＋＋	＋＋＋

表 3 - 4 - 19　芒果苷口含片对口腔毛滴虫的杀灭作用结果

浓度 C /(mg/ml)	不同时间段杀虫效果					
	2h	4h	6h	8h	12h	24h
100.0	＋＋＋	＋＋＋	＋＋＋	＋＋＋	＋＋＋	＋＋＋
50.0	＋＋＋	＋＋＋	＋＋＋	＋＋＋	＋＋＋	＋＋＋
25.0	＋＋＋	＋＋＋	＋＋＋	＋＋＋	＋＋＋	＋＋＋
12.5	＋＋＋	＋＋＋	＋＋＋	＋＋＋	＋＋＋	＋＋＋
甲硝唑 (100μg/ml)	＋＋＋	＋	－	－	－	－
空白对照	＋＋＋	＋＋＋	＋＋＋	＋＋＋	＋＋＋	＋＋＋

由表 3 – 4 – 17 ~ 表 3 – 4 – 19 结果得知：芒果苷口含片对阴道毛滴虫在本实验浓度范围 1. 25 ~ 40mg/ml 内对阴道毛滴虫无效；芒果苷口含片在本实验浓度范围 12. 5 ~ 100mg/ml 内对口腔毛滴虫也无效；芒果苷泡腾片在本实验浓度范围 1. 25 ~ 40mg/ml 内对阴道毛滴虫有一定的杀灭效果，但不显著，相同条件下，甲硝唑（100μg/ml）对口腔毛滴虫则有显著杀灭效果。

3　讨论

芒果苷泡腾片对金黄色葡萄球菌、大肠埃希菌、铜绿假单胞菌、白色念珠菌、乙型溶血性链球菌有一定抑菌作用；芒果苷泡腾片在实验浓度范围 1. 25 ~ 40mg/ml 内对阴道毛滴虫有一定的杀灭效果，但不显著。表明芒果苷泡腾片有一定抑菌、杀虫效果，可为该剂型用于临床抗菌、杀虫提供借鉴。

芒果苷片在测定浓度内则几乎无抑菌作用；芒果苷口含片对阴道毛滴虫在本实验浓度范围 1. 25 ~ 40mg/ml 内对阴道毛滴虫无效；芒果苷口含片在本实验浓度范围 12. 5 ~ 100mg/ml 内对口腔毛滴虫也无效。故芒果苷片、芒果苷口含片是否适用于临床抗菌、杀虫有待进一步研究。

妇科常见病如外阴炎、阴道炎、宫颈炎、附件炎及子宫内膜炎通常都是由白色念珠菌、金黄色葡萄球菌、大肠埃希菌、铜绿假单胞菌、阴道毛滴虫等引起的，通过本实验，分别考察了以芒果苷为原料制成的芒果苷片、芒果苷泡腾片的抑菌效果及芒果苷泡腾片、芒果苷口含片的杀虫效果；一方面验证并探讨了该剂型的抑菌、杀虫效果，同时也为下一步开发以芒果苷为原料的其他剂型提供了参照。

参考文献

[1] 黄潇，彭志刚. 芒果苷药理作用研究概况. 中国药师，2007，10（1）：73.
[2] 陈奇. 中药药理实验方法学. 北京：人民卫生出版社，1993：261，269.

（王志萍，邓家刚，谭珍媛）

芒果叶总苷片的主要药效学研究

芒果叶系漆树科植物芒果的干燥叶，性味酸、甘、凉，平，具有行气疏滞、祛瘀积的功能，用于热滞腹痛，气胀，小儿疳积，消渴等病证[1]，民间用于治疗咳嗽，临床证明对支气管炎所致咳嗽、咳痰有效，并有一定的平喘作用[2]。芒果叶是生产芒果止咳片的主要原料[3]。作者首次从芒果叶提取芒果总苷，制成芒果叶总苷片，采用多种动物模型，对芒果叶总苷片的镇咳、祛痰、平喘、抗炎等主要功效进行药效学研究。

1 实验材料

1.1 动物

NIH 种小鼠，由广西中医药研究所动物室提供；白毛豚鼠，市售。

1.2 药品与试剂

咳特灵，广州市香雪制药股份有限公司，批号 20020102；氨茶碱，湖南制药有限公司，批号 020302 − 5；阿司匹林，广西南宁百会药业集团有限公司，批号 20020102；氯化乙酰胆碱，上海三爱思试剂有限公司，批号 2002002。

1.3 统计学方法

采用组间 t 检验。

2 方法与结果

2.1 小鼠浓氨水气雾引咳实验[4]

取体重 18 ~ 22g 小鼠，按氨水引咳法进行预实验，选取有收缩腹部并张口的小鼠供实验。供实验小鼠 40 只，雌雄各半，体重 18 ~ 22g，随机分成 4 组，按表 3 − 4 − 20 所示药物及剂量灌胃，每天 1 次，连续 7 天，给药容积均为 20ml/kg，末次给药 1h 后按氨水引咳法将小鼠置于 4L 玻璃罩内，用 25% 的氢氧化铵于超声雾化器恒压喷雾 10s，立即取出小鼠，以小鼠收缩腹部并张口为咳嗽指标，记录咳嗽潜伏期和 2min 的咳嗽次数。结果表明，芒果叶总苷片 2 个剂量组均能显著延长小鼠氨水致咳的潜伏期，高剂量组还能明显减少 2min 咳嗽次数（见表 3 − 4 − 20）。

表 3 − 4 − 20　芒果叶总苷片对氨水引起的小鼠咳嗽反应的影响（$\bar{x} \pm s$，$n = 10$）

组别	剂量/(g/kg)	咳嗽潜伏期/s	咳嗽次数
芒果叶总苷片	12.60	57.1 ± 43.8*	5.5 ± 5.0**
芒果叶总苷片	6.30	47.1 ± 37.2	7.5 ± 6.5**
咳特灵	0.65	77.4 ± 44.6**	4.9 ± 5.3**
蒸馏水		22.6 ± 8.2	17.4 ± 7.7

注：与蒸馏水组比较，*$P < 0.05$，**$P < 0.001$。

2.2 小鼠气管段酚红实验[5]

取体重 25 ~ 28g 小鼠 40 只，雌雄各半，随机分成 4 组，分组、给药剂量和方法同 2.1 实验，末次给药后 30min 每鼠腹腔注射 2% 酚红溶液 0.5ml，腹腔注射 30min 后处死动物，分离气管，剪下自甲状软骨下至气管分支处的气管，放入盛装有 2ml 生理盐水的试管中浸泡 1h，再加 0.1ml 氢氧化钠溶液（1mol/L），混匀离心，取上清液，于 546nm 处测定吸光度。结果表明，芒果叶总苷片高剂量组能显著促进小鼠气管排泌酚红量（见表 3 − 4 − 21）。

表 3 - 4 - 21　芒果叶总苷片对小鼠气管段酚红排泌量的影响 ($\bar{x} \pm s$, $n = 10$)

组别	剂量/(g/kg)	吸光度
芒果叶总苷片	12.60	0.308 ± 0.074**
芒果叶总苷片	6.30	0.258 ± 0.081
咳特灵	0.65	0.287 ± 0.077*
蒸馏水		0.212 ± 0.068

注：与蒸馏水组比较，* $P < 0.05$，** $P < 0.001$。

2.3　豚鼠喷雾致喘实验[6]

将体重 150 ~ 200g 豚鼠置于 4L 玻璃罩内，用 0.4% 的磷酸组胺和 2% 氯化乙酰胆碱 1:1 混合液，通过超声雾化器恒压喷雾 4s，选取潜伏期在 2min 内出现 Ⅳ 级哮喘反应（即呼吸困难和抽搐跌倒）的合格豚鼠 40 只，雌雄各半，体重 150 ~ 200g，随机分成 4 组，按表 3 - 4 - 22 所示药物及剂量灌胃给药，每天 1 次，连续 7 天，给药容积均为 20ml/kg。末次给药 1h 后按上法喷雾致喘，记录出现 Ⅳ 级哮喘反应的潜伏期。结果表明，芒果叶总苷片 2 个剂量组均能显著延长豚鼠哮喘的潜伏期（见表 3 - 4 - 22）。

表 3 - 4 - 22　芒果叶总苷片的平喘实验 ($\bar{x} \pm s$, $n = 10$)

组别	剂量/(g/kg)	潜伏期/s
芒果叶总苷片	12.60	88.1 ± 35.0*
芒果叶总苷片	6.30	77.9 ± 41.5*
咳特灵	0.15	111.7 ± 26.2**
蒸馏水		46.2 ± 27.2

注：与蒸馏水组比较，* $P < 0.05$，** $P < 0.001$。

2.4　小鼠巴豆油所致耳肿胀实验[4]

取体重 18 ~ 22g 小鼠 40 只，雌雄各半，随机分成 4 组，按表 3 - 4 - 23 所示药物和剂量灌胃给药，每天 1 次，连续 7 天，给药容积均为 20ml/kg。末次给药 45min，将 50L 巴豆油合剂（2% 巴豆油、20% 乙醇、78% 乙醚）涂于右耳郭，3h 后处死动物，剪下左右耳郭，用 8mm 直径的打孔器，于同一部位取下耳片称重，左右重量的差为肿胀度。结果表明，芒果叶总苷片高剂量组能显著抑制巴豆油所致的小鼠耳郭肿胀（见表 3 - 4 - 23）。

表 3 - 4 - 23　芒果叶总苷片对小鼠巴豆油所致小鼠耳肿胀的影响 ($\bar{x} \pm s$, $n = 10$)

组别	剂量/(g/kg)	耳郭肿胀度/mg
芒果叶总苷片	12.60	12.9 ± 4.7*
芒果叶总苷片	6.30	14.8 ± 4.9
阿司匹林	0.15	11.4 ± 3.2**
蒸馏水		17 ± 3.7

注：与蒸馏水组比较，* $P < 0.05$，** $P < 0.001$。

2.5　急性毒性试验[7]

取体重 18 ~ 22g 小鼠 30 只，雌雄各半，禁食 12h，灌胃给芒果叶总苷片进行初步毒性试验，掌握 100% ~ 0% 动物死亡的剂量范围。另取小鼠 30 只，雌雄各半，体重 18 ~ 22g，均分为 3 组，禁食 12h，分别灌胃芒果叶总苷片 540、432、346g/kg（0.3ml/10g），观察 7 天，给药后约 30min 动物出现活动减少，进而出现昏睡，发绀，呼吸衰竭而死亡，经解剖，未见明显器质性病变。死亡时间均在 24h 内，死亡率分别为 90%，60% 和 10%。用简化机率法[5]进行计算，LD_{50} 为 426g/kg，95% 可信区间为 468 ~ 387g/kg。

3　讨论

咳嗽、平喘伴喘息，为慢性支气管炎的 3 大症状，本实验证明芒果叶总苷片在整体动物实验中具有镇咳、祛痰、平喘的作用，表明芒果叶治疗慢性支气管炎是有其药理学基础的，这为芒果总苷片用于治疗咳嗽、气喘、多痰提供了科学依据，至于芒果叶总苷片在镇咳、祛痰、平喘的药理作用机制，作者拟进一步探讨。

参考文献

［1］广西壮族自治区卫生厅. 广西中药材标准. 南宁：广西科学技术出版社，1992：54.

［2］陆存蕴. 治疗慢性支气管炎药物芒果苷鉴定会报道. 医药工业，1976（1）：51.

［3］中华人民共和国药品标准. 中药成方制剂：17 册. 1998：50.

［4］钟正贤，周桂芬. 广西前胡总苷片的药理研究. 中草药，1998，29（9）：618.

［5］陈奇. 中药药理研究方法学. 北京：人民卫生出版社，1993：642.

［6］李美珠，钟伟新. 益气平喘丸的药理研究. 中成药，1993，14（11）：28.

［7］中华人民共和国卫生部药政管理局. 中药新药研究指南（药学、药理学、毒理学）. 1994：203.

（王乃平，邓家刚，黄海滨，李学坚）

芒果苷滴丸对大鼠慢性肝损伤的保护作用

芒果苷是漆树科植物芒果叶的主要有效成分，含量达 6.9%[1]。虽然成海龙等[2]报道芒果苷具有抗肝损伤作用，能明显降低对乙酰氨基酚、四氯化碳和 D - 氨基半乳糖所致的 3 种肝损伤模型大鼠血清的 AST、ALT 水平；但芒果苷滴丸（MDP）对大鼠慢性肝损伤的保护作用及其机制如何，至今还未见报道。本实验采用 CCl_4 诱导大鼠造成慢性肝损伤模型，研究 MDP 对大鼠慢性肝损伤的保护作用及其机制。

1　材料

1.1　药品与试剂

1.1.1　药品

受试药品：MDP，广西中医药大学抗病毒药物药效筛选中心研制，批号20060713。基质：聚乙二醇4000、聚乙二醇6000，广东汕头市西陇化工厂生产，批号0508032。阳性对照药：联苯双酯（BPD），广州星群（药业）股份有限公司生产，批号DF40075。

1.1.2　试剂

四氯化碳（CCl₄）（分析纯），广东汕头市西陇化工厂生产，批号0607272；丙氨酸转氨酶（ALT）测定试剂盒（批号20061108），天冬氨酸转氨酶（AST）测定试剂盒（批号2001108），超氧化物歧化酶（SOD）测定试剂盒（批号20061121），丙二醛（MDA）测定试剂盒（批号20061121），谷胱甘肽（GSH-Px）测定试剂盒（批号20061120），总蛋白（TP）测定试剂盒（批号20061128），白蛋白（ALB）测定试剂盒（批号20061127），羟脯氨酸（Hyp）测定试剂盒（批号20061127）等由南京建成生物工程研究所提供；透明质酸（HA）放射免疫分析试剂盒，天津九鼎医学生物工程有限公司；三型前胶原（PCⅢ）放射免疫分析试剂盒，上海海研医学生物技术有限公司；Rabbit anti-TGF-β1 福州迈新生物技术开发有限公司，武汉博士德，BAO290。

1.2　仪器

BP211D 万分之一电子天平，德国赛多利斯公司；微量加样器，德国；YKH-I液体快速混合器，江西医疗器械厂；JY92-2D超声细胞粉碎机，宁波新芝科器研究所；LG-16-W型离心机，北京医用离心机厂；高速低温离心机，德国 Biofuge Stouctos；CHEM-300型半自动生化分析仪，德国 Bio-Asia 公司；Agilent8453 紫外可见分光光度计，美国。HM355S型全自动切片机，德国美康；PM-10型显微摄影仪，日本 Olympus。

1.3　动物

SPF级SD大鼠，体重180～220g，广西药品检验所实验动物中心提供，许可证号：SCXK（桂）2003-0001。

2　方法与结果

2.1　MDP抗慢性肝损伤作用及机制研究

2.1.1　分组

选用SD大鼠140只，雌雄各半，体重（200±20）g，将动物随机分为7组，每组20只，即空白对照组（A），基质对照组（阴性对照组）（B），CCl₄模型组（C），联苯双酯组（BPD）（50mg/kg）（D），MDP高（E）、中（F）、低（G）剂量组。

2.1.2　造模与给药

A、B组为空白组，C、D、E、F、G组造模。将CCl₄与精花生油按2∶3比例配成40% CCl₄油剂用于造模，除了空白组和基质组外，其余5组大鼠均皮下注射3ml/kg 40%

CCl_4 油剂,每周两次(首次 5ml/kg),空白组和基质组同时注射 3ml/kg 的花生油,共 60 天。给药剂量根据 LD50 或者最大耐受量的测定结果,结合其临床用药量按体表面积折算,按体重 20ml/kg 剂量每天灌胃 1 次,每周称重 2 次,按实际体重调整给药与造模剂量,A、B、C 组给予同等剂量的蒸馏水,D、E、F、G 组分别给予 BPD(50mg/kg)、MDP 高(140mg/kg)、中(70mg/kg)、低(35mg/kg)剂量。于第 6、8 周随机取空白组和模型组各几只大鼠,处死,取肝脏做病理切片,如果造模成功,则进行标本采集,如果造模不成功,则继续延长造模时间,直到造模成功为止。

2.1.3 标本采集

A、B、C、D、E、F、G 各组动物于第 8 周末时,共 60 天,禁食不禁水 12h,蛙板固定大鼠,股动脉放血取血,分离血清。采血后处死,解剖,取肝大叶,4% 多聚甲醛固定,免疫组化观察 TGF – β1 表达,另取肝脏左叶相同部位组织 l 块,4% 多聚甲醛固定,按常规方法制备切片,在光镜下进行病理学检查。

2.1.4 检测指标及方法

①血清生化学检查:采用赖氏法检测血清 ALT、AST 活性;考马斯亮蓝法和溴甲酚绿比色法测血清 TP、ALB 含量;Jamall 法测血清中 Hyp 含量;放射免疫法测定血清中 HA、PCⅢP含量。②肝脏组织生化检查:取新鲜肝左叶,用 4% 多聚甲醛溶液固定,制作病理石蜡切片,作 HE 染色和 Masson 染色,于显微镜下观察肝组织结构及纤维组织增生情况;按试剂盒说明测肝组织中 SOD、MDA、GSH – Px 等活性。③肝组织 PCⅢP 免疫组化观察:采用 PAP法 DAB 显色,表达程度应用 HPIAAS 2000 彩色医学图像分析仪检测,对各组切片随机选取 10 个视野测量 PCⅢP 的吸光度,取其平均值作为该切片的平均吸光度(MOD)。④肝组织 TGF – β1 表达量的变化:采用酶联免疫吸附试验(ELISA 法);根据试剂盒说明书进行操作。

2.2 统计学方法

各组数据以 $\bar{x} \pm s$ 表示,进行组间方差分析。

2.3 MDP 对大鼠 CCl_4 慢性肝损伤血清中 ALT、AST 的影响

见表 3 – 4 – 24。空白组与基质组差异无显著性($P > 0.05$);说明辅料基质对实验无影响。模型组血清 ALT、AST 水平显著升高。与空白组相比较,$P < 0.01$,说明模型建立成功;与模型组比较,MDP 高、中、低剂量组均能不同程度地降低大鼠血清中升高的 ALT、AST 活性($P < 0.01$ 或 $P < 0.05$)。说明 MDP 对慢性肝损伤大鼠肝脏有一定的保护作用。

表 3 – 4 – 24　MDP 对大鼠 CCl_4 慢性肝损伤血清中 ALT、AST 的影响（$\bar{x} \pm s$）

组别	n	剂量/(g/kg)	ALT/(U/L)	AST(U/L)
空白组	14	—	41.20 ± 13.19**	43.82 ± 17.34**
基质组	14	0.56	20.70 ± 13.89#	43.16 ± 14.02#
模型组	14	—	384.30 ± 90.34	327.42 ± 155.95
BPD 组	14	0.05	99.32 ± 27.04**	89.85 ± 20.75**
MDP 高剂量	14	0.140	215.48 ± 90.27**	219.70 ± 75.55**
MDP 中剂量	14	0.070	250.42 ± 123.04**	241.81 ± 86.60**
MDP 低剂量	14	0.035	280.77 ± 128.04*	268.60 ± 76.69*

注:与空白组比较,#$P > 0.05$;与模型组比较,*$P < 0.05$,**$P < 0.01$。

2.4 MDP 对慢性肝损伤大鼠肝匀浆 SOD、GSH-Px 活性、MDA 含量的影响

见表 3-4-25。空白组与基质组比较 $P > 0.05$，说明辅料基质对实验无影响。模型组肝匀浆 MDA 含量极显著升高，同时 SOD、GSH-Px 水平降低，与空白组比较，$P < 0.01$。与模型组比较，MDP 高、中、低剂量组均能不同程度地降低大鼠肝匀浆 MDA 的含量及明显升高小鼠肝匀浆 SOD、GSH-Px 活性（$P < 0.01$ 或 $P < 0.05$）。提示 MDP 能降低慢性肝损伤大鼠肝匀浆 MDA 含量，并能使降低的肝匀浆 SOD、GSH-Px 活性升高。

表 3-4-25 MDP 对大鼠 CCl_4 慢性肝损伤肝组织匀浆中 SOD、GSH-Px 活性、MDA 含量的影响 （$\bar{x} \pm s$）

组别	n	剂量/(g/kg)	MDA/(nmol/ml)	SOD/(u/mgprot)	GSH-Px/(u/mgprot)
空白组	14	—	$7.09 \pm 1.04^{**}$	$85.24 \pm 7.08^{**}$	$101.07 \pm 5.47^{**}$
基质组	14	0.56	$7.12 \pm 1.10^{\#}$	$85.49 \pm 6.05^{\#}$	$103.27 \pm 7.94^{\#}$
模型组	14	—	$16.41 \pm 1.47^{**}$	$66.93 \pm 5.87^{**}$	$68.27 \pm 20.20^{**}$
BPD 组	14	0.05	$11.32 \pm 1.75^{**}$	$81.52 \pm 6.40^{**}$	$92.58 \pm 10.01^{**}$
MDP 高剂量	14	0.140	$12.45 \pm 2.24^{**}$	$76.53 \pm 6.24^{**}$	$88.90 \pm 11.61^{**}$
MDP 中剂量	14	0.070	$13.19 \pm 1.78^{**}$	$74.65 \pm 6.92^{**}$	$86.48 \pm 10.74^{**}$
MDP 低剂量	14	0.035	$12.93 \pm 1.77^{*}$	$71.12 \pm 4.24^{*}$	$84.40 \pm 12.92^{*}$

注：与空白组比较，$^{\#}P > 0.05$；与模型组比较，$^{*}P < 0.05$，$^{**}P < 0.01$。

2.5 MDP 对大鼠 CCl_4 慢性肝损伤血清中 ALB、TP、A/G 的影响

与空白组比较，模型组血清中 TP、ALB 明显降低，A/G 比值倒置；与模型组比较，MDP 高、中、低剂量组均能不同程度地升高 TP、ALB 含量和 A/G 比值（$P < 0.01$ 或 $P < 0.05$）。见表 3-4-26。

表 3-4-26 MDP 对大鼠 CCl_4 慢性肝损伤血清中 ALB、TP、A/G 的影响 （$\bar{x} \pm s$）

组别	n	剂量/(g/kg)	ALB/(g/L)	TP/(g/L)	A/G
空白组	14	—	$42.28 \pm 1.70^{**}$	$84.44 \pm 3.84^{**}$	$1.010 \pm 0.1019^{**}$
基质组	14	0.56	$42.15 \pm 2.18^{\#}$	$83.63 \pm 3.89^{\#}$	$1.024 \pm 0.1156^{\#}$
模型组	14	—	32.34 ± 2.81	76.03 ± 3.53	0.747 ± 0.1021
BPD 组	14	0.05	$39.17 \pm 1.76^{**}$	$82.44 \pm 3.32^{**}$	$0.912 \pm 0.1018^{**}$
MDP 高剂量	14	0.140	$36.58 \pm 1.62^{**}$	$79.74 \pm 3.38^{**}$	$0.855 \pm 0.0997^{**}$
MDP 中剂量	14	0.070	$36.02 \pm 1.43^{**}$	$79.26 \pm 2.40^{**}$	$0.835 \pm 0.0546^{**}$
MDP 低剂量	14	0.035	$34.73 \pm 1.92^{*}$	$77.49 \pm 3.05^{*}$	$0.818 \pm 0.0938^{*}$

注：与空白组比较，$^{\#}P > 0.05$；与模型组比较，$^{*}P < 0.05$，$^{**}P < 0.01$。

2.6 MDP 对慢性肝损伤大鼠肝纤维化血清学指标 HA、PCⅢP、Hyp 的影响

模型组血清学指标 HA、PCⅢP、Hyp 含量显著增加，与空白组比较 $P < 0.01$；与模型

组比较，MDP 高、中、低剂量组均能不同程度地降低 HA、PCⅢP、Hyp 的含量（$P < 0.01$ 或 $P < 0.05$）。见表 3 - 4 - 27。

表 3 - 4 - 27　MDP 对大鼠 CCl_4 慢性肝损伤血清中 HA、Hyp、PCⅢP 的影响

组别	n	剂量/（g/kg）	HA/（ng/ml）	Hyp/（mmol/L）	PCⅢP/（ng/ml）
空白组	14	—	220. 38 ± 16. 95**	12. 00 ± 3. 53**	2. 74 ± 0. 30**
基质组	14	0. 56	220. 20 ± 18. 86#	11. 75 ± 3. 71#	2. 78 ± 0. 35#
模型组	14	—	437. 92 ± 46. 56	27. 54 ± 10. 72	14. 35 ± 1. 17
BPD 组	14	0. 05	318. 02 ± 30. 09**	14. 70 ± 9. 60**	11. 64 ± 0. 94**
MDP 高剂量	14	0. 140	357. 57 ± 33. 06**	15. 65 ± 8. 89**	12. 22 ± 1. 39**
MDP 中剂量	14	0. 070	374. 27 ± 33. 06**	16. 80 ± 9. 23**	12. 80 ± 1. 46**
MDP 低剂量	14	0. 035	401. 27 ± 26. 35*	19. 95 ± 8. 01*	13. 07 ± 1. 59*

注：与空白组比较，#$P > 0.05$；与模型组比较，*$P < 0.05$，**$P < 0.01$。

2.7　对慢性肝损伤大鼠肝组织 TGF - β1 表达的影响

肝组织切片免疫组织化学染色结果显示：TGF - β1 蛋白在慢性肝损伤大鼠肝组织中广泛分布，尤集中于肝脏汇管区和增生的胶原间质，着色呈均匀的浅棕色至深棕色。正常大鼠肝组织可见少量的 TGF - β1 蛋白表达，BPD 组、MDP 高、中剂量组 TGF - β1 蛋白明显高于空白组而低于模型组。见图 3 - 4 - 1。

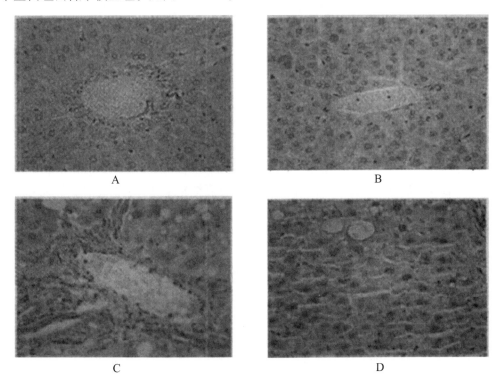

A   B

C   D

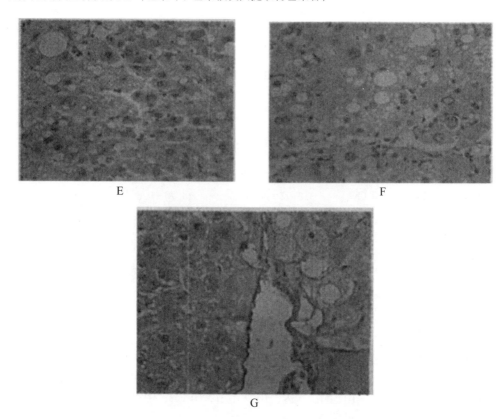

图 3 – 4 – 1　MDP 对慢性肝损伤大鼠肝组织 TGF – β1 表达的影响 （×40）
A. 空白组；B. 基质组；C. 模型组；D. BPD 组；E. MDP 高剂量组；F. MDP 中剂量组；G. MDP 低剂量组

2.8　大鼠肝脏病理组织学检查结果

大鼠肝组织病理形态学观察结果显示，空白组、基质组肝小叶结构正常，无明显细胞水肿、脂肪变性、坏死；肝小叶内及汇管区无炎症细胞浸润、无纤维结缔组织增生。模型组肝小叶正常结构破坏，肝细胞排列紊乱，肝细胞弥漫性水肿、脂肪变性伴有肝细胞气球样变、以肝小叶中央区病变严重；小区出现肝细胞片状坏死伴多量炎症细胞浸润，汇管区大量炎症细胞浸润及明显纤维结缔组织增生并分割肝小叶。BPD 组、MDP 高、中剂量组病变程度明显减轻，镜下见肝小叶结构存在，部分肝细胞水肿、脂肪变性，坏死轻微，汇管区少量炎症细胞浸润，少量纤维结缔组织增生。MDP 低剂量组镜下见肝小叶结构紊乱，肝细胞片状、水肿、脂肪变性伴有灶状坏死，坏死区及汇管区炎症细胞浸润伴有纤维结缔组织，并部分分割肝小叶。

3　讨论

CCl_4慢性肝损伤模型是研究抗肝炎药物保肝作用的一个常用的动物模型。CCl_4在肝微粒体细胞色素 P450 酶激活下产生活性自由基 CCl_3，CCl_3可进一步与氧反应，形成具有更强反应活性自由基 CCl_3O，这些自由基可与肝细胞内大分子发生共价结合，也可与肝细胞膜不饱和脂肪酸发生脂质过氧化，损伤肝细胞膜的结构和功能，使膜通透性升高，导致细胞肿胀坏死[3,4]；炎症激活肝脏内库普弗细胞、内皮细胞等，从而释放多种细胞因子，细胞因子进一步激活静息的星状细胞（HSC）使之转化为肌成纤维样细胞（MFBLC），MF-BLC 过度增殖，同时大量合成各种细胞外基质（ECM），ECM 过度沉积而导致肝纤维化[5]。大量研究表明，多种因子在肝纤维化的发生发展中起重要作用，其中 TGF－β1 起关键作用[6]。

本实验结果表明：MDP 能显著降低 CCl_4 所致大鼠慢性肝损血清中 ALT、AST、HA、PⅢP、Hyp 含量；升高血清中 ALB、TP 含量；提高肝组织中 SOD、GSH－Px 的活性，并能降低 MDA 的含量；免疫组化结果表明 MDP 能抑制 TGF－β1 表达；病理结果显示 MDP 能减轻慢性肝损伤的损伤程度。提示 MDP 对慢性肝损伤大鼠具有显著保护作用，其作用机制可能与抗脂质过氧化和肝组织转化生长因子 TGF－β1 的表达有关。

参考文献

［1］《全国中草药汇编》编写组. 全国中草药汇编（下册）. 北京：人民卫生出版社，1983.

［2］成海龙，李玉华，卞庆亚. 芒果苷对实验性肝损伤大鼠酶及形态变化影响的研究. 中国实验动物学杂志，1999（1）：24.

［3］Kalf FG，Past GB. Sewent toxicology recent advances in the toxicology of benzene，the glycol ethers and carbon tetrachloride. Ann Rev Pharmocol Toxicol，1987，27：379.

［4］陈琼仁. 自由基与肝损伤//郑荣梁. 自由基生命科学进展：第一集. 北京：中国原子能出版社，1993：14.

［5］Alcolado R，Arthur MJ，Iredale JP. Pathogenesis of liver fibrosis. Clin Sci-Colch，1997，92（2）：103－112.

［6］刘芳，刘金星. 转化生长因子－β1 在肝纤维化中的作用. 世界华人消化杂志，2002，8（1）：86.

（黄小鸥，邓家刚，陈壮）

芒果苷滴丸对小鼠实验性肝损伤的保护作用

芒果苷是芒果叶的主要有效成分[1]。据文献报道：芒果苷有明显的平喘止咳、祛痰、保肝利胆、抗病毒、抗菌、抗炎、解热、镇痛、抗肿瘤、抗脂质过氧化、增强免疫、降血糖、降血脂、减肥等多种活性作用。目前国内外对芒果苷的研究重点主要集中在其抗病毒、抗氧化、抗变态反应、抗肿瘤及降血糖等方面。本实验主要研究 MDP 对小鼠实验性肝损伤的保护作用及其机制。

1　材料与方法

1.1　药物与试剂

受试药品：MDP，广西中医药大学抗病毒药物药效筛选中心研制，批号20060713；基质，聚乙二醇 4000、聚乙二醇 6000，广东汕头市西陇化工厂生产，批号：0508032；阳性对照药，联苯双酯（BPD），广州星群（药业）股份有限公司生产，批号 DF40075。

卡介苗（BCG），成都生物制品研究所生产，批号 2006033023 – 3；脂多糖（LPS），美国 Sigma 公司分装；四氯化碳（CCl$_4$）（分析纯），广东汕头市西陇化工厂生产，批号 0607272；D – 氨基半乳糖盐酸盐，启东市久丰工贸有限公司，批号 20040610；ALT、AST、SOD、MDA、GSH – Px 测定试剂盒由南京建成生物工程研究所提供。

1.2 仪器

万分之一电子天平，德国赛多利斯公司生产，型号 BP211D；微量加样器，德国；液体快速混合器，江西医疗器械厂，型号 YKH – I；超声细胞粉碎机，宁波新芝科器研究所，型号 JY92 – 2D；LG – 16 – W 型离心机，北京医用离心机厂；高速低温离心机，德国 Biofuge Stoucctos；CHEM – 300 型半自动生化分析仪，德国 Bio-Asia 公司生产；Agilent8453 紫外可见分光光度计，美国；切片机，德国美康 HM355S 型全自动切片机；摄影仪：O-LYMPUS PM – 10 型显微摄影仪。

1.3 动物

SPF 级昆明小鼠，体重（20 ± 2）g，广西药品检验所实验动物中心提供，许可证号：SCXK 桂 2003 – 0001；SPF 级昆明小鼠，体重（20 ± 2）g，广西医科大学实验动物中心提供，许可证号：SCXK（桂）2003 – 0003。

1.4 MDP 的最大耐受量试验[2]

取小鼠 20 只，雌雄各半，禁食（供水）12h 后，灌胃 MDP 90g/kg（相当于原药材最大浓度 18g/kg、混悬液），分别按每 10g 体重给予 0.4ml 药液，间隔 6h 给 1 次，共 2 次。每天观察给药后各小鼠外观行为、进食、四肢活动、呼吸、排泄、死亡等情况，每天称重。

1.5 MDP 对 CCl$_4$ 所致急性肝损伤的保护作用[2]

取体重 18～22g 小鼠，共 84 只，雌雄各半，随机分为 7 组，每组 12 只，即空白对照组（正常对照组），基质对照组（阴性对照组），CCl$_4$ 模型组，联苯双酯（BPD，600mg/kg）组，MDP 高、中、低剂量（相当于原料药 200、100、50mg/kg）组，各给药组均灌胃给药，空白对照组、基质对照组和模型组给予溶媒纯净水，每天 1 次，共 12 天。第 12 天除正常对照组、基质对照组注射等体积的花生油外，其余各组腹腔注射含 0.08% CCl$_4$ 的花生油 0.1ml/10g，同时禁食但不禁水，16h 后取血，并检测下列指标：①血清中 ALT、AST，肝组织匀浆中 SOD、MDA、GSH – Px；②取肝组织，10% 福尔马林溶液固定，石蜡包埋切片，常规 HE 染色，观察肝组织病理改变，并进行病理切片评分分析。

1.6 MDP 对 D – GalN 所致小鼠急性肝损伤的保护作用[2]

取体重 18～22g 小鼠，共 84 只，雌雄各半，随机分为 7 组，每组 12 只，即空白对照组，基质对照组（阴性对照组），D – GalN 模型组，BPD（600mg/kg）组，MDP 高、中、低剂量（相当于原料药 200、100、50mg/kg）组，各给药组灌胃给药，正常对照组、基质对照组和模型组给予溶媒纯净水，每天 1 次，共 12 天。第 12 天除正常对照组、基质对照组注射等体积的生理盐水外，其余各组腹腔注射 500mg/kg 的 D – GalN 0.1ml/10g，同时禁食不禁水，16h 后取血，检测指标同 1.5 项下。

1.7 MDP 对 BCG + LPS 所致小鼠急性免疫性肝损伤的保护作用[2]

取昆明种小鼠 84 只，雌雄各半，体重（23 ±2）g，随机分为 7 组，每组 12 只，即正常对照组、基质对照组（阴性对照组），BCC + LPS 模型组、BPD（600mg/kg）组、MDP高、中、低剂量（相当于原料药 200、100、50mg/kg）组。除正常对照组、基质对照组腹腔注射蒸馏水外，其余各组经鼠尾静脉注入 0.2ml（每 1ml 含 1×10^8 活菌）的卡介苗溶液，12 天后经鼠尾静脉注入 LPS（先取少量小鼠作预试验摸出剂量）生理盐水溶液，10h后眼眶静脉取血，收集分离血清，常规分离血清，检测指标同 1.5 项下。

1.8 统计学方法

各组数据以 $\bar{x} \pm s$ 表示，采用 Excel 软件进行组间方差分析。

2 结果

2.1 MDP 的最大耐受量

小鼠外观、行为、进食、四肢活动、呼吸、排泄、死亡等情况均无异常，给药后除了极个别小鼠体重减轻外，其余大多数小鼠体重增长均无异常。MDP 的最大耐受量为 180g/kg，相当于原料药 36g/kg。

2.2 MDP 对 CCl₄ 小鼠急性肝损伤血清 ALT、AST 和肝组织匀浆中 SOD、MDA、GSH – Px 的影响

与空白组相比，模型组血清 ALT、AST 水平显著升高（$P < 0.01$），说明模型建立成功；与模型组比较，BPD 组和 MDP 高、中、低剂量组均能不同程度地降低小鼠血清中升高的 ALT、AST 活性（$P < 0.01$），提示 MDP 各给药组对 CCl₄ 急性肝损伤小鼠肝脏均有一定的保护作用。与模型组比较，BPD 组和 MDP 高、中、低剂量组均能不同程度地降低小鼠肝匀浆 MDA 的含量，同时均能明显升高小鼠肝匀浆 SOD、GSH – Px 活性（$P < 0.01$），提示 MDP 各给药组能减少 CCl₄ 急性肝损伤小鼠肝匀浆 MDA 含量，并能使降低的肝匀浆SOD、GSH – Px 活性升高，说明 MDP 有很好的抗脂质氧化作用，其护肝作用与抗脂质氧化有关。见表 3 – 4 – 28。

表 3 – 4 – 28　MDP 对 CCl₄ 急性肝损伤小鼠血清中 ALT、AST 的影响（$\bar{x} \pm s$，$n = 12$）

组别	剂量 /(g/kg)	ALT /(U/L)	AST /(U/L)	MDA /(nmol/ml)	SOD /(U/mg)	GSH – Px /(U/mg)
空白组	—	39.5 ±5.3	31.5 ±7.8	4.69 ±0.69	55.75 ±8.38	200.19 ±29.11
基质组	0.8	36.3 ±8.4	32.0 ±10.1	4.75 ±0.68	56.41 ±8.33	198.79 ±24.36
模型组	—	153.9 ±38.4#	132.1 ±26.6#	10.26 ±1.01#	38.85 ±5.94#	103.47 ±16.76#
BPD 组	0.6	54.6 ±14.1*	63.7 ±14.0*	6.52 ±1.00*	51.37 ±9.89*	177.98 ±27.94*
MDP 高剂量	0.20	110.1 ±24.2*	99.0 ±22.2*	7.71 ±0.94*	48.61 ±7.77*	146.87 ±22.42*
MDP 中剂量	0.10	114.8 ±24.8*	101.8 ±18.8*	7.96 ±0.99*	47.07 ±6.70*	138.65 ±29.83*
MDP 低剂量	0.05	102.4 ±23.8*	98.3 ±20.3*	8.36 ±1.00*	45.64 ±5.57*	130.69 ±26.68*

注：与空白组比较，#$P < 0.01$；与模型组比较，*$P < 0.01$。

2.3 MDP 对 D - GalN 急性肝损伤小鼠血清 ALT、AST 和肝匀浆 SOD、MDA、GSH - Px 水平的影响

与空白组相比较，模型组血清 ALT、AST 水平显著升高（$P < 0.01$），说明模型建立成功；与模型组比较，BPD 组和 MDP 高、中、低剂量组均能不同程度地降低小鼠血清中升高的 ALT、AST 活性（$P < 0.01$），表明 MDP 各给药组对 D - GalN 急性肝损伤小鼠肝脏均有一定的保护作用。与空白组比较，模型组肝匀浆 MDA 水平极显著升高，同时 SOD、CSH - Px 活性降低（$P < 0.01$）。与模型组比较，BPD 组和 MDP 高、中、低剂量组均能不同程度地降低小鼠肝匀浆 MDA 的水平，同时均能明显升高小鼠肝匀浆 SOD、GSH - Px 活性（$P < 0.01$），提示 MDP 各给药组能减少 D - GalN 急性肝损伤小鼠肝匀浆 MDA 含量，并能使降低的肝匀浆 SOD、GSH - Px 活性升高。见表 3 - 4 - 29。

表 3 - 4 - 29　MDP 对 D - GalN 急性肝损伤小鼠血清中 ALT、AST 的影响（$\bar{x} \pm s$，$n = 12$）

组别	剂量/(g/kg)	ALT/(U/L)	AST/(U/L)	MDA/(nmol/ml)	SOD/(U/mg)	GSH - Px/(U/mg)
空白组	—	24.8 ± 7.6	27.1 ± 7.6	3.48 ± 0.58	161.65 ± 20.73	152.93 ± 21.43
基质组	0.8	25.0 ± 6.0	28.8 ± 9.0	3.41 ± 0.63	162.75 ± 17.43	151.52 ± 25.04
模型组	—	133.7 ± 51.0[#]	115.6 ± 24.1[#]	8.67 ± 0.97[#]	92.43 ± 11.78[#]	83.09 ± 10.64[#]
BPD 组	0.6	49.7 ± 17.4[*]	49.6 ± 17.3[*]	5.36 ± 0.56[*]	127.72 ± 19.54[*]	128.51 ± 19.25[*]
MDP 高剂量	0.20	79.5 ± 24.6[*]	86.1 ± 22.4[*]	6.37 ± 0.83[*]	118.31 ± 12.52[*]	113.39 ± 13.13[*]
MDP 中剂量	0.10	80.0 ± 22.1[*]	86.4 ± 22.4[*]	6.85 ± 0.98[*]	113.11 ± 16.65[*]	108.35 ± 14.55[*]
MDP 低剂量	0.05	80.7 ± 19.4[*]	87.2 ± 21.5[*]	7.23 ± 0.90[*]	109.43 ± 16.72[*]	105.21 ± 19.25[*]

注：与空白组比较，[#]$P < 0.01$；与模型组比较，[*]$P < 0.01$。

2.4 MDP 对小鼠 BCG + LPS 免疫性肝损伤血清 ALT、AST 和肝组织匀浆 SOD、MDA、GSH - Px 的影响

与空白组相比较，模型组血清 ALT、AST 水平显著升高（$P < 0.01$），说明模型建立成功；与模型组比较，BPD 组和 MDP 高、中、低剂量组均能不同程度地降低小鼠血清中升高的 ALT、AST 活性（$P < 0.01$），提示 MDP 各给药组对免疫性肝损伤小鼠肝脏均有一定的保护作用。与模型组比较，BPD 组和 MDP 高、中、低剂量组均能不同程度地降低小鼠肝匀浆 MDA 的水平，同时均能明显升高小鼠肝匀浆 SOD、GSH - Px 活性（$P < 0.01$），表明 MDP 各给药组能减少免疫性肝损伤小鼠肝匀浆 MDA 含量，并能使降低的肝匀浆 SOD、GSH - Px 活性升高。见表 3 - 4 - 30。

表 3 - 4 - 30　MDP 对 BCG + LPS 免疫性肝损伤小鼠血清中 ALT、AST 的影响（$\bar{x} \pm s$，$n = 12$）

组别	剂量/(g/kg)	ALT/(U/L)	AST/(U/L)	MDA/(nmol/ml)	SOD/(U/mg)	GSH - Px/(U/mg)
空白组	—	23.9 ± 6.2	27.3 ± 5.6	2.52 ± 0.59	103.74 ± 13.77	112.27 ± 11.04
基质组	0.8	25.5 ± 4.3	30.0 ± 6.8	2.42 ± 0.57	102.20 ± 13.81	110.61 ± 19.62

组别	剂量 /(g/kg)	ALT /(U/L)	AST /(U/L)	MDA /(nmol/ml)	SOD /(U/mg)	GSH - Px /(U/mg)
模型组	—	71.3 ± 18.7[#]	70.6 ± 7.5[#]	7.43 ± 1.11[#]	71.70 ± 14.17[#]	77.77 ± 14.91[#]
BPD 组	0.6	35.3 ± 5.6[*]	43.1 ± 6.5[*]	4.68 ± 0.66[*]	99.24 ± 14.45[*]	104.98 ± 19.31[*]
MDP 高剂量	0.20	47.0 ± 16.0[*]	50.7 ± 5.6[*]	5.13 ± 0.78[*]	94.74 ± 20.11[*]	98.28 ± 15.85[*]
MDP 中剂量	0.10	49.1 ± 14.0[*]	51.1 ± 6.8[*]	5.34 ± 0.82[*]	93.01 ± 20.93[*]	96.59 ± 12.87[*]
MDP 低剂量	0.05	50.0 ± 14.3[*]	51.9 ± 8.9[*]	5.86 ± 1.10[*]	91.44 ± 18.71[*]	94.87 ± 13.27[*]

注：与空白组比较，[#]$P < 0.01$；与模型组比较[*]$P < 0.01$。

2.5 小鼠肝脏病理组织学检查结果

小鼠肝组织病理形态学观察结果显示，空白组、基质组肝小叶结构正常，无肿胀，无明显水肿、脂肪变性；亦无坏死；肝小叶内及汇管区无炎细胞浸润、无纤维结缔组织增生；与正常组相比，模型组肝小叶结构紊乱不清，肝细胞水肿明显，体积增大，呈弥漫性气球样变，小区出现肝细胞片状坏死伴炎细胞浸润，汇管区亦见炎细胞浸润，说明模型建立成功；BPD组和MDP高、中剂量组均无明显坏死，肝细胞稍有轻度水肿外，大部分肝细胞结构正常，低剂量组肝细胞仍见肿胀，大片肝细胞轻度至中度细胞水肿，偶见气球样变，灶性坏死及炎细胞浸润。提示MDP对免疫性肝损伤有保护作用。

3 讨论

目前肝损伤动物模型的复制主要有化学性、免疫性等方法。化学方法致肝组织损伤模型常见的有 CCl_4 模型、D - GalN 模型等，其中 CCl_4 损伤模型最为常用[3]。CCl_4 是一种常用的诱发化学性肝损伤模型的剧毒类化学药物之一，因其接触后发病率高，易在动物实验中复制，在研究保肝降酶药的实验中经常使用[4]。D - GalN 肝损伤也是筛选护肝药、研究药物作用原理较常用的肝损伤模型。采用 BCG + LPS 诱导小鼠免疫性肝损伤模型的病理机制与人肝炎的免疫功能紊乱相似，也是筛选和研究保肝药物较为理想的模型之一[5]。预先给小鼠注射卡介苗可使多核中粒细胞或巨噬细胞聚集于肝，继后再用低剂量大肠杆菌脂多糖攻击注射，可激发这些细胞释放对肝细胞有毒性作用的多种免疫效应分子（如自由基等），自由基的过度释放，可导致肝细胞内脂质过氧化反应的发生，造成脂质过氧化产物的积累而损伤肝细胞，造成免疫性肝损伤[6,7]。

在肝脏出现脏器组织损伤或破坏、坏死时，酶从细胞内逸出进入血液，血中 ALT、AST 活性增高。肝内转氨酶量约为血中含量的 100 倍，只要有 1% 的肝细胞坏死，便足以使血清中酶活力增加 1 倍。因此，血清转氨酶（ALT、AST）是测定肝细胞损害的敏感指标[8]；也反映肝实质损害及病变的活动性，反映肝细胞有无变性或坏死[9]。急性肝炎时血清 ALT 升高程度高于 AST，是肝细胞通透性增加，线粒体未被破坏或破坏程度较轻造成的。线粒体的破坏导致肝细胞的损伤甚至死亡[10]。现代研究表明，SOD 是体内清除自由基、抑制自由基反应的酶系之一，它能抑制黄嘌呤脱氢酶转化为黄嘌呤氧化酶，减少自由基的产生，减轻肝细胞损伤，SOD 的活性降低则自由基清除不足[11]。目前人们通常检测 SOD 的活力以评价机体的抗氧化损伤的能力，采用测定脂质过氧化的主要降解产物 MDA 来判断机体是否发生脂质过氧化反应[12]。MDA 可严重损伤肝细胞膜结构，导致肝细胞的肿胀、坏死：肝损伤程度越重，血清中的 MDA 含量则越高[13]。而 GSH－Px 可清除脂质过氧化物。因此，MDA 含量和 GSH－Px 活性间接反映了肝细胞受自由基攻击后损伤的程度，它们的变化可以作为自由基致肝细胞损伤的一种灵敏可靠的诊断性指标及预后疗效的观察[14]。

　　本实验结果显示：CCl₄、D－GalN、BCG＋LPS 均可引起小鼠血清中 ALT、AST 明显升高，肝组织可见散在细胞变性坏死，说明本实验所建立的实验性肝损伤模型成功；表明肝细胞内脂质过氧化是实验性肝损伤模型的重要终末肝损伤机制。本实验中 MDP 各剂量组未见其明显的量效关系，可能由于这三个剂量间倍数小、差距小，往后研究应加大其倍数，使其剂量间差距增大；但 MDP 各剂量组均能减轻模型鼠肝脏的病理损伤，使血清中 ALT、AST 活性向正常水平恢复，能降低肝细胞匀浆 MDA，升高肝损伤小鼠肝细胞匀浆内 SOD、GSH－Px 的活性，可见抗肝细胞内脂质过氧化是其抗实验性肝损伤的重要机制之一。实验研究表明 MDP 对实验性肝损伤具有显著保护作用。

参考文献

［1］李学坚，莫长林，邓家刚. 不同良种芒果叶中芒果苷的含量. 时珍国医国药，2006，17（6）：927.

［2］徐叔云，卞如濂，陈修. 药理实验方法学. 3 版. 北京：人民卫生出版社，2005：228，1346，1349.

［3］Chang ML, Yeh CT, Chang PY, et al. Comparison of murine cirrhosismodels induced by hepatotoxin administration and common bileduct ligation. World JGastroenterol, 2005, 11(27): 4167.

［4］邹丽宜，吴铁，崔燎. 四氯化碳对大鼠肝毒性的时量关系研究. 中国临床药理学与治疗学，2003，8（2）：158－162.

［5］王华，魏伟，岳莉，等. 白芍总苷对卡介苗加脂多糖引起的小鼠免疫性肝损伤的保护作用. 中国药理学通报，2004，20（8）：875－877.

［6］Zhang GL, Wang YH, Ni W, et al. Hepatoprotective role of ganoderma lucidum polysaccharide against BCG-induced immue liver injury in nice. World Gas-troemerol, 2002, 8(4): 728－733.

［7］Wang GS, Liu CT. Role of nitric oxide in immunological live damage in mice. Biochem Parmacol, 1995, 49 (9): 1271.

［8］汤桂芳，庞辉，玉艳红. 鬼针草提取物对小鼠实验性肝损伤的预防作用. 山西医科大学学报，2006，37（9）：909－910.

［9］张春霞，姜玉华，张深，护肝宁防治化疗性肝损害效果观察. 药物流行病学杂志，2006，15（2）：76－77.

［10］吴洋东，虞涤霞，刘红艳，等. 肝泰胶囊保护对乙酰氨基酚所致急性肝损伤实验研究. 中国药师，2008，11（6）：628－630.

［11］唐望先，虞涤霞. 肝炎平对急性肝损伤时脂质过氧化作用的实验研究. 同济医科大学学报，1998，27（1）：56.

［12］李金科，尹盛强，邓文钦，等. 肝康Ⅳ号对脂肪肝大鼠肝组织 SOD、MDA 含量的影响. 湖北中医学院学报，2006，8（4）：7－8.

［13］毕涉. 炎症抗炎药. 北京：人民卫生出版社，1993：182.

［14］冯大明，王双，唐雅玲，等. 水蓑衣提取物对 CCl₄ 诱导的小鼠急性肝损伤的保护作用. 世界华人消化杂志，2005，13（9）：1098－1110.

（黄小鸥，陈壮，邓家刚）

芒果三芪肺纤方对博来霉素致小鼠肺纤维化作用研究

肺纤维化（PF）是肺间质弥漫性渗出、浸润和纤维化为主要病变的一类疾病，其主要症状包括呼吸困难、气短、干咳、喘憋，严重时会导致患者呼吸衰竭而死亡[1]。目前对其发病机制仍不太清楚，随着环境污染的不断恶化，发病率正在逐年增加。目前西医的传统治疗手段主要是采用激素和免疫抑制剂类药物，但是疗效不理想而且还有副作用[2]。中医文献没有关于肺纤维化的疾病名称，根据其症状可归属于"肺痹""肺痿""咳嗽"等，临床与实践表明，中医药治疗肺纤维化显示一定的优势[3,4]。邓家刚教授认为，肺纤维化形成的中医病机主要涉及正虚痰瘀等，并依据中医理论和多年的行医经验，组成"芒果三芪肺纤方"（原处方：芒果叶、黄芪、三七）进行治疗肺纤维化的研究。

本研究主要是通过此方中三味药的主要药效成分芒果苷、黄芪多糖、三七总皂苷进行中药组分配伍，应用中药药理学和分子生物学方法，对抗肿瘤药博来霉素诱导的小鼠肺纤维化进行药效及初步机制研究。肺纤维化是一种渐进的不可逆的疾病，大量的实验和前期的预实验研究表明[5,6]，博来霉素诱导的小鼠肺纤维化于14天开始出现症状，28天已可以确诊。本研究从小鼠开始出现肺纤维化症状时给予药物干预，观察药物对肺纤维化的阻抑作用，以期为寻找一种安全有效的用于防治肺纤维化的中药组分配伍方剂提供实验依据。

1　实验材料

1.1　实验动物

SPF级昆明种雄性小鼠，18～22g，由广西医科大学实验动物中心提供，生产许可证号SCXK桂2009－0002。

1.2　药物与试剂

黄芪，批号130901，购自广西玉林参宝堂中药饮片有限公司，经广西中医药大学中药教研室覃文慧鉴定为豆科植物黄芪 Astragalusmembranaceus（Fisch.）Bge. 的根；三七，批号130902，购自广西玉林参宝堂中药饮片有限公司，经广西中医药大学中药教研室覃文慧鉴定为五加科植物三七 Panaxnotoginseng（Burk.）F. H. Chen 的干燥根；芒果叶，自采，经广西中医药大学中药教研室覃文慧鉴定为漆树科植物芒果的树叶。

地塞米松磷酸钠注射液（规格1ml、5mg，广州白云山天心制药股份有限公司，批号130608）；注射用盐酸博来霉素（日本化药株式会社，批号120901）；注射用黄芪多糖（天津赛诺制药有限公司，批号120901）；三七总皂苷（血塞通注射液，昆明制药集团股份有限公司，批号12EL02）；芒果苷（广西中医药大学中药药效筛选重点实验室提供，质量分数达 98.39% 以上）。

超氧化物歧化酶（SOD）、丙二醛（MDA）、羟脯氨酸（Hyp）试剂盒、考马斯亮蓝（南京建成生物工程研究所）；IL-1β ELISA 试剂盒（武汉博士德生物工程有限公司）。

1.3 主要仪器

BX60 显微镜（日本 Olympus 公司）；LG16-W 高速低温离心机（德国 Heraeus 公司）；全波长酶标仪（美国 Epoch Biotek 公司）；TGL-16B 和 TGL-16C 型高速台式离心机（上海安亭科学仪器厂）；TU-1901/1900 紫外分光光度计（北京普析通用仪器有限公司）；EL204 电子天平（上海梅特勒-托利多仪器有限公司）；HM355 S 型全自动石蜡切片机（德国 Microm 公司）、电热恒温培养箱、电热恒干燥箱（上海跃进公司）；D700 型单反照相机显微摄像（日本尼康公司）；YQ-3 匀浆器（广西医科大学科学实验中心）。

2 方法

2.1 芒果三芪肺纤方中药有效组分配伍处方筛选

分别取原处方量的黄芪 60g、芒果叶 30g、三七 10g 药材各 3 份，按以下方法进行提取，黄芪多糖提取：加 30 倍的水，70℃ 恒温提取 15min，提取 3 次，含量分别为 217.01、216.52、216.73mg/g，平均含量为 216.73mg/g[7]。芒果苷提取：75% 乙醇 10 倍用量，在 640W 微波下提取 10min。含量分别为 132.78、132.72、132.79mg/g，平均含量为 132.76mg/g[8]。三七总皂苷提取：75% 的乙醇，超声波高频（50kHz）提取 3 次，每次 30min，提取温度 40℃。含量分别为 500.02、500.05、500.03mg/g，平均含量为 500.03mg/g[9]。因此将芒果三芪肺纤方中药组分量定为黄芪多糖 13.0g、芒果苷 4.0g、三七总皂苷 5.0g。分别用购买的注射用黄芪多糖、芒果苷、三七总皂苷按处方制作成三种不同浓度的药液：芒果三芪肺纤方高、中、低浓度 0.075、0.05、0.025g/ml 组。

2.2 肺纤维化小鼠模型的制备及分组给药

小鼠乙醚吸入麻醉后，保持直立状，根据小鼠的呼吸，自鼻腔缓慢滴入 6mg/kg 盐酸博来霉素溶液，对照组滴入等量的无菌生理盐水，滴完后保持直立 30s，待其苏醒后给予水和饲料，肺纤维化小鼠模型制备完成。

60 只昆明种雄性小鼠，随机分为 6 组：对照组、模型组、地塞米松（阳性药，1mg/kg）组、芒果三芪肺纤方高、中、低剂量（以生药计 5、3.3、1.65mg/kg，分别取 2.1 项中质量浓度为 0.075、0.05、0.025g/ml 的芒果三芪肺纤方给药）组，每组 10 只。模型建立 14 天后，小鼠开始出现咳嗽、挠鼻现象，研究表明[10,11]，造模后第 14 天小鼠肺组织病理切片观察开始出现肺泡炎症和轻微的肺纤维化。造模 14 天后开始每天灌胃给药一次，连续给药 14 天，对照组和模型组灌胃等量纯净水。

2.3 观察指标

各组小鼠分别于给药 14 天后处死，打开胸腔，取出肺脏，肺左大叶固定于 4% 多聚甲醛溶液中，常规石蜡包埋、切片，采用 HE 和 Masson 染色观察肺组织病理改变以及肺纤维化程度。

HE 染色的病理切片，根据 Szapiel 方法将肺泡炎分为 4 级：Ⅰ 级，无肺泡炎症（0 分）；Ⅱ 级，轻度肺泡炎症（1 分）：单核细胞浸润使肺泡隔增宽，仅限于局部和近胸膜部，面积小于全肺的 30%，肺泡结构一般正常；Ⅲ 级，中度肺泡炎症（2~3 分）：受累面积占全肺的30%~70%，近胸膜部比较严重；Ⅳ级，重度肺泡炎症（4分）：受累面积大于70%，偶然会见到肺泡腔内有单核细胞和出血造成的实质性变化。

Masson染色后的病理切片，根据肺纤维化判断方法将肺纤维化程度分4级：Ⅰ级，无肺纤维化（0分）；Ⅱ级，轻度肺纤维化（1分），受累面积小于20%；Ⅲ级，中度肺纤维化（2分），受累面积占全肺的20%~50%；Ⅳ级，重度肺纤维化（3分）：受累面积大于50%，肺泡结构比较紊乱。

取右肺中叶，在生理盐水中充分漂洗后，滤纸吸干表面水分，精密称取30~50mg，于-80℃冰箱保存，待检测时，用生理盐水制备成10%肺组织匀浆，测定肺组织匀浆中的SOD活力和MDA、IL-1β、Hyp水平，严格按照试剂盒说明书操作。

2.4 统计学方法

所有数据均以$\bar{x}\pm s$表示，使用SPSS17.0软件中单因素方差分析方法进行统计分析；Homegeneity检验方差齐性，若方差齐时采用最小显著法（LSD）检验；若方差不齐时采用Dunnett-t检验；等级资料采用非参数检验法统计分析。

3 结果

3.1 各组小鼠肺组织匀浆中总SOD活力和MDA、Hyp、IL-1β水平比较

模型组肺组织匀浆中SOD活力较对照组显著降低（$P<0.01$）；与模型组比较，各给药组SOD活力均显著升高（$P<0.05$、$P<0.01$）；芒果三芪肺纤方高剂量组SOD活力升高较明显，与对照组比较差异不显著；中和低剂量组与对照组比较，差异显著（$P<0.05$）。

与对照组比较，模型组肺组织匀浆中MDA、Hyp、IL-1β水平均显著升高（$P<0.01$）；与模型组比较，地塞米松组、芒果三芪肺纤方高、中剂量组MDA、Hyp和IL-1β水平均显著降低（$P<0.05$、$P<0.01$），低剂量组Hyp和IL-1β水平均显著降低（$P<0.01$）。高剂量组MDA和Hyp水平与对照组比较，差异不显著；中和低剂量组与对照组比较，差异显著（$P<0.05$、$P<0.01$）。高、中、低剂量组IL-1β水平与对照组比较，差异均不显著。结果见表3-4-31。

表3-4-31 各组小鼠肺组织中SOD活力、MDA、Hyp和IL-1β水平比较（$\bar{x}\pm s$，$n=10$）

组别	剂量/（mg/kg）	SOD活力/（U/ml）	MDA/（nmoL/ml）	Hyp/（μg/mg）	IL-1β/（pg/ml）
对照	—	132.5±2.75	2.13±0.07	624.19±28.44	43.84±5.53
模型	—	104.30±2.30**	2.50±0.04**	782.03±15.90**	72.07±6.53**
地塞米松	1	117.47±4.3*##	2.21±0.09*##	701.02±25.52**##	70.59±2.25**#
芒果三芪	5.00	129.18±2.53##	2.12±0.08##	630.24±32.41##	42.59±2.31##
肺纤方	3.30	114.21±1.34#	2.25±0.05*#	665.02±21.13**##	42.89±1.23##
	1.65	110.08±2.04#	2.29±0.07*#	674.07±20.05**##	43.82±3.78##

注：与对照组比较，*$P<0.05$，**$P<0.01$；与模型组比较，#$P<0.05$，##$P<0.01$。

3.2 各组小鼠肺组织病理形态学观察

光学显微镜下观察，对照组肺结构清晰，肺泡上皮细胞、肺间质血管上皮细胞未见或少见炎症细胞浸润，支气管、肺泡、血管壁均未见胶原纤维明显增生；肺泡炎症与肺纤维化程度评分均为 0 分；模型组小鼠均有肺泡炎症，表现为肺泡充血、水肿，部分肺泡有透明膜形成，肺泡上皮细胞有中至重度损伤，肺泡炎症稍减轻；肺纤维化程度最重，多呈 Ⅲ 级肺纤维化变化，胶原纤维组织增生、变厚，肺气肿严重；肺泡炎症与肺纤维化程度评分均为 3 分，与对照组比较，差异显著（$P < 0.01$）。各给药组肺泡炎症与肺纤维化程度均有明显的改善，评分均为 2 分，与模型组比较，差异显著（$P < 0.01$）。肺组织病理学分析结果见图 3 - 4 - 2，3 - 4 - 3 和表 3 - 4 - 32。

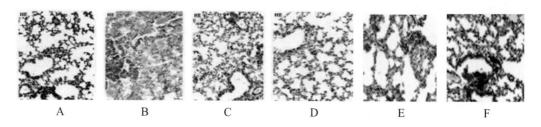

| A | B | C | D | E | F |

图 3 - 4 - 2 各组小鼠肺组织 HE 染色

A. 对照组；B. 模型组；C. 地塞米松组；D. 芒果三芪肺纤方高剂量组；
E. 芒果三芪肺纤方中剂量组；F. 芒果三芪肺纤方低剂量组

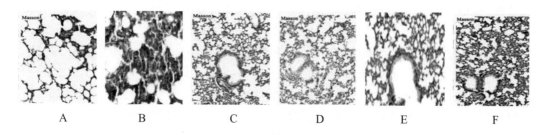

| A | B | C | D | E | F |

图 3 - 4 - 3 各组小鼠肺组织 Masson 染色

A. 对照组；B. 模型组；C. 地塞米松组；D. 芒果三芪肺纤方高剂量组；
E. 芒果三芪肺纤方中剂量组；F. 芒果三芪肺纤方低剂量组

表 3 - 4 - 32 各组小鼠肺泡炎症、肺纤维化程度比较（$\bar{x} \pm s$，$n = 10$）

组别	剂量/(mg/kg)	肺泡炎症（HE）	肺纤维化（Masson）
对照	—	0	0
模型	—	3**	3**
地塞米松	1	2**	2**
芒果三芪	5.00	2**	2**
肺纤方	3.30	2**	2**
	1.65	2**	2**

注：与对照组比较，** $P < 0.01$。

4 讨论

本实验芒果三芪肺纤方显著提高模型小鼠体内 SOD 活力、降低 MDA 水平，说明本方能增加氧自由基清除能力，降低氧自由基代谢产物的损害，对博来霉素致小鼠肺损伤具有保护作用，从而抑制肺纤维化。各组 Hyp 测定结果表明，给药组均能显著地降低 Hyp 水平，芒果三芪肺纤方组 Hyp 水平甚至达到对照组水平，表明其可以通过抑制胶原蛋白的形成，减轻肺纤维化的程度。通过 ELISA 测定各组肺匀浆中 IL－1β 水平，可知模型组在疾病发展过程中 IL－1β 水平始终偏高，而给药组明显降低，表明其可能通过抑制 IL－1β 的表达而发挥抑制肺纤维化形成的作用。实验结果表明此方可以抗氧化、抗自由基损伤；抑制炎症因子的释放，发挥抗炎性损伤作用；影响胶原的代谢而减少肺纤维蛋白的形成，进而发挥抑制肺纤维化的作用。

肺纤维化难以用单一病机来解释，很多医家认为：肺纤维化当属本虚标实，以肺肾气虚为本，以痰浊、瘀血、热毒等邪实内阻为标[12,13]。在本病的发生、发展的整个过程中，正气不足是本病之本，"虚""痰""瘀"一直贯穿于疾病的始终。单味中药对肺纤维化的作用具有局限性，难以完全治疗病机复杂的疾病，中药复方才是中药研究的重难点。目前中医用药多以补益药和活血药为主，以祛痰药为佐。芒果三芪肺纤方所选药物黄芪多糖、芒果苷、三七总皂苷分别是中药黄芪、芒果叶、三七中重要的有效成分，已有实验表明黄芪、芒果叶、三七对肺纤维化或呼吸系统疾病有一定的治疗作用[14-17]。本实验采用方剂配伍中的有效组分配伍方法展开研究，其中黄芪多糖为补虚扶正之药，芒果苷为消炎止咳化痰之药，三七总皂苷为活血化瘀之药。此方是根据中医"辨证论治"的思想，合理用药，以求达标本皆治之效。而且此方组成药物较少，针对性强，有利于实验研究。

参考文献

[1] 李瑶，刘新桥. 中医药治疗肺纤维化研究进展. 中医学报，2015，30(3)：340-342.

[2] Raghu G, Collard HR, Egan JJ, et al. An official STS/ERS/JRS/ALAT Statement：idiopathic；pulmonary fibrosis：evidence；based guidelines for diagnosis and management. Am J Respir Crit Care Med, 2011, 183(6)：788-824.

[3] 苏垠旭，龚婕宁. 从叶天士"初病在经，久病入络"理论论治肺纤维化. 世界科学技术－中医药现代化，2015，17(6)：1280-1284.

[4] 吕晓东，庞立健，刘创. 肺络结构和功能与特发性肺纤维化急性发作期"肺热络瘀"病机. 世界科学技术－中医药现代化，2014，16(9)：1980-1983.

[5] 李红，王胜，沈明霞，等. 黄芪甲苷对特发性肺纤维化模型大鼠肺组织碱性成纤维细胞生长因子(bFGF)表达的影响. 西部中医药，2015，28(12)：21-24.

[6] 周平，王磊，何春香，等. 博来霉素和油酸致大鼠肺纤维化病理模型的比较. 世界最新医学信息文摘，2015(87)：47-50.

[7] Ding R. Study on the Extraction Processes of Polysaccharides from FOLIUMMORI. Medicinal Plant, 2011, 2(12)：56-59.

[8] 谢黎崖，任宽，黄鑫. 正交设计优选芒果苷的微波提取工艺. 中国医院药学杂志，2010，30(15)：1331-1333.

[9] 沈玉聪，张红瑞，张子龙，等. 三七总皂苷提取工艺研究进展. 现代中药研究与实践，2014，28

（3）：76 - 79.

[10] Gao J, Huang Y, Li P, et al. Antifibrosis effects of total glucosides of Danggui-Buxue-Tang in a rat model of bleomycin-induced pulmonary fibrosis. J Ethnopharmacol, 2011, 136(1): 21 - 26.

[11] 李丽君，范盎然，葛东宇，等. 黄芪当归对药对特发性肺纤维化小鼠生存状况及组织修复相关基因表达水平的影响. 环球中医药，2015，8(12): 1441 - 1445.

[12] 杨露梅，邢筱华，李建设，等. 中医药防治肺间质纤维化的研究进展. 河北中医，2012，34(7): 1097 - 1100.

[13] 胡杨洋，陈锐娥，王胜鹏，等. 中药药对的系统研究（Ⅵ）——黄芪当归药对研究. 世界科学技术 - 中医药现代化，2012，14(2): 1349 - 1356.

[14] 易高众，张贻秋，贺兼斌，等. 黄芪联合糖皮质激素治疗特发性肺纤维化的临床疗效. 临床肺科杂志，2010，15(2): 291 - 292.

[15] 李娟，张毅，刘永琦，等. 黄芪多糖对肺纤维化大鼠细胞因子及肺组织病理结构的影响. 时珍国医国药，2011，22(7): 1684 - 1685.

[16] 郭宏伟，邓家刚，运晨霞，等. 芒果苷抑制哮喘小鼠气道炎症的机制. 中国实验方剂学杂志，2012，18(9): 187 - 190.

[17] 孙晓芳，段斐，刘佳琳，等. 三七总皂苷对博来霉素致小鼠肺组织蛋白酶 B 表达的影响. 时珍国医国药，2013，24(5): 1134 - 1136.

（张帅，黄思诗，覃文慧，杨柯，邓家刚）

芒果苷联合葛根素对自发性高血压大鼠肾脏炎性损伤的协同保护作用

高血压（essential hypertension，EH）是一种慢性低级别炎症性疾病[1]，炎症反应不仅参与了高血压疾病的发生发展，更是与高血压患者心、脑、肾、血管等多个靶器官损害密切相关[2]。近年来的研究显示，高血压不仅与 C 反应蛋白（C - reactive protein，CRP）有关，也与肿瘤坏死因子 - α（tumor necrosis factor，TNF - α）、白细胞介素 - 6（interleukin - 6，IL - 6）及白细胞介素 - 10（interleukin - 10，IL - 10）相关，对这些炎症因子的研究对于高血压治疗具有重要意义。

芒果苷是从百合科植物知母或漆树科植物芒果的叶中提取的一种化学成分。本课题组曾研究发现，芒果苷对自发性高血压大鼠（SHR）肾脏组织形态学具有改善作用，包括对炎症损伤的改善作用[3]。葛根素是从豆科植物野葛 *Pueraria lobata*（willd.）Ohwi 的块根中提取的一种黄酮苷，是葛根的主要有效成分之一。葛根素具有降压作用，也可保护人体靶器官[4,5]。

因此，本实验选择自发性高血压大鼠作为高血压动物模型，通过观察自发性高血压大鼠肾脏组织形态学，应用免疫组织化学法和酶联免疫吸附测定（ELISA）分析芒果苷联合葛根素对炎症因子 IL－6、IL－10、TNF－α 表达的影响，及对自发性高血压大鼠肾脏炎性损伤是否有协同保护作用。

1 实验材料

1.1 实验动物

雄性 10 周龄自发性高血压大鼠 72 只和雄性 10 周龄同源正常血压（WKY）大鼠 8 只，购自北京维通利华实验动物有限责任公司，许可证号 SCXK（京）2012－0001。此次动物实验在广西中医药大学动物实验中心进行。

1.2 药品和试剂

芒果苷（从芒果叶中提取，纯度 98%，由广西中医药大学中药药效研究重点实验室提供，批号为 20070603）；苯那普利（北京诺华制药有限公司，批号为 X1836）；葛根素片（四川中方制药有限公司，批号为 20120226）；兔抗鼠 TNF－α、IL－6、IL－10 抗体，免疫组织化学试剂盒（武汉博士德生物工程有限公司）；ELISA 试剂盒（武汉华美公司）；其他试剂为分析纯。

1.3 主要仪器

徕卡－2015 切片机（德国克林蓝公司）；TSJ－Q 型全自动封闭式组织脱水机、BMJ－Ⅲ 型包埋机、PHY－Ⅲ 型病理组织漂烘仪（常州市中威医疗仪器有限公司）；Motic BA400 显微镜（麦克奥迪实业集团有限公司）；倒置相差显微镜（日本 Olympus 公司）；QYC－200 型恒温摇床（上海福玛实验设备有限公司）；SK12－6 型电热恒温水浴锅（浙江宁波医疗器械厂）；DG5033A 型酶标仪（南京华东电子集团医疗装备有限责任公司）；CU－420 型电热恒温水浴箱（上海一恒科技有限公司）。

2 实验方法

2.1 实验动物

将 8 只同源正常血压大鼠作为对照组 A，再将 72 只自发性高血压大鼠随机分为模型组 B、苯那普利（10mg/kg）组 C、芒果苷（20mg/kg）组 D、葛根素片（20mg/kg）组 E、芒果苷（20mg/kg）＋葛根素片（10mg/kg）组 F、芒果苷（20mg/kg）＋葛根素片（20mg/kg）组 G、芒果苷（20mg/kg）＋葛根素片（40mg/kg）组 H、葛根素片（20mg/kg）＋芒果苷（10mg/kg）组 I、葛根素片（20mg/kg）＋芒果苷（40mg/kg）组 J，组 C 至组 J 中药物剂量为每天用量。对照组 A 与模型组 B 给予等容量三蒸水，均按每天 10ml/kg 连续灌胃。各组大鼠灌胃给药 2 个月后停药，杀鼠前禁食 12h。

2.2 实验取材

称量大鼠体重后，用 10% 水合氯醛麻醉大鼠，麻醉剂量 0.3mg/kg，剪开大鼠腹部，先于大鼠腹主动脉抽取血样，后剪下一对肾脏，用生理盐水洗净。以上材料均分为两部分，一半放入 10% 福尔马林溶液中固定，另一半用液氮速冻，保存于 －80℃ 待测。

2.3 光镜操作步骤

肾组织用 4% 多聚甲醛固定，脱水前用自来水冲洗过夜，全自动脱水机各级乙醇脱水、

TO 透明液透明、两次浸蜡；包埋机常规石蜡包埋；轮转式切片机切片 5μm；HE 染色；切片以 TO 透明液透明，加拿大树胶封片供镜检。

2.4 免疫组织化学检查

肾组织用 10% 福尔马林溶液固定、脱水、透明、石蜡包埋及切片，进行免疫组织化学染色。切片常规脱蜡水化，用 3% H_2O_2 - 甲醇溶液室温孵育 5～10min，以封闭内源性过氧化物酶；再用蒸馏水冲洗，PBS 浸泡 5min，重复 3 次；滴加 5%～10% 正常山羊血清（PBS 稀释）封闭，室温孵育 10min，倾去血清，勿洗；后滴加一抗［兔抗鼠 TNF - α 抗体、兔抗鼠 IL - 6 抗体、兔抗鼠 IL - 10 抗体（1∶200）］工作液，于 4℃过夜；次日用 PBS 冲洗 3 次，每次 5min，滴加适量生物素标记二抗工作液，于 37℃孵育 10～30min；PBS 冲洗 3 次，每次 5min。滴加适量的辣根酶标记的链霉卵白素工作液，于 37℃孵育 10～30min；用 PBS 冲洗 3 次，每次 5min。室温下滴加二氨基联苯胺（DAB）显色液 3～15min，自来水充分冲洗，苏木素复染，常规脱水、透明、封片，在光镜 200 倍视野下，随机采集图像，阳性表达区域用 Image - Pro Plus6.0 图像分析系统（Media Cybernetics, Inc.）测平均光密度。

2.5 酶联免疫吸附测定

用 pH7.4 的 PBS 将抗体稀释，在每个聚苯乙烯板的反应孔中加 0.1ml，于 4℃过夜。次日，弃去孔内溶液，用洗涤缓冲液洗 3 次，每次 3min。加一定稀释的待检样品 0.1ml 于上述已包被之反应孔中，置 37℃孵育 1h，然后洗涤（同时做空白孔，阴性对照孔及阳性对照孔）。将新鲜稀释的酶标抗体 0.1ml 加入各反应孔中，于 37℃孵育 0.5～1h，洗涤。在各反应孔中加入临时配制的 TMB 底物溶液 0.1ml，37℃，10～30min。加入 2mol/L 硫酸 0.05ml 终止反应。在 ELISA 检测仪上，于 450nm 处，以空白对照孔调零后测各孔 OD 值。

3 实验结果

3.1 大鼠肾脏组织病理形态学结果

各组别动物肾被膜完整，未见结缔组织增生及炎性渗出；皮质内肾小球未见血管增生及萎缩纤维化，亦无变性、坏死；肾曲小管无颗粒变性、玻璃样变和坏死，髓袢及集合小管内未见细胞及蛋白管型；间质无充血及各类炎细胞浸润；肾盂黏膜完整，未见变性、坏死、脱落。各组别病理形态学结果见图 3 - 4 - 4。

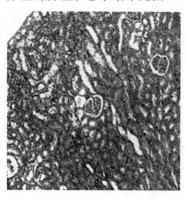

A   B

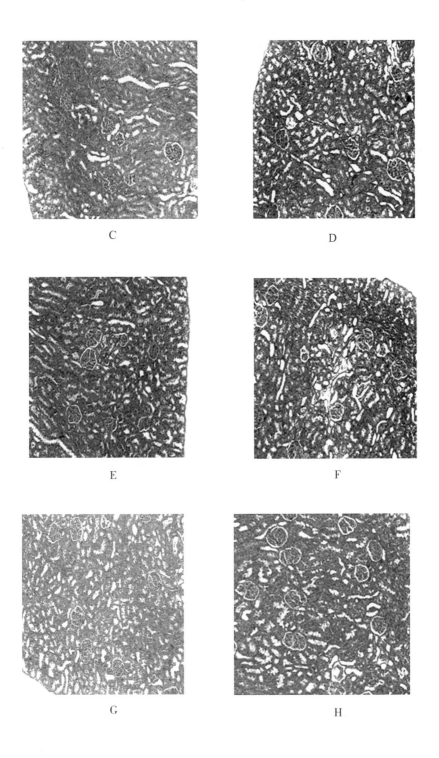

C

D

E

F

G

H

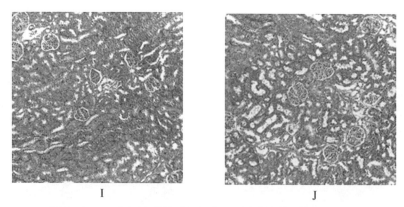

I   J

图 3 - 4 - 4　各组大鼠肾脏组织病理形态学比较（HE，×200）

A. 对照组；B. 模型组；C. 苯那普利（10mg/kg）组；D. 芒果苷（20mg/kg）组；E. 葛根素片（20mg/kg）组；F. 芒果苷（20mg/kg）＋葛根素片（10mg/kg）组；G. 芒果苷（20mg/kg）＋葛根素片（20mg/kg）组；H. 芒果苷（20mg/kg）＋葛根素片（40mg/kg）组；I. 芒果苷（10mg/kg）＋葛根素片（20mg/kg）组；J. 芒果苷（40mg/kg）＋葛根素片（20mg/kg）组

3.2　大鼠肾脏组织 IL - 6、IL - 10、TNF - α 免疫组织化学检测结果

与 A 组比较，B 组大鼠肾脏组织 IL - 6 表达量极显著升高（$P < 0.01$），提示造模成功。与 B 组比较，C 组、D 组、E 组、I 组、J 组大鼠肾脏组织 IL - 6 表达量有极显著降低（$P < 0.01$），其余各组有降低趋势，提示芒果苷联合葛根素可下调大鼠肾脏组织异常升高的 IL - 6 水平。各组别大鼠肾脏组织 IL - 6 免疫组织化学表达见图 3 - 4 - 5。

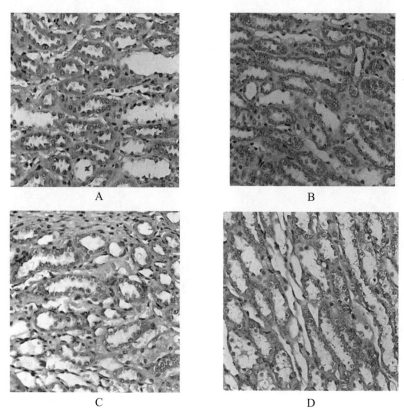

A   B

C   D

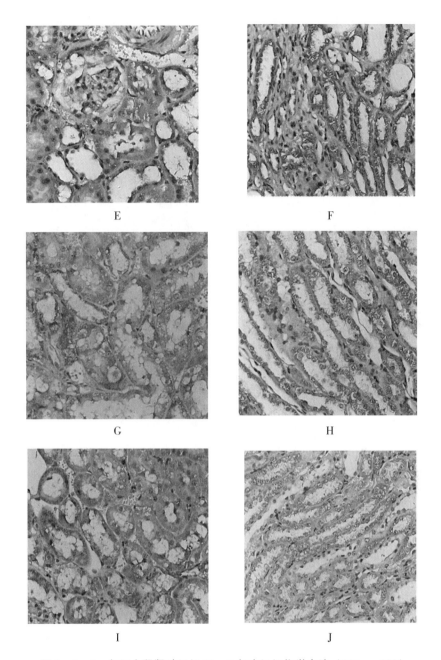

图 3 – 4 – 5 各组大鼠肾脏组织 IL – 6 免疫组织化学表达（HE，×200）

A. 对照组；B. 模型组；C. 苯那普利（10mg/kg）组；D. 芒果苷（20mg/kg）组；E. 葛根素片（20mg/kg）组；F. 芒果苷（20mg/kg）＋葛根素片（10mg/kg）组；G. 芒果苷（20mg/kg）＋葛根素片（20mg/kg）组；H. 芒果苷（20mg/kg）＋葛根素片（40mg/kg）组；I. 芒果苷（10mg/kg）＋葛根素片（20mg/kg）组；J. 芒果苷（40mg/kg）＋葛根素片（20mg/kg）组

与 A 组比较，B 组大鼠肾脏组织 IL – 10 表达量极显著升高（$P < 0.01$），提示造模成功。与 B 组比较，G 组、H 组、J 组大鼠肾脏组织 IL – 10 表达量有极显著降低（$P < 0.01$），C 组、F 组、I 组大鼠肾脏组织 IL – 10 表达量显著降低（$P < 0.05$），其余各组大

鼠肾脏组织 IL-10 表达量有降低趋势，提示芒果苷联合葛根素可下调大鼠肾脏组织异常升高的 IL-10 水平。各组别大鼠肾脏组织 IL-10 免疫组织化学表达见图 3-4-6。

与 A 组比较，B 组大鼠肾脏组织 TNF-α 表达量极显著升高（$P < 0.01$），提示造模成功。与 B 组比较，C 组大鼠肾脏组织 TNF-α 表达量有极显著降低（$P < 0.01$），E 组、G 组、I 组大鼠肾脏组织 TNF-α 表达量显著降低（$P < 0.05$），其余各组大鼠肾脏组织 TNF-α 表达量有降低趋势，提示芒果苷联合葛根素可下调大鼠肾脏组织异常升高的 TNF-α 水平。

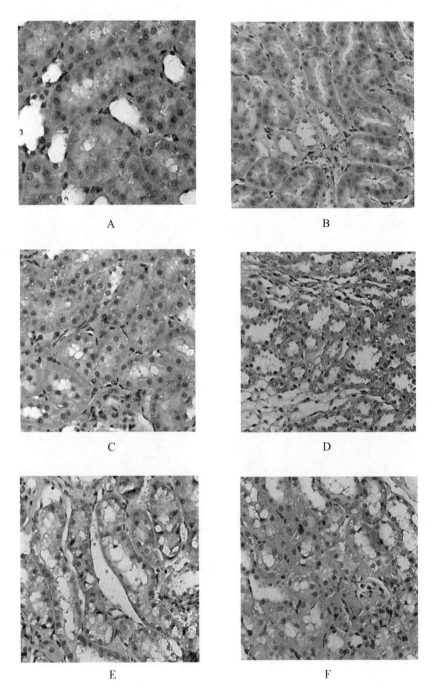

A

B

C

D

E

F

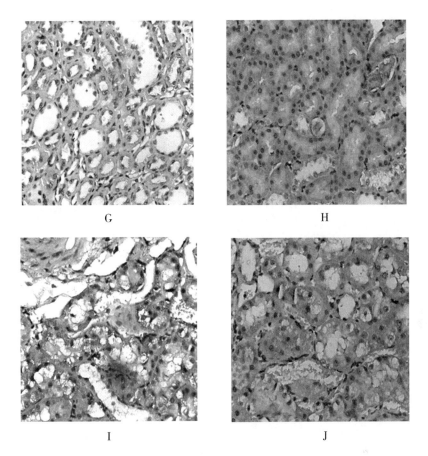

图 3 - 4 - 6　各组大鼠肾脏组织 IL - 10 免疫组织化学表达（HE，×200）

A. 对照组；B. 模型组；C. 苯那普利（10mg/kg）组；D. 芒果苷（20mg/kg）组；E. 葛根素片（20mg/kg）组；F. 芒果苷（20mg/kg）+葛根素片（10mg/kg）组；G. 芒果苷（20mg/kg）+葛根素片（20mg/kg）组；H. 芒果苷（20mg/kg）+葛根素片（40mg/kg）组；I. 芒果苷（10mg/kg）+葛根素片（20mg/kg）组；J. 芒果苷（40mg/kg）+葛根素片（20mg/kg）组

各组别大鼠肾脏组织 TNF - α 免疫组织化学表达见图 3 - 4 - 7。各组别大鼠肾脏组织 IL - 6、IL - 10、TNF - α 平均光密度值见图 3 - 4 - 8。

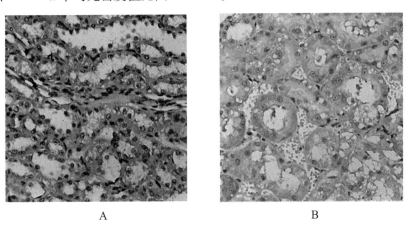

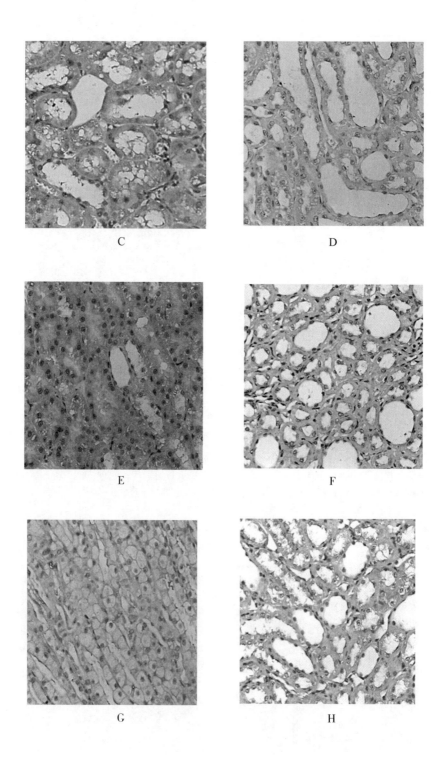

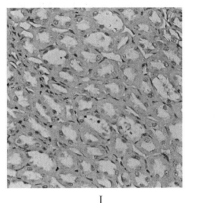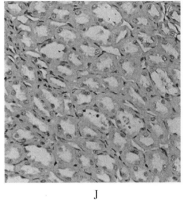

I　　　　　　　　　　　　　　J

图 3 - 4 - 7　各组大鼠肾脏组织 TNF - α 免疫组织化学表达（HE，×200）

A. 对照组；B. 模型组；C. 苯那普利（10mg/kg）组；D. 芒果苷（20mg/kg）组；E. 葛根素片（20mg/kg）组；F. 芒果苷（20mg/kg）+ 葛根素片（10mg/kg）组；G. 芒果苷（20mg/kg）+ 葛根素片（20mg/kg）组；H. 芒果苷（20mg/kg）+ 葛根素片（40mg/kg）组；I. 芒果苷（10mg/kg）+ 葛根素片（20mg/kg）组；J. 芒果苷（40mg/kg）+ 葛根素片（20mg/kg）组

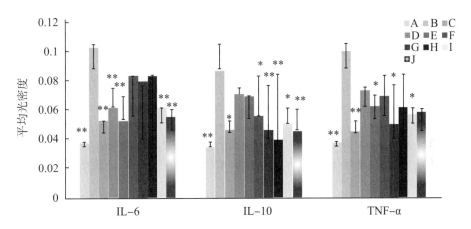

图 3 - 4 - 8　各组大鼠肾脏组织 IL - 6、IL - 10、TNF - α 平均光密度值（$n = 8$，$\bar{x} \pm s$）

用 t 检验法进行分析。与 B 组比较，** 表示差异极显著（$P < 0.01$），* 表示差异显著（$P < 0.05$）

3.3　大鼠肾脏组织 IL - 6、IL - 10、TNF - α 酶联免疫吸附测定分析结果

与 A 组比较，B 组大鼠肾脏组织 IL - 6 含量显著升高（$P < 0.01$），提示造模成功。与 B 组比较，G 组、I 组大鼠肾脏组织 IL - 6 含量有极显著降低（$P < 0.01$），H 组、J 组大鼠肾脏组织 IL - 6 含量显著降低（$P < 0.05$），其余各组大鼠肾脏组织 IL - 6 含量有降低趋势，提示芒果苷联合葛根素可下调大鼠肾脏组织异常升高的 IL - 6 水平。

与 A 组比较，B 组大鼠肾脏组织 IL - 10 含量极显著升高（$P < 0.01$），提示造模成功。与 B 组比较，I 组、J 组大鼠肾脏组织 IL - 10 含量有极显著降低（$P < 0.01$），G 组、H 组大鼠肾脏组织 IL - 10 含量显著降低（$P < 0.05$），其余各组大鼠肾脏组织 IL - 10 含量有降低趋势，提示芒果苷联合葛根素可下调大鼠肾脏组织异常升高的 IL - 10 水平。

与 A 组比较，B 组大鼠肾脏组织 TNF - α 含量显著升高（$P < 0.05$），提示造模成功。

与 B 组比较，C 组、D 组、H 组、J 组大鼠肾脏组织 TNF－α 含量显著降低（$P < 0.05$），其余各组大鼠肾脏组织 TNF－α 含量有降低趋势，提示芒果苷联合葛根素可降低大鼠肾脏组织异常升高的TNF－α水平。

各组大鼠肾脏组织 IL－6、IL－10、TNF－α 用 ELISA 法检测结果见表 3－4－33。

表 3－4－33　各组大鼠肾脏组织 IL－6、IL－10、TNF－α 含量比较（$n = 8$，$\bar{x} \pm s$）

组别	IL－6/（pg/ml）	IL－10/（pg/ml）	TNF－α/（pg/ml）
A 组	1.26 ± 0.16**	52.19 ± 5.97**	184.43 ± 25.19*
B 组	3.25 ± 1.12	79.45 ± 2.05	212.87 ± 0.06
C 组	2.71 ± 0.23	74.10 ± 14.67	207.92 ± 2.79*
D 组	2.16 ± 0.48	70.07 ± 23.99	200.02 ± 13.69*
E 组	3.09 ± 0.73	88.90 ± 20.09	209.91 ± 4.13
F 组	2.20 ± 1.48	75.00 ± 29.06	192.91 ± 30.41
G 组	1.09 ± 0.16**	61.02 ± 19.42*	211.46 ± 1.91
H 组	1.68 ± 0.70*	68.93 ± 15.24*	209.53 ± 3.21*
I 组	1.12 ± 0.24**	43.96 ± 9.31**	190.76 ± 24.65
J 组	1.52 ± 0.99*	49.08 ± 17.67**	161.29 ± 52.17*

注：用 t 检验法进行分析。与 B 组比较，** 表示差异极显著（$P < 0.01$），* 表示差异显著（$P < 0.05$）。

4　讨论

高血压的炎症机制是多角度、多方面的，由于其病因的不明确性而导致了病机的复杂性。炎症对血管内皮及靶器官的损伤已得到广泛认同[6-9]。各种对西药和中药降压机制的研究，及从多方面考量发病机制而带来更确切的治疗方案，为高血压患者带来了益处。因此，采用科学规范的研究方法进一步研究高血压的发病机制，发掘有效的治疗措施，以降低高血压的发病率和死亡率，延缓靶器官损害进程，提高患者的生活质量。

研究证实，高血压与 TNF－α、IL－6 高度相关，持续高水平 TNF－α、IL－6 可能是高血压的病理生理学基础，而体内抗炎因子 IL－10 的生成是机体发挥抗炎和降压作用的体现，提示 TNF－α、IL－6、IL－10 在高血压的发生、发展中起着不可忽略的作用。故治疗上在控制血压的同时还能降低炎症因子浓度，对于高血压患者远期疗效可能具有积极意义。

近年来研究[10,11]发现，芒果苷对炎性损伤有改善作用，葛根素具有较强的抗炎作用，对炎性损伤具有一定保护作用。在该项研究中，从大鼠肾脏组织病理形态的结果发现，芒果苷联合葛根素对自发性高血压大鼠肾脏组织病理形态学没有明显影响。通过免疫组织化学法分析炎症因子 IL－6、IL－10、TNF－α 表达水平，结果表明模型组 IL－6、IL－10、TNF－α 表达量显著升高；苯那普利组、芒果苷组、葛根素片组、芒果苷联合葛根素片各剂量组均不同程度地降低了模型组大鼠 IL－6、IL－10、TNF－α 表达量。用 ELISA 法检测 IL－6、IL－10、TNF－α 含量，研究结果发现苯那普利组、芒果苷组、葛根素片组、芒果苷联合葛根素片各剂量组均不同程度地降低了模型组大鼠 IL－6、IL－10、TNF－α 含量，表明芒果苷、葛根素、芒果苷联合葛根素可以调节自发性高血压大鼠炎症因子的表达，从而抑制肾脏组织炎症反应。

综上所述，自发性高血压大鼠存在明显的炎症反应，芒果苷联合葛根素对肾脏组织形态学没有明显的影响，但芒果苷联合葛根素可以一定程度地下调大鼠肾脏组织异常升高的炎症损伤因子的水平，两药联用对自发性高血压大鼠肾脏炎症有一定的协同保护作用，但其保护作用大小还需进一步研究证明。

参考文献

［1］罗健，张源明．高血压：一种慢性低级别炎症性疾病．心血管病学进展，2010，31（4）：567－569.

［2］Laffer C L, Elijovich F. Inflammation and Therapy for Hypertension. Current Hypertension Reports, 2010 (4): 233－242.

［3］胡小勤，杨秀美，曾学文，等．芒果苷对自发性高血压大鼠心脑肾组织形态学的影响．科学技术与工程，2012，12（25）：6276－6281.

［4］魏述永．葛根素心血管保护作用及其机制研究进展．中国中药杂志，2015，40（12）：2278－2284.

［5］张培．葛根素对肾性高血压大鼠降压与肾脏保护作用及其机制．《中国成人医药教育论坛》（5）——中国医药教育协会成人教育委员会三届五次理事大会暨医药教育创新研究和慢病防治学术研讨会论文集［C］．北京：中国医药教育协会，2012.

［6］Pietri P, Vyssoulis G, Vlachopoulos C, et al. Relationship between lowgrade inflammation and arterial stiffness in patient with essential hypertension. Am J Hypertens, 2006, 24: 2231－2238.

［7］Mahmud A, Feely J. Arterial stiffness is related to systemic inflammation in essential hypertension. Hypertension, 2005, 46: 1118－1122.

［8］Mahmud A, Feely J. Adiponectin and arterial stiffness. Am J Hypertens, 2005, 18: 1543－1548.

［9］Vlachopoulos C, Aznaouridis K, Vyssoulis G, et al. Large-artery stiffening is associated with increased fibrinogen level in hypertensive patients. World Congress of Cardiology, 2006, 27: 680－681.

［10］邓家刚，郝二伟，郑作文，等．芒果苷对两种不同炎症模型前列腺素 E2 含量的影响．中华中医药学刊，2008，26（10）：2085－2086.

［11］郝雪娜．葛根素对血管炎性损伤的影响．北京：中国协和医科大学出版社，2007.

（胡小勤，杜正彩，李琦，吴燕春，蒙玉梅，邓家刚）

芒果苷小檗碱组合物抑菌、抗炎、镇痛作用的研究

小檗碱又称黄连素，是一种临床常用的中药有效成分，有广泛的药理作用[1]，易溶于水，但其盐类在水中的溶解度较低，如盐酸盐为 1∶500、硫酸盐为 1∶30。芒果苷是芒果

叶、扁桃叶、知母等中药材的有效成分，难溶于水，文献报道其具有止咳、化痰、平喘、抗炎等作用[2]。作者将芒果苷和盐酸小檗碱在一定条件下进行混合复配，其分子以 1:1 的比例通过范德华力结合，大大增加了两者的水溶性[3]。本文首次采用动物模型对芒果苷小檗碱组合物（mixture of mangiferin and berberine，MMB）的抑菌、抗炎、镇痛作用进行研究，报道如下。

1 实验材料

1.1 药物及试剂

MMB 水溶液（自制，浓度为 25mg/ml，批号为 20070604）；牛磺酸滴眼液（山东鲁抗辰欣药业有限公司，批号为 0604222）；阿司匹林片（武汉远大制药集团股份有限公司，批号为 061209）。

1.2 实验动物

家兔，2.0～2.5kg，雌雄兼用，普通级，广西中医药大学实验动物中心提供。昆明种小鼠，18～22g，雌雄兼用，普通级，广西中医药大学实验动物中心提供，合格证为桂医动字第 11004 号。以上动物分性别饲养于空调室内，室温（22±2）℃，湿度（60±5）%，给予标准颗粒饲料，自由饮水和摄食。

1.3 仪器

棱光 -722 型可见分光光度计、FA1004 型万分之一电子天平，均为上海精密科学仪器有限公司生产。

2 方法与结果

2.1 抑菌试验

取 MMB 原液，115℃高压灭菌 20min，备用。采用液体试管二倍稀释法，用营养肉汤培养基、改良马丁培养基将供试液做系列稀释，使药液浓度为 1:2、1:4、1:8、1:16、1:32、1:64、1:128、1:256、1:512、1:1024，将稀释液分装试管，每管 1.0ml，取第 11 管作为阳性对照，第 12 管作为阴性对照。除阴性对照管外，每管接种 100000CFU/ml 菌液 0.1ml，接种的菌种见表 3-4-34。细菌置 35～37℃培养 24h，真菌置 25～28℃培养 36h，而后将各管培养物分别接种于不含药物的琼脂培养基平板上，以生长菌落不超过 5 个者为 MMB 的最低抑菌浓度（MIC），结果见表 3-4-34。

表 3-4-34 MMB 体外抑菌试验结果

试验菌种	菌号	药物最低抑菌浓度	
		稀释度	浓度/（mg/ml）
大肠埃希菌	44102	1:2	12.5
乙型副伤寒沙门菌	50094	1:2	12.5
福氏志贺菌	51572	1:8	3.12

试验菌种	菌号	药物最低抑菌浓度	
		稀释度	浓度/（mg/ml）
铜绿假单胞菌	10104	1：2	12.5
金黄色葡萄球菌	26003	1：16	1.56
表皮葡萄球菌	26069	1：32	0.78
枯草芽孢杆菌	63501	1：128	0.19
白色念珠菌	10104	1：64	0.39

2.2 抗炎实验

家兔30只，分组及给药情况见表3-4-35。除空白对照组外，其余各组家兔左眼下睑拉成杯状，用微量取样器滴无水乙醇于眼结膜囊内，第1天滴入0.135ml（3滴），第2天0.09ml（2滴），第3天0.045ml（1滴），右眼作对照。第4天，确定家兔眼结膜炎、角膜炎模型成立后，按组局部治疗。阳性药组（牛磺酸滴眼液）和MMB大、小剂量组分别滴入药液0.1ml（3滴），空白对照组和模型组分别滴入等体积蒸馏水，1天1次，连续滴药8天。观察并逐日记录家兔眼结膜、角膜病变情况。记录表示方法如下。结膜充血：-，无充血；+，轻度充血；++，明显充血，呈深红色；+++，弥漫性充血，呈紫红色。眼睑水肿：-，无水肿；+，轻度水肿；++，明显水肿，部分眼睑外翻；+++，明显水肿，眼睑半闭。分泌物：-，无异常分泌物；+，少量分泌物；++，分泌物使眼睑和睫毛潮湿或黏着；+++，分泌物使整个眼区潮湿或黏着。角膜混浊：-，无混浊；+，散在或弥漫性混浊，虹膜可见；++，出现灰白色半透区，虹膜模糊不清；+++，混浊明显，虹膜无法辨认。实验结果见表3-4-35。实验结果表明，家兔一般状态和形态，造模前后无明显差异。眼结膜、角膜局部病变的肉眼观察：实验家兔左眼滴入无水乙醇后，结膜充血，眼睑水肿，闭目畏光，分泌物增加，睫状肌充血，角膜混浊。第4天，病变最为明显，结膜充血、呈紫红色；眼睑水肿，呈半闭状；分泌物量多，使整个眼区潮湿或黏着；角膜混浊，虹膜无法辨认。经治疗后，模型组家兔的眼结膜、角膜病变仍存在，与空白对照组比较，有显著性差异；阳性药组和MMB大、小剂量组家兔病眼大部分恢复，仅有少部分见有所好转但未恢复，提示MMB具有明显的治疗效果。

表3-4-35 MMB对无水乙醇所致家兔眼结膜炎、角膜炎模型的影响（n=6）

组别	剂量/（mg/kg）	造模后结膜												造模后角膜			
		充血				水肿				分泌物				混浊			
		-	+	++	+++	-	+	++	+++	-	+	++	+++	-	+	++	+++
空白对照组	—	6	0	0	0	6	0	0	0	6	0	0	0	6	0	0	0
模型组	—	0	0	0	6*	0	0	0	6*	0	0	0	6*	0	0	0	6*

组别	剂量/(mg/kg)	造模后结膜												造模后角膜			
		充血				水肿				分泌物				混浊			
		−	+	++	+++	−	+	++	+++	−	+	++	+++	−	+	++	+++
牛磺酸组	5.00	0	0	0	6*	0	0	0	6*	0	0	0	6*	0	0	0	6*
MMB 小剂量组	1.25	0	0	0	6*	0	0	0	6*	0	0	0	6*	0	0	0	6*
MMB 大剂量组	2.50	0	0	0	6*	0	0	0	6*	0	0	0	6*	0	0	0	6*

组别	剂量/(mg/kg)	治疗后结膜												治疗后角膜			
		充血				水肿				分泌物				混浊			
		−	+	++	+++	−	+	++	+++	−	+	++	+++	−	+	++	+++
空白对照组	—	6	0	0	0	6	0	0	0	6	0	0	0	6	0	0	0
模型组	—	0	1	2	3*	0	0	2	4*	0	1	3	2*	0	0	2	4*
牛磺酸组	5.00	4	1	1	0**	5	1	0	0**	4	2	0	0**	5	1	0	0**
MMB 小剂量组	1.25	4	0	2	0**	4	1	1	0**	3	2	1	0**	3	3	0	0**
MMB 大剂量组	2.50	4	1	1	0**	5	1	0	0**	4	1	1	0**	4	2	0	0**

注：与空白对照组比较，* $P<0.05$；与模型组比较，** $P<0.05$。

2.3　镇痛实验

取体重 18～22g 昆明种小鼠 40 只，分组及给药剂量如表 3 − 4 − 36，分别连续给药 10 天，每天 1 次，空白对照组给予等体积蒸馏水。于末次给药后 40min，各鼠腹腔注射 0.6% 冰醋酸溶液 0.2ml，记录注射冰醋酸溶液后 20min 内各鼠的扭体次数，结果见表 3 − 4 − 36。

表 3 − 4 − 36　各组小鼠扭体反应次数的比较（$\bar{x}\pm s$, $n=10$）

组别	剂量/(g/kg)	扭体次数/次
空白对照组	—	26.8 ± 9.9
阿司匹林组	0.20	8.8 ± 3.6**
MMB 小剂量组	0.15	8.7 ± 4.0**
MMB 大剂量组	0.30	5.8 ± 4.3**

注：用 t 检验方法进行分析。与空白对照组比较，** $P<0.01$。

3　讨论

文献报道芒果苷和小檗碱均具有一定的抗炎、抑菌、镇痛作用[1,2]，而 MMB 是由芒果苷和盐酸小檗碱复配而成。研究结果表明，MMB 对金黄色葡萄球菌、表皮葡萄球菌、福氏志贺菌、枯草芽孢杆菌、白色念珠菌等眼科致病菌具有明显的抑制作用；连续给药，MMB 对无水乙醇所致家兔眼睛炎症有明显的治疗作用，且能明显减少冰醋酸所致小鼠扭体次数，提示 MMB 具有显著的抑菌、抗炎、镇痛作用，且呈一定的量效关系和协同效应。

MMB 解决了芒果苷难溶于水的难题，同时增加了盐酸小檗碱的水溶性，且表现出良好的药理作用，提示 MMB 是一种具有良好开发前景的治疗眼科炎症的中药。

参考文献

[1] 崔学军. 小檗碱的药理学研究进展及临床新用途. 时珍国医国药, 2006, 17(7): 1311.

[2] 邓家刚, 曾春晖. 芒果叶及芒果苷 30 年研究概况. 广西中医药大学学报, 2003, 6(2): 45.

[3] 李学坚, 邓家刚. 芒果苷小檗碱组合物：中国, 200710126143.7.

（李学坚，邓家刚，覃振林，廖冬燕，陆晓妮）

芒果苷小檗碱组合物对大鼠实验性
子宫炎症的影响

小檗碱又称黄连素，有广泛的药理作用[1]，易溶于水，但其盐类在水中的溶解度较低，如盐酸盐为 1:500，硫酸盐为 1:30。芒果苷是芒果叶、扁桃叶、知母等中药材的有效成分，不溶于水，文献[2]报道其具有止咳、化痰、平喘、抗炎、镇痛等作用。作者将芒果苷和盐酸小檗碱在一定条件下进行混合复配，分子以 1:1 的比例通过范德华力结合，大大增加了两者的水溶性[3]。本实验首次采用动物模型对芒果苷小檗碱组合物（mixture of mangiferin and berberine，MMB）的抑菌、抗炎、镇痛作用进行研究。现报道如下。

1 材料与仪器

1.1 药物及试剂

MMB 水溶液（自制，浓度为 25mg/ml，批号 20070604）；阳性对照药妇炎康片（湖南湘泉制药有限公司生产，批号 20070103011）；阿司匹林片（武汉远大制药集团股份有限公司生产，批号 061209）。

1.2 实验动物

昆明种小鼠，18~22g，雌雄兼用，普通级，广西中医药大学实验动物中心提供，合格证为桂医动字第 11004 号。Wistar 大鼠，200~300g，雌性，广西中医药大学实验动物中心提供，合格证为桂医动字第 11005 号。以上动物分性别饲养于空调室内，室温（22±2）℃，相对湿度（60±5）%，给予标准颗粒饲料，自由饮水和摄食。

1.3 仪器

FA1004型万分之一电子天平，上海精密科学仪器有限公司生产。

1.4 统计学方法

采用PEMS3.1统计软件分析数据，结果以均数±标准差表示，做组间 t 检验。

2 方法与结果

2.1 抑菌试验

取 MMB 原液，115℃高压灭菌20min，备用。采用液体试管二倍稀释法，用营养肉汤培养基、改良马丁培养基将供试液做系列稀释，使药液浓度为1:2、1:4、1:8、1:16、1:32、1:64、1:128、1:256、1:512、1:1024，将稀释液分装试管，每管1.0ml，第11管作为阳性对照，第12管作为阴性对照。除阴性对照管外，每管接种100000CFU/ml菌液0.1ml，接种的菌种见表3-4-37。细菌置35~37℃培养24h，真菌置25~28℃培养36h，而后将各管培养物分别接种于不含药物的琼脂培养基平板上，细菌置35~37℃培养24h，真菌置25~28℃培养36h，以生长菌落不超过5个者为 MMB 的最低抑菌浓度（MIC），结果见表3-4-37。MMB 对大肠埃希菌、乙型副伤寒沙门菌、福氏志贺菌、铜绿假单胞菌、金黄色葡萄球菌、表皮葡萄球菌、枯草芽孢杆菌、白色念珠菌的 MIC 分别为12.5、12.5、3.12、12.5、1.56、0.78、0.19、0.39mg/ml。结果表明，MMB 的抑菌浓度均较低，但也有区别：MMB 对大肠埃希菌、乙型副伤寒沙门菌、铜绿假单胞菌的抑菌浓度较大；对福氏志贺菌、金黄色葡萄球菌的抑菌浓度中等；对枯草芽孢杆菌、表皮葡萄球菌、白色念珠菌的抑菌浓度最小。结果说明 MMB 有显著的广谱抑菌作用。

表3-4-37 MMB 体外抑菌试验结果

试验菌种	菌号	药物最低抑菌浓度	
		稀释度	浓度/（mg/ml）
大肠埃希菌	44102	1:2	12.5
乙型副伤寒沙门菌	50094	1:2	12.5
福氏志贺菌	51572	1:8	3.12
铜绿假单胞菌	10104	1:2	12.5
金黄色葡萄球菌	26003	1:16	1.56
表皮葡萄球菌	26069	1:32	0.78
枯草芽孢杆菌	63501	1:128	0.19
白色念珠菌	10104	1:64	0.39

2.2 对大鼠实验性子宫炎症的影响[4]

取体重200~300g雌性 Wistar 大鼠40只，随机分为空白对照组，妇炎康组（阳性药，0.78g/kg），MMB 大剂量组（0.13g/kg），MMB 小剂量组（0.065g/kg）。在乙醚麻醉下，剪去大鼠腹毛，消毒皮肤，切开腹部暴露子宫，在大鼠左侧子宫角上1cm处切小口，将一塑料管（管径 2mm，长 0.5mm，重 2mg，用前消毒）置于子宫内缝合固定（防止脱落），并将子宫切口缝合，为防止感染，滴入浓度为 0.1mg/ml 的青霉素液 0.2ml，而后将腹腔分层缝合。术后 2h 各组分别灌胃给药，连续 7 天后，处死动物，取出大鼠两侧子宫，用微量组织天平称重，左侧子宫在计算前应先减去塑料管重量 2mg，计算肿胀率和抑制率，计算公式如下。

$$肿胀率（\%）=（W_2-W_1）/W_1 \times 100\%$$
$$抑制率（\%）=（S_2-S_1）/S_2 \times 100\%$$

W_1 代表未致炎子宫重量；W_2 代表致炎子宫重量；S_1 代表给药组的肿胀率；S_2 代表对照组的肿胀率。

结果见表 3-4-38。与空白对照组比较，MMB 大剂量组和阳性药妇炎康组均能明显降低子宫异物所致炎症的肿胀率，MMB 小剂量组也有一定作用但不明显，提示 MMB 具有抗炎作用。

表 3-4-38　MMB 对子宫异物所致炎症肿胀的影响（$\bar{x} \pm s$，$n=10$）

组别	剂量/(g/kg)	动物数/只	肿胀率/%	抑制率/%
空白对照组	—	8	42.28 ± 26.8	—
妇炎康组	0.78	8	$14.09 \pm 14.42^*$	66.68
MMB 小剂量组	0.065	9	31.37 ± 17.60	25.80
MMB 大剂量组	0.13	9	$17.64 \pm 16.99^*$	58.27

注：与空白对照组比较，$^*P<0.05$。

2.3　对醋酸所致小鼠扭体反应的影响[5]

取体重 18~22g 昆明种小鼠 40 只，随机分为空白对照组，阿司匹林（0.20g/kg）组，MMB 大剂量（0.30g/kg）组，MMB 小剂量（0.15g/kg）组。各组分别连续给药 10 天，每天 1 次，空白对照组给予等体积蒸馏水。于末次给药后 40min，各鼠腹腔注射 0.6% 醋酸溶液 0.2ml，记录注射醋酸溶液后 20min 内各鼠的扭体次数，结果见表 3-4-39。实验结果表明，与空白对照组比较，MMB 大、小剂量组和阿司匹林组均能显著减少小鼠扭体次数，提示 MMB 有明显的镇痛作用。

表 3-4-39　MMB 对小鼠的镇痛作用（$\bar{x} \pm s$，$n=10$）

组别	剂量/(g/kg)	扭体次数/次
空白对照组	—	26.8 ± 9.9
阿司匹林组	0.20	$8.8 \pm 3.6^*$
MMB 小剂量组	0.15	$8.7 \pm 4.0^*$
MMB 大剂量组	0.30	$5.8 \pm 4.3^*$

注：与空白对照组比较，$^*P<0.001$。

3　讨论

研究结果表明，MMB 对福氏志贺菌、金黄色葡萄球菌、表皮葡萄球菌、枯草芽孢杆菌、白色念珠菌等妇科致病菌具有明显的抑制作用；连续灌胃给药，MMB 能明显抑制大鼠实验性子宫炎症模型的炎症、减少醋酸所致小鼠扭体次数，提示 MMB 具有显著的抑菌、抗炎、镇痛作用。

MMB 由芒果苷和盐酸小檗碱复配而成，文献报道芒果苷和小檗碱均具有一定的抗炎、抑菌、镇痛作用[1,2]，MMB 也表现出了相应的药理作用，且呈一定的量效关系和协同效应。MMB 解决了芒果苷难溶于水的难题，同时增加了盐酸小檗碱的水溶性，且表现出良好的药理作用，提示 MMB 是一种具有良好开发前景的治疗妇科炎症的中药复方。

参考文献

［1］崔学军. 小檗碱的药理学研究进展及临床新用途. 时珍国医国药，2006，17（7）：1311.
［2］邓家刚，曾春晖. 芒果叶及芒果苷 30 年研究概况. 广西中医药大学学报，2003，6（2）：45.
［3］李学坚，邓家刚. 芒果苷小檗碱组合物：中国，200710126143. 7.
［4］何晓红，刘威，张晓宇. 金赤苓胶囊药效学实验研究. 中国中医药科技，2005，12（6）：357.
［5］封士兰. 山生柳的抗炎镇痛作用. 中药药理与临床，2001，17（2）：17.

（李学坚，邓家刚，覃振林，廖冬燕，陆晓妮）

芒果苷单钠盐的抑菌作用研究

芒果苷，又名芒果素、知母宁。它广泛存在于百合科植物知母，漆树科植物芒果树、扁桃树的叶、果实和树皮，龙胆科植物东北龙胆、川西獐牙菜，水龙骨科植物光石韦等植物中。芒果叶具有分布地域广、药材资源丰富、原料易得、价格低廉，甚至四季可采集等优点，其主要成分芒果苷的含量达 1.92%[1]。芒果苷具有多方面的生理活性和药理作用，有止咳、祛痰、平喘及抗炎、免疫、保肝利胆、抗脂质过氧化、抗病毒、抗肿瘤、抑菌和抗糖尿病等作用[2]。但芒果苷是一种四羟基的吡酮碳糖苷，水溶性极差，难以制成合适浓度的稳定药液，这影响了其疗效及应用。增加难溶性药物的溶解度以满足治疗需要，是中药制剂面临的重要问题。通过结构修饰可改善药物的溶解性，我们前期利用芒果苷中的 3 - 酚羟基酸性较强的性质，使其与碳酸氢钠反应成盐，再通过盐析使芒果苷单钠盐析出这一原理制备得到了水溶性芒果苷单钠盐[3]。前期的研究表明芒果苷单钠盐具有止咳、化痰、平喘、抗炎的药效作用[4]，本文重点研究其抑菌作用，为其开发成抗呼吸系统疾病新药提供实验依据。

1 材料

1.1 动物

昆明种小鼠，雌雄各半，体重（20 ±2）g，由泸州医学院（现西南医科大学）动物实验中心提供，生产许可证号 SCXK（川）2008 - 17，使用许可证号 SCXK（川）2008 - 065。

1.2 受试菌

选择上呼吸道常见致病菌作为受试菌，包括肺炎双球菌、肺炎克雷伯菌、金黄色葡萄球菌和流感嗜血杆菌，受试菌均为临床分离株。肺炎双球菌和肺炎克雷伯菌用 MH 血琼脂培养基，金黄色葡萄球菌用营养肉汤培养基，流感嗜血杆菌采用 HTM 培养基。MH 血琼脂培养基，上海东海医化试剂公司生产，批号 001032；营养肉汤培养基，中国药品生物制品检定所提供，批号 040214；HTM 培养基为英国 OXOID 公司产品。各菌种及所使用培养基均来自于泸州医学院免疫教研室，所用器具均于 121℃ 高压灭菌 15min。

1.3 受试药物

芒果苷单钠盐（自制，纯度 95% 以上），以各菌种相应培养基配成 80g/L 供体外抑菌试验，以生理盐水配成 30、15g/L 供体内抑菌试验。

2 方法

2.1 体外抑菌试验

预先将制备好的各受试菌种液体培养基分装于角烧瓶内高压灭菌。取容量为 5ml 的玻璃试管，分别加入各菌种相应液体培养基 2ml，每菌种 8 管，共 32 管。各菌种对应试管均在第 1 管中加入含 80g/L 的芒果苷单钠盐 2ml，混匀后，取出 2ml 加入第 2 管中，依次将药液成倍稀释成 1:2、1:4、1:8、1:16、1:32、1:64、1:128、1:256 系列溶液，即含药量为 40.0、20.0、10.0、5.0、2.5、1.25、0.625、0.313g/L。各管药液培养基最终量为 2ml。将试验菌种接种于相应液体培养基中，于 37℃ 培养 20~22h，用生理盐水稀释至 1×10^{-3} 浓度。将各管中分别加入 0.1ml 菌液（含菌量约为 $2 \times 10^5 \sim 9 \times 10^5$ CFU/ml），同时分别设含药液不含菌液的阴性对照组和含菌液不含药液的阳性对照组。于（36±1）℃ 培养 24h 后观察菌种生长情况，并作平皿划线，继续分离培养。

2.2 体内抑菌试验

将上述菌种分别接种于相应液体培养基试管内，于 37℃ 培养 16~18h，将此培养的菌液用生理盐水以 10 倍顺序依次稀释为 1×10^{-1}、1×10^{-2}、1×10^{-3}……1×10^{-8} 等不同浓度菌液，即 9ml 无菌生理盐水加 1ml 菌悬液为 1×10^{-1}，依此类推。预试时将不同浓度的每种受试菌悬液分别腹腔注射于体重为 20g 左右的小鼠体内，每个浓度组 4 只，每只 0.5ml，观察动物在 3 天内的死亡情况。正式试验选用小鼠 180 只，每菌种随机分为芒果苷单钠盐高剂量（300mg/kg）组、芒果苷单钠盐低剂量（150mg/kg）组和模型对照（生理盐水）组，每组 15 只，雌雄各半。正式试验时使用预试引起小鼠 80%~90% 死亡的菌液浓度进行感染，每鼠腹腔注射 0.5ml，于感染前 1 天以及感染后 6h、12h，各菌种所分 3 组分别腹腔注射给药 3 次，给药容积为 10ml/kg。观察 3 天内小鼠的死亡情况，所得数据统计用卡方检验，分析软件为 SPSS13.0。

3 结果

3.1 芒果苷单钠盐的体外抑菌试验

表 3 - 4 - 40 结果显示，芒果苷单钠盐对肺炎双球菌、肺炎克雷伯菌、金黄色葡萄

球菌和流感嗜血杆菌的最小抑菌质量浓度分别为 10.0g/L、5.0g/L、10.0g/L、2.5g/L，表明芒果苷单钠盐在一定浓度范围内对上述 4 种上呼吸道常见致病菌均有抑制作用，其中对流感嗜血杆菌抑制作用最强，其次为肺炎克雷伯菌，再次为肺炎双球菌和金黄色葡萄球菌。

表 3 - 4 - 40　芒果苷单钠盐的体外抑菌试验

| 菌种 | 稀释倍数 | | | | | | | | 阴性对照 | 阳性对照 | 最小抑菌质量浓度/（g/L） |
	2	4	8	16	32	64	128	256			
肺炎双球菌	-	-	(+)	+	+	+	+	+	-	+	10.0
肺炎克雷伯菌	-	-	-	(+)	+	+	+	+	-	+	5.0
金黄色葡萄球菌	-	-	(+)	+	+	+	+	+	-	+	10.0
流感嗜血杆菌	-	-	-	(+)	+	+	+	+	-	+	2.5

注：-，液体澄清，分离培养无菌；（+），液体澄清，分离培养有菌；+，液体混浊，分离培养有菌。

3.2　芒果苷单钠盐的体内抑菌试验

表 3 - 4 - 41 结果显示，芒果苷单钠盐高、低剂量组对肺炎双球菌、肺炎克雷伯菌、金黄色葡萄球菌和流感嗜血杆菌感染均有明显的抗感染作用，能提高小鼠的存活数，与模型对照组比较有显著意义（$P < 0.05$，$P < 0.01$）。

表 3 - 4 - 41　芒果苷单钠盐腹腔注射给药 3 次对感染小鼠的存活保护作用（$n = 15$）

| 组别 | 剂量/(mg/kg) | 肺炎双球菌 | | 肺炎克雷伯菌 | | 金黄色葡萄球菌 | | 流感嗜血杆菌 | |
		存活	死亡	存活	死亡	存活	死亡	存活	死亡
芒果苷单钠盐高剂量组	300	13**	2	14**	1	12**	3	13**	2
芒果苷单钠盐低剂量组	150	9*	6	10**	5	9*	6	10*	5
模型对照组	—	3	12	2	13	3	12	4	11

注：与模型对照组比较，* $P < 0.05$，** $P < 0.01$。

4　讨论

现代药理研究表明，芒果苷具有抗氧化、抗细菌、抗病毒、免疫调节及抗肿瘤等多方面的生理活性和药理作用。前期我们利用芒果苷与碳酸氢钠反应制备得到了芒果苷单钠盐，改善了芒果苷的水溶性。本实验采用倍比稀释法研究了其体外抑菌活性，结果表明芒果苷单钠盐在一定浓度范围内对上呼吸道常见致病菌肺炎双球菌、肺炎克雷伯菌、金黄色葡萄球菌和流感嗜血杆菌均有抑制作用。体内抑菌试验表明，芒果苷单钠盐对肺炎双球菌、肺炎克雷伯菌、金黄色葡萄球菌和流感嗜血杆菌引起的小鼠感染均有明显的抗感染作用。综上所述，芒果苷经结构修饰转变成水溶性芒果苷单钠盐后，同样具有明显的抑菌作用，为其开发成抗呼吸系统疾病新药提供了实验依据。

参考文献

[1] 黄海滨，李学坚，梁秋云. RP - HPLC 法测定芒果叶中芒果苷的含量. 中国中药杂志，2003，28(9)：839.
[2] 黄潇，彭志刚. 芒果苷药理作用研究概况. 中国药师，2007，10(1)：73.
[3] 袁叶飞，邓家刚. 芒果苷单钠盐的制备工艺. 中国医院药学杂志，2008，28(3)：181.
[4] 袁叶飞，邓家刚，余昕，等. 芒果苷单钠盐的药效学实验研究. 时珍国医国药，2008，19(4)：816.

（袁叶飞，邓家刚，胡祥宇，欧贤红）

芒果苷单钠盐的制备及其与芒果苷的药效比较

芒果苷为芒果叶的主要成分，具有止咳、祛痰、平喘、抗炎、抗脂质过氧化、抗病毒、抗肿瘤、抑菌、提高免疫等作用[1]，但其水溶性差，生物利用度低。芒果苷是一种四羟基的吡酮碳糖苷，含 4 个酚羟基，显弱酸性。由于 3 - 酚羟基酸性较其他位置的酚羟基酸性强，因此，我们将其 3 - 酚羟基转化成酚钠盐，以改善其水溶性，来研究芒果苷镇咳、化痰和抗炎作用。芒果苷单钠盐合成路线如图 3 - 4 - 9。

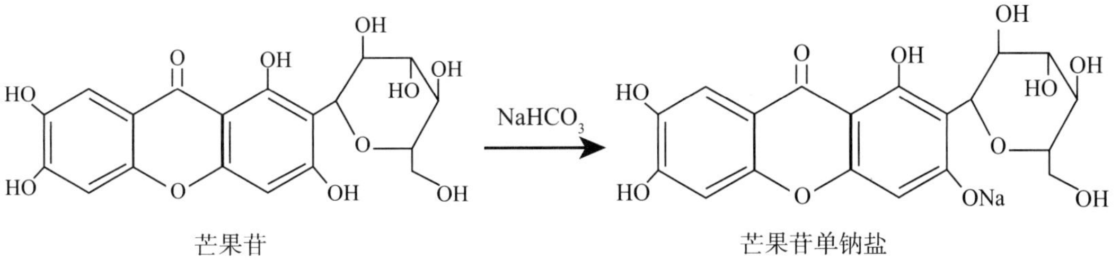

图 3 - 4 - 9　芒果苷单钠盐的合成路线

1 实验部分

1.1 仪器、试剂与动物

Carlo－Erba1106 型元素分析仪（意大利）；HP1100 质谱仪（惠普公司）；8453 紫外可见分光光度计（美国安捷伦科技公司）。芒果苷（广西中医药大学中药药效筛选中心，纯度95%）；磷酸可待因（青海制药厂有限公司，批号为 060216）；醋酸地塞米松（浙江仙琚制药股份有限公司，批号为 040405）；丙酮和碳酸氢钠为分析纯。昆明种小鼠［广西医科大学实验动物中心，动物许可证号为 SCXK（桂）2003－0003］，雌雄兼用，18～22g。

1.2 方法与结果

1.2.1 芒果苷单钠盐的制备

把装有搅拌器和滴液漏斗的 50ml 三颈瓶安放在已升温至 60℃ 的恒温水浴锅中，加入 5ml 丙酮、2ml 水、0.422g（1mmol）芒果苷，搅拌，待芒果苷与溶媒充分混匀后，边搅拌边滴加 5.6ml（1mmol）1.5% 的碳酸氢钠溶液，15min 内滴完，继续搅拌，恒温再反应 5～10min，溶液变清亮。快速加入 30ml 丙酮，搅拌 5～10min，冷却至室温，过滤，丙酮洗涤，真空烤箱 50～60℃ 干燥 2～3h，得到芒果苷单钠盐 0.412g，重量收率92.8%。所得产品外观为黄色粉末。ESI－MS，m/z：445（$M^+ + 1$），467（$M^+ + 1$）；元素分析的计算值（%）为：C51.35，H3.83，Na5.18；实测值（%）为：C51.32，H3.40，Na5.20。

1.2.2 对小鼠二氧化硫致咳的止咳作用

取小鼠 40 只，随机均分为空白对照组、阳性对照组（可待因 5mg/kg）、芒果苷（100mg/kg）组、芒果苷单钠盐（100mg/kg）组。空白对照组给予生理盐水，其余各组给予相应的药物。灌胃给药，给药容积为 20mg/kg。给药 1h 后，将小鼠放入通 8ml 二氧化硫气体的测试箱刺激小鼠 10s，立即取出，记录小鼠咳嗽潜伏期和 2min 内咳嗽次数（表 3－4－42）。结果表明，芒果苷组及芒果苷单钠盐组均能明显延长小鼠咳嗽潜伏期、减少咳嗽次数，与空白对照组比较有极显著差异，表明芒果苷及芒果苷单钠盐都有明显的镇咳作用。与芒果苷组比较，芒果苷单钠盐组更能延长小鼠咳嗽潜伏期，也更能减少小鼠咳嗽次数，两者有显著差异（$P < 0.05$），提示芒果苷单钠盐的止咳效果优于芒果苷。

表 3－4－42　芒果苷和芒果苷单钠盐对二氧化硫所致小鼠咳嗽的影响（$\bar{x} \pm s$，$n = 10$）

组别	剂量/(mg/kg)	潜伏期/s	咳嗽次数/次
空白对照组	—	4.30 ± 0.82	87.0 ± 26.4
可待因组	5	16.96 ± 5.85**	4.12 ± 12.4**
芒果苷组	100	10.21 ± 4.78**	65.0 ± 16.6*
芒果苷单钠盐组	100	16.08 ± 7.65**▲	50.6 ± 10.6**▲

注：与空白对照组比较，*$P < 0.05$，**$P < 0.01$；与芒果苷组比较，▲$P < 0.05$。

1.2.3 对小鼠气管排泄酚红的影响

取小鼠 40 只，随机均分为空白对照组、阳性对照组（醋酸地塞米松）、芒果苷（100mg/kg）组、芒果苷单钠盐（100mg/kg）组。实验前小鼠禁食 1 天，不禁水。空白对照组给予生理盐水，其余各组给予相应的药物。口服给药 20ml/kg。给药 45min 后皮下注射 2% 的酚红（每只 0.2ml），15min 后，处死小鼠，钝性分离气管，用 5% 的碳酸氢钠溶液洗涤 3 次，每次 0.8ml，回收洗液，并稀释 2 倍，于 558nm 处测吸光度（A），依次为 0.386、0.646、0.560、0.643。结果表明，芒果苷组及其单钠盐组均能明显增加小鼠酚红排泄量，与空白对照组比较，均有极显著差异（$P < 0.01$），提示芒果苷及其单钠盐都有明显的祛痰作用。与芒果苷组比较，芒果苷单钠盐组的小鼠酚红排泄量增加，两者有显著差异（$P < 0.05$），提示芒果苷单钠盐的祛痰作用优于芒果苷。

1.2.4 对二甲苯所致小鼠耳郭肿胀的影响

取小鼠 40 只，随机均分为空白对照组、阳性对照组（醋酸地塞米松，4.5mg/kg）、芒果苷（100mg/kg）组、芒果苷单钠盐（100mg/kg）组。空白对照组给生理盐水，其余各组给予相应的药物。口服给药 20ml/kg，连续 5 天。末次给药后 1h，将二甲苯（每只 0.1ml）滴小鼠左耳前后两面致炎，右耳不滴二甲苯作为正常对照。致炎 30min 后，颈椎脱臼处死小鼠，用 9mm 直径的打孔器分别沿小鼠左右耳郭相同部位打下两侧耳片，称重。左耳重量减去右耳重量为肿胀度（表 3-4-43）。结果表明，芒果苷组及其单钠盐组均能明显减轻二甲苯所致小鼠炎症，与空白对照组比较有极显著差异（$P < 0.01$），提示芒果苷及其单钠盐都有明显的抗炎作用。与芒果苷组比较，芒果苷单钠盐组更能减轻二甲苯所致小鼠炎症，两者有显著差异（$P < 0.05$），提示芒果苷单钠盐的抗炎作用优于芒果苷。

表 3-4-43 芒果苷和芒果苷单钠盐对二甲苯所致小鼠耳郭肿胀的影响（$n = 10$）

组别	剂量/（mg/kg）	肿胀度/mg
空白对照组	—	9.03 ± 1.017
醋酸地塞米松组	4.5	2.05 ± 1.225[*]
芒果苷组	100	5.21 ± 1.604[*]
芒果苷单钠盐组	100	3.43 ± 2.649[*▲]

注：与空白对照组比较，[*]$P < 0.01$；与芒果苷组比较，[▲]$P < 0.05$。

2 讨论

芒果苷的 6,7-二酚羟基因为相邻羟基缔合的缘故，其酸性很弱，不能与碳酸氢钠反应；1-酚羟基与 9-羰基形成分子内氢键，其酸性也很弱，不能与碳酸氢钠反应；3-酚羟基的酸性较强，能与碳酸氢钠反应生成盐，故当芒果苷与碳酸氢钠按 1:1 的物质的量反应时，3-酚羟基转化成 3-酚钠。芒果苷转化成钠盐后，改善了水溶性，有利于其在胃肠道的吸收，进而改善其生物利用度和疗效。实验表明芒果苷及其单钠盐均有止咳、化痰和抗炎作用，但芒果苷单钠盐因其水溶性较好，其作用优于芒果苷，故芒果苷单钠盐有望开发成呼吸系统药物。

参考文献

[1] 邓家刚，曾春晖. 芒果叶及芒果苷 30 年研究概况. 广西中医药大学学报，2003，6(2)：44 - 49.

（邓家刚，袁叶飞）

芒果苷单钠盐的药效学实验研究

芒果苷，又名芒果素、知母宁。它广泛存在于百合科植物知母，漆树科芒果树、扁桃树的叶、果实和树皮，龙胆科植物东北龙胆、川西獐芽菜，水龙骨科植物光石韦等植物中。芒果叶具有分布地域广，药材资源丰富，原料易得，价格低廉，甚至四季可采集等优点。其主要成分芒果苷的含量达 1.92%[1]。芒果苷具有多方面的生理活性和药理作用，有止咳、祛痰、平喘及抗炎、免疫、保肝利胆、抗脂质过氧化、抗病毒、抗肿瘤、抑菌和抗糖尿病等作用[2]。但芒果苷是一种四羟基的吡酮碳糖苷，水溶性极差，难以制成合适浓度的稳定的药液，这影响了其疗效及其应用。增加难溶性药物的溶解度以满足治疗需要，是中药制剂面临的重要问题。依据通过结构修饰可改善药物的溶解性，我们前期利用芒果苷中的 3 - 酚羟基酸性较强的性质，使其与碳酸氢钠反应成盐，再通过盐析使芒果苷单钠盐析出这一原理制备得到了水溶性芒果苷单钠盐。本文着重研究其止咳、化痰、平喘、抗炎的药效作用，为其开发成抗呼吸系统疾病新药提供理论依据。

1 材料与仪器

1.1 动物

昆明种小鼠和豚鼠，由广西医科大学动物室提供，动物许可证号为 SCXK(桂)2003 - 0003。

1.2 仪器

CSW - 1 型超声雾化器（汕头市光电研究所）；Agilent 8453 紫外可见分光光度计（美国）；电子天平 GB - 204（瑞士）。

1.3 药品与试剂

芒果苷单钠盐（自制，纯度 95% 以上）；磷酸可待因（青海制药厂有限公司，批号 20040708）；醋酸可的松注射液（上海第九制药厂，批号 970903）；氯化乙酰胆碱（上海三爱思试剂有限公司，批号 20030115）；磷酸组胺（国药集团化学试剂有限公司，批号 F20040315）；氨茶碱注射液（天津金耀氨基酸有限公司，批号 020731）；生理盐水（广西南宁百会药业集团有限公司，批号0507003）；氯化铵和二甲苯均为分析纯。

2 方法和结果

2.1 统计方法

采用组间 t 检验。

2.2 芒果苷单钠盐对二氧化硫所致小鼠咳嗽的影响

取小鼠40只，随机分为空白对照组（生理盐水），阳性对照组（磷酸可待因，30mg/kg），芒果苷单钠盐高剂量（30mg/kg）组，芒果苷单钠盐低剂量（15mg/kg）组。分别腹腔注射给药，给药容积为0.1ml/10g。给药30min后，将小鼠放入通以8ml二氧化硫气体的测试箱刺激小鼠10s，立即取出，记录小鼠咳嗽潜伏期和2min内咳嗽次数。结果见表3-4-44。

表3-4-44 芒果苷单钠盐对二氧化硫所致小鼠咳嗽的影响（$n=10$）

组别	剂量/(mg/kg)	潜伏期/s	咳嗽次数/次
空白对照组	—	54.30±18.21	37.20±9.40
磷酸可待因组	30	136.96±15.85**	11.25±6.42**
芒果苷单钠盐高剂量组	30	105.21±14.78**	15.08±8.63**
芒果苷单钠盐低剂量组	15	70.08±17.65*	25.60±10.35**

注：与空白对照组比较，** $P<0.01$，* $P<0.05$。

结果表明，芒果苷单钠盐组均能明显延长小鼠咳嗽潜伏期，减少咳嗽次数，与空白对照组比较有显著差异（$P<0.01$ 或 $P<0.05$），表明芒果苷单钠盐有明显的镇咳作用。

2.3 芒果苷单钠盐对小鼠气管排泌酚红的影响

取小鼠40只，随机分为空白对照组（生理盐水），阳性对照组（氯化铵，1000mg/kg），芒果苷单钠盐高剂量（30mg/kg）组，芒果苷单钠盐低剂量（15mg/kg）组。分别腹腔注射给药，给药容积为0.1ml/10g。给药30min后，腹腔注射2%的酚红生理盐水，0.2ml/只，30min后，处死小鼠，钝性分离气管，用5%的碳酸氢钠溶液洗涤3次，0.8ml/次，回收洗液，并稀释2倍，于Agilent 8453紫外可见分光光度计558nm处测定吸收度（A）。结果见表3-4-45。

表3-4-45 芒果苷单钠盐对小鼠气管酚红排泌量的影响（$n=10$）

组别	剂量/(mg/kg)	A
空白对照组	—	0.368±0.041
氯化铵组	1000	0.646±0.164**
芒果苷单钠盐高剂量组	30	0.568±0.165**
芒果苷单钠盐低剂量组	15	0.491±0.174*

注：与空白对照组比较，** $P<0.01$，* $P<0.05$。

结果表明，芒果苷单钠盐高、低剂量组均能明显增加小鼠酚红排泌量，与空白对照组比较均有显著性差异（$P < 0.01$ 或 $P < 0.05$），提示芒果苷单钠盐有明显的祛痰作用。

2.4 芒果苷单钠盐对二甲苯所致小鼠耳郭肿胀的影响

取小鼠 40 只，随机分为空白对照组（生理盐水），阳性对照组（醋酸可的松，20mg/kg），芒果苷单钠盐高剂量（30mg/kg）组，芒果苷单钠盐低剂量（15mg/kg）组。分别腹腔注射给药，给药容积为 0.1ml/10g。给药 30min 后，将 100% 二甲苯（0.1ml/只）滴到小鼠左耳前后两面致炎，右耳不滴为正常耳。30min 后颈椎脱臼处死小鼠，用 9mm 直径的打孔器分别沿小鼠左右耳郭相同部位打下两侧耳片，分别于电子天平上称重。左耳重量减去右耳重量即为肿胀度。结果见表 3 - 4 - 46。

表 3 - 4 - 46 芒果苷单钠盐对二甲苯所致小鼠耳郭肿胀的影响（$n = 10$）

组别	剂量/（mg/kg）	肿胀度/mg
空白对照组	—	9.03 ± 1.01
醋酸可的松组	20	5.21 ± 1.60 **
芒果苷单钠盐高剂量组	30	5.35 ± 1.68 **
芒果苷单钠盐低剂量组	15	7.05 ± 1.22 **

注：与空白对照组比较，** $P < 0.01$。

结果表明，芒果苷单钠盐高、低剂量组均能明显减轻二甲苯所致小鼠炎症，与空白对照组比较有极显著性差异（$P < 0.01$），提示芒果苷单钠盐有明显的抗炎作用。

2.5 芒果苷单钠盐对乙酰胆碱和组胺混合液引喘作用的影响

实验选用体重 170 ~ 220g 的幼年健康豚鼠，将豚鼠逐个放入玻璃钟罩内，用引喘喷雾装置喷入 2% 氯化乙酰胆碱和 0.1% 磷酸组胺等容积混合液 20s，观察豚鼠的引喘潜伏期（作为给药前引喘潜伏期），150s 内出现间歇性全身痉挛、跌倒的豚鼠为合格的敏感动物。将筛选合格的豚鼠随机分为 4 组，每组 10 只，分别为空白对照组（生理盐水）、阳性对照组（氨茶碱，125mg/kg）、芒果苷单钠盐高剂量（30mg/kg）组和芒果苷单钠盐低剂量（15mg/kg）组。24h 后分别腹腔注射给药。30min 后雾化吸入上述乙酰胆碱和组胺混合液 20s，观察豚鼠的引喘潜伏期（作为给药后引喘潜伏期）。结果见表 3 - 4 - 47。

表 3 - 4 - 47 芒果苷单钠盐对乙酰胆碱和组胺混合液引喘作用的影响（$n = 10$）

组别	剂量/（mg/kg）	给药前引喘潜伏期/s	给药后引喘潜伏期/s
空白对照组	—	58.2 ± 10.9	63.4 ± 12.3
氨茶碱组	125	60.1 ± 9.3	170.7 ± 28.3 ** ##
芒果苷单钠盐高剂量组	30	56.4 ± 12.7	126.5 ± 25.4 ** ##
芒果苷单钠盐低剂量组	15	62.8 ± 11.7	80.3 ± 20.6 * #

注：与空白对照组比较，** $P < 0.01$，* $P < 0.05$；与给药前同组比较，## $P < 0.01$，# $P < 0.05$。

结果表明，芒果苷单钠盐高、低剂量组均能明显延长乙酰胆碱和组胺混合液引喘潜伏期，与空白对照组比较均有显著性差异（$P < 0.01$ 或 $P < 0.05$）；芒果苷单钠盐高、低剂

量组与各自用药前比较有极显著性差异（$P<0.01$ 或 $P<0.05$），引喘潜伏期明显延长，提示芒果苷单钠盐有明显的平喘作用。

3　讨论

芒果苷具有镇咳、祛痰、平喘和抗炎作用[3]。前期我们利用芒果苷与碳酸氢钠反应制备得到了水溶性芒果苷单钠盐。本实验对芒果苷单钠盐腹腔注射给药，采用二氧化硫致咳法、酚红排泌法、乙酰胆碱－组胺引喘法和二甲苯致耳郭肿胀法，研究芒果苷单钠盐镇咳、祛痰、平喘和抗炎的作用。研究表明，芒果苷单钠盐对小鼠二氧化硫引咳有明显延长咳嗽潜伏期，明显减少咳嗽次数作用；对小鼠气管酚红排泌有明显促进作用；对小鼠二甲苯所致耳郭肿胀有明显抑制作用；对豚鼠乙酰胆碱和组胺混合液引喘有明显延长引喘潜伏期作用。上述实验结果表明芒果苷单钠盐同芒果苷一样具有镇咳、祛痰、平喘和抗炎作用。本实验说明芒果苷经结构修饰转变成水溶性芒果苷单钠盐后，并没有降低其药效。水溶性芒果苷单钠盐的制备将扩大芒果苷的使用范围，为其开发成抗呼吸系统疾病新药提供理论依据。

参考文献

[1] 黄海滨，李学坚，梁秋云. RP－HPLC 法测定芒果叶中芒果苷的含量. 中国中药杂志，2003，28（9）：839.
[2] 廖洪利，吴秋业，叶光明，等. 芒果苷药理研究进展. 天津药学，2005，17（2）：50.
[3] 邓家刚，郑作文，曾春晖. 芒果苷的药效学实验研究. 中医药学刊，2002，20（6）：802.

（袁叶飞，邓家刚，余昕，何颖）

3 个芒果苷酰化衍生物的化学合成及抗炎作用研究

芒果苷是一种纯天然化合物，具有广泛的生物活性，植物来源广，生产技术成熟，市售产品纯度可高达 95% 以上。芒果苷至今尚未被开发成为临床药物的主要原因是其药理作用泛而弱，定位不突出。有研究指出[1]，芒果苷属于生物药剂学分类系统（Biopharmaceutics Classification System，BCS）中的第 4 类药物，溶解性和跨膜通透性均很弱，生物利用度低，从而制约了芒果苷药理作用的发挥。为了提高芒果苷的生物利用度从而提高其药理活性，大多数研究从提高芒果苷的水溶性入手，但收效不明显[2-4]，另有一些研究从提高芒果苷的跨膜通透性入手，制备高脂溶性衍生物[1,5-7]，虽有一些成效，但也不甚理想，所制备的衍生物至今均未开发成产品应用。作者也试图从提高芒果苷的跨膜通透性入手，制备高脂溶性的芒果苷酰化衍生物，并评价其抗炎活性。结果报道如下。

1　材料

1.1　药物及试剂

芒果苷（自制，含量 98.1%，HPLC 法，中国药品生物制品检定所测定，批号20071028）；乙酸酐（AR 级，中国化药集团公司，批号 F20090116）；丙酸酐（批号23116）、丁酸酐（批号 27067 AR 级，均为阿拉丁化学试剂有限责任公司提供）。地塞米松片（通化东宝药业股份有限公司，批号 100514）；伊文思蓝（AR 级，嘉兴市精博化学品有限公司，批号 090925）；二甲苯（AR 级，广州苏喏化工有限公司，批号 080621）；冰醋酸（AR 级，汕头市西陇化工有限公司，批号 0905071）。

1.2　动物

昆明种小鼠，18~22g，6~8 周，雄性，SPF 级，来自湖南斯莱克景达实验动物有限公司，许可证 SCXK（湘）2009 - 0004，质量合格证 HNASLKJ20102119。饲养于空调室内，室温（22±2）℃，相对湿度（60±5）%，饲喂标准颗粒饲料，自由饮水和摄食。

1.3　仪器

F039300 型酶标仪（SUNRISE 公司）；AG135 型电子天平［梅特勒 - 托利多仪器（上海）有限公司］；TDL - 5 型医用离心机（上海安亭科学仪器厂）。

2　方法

2.1　芒果苷酰化衍生物的化学合成

在常温水浴中，边搅拌边往 100ml 乙酸酐中滴加 1.5ml 98% 硫酸溶液，滴完后接着加入 10g 芒果苷，混匀，形成混悬液，将混悬液置于 40℃电热恒温水浴中，保温反应 18h。期间不时搅拌使芒果苷全部溶解。反应完毕，一边搅拌一边将反应液倾入 10L 水中，出现大量灰白色不溶物，滤取不溶物，用 300ml 无水乙醇常温溶解，然后将乙醇溶液直接倾入10L 水中，再次出现灰白色沉淀，滤取不溶物，40℃烘干，得到乙酰化反应产物（PAM）13.9g。操作同上，100ml 丙酸酐中加 2ml 98% 硫酸溶液和 10g 芒果苷，于 60℃反应 24h，得到丙酰化反应产物（HPM）11.3g；100ml 丁酸酐中加 2.5ml 98% 硫酸溶液和 10g 芒果苷，于 80℃反应 24h，得到丁酰化反应产物（HBM）8.5g。

2.2　分离纯化

酰化反应产物用少量乙醇溶解，硅胶拌样，置硅胶柱顶上，常压层析，分段收集，用TLC 检视，合并有同样单一斑点的流分，回收溶剂析出结晶，用甲醇重结晶，得到化合物单体。

乙酰化产物的层析溶剂为氯仿 - 乙酸乙酯 - 丙酮（7:2:1）；丙酰化产物的层析溶剂为氯仿 - 甲醇（25:1）；丁酰化产物的层析溶剂为石油醚 - 氯仿 - 丙酮（5:3.5:1.5）。

2.3　化学结构确证

制备化合物单体的 ^{1}HNMR, ^{13}C-NMR, HMBC, EI-MS 和 HR-MS 光谱，通过波谱解析确证化合物的化学结构。

2.4 抗炎作用的体内研究[8,9]

取雄性小鼠 140 只，随机分为空白对照组（生理盐水），阳性药物（地塞米松）组，芒果苷高、中、低剂量组，PAM 高、中、低剂量组，HPM 高、中、低剂量组，HBM 高、中、低剂量组，每组 10 只。各组均灌胃给予相应剂量的药物或生理盐水，给药容积为 0.2ml/10g 体重，连续 5 天。末次给药 45min 后，尾静脉注射 0.25% 伊文思蓝 0.1ml/10g，右耳滴二甲苯 0.02ml 致炎，腹腔注射 0.6% 冰醋酸，0.2ml/只。15min 后颈椎脱臼处死小鼠，用 6mm 打孔器沿左、右耳郭相同部位打下两侧耳片，分别称重（W）。另用 6ml 生理盐水腹腔注射进行清洗，收集腹腔液，于 2500rpm 离心 10min，取上清液，置酶标仪中，在 590nm 处测定吸光度（A）。

按下式计算小鼠耳郭肿胀度：肿胀度（mg）= $W_{右耳}$ - $W_{左耳}$。

按下式计算肿胀抑制率：抑制率 =（$W_{空白组均值}$ - $W_{给药组均值}$）/ $W_{空白组均值}$ × 100%。

2.5 数据处理

数据以 $\bar{x} \pm s$ 表示，应用 SPSS 19.0 统计软件进行单因素方差分析，如 $P < 0.05$ 则认为有统计学显著性差异。

3 结果

3.1 芒果苷酰化衍生物的化学结构确证

从酰化反应产物中分离得到 3 个化合物单体 PAM、HPM、HBM，通过波谱解析，确证其化学结构如图 3-4-10。

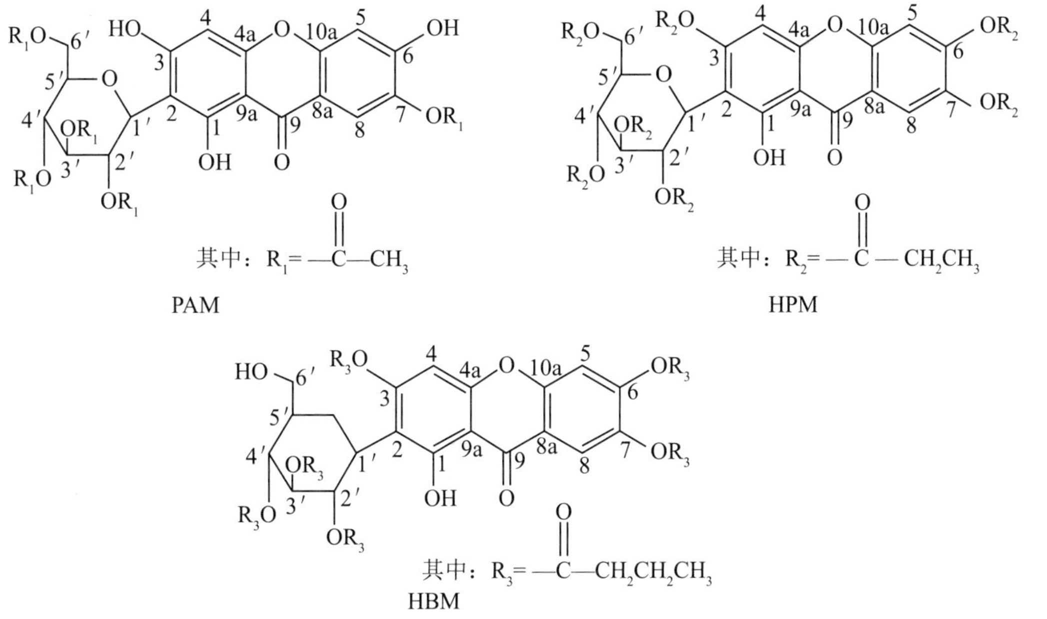

图 3-4-10 芒果苷酰化衍生物 PAM、HPM 和 HBM 的化学结构式

3.1.1 7，2′，3′，4′，6′-五乙酰化芒果苷衍生物，或 7，2′，3′，4′，6′- penta - acetyl - mangiferin（PAM）

分子式 $C_{29}H_{28}O_{16}$，分子量 632.16，为黄色无定形粉末。光谱特征：^{1}HNMR（CDCl$_3$，600Hz）δ：13.55（1H，s，1 – OH），7.80（1H，s，H – 8），6.84（1H，s，H – 5），6.33（1H，s，H – 4），5.43（H – 1′，d，J = 9.0），5.26（H – 2′，t，J = 9.6），4.31（H – 6′b，dd，J = 12.6，3.6），4.17（H – 6′a，dd，J = 12.6，6.0），3.90（H – 3′，H – 4′，H5′，overlapping signals），2.30、2.10、2.07、1.99、1.82（15H，s）。^{13}CNMR（CDCl$_3$，150Hz）δ：161.0（C – 1），104.3（C – 2），163.7（C – 3），96.0（C – 4），156.6（C – 4a），103.5（C – 5），147.7（C – 6），137.2（C – 7），113.0（C – 8），119.4（C – 8a），179.9（C – 9），155.5（C – 9a），157.8（C – 10a），73.3（C – 1′），70.6（C – 2′），73.6（C – 3′），68.0（C – 4′），76.4（C – 5′），61.6（C – 6′），20.9、20.8、20.7、20.6、20.5（5CH$_3$），171.0、170.4、169.8、169.7、169.4（5C = O）。EI – MS：632［M］$^+$，590，523，481（100），439，397。HR – MS：632.1584，Calcd. 632.1589，Calcd. for $C_{29}H_{28}O_{16}$。

3.1.2　3，6，7，2′，3′，4′，6′ – 七丙酰化芒果苷衍生物，或3，6，7，2′，3′，4′，6′ – hepta – propionyl – mangiferin（HPM）

分子式 $C_{40}H_{46}O_{18}$，分子量 814.27，为白色无定形粉末。光谱特征：^{1}HNMR（CDCl$_3$，600Hz）δ：7.95（1H，s，H – 8），7.34（1H，s，H – 5），6.87（1H，s，H – 4），5.44（H – 1′，d，J = 9.0），5.33（H – 2′，t，J = 9.6），4.36（H – 6′b，dd，J = 12.6，2.4），4.17（H – 6′a，dd，J = 12.6，6.4），3.93（H – 3′，H – 4′，H5′，overlapping signals），1.35（3H，t，J = 7.2），1.27（3H，t，J = 7.2），1.26（3H，t，J = 7.2），1.18（3H，t，J = 7.2），1.12（3H，t，J = 7.2），1.06（3H，t，J = 7.2），0.89（3H，t，J = 7.2）。^{13}CNMR（CDCl$_3$，150Hz）δ：158.8（C – 1），112.3（C – 2），161.2（C – 3），93.4（C – 4），153.1（C – 4a），103.8（C – 5），147.5（C – 6），139.2（C – 7），112.3（C – 8），120.8（C – 8a），179.9（C – 9），153.1（C – 9a），158.8（C – 10a），73.3（C – 1′），70.6（C – 2′），73.5（C – 3′），67.4（C – 4′），76.6（C – 5′），61.0（C – 6′），27.9、27.7、27.6、27.5、27.5、27.4、27.2（7CH$_2$），9.3、9.2、9.2、9.1、9.0、8.9、8.9（7CH$_3$），174.1、173.7、173.6、172.9、171.8、171.0（7C = O）。EI – MS：814［M］$^+$，758，702，646，592，536，523（100），467，411，354。HR – MS：814.2686，Calcd. 814.2684，Calcd. for $C_{40}H_{46}O_{18}$。

3.1.3　3，6，7，2′，3′，4′ – 六丁酰化芒果苷衍生物，或3，6，7，2′，3′，4′ – hexa – butyryl – mangiferin（HBM）

分子式 $C_{43}H_{54}O_{17}$，分子量 842.34，为白色无定形粉末。光谱特征：^{1}HNMR（CDCl$_3$，600Hz）δ：7.91（1H，s，H – 8），7.31（1H，s，H – 5），6.84（1H，s，H – 4），5.30（H – 1′，d，J = 9.0），5.28（H – 2′，t，J = 10.2），4.31（H – 6′b，dd，J = 10.8，2.0），4.12（H – 6′a，dd，J = 10.8，6.8），3.89（H – 3′，H – 4′，H5′，overlapping signals），2.52 ~ 1.34（24H，q，J = 7.2），1.11（3H，t，J = 6.0），1.03（3H，t，J = 6.0），1.01（3H，t，J = 6.0），0.95（3H，t，J = 6.0），0.90（3H，t，J = 6.0），0.86（3H，t，J = 6.0）。^{13}CNMR（CDCl$_3$，150Hz）δ：161.2（C – 1），112.3（C – 2），158.8（C – 3），93.4（C – 4），153.1（C – 10a），103.8（C – 5），147.5（C – 6），147.5（C – 7），112.3（C – 8），120.8（C – 8a），179.9（C – 9），153.1（C – 9a），102.3（C – 4a），73.3

(C−1′)，70.6（C−2′），73.5（C−3′），67.4（C−4′），76.6（C−5′），61.0（C−6′），36.4、36.1、36.0、36.0、35.9、35.6（6CH$_2$）、18.6、18.5、18.4、18.4、18.2、18.1（6CH$_2$）、14.1、13.9、13.8、13.8、13.8、13.6（6CH$_3$）、173.6、173.3、172.8、172.0、171.1、171.3（6C＝O）。EI−MS：842［M］$^+$，758，702，646，592，536，523（100），467，411，354。HR−MS：842.3368，Calcd. 842.3361，Calcd. for C$_{43}$H$_{54}$O$_{17}$。

3.2 酰化衍生物的理化性质

3.2.1 熔点

按《中国药典》方法[10]对各化合物的熔点进行测定，结果见表3−4−48。

表 3−4−48 芒果苷、PAM、HPM、HBM 的熔点

化合物	实测熔点/℃	文献值[11]/℃
芒果苷	266～270（分解）	267～272（分解）
PAM	150～153（分解）	—
HPM	174～178（分解）	—
HBM	158～161（分解）	—

3.2.2 溶解度

分别将过量的化合物与溶剂混合，在37℃恒温箱中保温，每30min震摇一次使混匀。6h后取饱和溶液，测定其中的化合物含量，见表3−4−49。

表 3−4−49 芒果苷、PAM、HPM、HBM 的溶解度测定（g/L）

溶剂	芒果苷	PAM	HPM	HBM
乙酸乙酯	0.01	68.42	93.65	132.66
正辛醇	0.07	36.93	53.71	94.59
甲醇	0.38	17.88	12.54	7.93
乙醇	0.46	22.17	18.35	11.47
乙腈	1.32	26.64	20.33	10.72
水溶液				
pH 1.02	37.43	41.83	37.55	33.78
pH 2.06	14.22	25.31	22.06	18.88
pH 3.03	6.57	13.43	10.32	8.17
pH 4.01	1.83	3.69	3.54	3.44
pH 5.03	0.86	1.17	1.06	1.08
pH 6.02	0.35	0.31	0.44	0.28
pH 7.13	0.18	0.17	0.19	0.16
pH 8.05	0.42	0.69	0.54	0.30

溶剂	芒果苷	PAM	HPM	HBM
pH 9.01	4.97	2.85	2.36	1.93
pH 10.01	20.78	16.53	13.49	11.74

3.2.3 紫外吸收

将各化合物分别溶解于甲醇，制作其紫外吸收光谱，光谱的吸收峰列于表3-4-50。

表3-4-50 芒果苷、PAM、HPM、HBM紫外吸收峰的位置及其对应波长（nm）

化合物	峰1	峰2	峰3	峰4
芒果苷[11]	365.0	317.5	257.0*	239.5
PAM	357.6	285.8	258.0*	235.6
HPM	304.0	242.6*	—	—
HBM	303.6	242.8*	—	—

注：*为最大吸收波长。

3.3 抗炎作用

3.3.1 对小鼠耳郭肿胀的抑制作用

与空白对照组比较，地塞米松组，芒果苷高、中剂量组，PAM高、中、低剂量组，HPM高、中、低剂量组和HBM高、中、低剂量组均能显著抑制二甲苯所致的小鼠耳郭肿胀，有显著性差异（$P < 0.05$）。结果见表3-4-51。

表3-4-51 对小鼠耳郭肿胀度及肿胀抑制率的影响（$n = 10$）

组别	剂量/(mmol/kg)	肿胀度/mg	抑制率/%
空白对照组	—	3.55 ± 1.84	—
地塞米松组	0.115	1.82 ± 1.41*	48.73
芒果苷组	1	1.76 ± 1.44*	50.42
	0.5	1.90 ± 1.15*	46.48
	0.25	2.18 ± 1.14	38.59
PAM组	0.25	2.00 ± 0.61*	43.66
	0.125	2.10 ± 0.88*	40.85
	0.063	2.46 ± 0.84	30.70
HPM组	0.25	1.57 ± 1.26*	55.77
	0.125	2.06 ± 0.87*	41.97
	0.063	2.09 ± 0.97*	52.39
HBM组	0.25	1.67 ± 1.13*	52.96
	0.125	1.78 ± 1.49*	49.86
	0.063	1.82 ± 1.57*	48.73

注：与空白对照组比较，*$P < 0.05$。

3.3.2　对小鼠腹腔毛细血管通透性的影响

与空白对照组比较，地塞米松组，芒果苷高、中、低剂量组，PAM 高、中剂量组，HPM 高、中、低剂量组和 HBM 高、中剂量组均能明显抑制毛细血管的通透性，减少腹腔液渗出，显示出明显的抗炎作用（$P < 0.01$ 或 $P < 0.05$）。具体见表 3 - 4 - 52。

表 3 - 4 - 52　对小鼠腹腔毛细血管通透性的影响（$n = 10$）

组别	剂量/（mmol/kg）	吸光度/［L/（g·cm）］
空白对照组	—	0.319 ± 0.035
地塞米松组	0.115	$0.243 \pm 0.077^{*}$
芒果苷组	1	$0.246 \pm 0.066^{**}$
	0.5	$0.274 \pm 0.036^{*}$
	0.25	$0.287 \pm 0.029^{*}$
PAM 组	0.25	$0.265 \pm 0.047^{*}$
	0.125	$0.277 \pm 0.041^{*}$
	0.063	0.282 ± 0.056
HPM 组	0.25	$0.239 \pm 0.064^{**}$
	0.125	$0.259 \pm 0.054^{*}$
	0.063	$0.278 \pm 0.046^{*}$
HBM 组	0.25	$0.257 \pm 0.046^{**}$
	0.125	$0.270 \pm 0.050^{*}$
	0.063	0.298 ± 0.043

注：与空白对照组比较，$^{*}P < 0.05$，$^{**}P < 0.01$。

4　讨论

本文首次报道对芒果苷的化学结构进行酰化衍生，经广西科技情报研究所检索，PAM、HPM 和 HBM 为新结构化合物。

芒果苷酰化衍生物的熔点均较芒果苷低，且下降幅度很大。比较熔程的最低点可发现，PAM 下降 116℃，HPM 下降 92℃，HBM 下降 108℃。这可能是芒果苷的羟基被酰化后，分子之间的氢键作用和范德华力降低，使得分子之间的结合力下降，分子之间易于挣脱和移动，从而使熔点降低。

PAM 的紫外吸收光谱和芒果苷的相似，吸收波长亦相近，这可能是 PAM 的芒果苷苷元上只有 7 位 OH 被乙酰化，其化学结构仍与芒果苷相似所致。HPM 和 HBM 的紫外吸收光谱相似，但明显有别于芒果苷，吸收峰的位置和波长均与芒果苷的不同，这可能与酰化程度较高和酰化基团的长度较大有关。

美国药品食品管理局（FDA）和世界卫生组织（WHO）等规定，如药物单次最高剂量能溶解于 250ml pH 1 ~ 7.5 的介质中，则认为该药物具有生物药剂分类系统（BCS）规定的高溶解性[12]。如芒果苷单次剂量为 2g，在 pH 1 ~ 2 时能全溶于 250ml 水中，符合 BCS 所述的"高溶解性"特征，但在 pH 3 ~ 8 时溶解度急剧下降，远不能达到 BCS 规定的"高溶解性"的溶解度。PAM、HPM 和 HBM 的情况与此类似，在 pH 1 ~ 3 时表现出了 BCS 所述的"高溶解性"，但在 pH 4 ~ 8 时溶解度急剧变小，远不能达到 BCS 规定的"高溶解性"的溶解度。因此，PAM、HPM 和 HBM 均不符合 BCS 规定的高溶解性药物的特征。但 PAM、HPM 和 HBM 具有高脂溶性，按文献[12]，符合 BCS 规定的"高通透性"的特征。

PAM、HPM 和 HBM 只需相当于芒果苷 1/4 的摩尔剂量，即可产生与芒果苷相似的抗炎作用，说明酰化衍生物抗炎作用的效价强度高于芒果苷，提示其抗炎活性比芒果苷的高。这可能是芒果苷为低通透性药物，而 PAM、HPM 和 HBM 为高通透性药物，具有比芒果苷高的生物利用度，能更好地发挥抗炎药效。

参考文献

［1］梁健钦. 芒果苷糖酯衍生物的非水相酶促合成及其抗炎活性研究. 南宁：广西医科大学，2011.

［2］邓家刚，袁叶飞. 芒果苷单钠盐的制备及其与芒果苷的药效比较. 华西药学杂志，2008，(1)：17.

［3］王志萍，邓家刚，王勤. 羟丙基 - β - 环糊精包合法提高芒果苷溶解度的研究. 中成药，2008，30(8)：1123.

［4］袁叶飞，邓家刚，胡祥宇，等. 芒果苷单钠盐的抑菌作用研究. 中国实验方剂学杂志，2011，17(6)：173.

［5］Cantagrel N, Lubrano C, Robin J R. Glycosylation of mangiferine, by biocatalyst, useful in cosmetic field to protect skin comprises contacting mangiferine with a glycosyltransferase enzyme, in the presence of asugar donor：FR, 2882762（Al）. USpatent, 2006 – 09 – 08.

［6］廖洪利，吴秋业，胡宏岗，等. 芒果苷的结构修饰. 华西药学杂志，2008，23(4)：385.

［7］蓝萍，柳明，李盼盼，等. 芒果苷及其衍生物对糖尿病小鼠的降糖作用. 中国动物保健，2010，12(6)：21.

［8］徐叔云，卞如濂，陈修. 药理学实验方法学. 3 版. 北京：人民卫生出版社，2002：1664.

［9］林围彪，苏姜羽，杨秀芬. 桂郁金提取物的抗炎镇痛作用. 中国实验方剂学杂志，2011，17(16)：171.

［10］中华人民共和国国家药典委员会. 中国药典：一部. 北京：化学工业出版社，2010：附录ⅥC.

［11］Hu Y J, Liu S, Wang D Y. Chemical Constituents of the Leaf of Mangifera indica. Asia – Pacific Traditional Medicine, 2010, 6(2)：18.

［12］张宁，平其能. 生物药剂分类系统（BCS）及其应用进展. 中国新药杂志，2008，17(19)：1655.

（李学坚，杜正彩，邓家刚，黄艳，刘布鸣，胡文姬，卢文杰）

第五节 毒性研究

芒果叶提取物芒果苷安全性评价 I
——安全药理学研究

1 材料与方法

1.1 动物

昆明种小鼠，SPF级，360只，雌雄各半，（18.0±2.0）g，由四川省医学科学院实验动物研究所提供，动物合格证编号为SCXK（川）2004-16。Beagle犬，普通级，24只，5~6月龄，雌雄各半，6.0~7.0g，由广州市医药工业研究所提供，动物合格证编号为SCXK（粤）2003-0007。动物饲料来源于苏州双狮实验动物饲料科技有限公司。

1.2 药物、试剂和仪器

芒果苷［黄色粉末，纯度≥94%，由广西中医药大学提供，临用前用0.5%羧甲基纤维素钠（CMC-Na）混悬备用］；盐酸氯丙嗪片（黄色片剂，常州康普药业有限公司，临用前用纯化水配制）；戊巴比妥钠（国药集团化学试剂有限公司）；肝素钠注射液（南京新百药业有限公司）；氯化钠注射液（四川科伦药业股份有限公司）。

多道生理记录仪（成都仪器厂）；程控自主活动仪（中国医学科学院药物研究所）；电子天平、电子台秤（上海友声衡器有限公司）。

1.3 对小鼠神经系统的影响观察[1-7]

1.3.1 芒果苷对小鼠一般行为活动的影响观察

小鼠80只，雌雄各半，随机分为4组，空白对照组及芒果苷低、中、高剂量组，每组20只，灌胃给药一次，给药体积0.2ml/10kg，观察给药后1h及24h小鼠的一般行为表现、姿势、步态，有无流涎、流汗、暴躁、抽搐、肌颤等。

1.3.2 芒果苷对小鼠自主活动的影响观察

小鼠100只，雌雄各半，随机分为5组，空白对照组、阳性对照组及芒果苷低、中、高剂量组，每组20只，灌胃给药一次，给药体积0.2ml/10kg，给药后60min放入自主活动箱，每小箱1只，适应5min后，记录10min内小鼠自主活动次数。

1.3.3 芒果苷对小鼠协调运动的影响观察

小鼠 80 只，雌雄各半，随机分为 4 组，空白对照组及芒果苷低、中、高剂量组，每组 20 只，灌胃给药一次，给药体积 0.2ml/10kg，给药后 60min 将小鼠放在一根光滑的金属棒顶端，头朝下，让其自然向下爬行，观察小鼠的运动情况。

1.3.4 芒果苷对小鼠戊巴比妥钠阈下睡眠剂量的影响观察

小鼠 80 只，雌雄各半，随机分为 4 组，空白对照组及芒果苷低、中、高剂量组，每组 20 只，灌胃给药一次，给药体积 0.2ml/10kg，给药后 60min 腹腔注射阈下睡眠剂量戊巴比妥钠 30mg/kg，以 60min 内翻正反射消失 1min 以上作为入睡指标，观察各组入睡动物数。

1.4 对 Beagle 犬神经系统的影响观察[1-7]

1.4.1 动物分组

Beagle 犬，随机分为 4 组，空白对照组及低、中、高剂量组，每组 6 只，雌雄各半。

1.4.2 心电图、血压、呼吸测定

取犬，静脉注射 3% 戊巴比妥钠溶液 1ml/kg 麻醉，联接 II 导联，测定心电图；联接呼吸传感器，测定呼吸深度及频率；手术分离股动脉，插入动脉导管，联接压力传感器，测定动脉血压；分离十二指肠，以备给药。

分析测定小鼠心率、P - R 间期、Q - T 间期、Q - Tc、QRS 间期、ST 段偏移量、T 波、收缩压、舒张压、平均压、呼吸深度、呼吸频率。

1.5 统计方法

小鼠一般行为活动的观察结果用 SPSS 13.0 统计软件进行秩和检验；小鼠入睡率用 SPSS 13.0 统计软件进行 x^2 检验；其余均用 SPSS 13.0 统计软件进行方差分析。

2 结果

2.1 一次灌胃给药芒果苷对小鼠神经系统的影响观察

一次灌胃给予 0.24g/kg、1.0g/kg、3.0g/kg 芒果苷后，各给药组与空白对照组比较，小鼠的一般行为表现、姿势、步态未见异常，未见流涎、流汗、暴躁、抽搐、肌颤等发生，说明芒果苷对小鼠一般行为无明显影响。小鼠一次灌胃给予 5mg/kg 的盐酸氯丙嗪后，阳性对照组与空白对照组比较，小鼠自主活动次数显著降低；一次灌胃给予 0.24g/kg、1.0g/kg、3.0g/kg 后，各给药组与空白对照组比较，10min 内小鼠活动次数无明显差异（表 3 - 5 - 1），说明芒果苷对小鼠自主活动无明显影响；协调运动能力无显著性差异（表 3 - 5 - 2），表明芒果苷对小鼠协调运动无明显影响；戊巴比妥钠阈下睡眠剂量的入睡率无显著性差异（表 3 - 5 - 3），表明芒果苷对小鼠戊巴比妥钠阈下睡眠剂量的入睡率无明显影响。

表3-5-1 芒果苷对小鼠自主活动的影响

组别	剂量/(g/kg)	动物数/只	自主活动数/10min
空白对照组	—	20	304 ± 50
阳性对照组	0.005	20	$58 \pm 46^{**}$
芒果苷低剂量组	0.24	20	344 ± 68
芒果苷中剂量组	1	20	344 ± 56
芒果苷高剂量组	3	20	319 ± 81

注：与空白对照组比较，$^{**}P < 0.01$。

表3-5-2 芒果苷对小鼠协调运动的影响

组别	剂量/(g/kg)	动物数/只	协调运动分类计数/只						
			<0.5	≥0.5<1.0	≥1.0<1.5	≥1.5<2.0	≥2.0<2.5	≥2.5<3.0	=3.0
空白对照组	—	20	16	4	0	0	0	0	0
芒果苷低剂量组	0.24	20	11	9	0	0	0	0	0
芒果苷中剂量组	1	20	11	9	0	0	0	0	0
芒果苷高剂量组	3	20	11	8	1	0	0	0	0

注：经 χ^2 检验，$P > 0.05$。

表3-5-3 芒果苷对小鼠戊巴比妥钠阈下睡眠剂量的影响

组别	剂量/(g/kg)	动物数/只	入睡动物数/只	未睡动物数/只	入睡率/%
空白对照组	—	20	2	18	10
芒果苷低剂量组	0.24	20	2	18	10
芒果苷中剂量组	1	20	1	19	5
芒果苷高剂量组	3	20	0	20	0

注：经 χ^2 检验，$P > 0.05$。

2.2 一次灌胃给药芒果苷对Beagle犬神经系统的影响

Beagle犬十二指肠给予芒果苷0.1、0.7、4.0g/10kg后180min内，无论是各组给药前后自身比较，还是各给药组与对照组平行比较，心率、T波、P-R间期、QRS间期、Q-T间期、ST段偏移量均未见有明显改变（表3-5-4），动脉收缩压、舒张压、平均压均未见有明显改变（表3-5-5），呼吸频率、深度均未见明显改变（表3-5-6）。

表 3 – 5 – 4　芒果苷对 Beagle 犬心电图的影响（$\bar{x} \pm s$，$n = 6$）

指标	组别	给药前	给药后 30min	给药后 60min	给药后 120min	给药后 180min
心率/ （次/分）	空白对照组	195.23 ± 17.16	185.81 ± 20.77	177.26 ± 21.68	191.55 ± 16.04	201.40 ± 28.24
	芒果苷低剂 量组	206.35 ± 17.33	206.76 ± 24.30	201.95 ± 32.08	195.46 ± 41.93	201.95 ± 42.20
	芒果苷中剂 量组	198.31 ± 11.90	195.24 ± 21.01	188.11 ± 24.13	202.56 ± 21.87	207.54 ± 24.25
	芒果苷高剂 量组	188.07 ± 26.16	195.64 ± 17.50	185.31 ± 31.25	176.08 ± 40.33	197.38 ± 42.46
T 波/ mV	空白对照组	0.23 ± 0.08	0.30 ± 0.09	0.30 ± 0.10	0.34 ± 0.18	0.34 ± 0.14
	芒果苷低剂 量组	0.19 ± 0.07	0.21 ± 0.09	0.20 ± 0.09	0.20 ± 0.09	0.20 ± 0.13
	芒果苷中剂 量组	0.25 ± 0.14	0.31 ± 0.15	0.31 ± 0.16	0.33 ± 0.15	0.31 ± 0.16
	芒果苷高剂 量组	0.22 ± 0.11	0.24 ± 0.08	0.25 ± 0.05	0.27 ± 0.07	0.29 ± 0.08
P – R 间 期/ms	空白对照组	78 ± 7	81 ± 7	81 ± 6	79 ± 7	77 ± 7
	芒果苷低剂 量组	76 ± 12	74 ± 8	75 ± 9	78 ± 10	79 ± 9
	芒果苷中剂 量组	80 ± 10	76 ± 7	75 ± 6	74 ± 8	72 ± 7
	芒果苷高剂 量组	81 ± 9	80 ± 11	82 ± 7	86 ± 10	84 ± 12
QRS 间 期/ms	空白对照组	66 ± 6	67 ± 7	66 ± 8	65 ± 5	66 ± 5
	芒果苷低剂 量组	70 ± 16	71 ± 19	71 ± 19	69 ± 12	67 ± 5
	芒果苷中剂 量组	67 ± 9	70 ± 11	73 ± 10	70 ± 12	68 ± 11
	芒果苷高剂 量组	69 ± 7	66 ± 9	67 ± 4	68 ± 5	64 ± 6
Q – T 间 期/ms	空白对照组	218 ± 15	228 ± 22	239 ± 22	220 ± 15	190 ± 54
	芒果苷低剂 量组	210 ± 23	212 ± 35	214 ± 41	224 ± 49	209 ± 48
	芒果苷中剂 量组	221 ± 11	224 ± 21	225 ± 17	223 ± 32	207 ± 23
	芒果苷高剂 量组	211 ± 11	215 ± 24	228 ± 36	244 ± 44	225 ± 46

指标	组别	给药前	给药后 30min	给药后 60min	给药后 120min	给药后 180min
ST 段偏	空白对照组	0.04 ± 0.03	0.03 ± 0.02	0.03 ± 0.03	0.04 ± 0.01	0.04 ± 0.01
移量/mV	芒果苷低剂量组	0.06 ± 0.02	0.06 ± 0.04	0.04 ± 0.04	0.06 ± 0.02	0.06 ± 0.02
	芒果苷中剂量组	0.07 ± 0.06	0.07 ± 0.04	0.08 ± 0.05	0.08 ± 0.03	0.08 ± 0.03
	芒果苷高剂量组	0.03 ± 0.01	0.03 ± 0.02	0.05 ± 0.03	0.05 ± 0.03	0.05 ± 0.03

表 3-5-5　芒果苷对 Beagle 犬动脉血压的影响（$\bar{x} \pm s$, $n = 6$）

指标	组别	给药前	给药后 30min	给药后 60min	给药后 120min	给药后 180min
收缩压/	空白对照组	157.77 ± 17.16	167.23 ± 21.00	163.80 ± 22.81	168.27 ± 17.22	168.09 ± 12.23
mmHg	芒果苷低剂量组	131.75 ± 55.46	172.24 ± 28.80	171.79 ± 17.40	172.56 ± 23.90	172.19 ± 17.90
	芒果苷中剂量组	170.10 ± 22.80	172.90 ± 18.54	169.27 ± 20.13	166.51 ± 13.05	178.76 ± 13.31
	芒果苷高剂量组	155.43 ± 6.04	168.30 ± 8.89	167.03 ± 15.14	160.25 ± 20.50	167.26 ± 17.96
舒张压/	空白对照组	111.77 ± 11.78	116.73 ± 15.30	117.74 ± 15.20	122.43 ± 7.07	122.46 ± 8.27
mmHg	芒果苷低剂量组	110.96 ± 11.07	120.16 ± 10.88	120.78 ± 11.23	119.94 ± 15.12	125.66 ± 15.36
	芒果苷中剂量组	115.39 ± 15.24	120.65 ± 9.79	122.76 ± 6.70	126.54 ± 5.79	130.51 ± 8.44
	芒果苷高剂量组	104.81 ± 5.46	115.47 ± 6.00	114.68 ± 12.01	114.46 ± 16.17	120.27 ± 18.88
平均压/	空白对照组	127.10 ± 13.49	133.56 ± 17.10	133.10 ± 17.50	137.71 ± 9.55	137.67 ± 8.51
mmHg	芒果苷低剂量组	127.89 ± 14.19	137.52 ± 16.69	137.78 ± 12.71	137.53 ± 17.81	141.17 ± 14.73
	芒果苷中剂量组	133.63 ± 17.31	138.07 ± 11.57	137.60 ± 10.78	139.87 ± 7.11	146.59 ± 7.89
	芒果苷高剂量组	121.68 ± 4.86	133.08 ± 5.76	132.13 ± 12.88	129.72 ± 17.43	135.90 ± 17.82

表 3-5-6　芒果苷对 Beagle 犬呼吸的影响（$\bar{x} \pm s$, $n = 6$）

指标	组别	给药前	给药后 30min	给药后 60min	给药后 120min	给药后 180min
呼吸	空白对照组	10 ± 3	14 ± 5	16 ± 6	21 ± 6	24 ± 6
频率/	芒果苷低剂量组	13 ± 6	16 ± 5	16 ± 6	16 ± 12	17 ± 10
（次/分）	芒果苷中剂量组	13 ± 4	16 ± 6	16 ± 7	19 ± 7	19 ± 5
	芒果苷高剂量组	10 ± 5	14 ± 8	16 ± 10	15 ± 10	18 ± 9
呼吸	空白对照组	26.21 ± 11.97	21.59 ± 5.59	21.71 ± 9.71	23.18 ± 7.35	28.80 ± 10.06
深度/	芒果苷低剂量组	35.43 ± 11.11	32.63 ± 14.20	33.47 ± 20.84	28.56 ± 13.06	31.27 ± 7.25
（L/s）	芒果苷中剂量组	35.14 ± 19.21	27.42 ± 13.12	26.16 ± 11.12	29.02 ± 11.83	29.07 ± 12.13
	芒果苷高剂量组	36.03 ± 9.23	36.49 ± 10.86	34.60 ± 9.71	29.27 ± 4.53	26.69 ± 6.76

3　讨论

Bhattacharya 等研究发现，小鼠腹腔注射芒果苷 50～100mg/kg 剂量，30min 后出现明显的震颤、竖毛、强迫撕打和自主活动增加等中枢兴奋行为，本次研究采用口服给药未发现这一现象，且一次灌胃给予小鼠 0.24～3.0g/kg 的芒果苷后，对小鼠神经系统无明显影响。

此外，一次灌胃给予 Beagle 犬 60～120min 后，芒果苷高剂量组与低剂量组分别有 1 只的心率相应变慢，在 180min 时有所恢复，所有 Beagle 犬在 180min 内，Q-T 间期和 Q-Tc 均未见明显改变。经查阅大量国内外有关芒果苷的研究文献，也未见有芒果苷对 Q-T 间期和 Q-Tc 影响的报道，但我们认为芒果苷有可能延长 Q-T 间期，减慢心率，只是这种改变表现可以自己恢复。给药后，所有 Beagle 犬呼吸频率、呼吸深度均有不同程度的波动，但空白对照组各犬也有较明显波动，且给药 180min 内，各组给药前后自身比较、各给药组与空白对照组平行比较，呼吸频率、呼吸深度均未见明显改变，加之麻醉对呼吸频率、呼吸深度均有一定影响，在实际操作中，由于个体差异的存在，无法做到使各犬麻醉深度完全一致，因此，不能确定各犬呼吸频率、呼吸深度的改变是由芒果苷引起的。因此，在进行芒果苷临床试验中，应注意观察受试者心电图的变化。

参考文献

［1］国家食品药品监督管理局. 中药、天然药物一般药理学研究技术指导原则. 2005.
［2］国家食品药品监督管理局. 药物非临床研究质量管理规范. 2003.
［3］徐叔云，如濂，陈修. 药理实验方法学. 北京：人民卫生出版社，2002：801-813.
［4］黄芳华. 中药新药一般药理学研究技术要求和常见问题分析. 中国中药杂志，2007，32(1)：82-84.
［5］邓家刚，郑作文，曾春晖. 芒果苷的药效学实验研究. 中医药学刊，2002，7(12)：37.
［6］彭代银. 荮风轮总苷的一般药理学试验研究. 安徽医药，2005，9(7)：486-488.
［7］S. K. Bhattacharya, et al. Journal of Pharmaceutical Sciences, 1972, 61(3)：174.

（王勤，郝二伟，谭珍瑗，王峥屹，邓家刚）

芒果叶提取物芒果苷安全性评价 II
——小鼠及犬急性毒性试验

芒果苷，又名芒果素、知母宁，为漆树科植物芒果的叶的主要活性成分。近年来对其药理作用及临床试验均有不少报道[1-5]，但目前对其毒性研究的报道少之又少。为观察本品对实验动物产生的急性中毒反应可能对应的主要靶器官，计算新药相对毒性参数和给长期毒性、蓄积毒性以及特殊毒性试验剂量选择提供参考，项目组进行了小鼠与犬的灌胃途径给药急性毒性试验研究，以评价其安全性。

1 实验材料

1.1 实验动物

5 周龄 SPF 级昆明种小鼠 40 只（雌雄各半），15～17g，由四川省医学科学院实验动物研究所提供［实验动物许可证号：SCXK（川）2004-16］。5～6 个月龄 Beagle 犬，6.75～7.90kg，由高要市康达实验动物科技有限公司提供［实验动物许可证号：SCXK（粤）2004-0009］。

1.2 实验材料

芒果苷（广西中医药大学提供，批号为 20070828，纯度为 94%）；溶媒为 0.5% 羧甲基纤维素钠（CMC-Na）溶液。每次给药前按本中心标准操作规程（SOP）配药。

1.3 仪器

BS-150M 电子天平（上海友声衡器有限公司）；TCS-150A 电子台秤（上海友声衡器有限公司）；TMS-1024i 全自动生化仪（日本 TOKYO BOEKI 公司）；MEK-6318K 血液细胞自动分析仪（日本光电公司）；TGL-16G 台式高速冷冻离心机（上海安亭科学仪器厂）；RM6280C 多道生理记录仪（成都仪器厂）。

2 实验方法

2.1 小鼠实验[6-8]

采用最大给药量法进行。即用药选用本品的最大溶解度，常用最大给药容积单次给药。小鼠按 SOP 检疫合格后，隔夜禁食不禁水，并随机分为 2 组，即给药组和对照组各 20 只，雌雄各半。给药组给予芒果苷 0.5% 羧甲基纤维素钠溶液（芒果苷用 0.5% 羧甲基纤维素钠配制成混悬液）54g/kg，即 0.4ml/10g；对照组给予等体积 0.5% 羧甲基纤维素钠溶液。各动物均采取灌胃给药，24h 给药 3 次，第 2 次与第 1 次间隔 6h，第 3 次于次日早晨给予。于给药后 0、2、4、6h，第 2～14 天的上、下午，观察动物一般形态外观、行为活动、饮食情况、粪便形状。给药前及给药后第 4、7、14 天，称取小鼠的体重，并用 SPSS 13.0 软件单因素方差分析进行 t 检验。观察结束后，所有动物均进行尸检，记录病变情况，对肉眼观察有病变的脏器进行病理组织学检查。

2.2 犬实验[6-8]

采用最大给药量法进行。选用本品的最大溶解度，常用最大给药容积多次给药。犬按 SOP 检疫合格后，随机取 4 只作为给药组，其余 2 只作为对照组。给药组给予芒果苷 0.5% 羧甲基纤维素钠溶液 0.45g/ml，为 10ml/kg；对照组给予等体积 0.5% 羧甲基纤维素钠溶液。各犬均采用灌胃给药，24h 给药 2 次，间隔 4h。给药后第 2～14 天连续观察其饮食、外观、行为、分泌物、死亡情况和中毒性反应等。首次给药前、给药后第 4 天及第 7 天、观察期结束称取犬体重，各测一次心电图，检测血液学指标和血液生化指标。观察结束后，所有犬均进行尸检，观察其器官体积、颜色、质地等的变化。

3 实验结果

3.1 小鼠实验结果

给药组小鼠给药后外观、行为活动、饮食等均未见明显异常，只是见粪便呈黄色，但大便形状、软硬等未见异常，停药次日恢复正常颜色。实验期间给药组小鼠体重与对照组比较差异无显著性，见表3-5-7。实验终点行动物系统尸检，小鼠全身各脏器均无肉眼可见病理变化。

表3-5-7 芒果苷对小鼠体重的影响 （$n=10$）

组别	性别	剂量/(g/kg)	给药前/g	第4天/g	第7天/g	第14天/g
给药组	雄	54	19.43±0.83	23.02±0.88	25.69±0.84	28.90±1.01
对照组	雄	—	19.42±0.94	22.98±1.04	25.26±0.99	28.46±0.78
给药组	雌	54	18.36±0.30	21.27±1.10	22.70±1.19	23.84±1.15
对照组	雌	—	18.42±0.27	21.81±0.96	23.54±1.13	24.45±1.78

3.2 犬实验结果

犬给药后出现一过性灰白色粪便，其余外观、饮食、饮水、一般行为、分泌物连续观察14天均无异常，无动物死亡。各犬给药9.0g/kg后，其体重、心率、Q-T间期无明显异常（表3-5-8）；给药组与对照组各犬血液学指标均无明显异常（表3-5-9）。各犬给药9.0g/kg后，给药组01号犬在给药后次日总胆红素有明显升高，观察结束后恢复至给药前水平；对照组06号犬恢复期谷氨酰转移酶有明显下降，但无生物学意义，其他血液生化指标未见明显异常（表3-5-10）。

表3-5-8 芒果苷单次给药毒性试验对Beagle犬体重和心电图的影响 （$\bar{x}\pm s$）

时点	组别	体重/kg	心率/(次/分)	Q-T间期/s
给药前	对照组	7.28±0.74	137.60±4.05	225±13
	给药组	7.53±0.44	128.28±18.62	223±19
给药后次日	对照组	7.68±1.24	147.56±4.99	227±18
	给药组	8.13±0.28	138.02±22.25	224±15
观察结束	对照组	7.83±1.24	155.59±32.31	214±28
	给药组	8.31±0.45	143.83±20.57	208±16

注：对照组$n=2$，给药组$n=4$。

表3-5-9 芒果苷单次给药毒性试验对Beagle犬血液学指标的影响 （$\bar{x}\pm s$）

时点	组别	白细胞/(×10⁹/L)	红细胞/(×10¹²/L)	血红蛋白/(g/L)	血细胞比容/%	血小板/(×10⁹/L)
给药前	对照组	13.3±1.7	6.71±0.78	135.50±10.61	40.85±2.62	356±83

时点	组别	白细胞/(×10⁹/L)	红细胞/(×10¹²/L)	血红蛋白/(g/L)	血细胞比容/%	血小板/(×10⁹/L)
给药后次日	给药组	12.9±1.9	6.67±0.38	137.00±11.75	40.48±3.19	385±78
	对照组	12.0±0.1	6.45±0.59	136.00±2.83	39.40±1.56	355±93
观察结束	给药组	14.5±4.4	6.87±0.29	141.00±11.49	41.95±3.44	381±28
	对照组	15.4±3.4	6.50±0.08	135.00±0.00	40.20±1.84	362±6
	给药组	11.9±3.5	7.11±0.43	144.25±11.09	43.95±3.20	376±89

时点	组别	血小板压积/(%)	平均血细胞体积/(fL)	平均血红蛋白量/(g/L)	平均血红蛋白浓度/(g/L)
给药前	对照组	0.36±0.08	61.10±3.25	20.25±0.78	331.50±4.95
	给药组	0.40±0.05	60.70±2.43	20.55±0.86	338.25±3.40
给药后次日	对照组	0.35±0.06	61.25±3.18	21.15±1.48	245.50±6.36
	给药组	0.37±0.04	61.03±2.50	20.53±0.83	336.25±1.89
观察结束	对照组	0.38±0.03	61.85±3.61	20.80±0.28	336.00±15.56
	给药组	0.39±0.09	61.80±2.17	20.28±0.85	328.00±1.83

注：对照组 $n=2$，给药组 $n=4$。

表3-5-10 芒果苷单次给药毒性试验对 Beagle 犬血液生化指标的影响 ($\bar{x}±s$)

时点	组别	丙氨酸转氨酶/(IU/L)	天门冬氨酸转氨酶/(IU/L)	总蛋白/(g/L)	白蛋白/(g/L)	总胆固醇/(mmol/L)
给药前	对照组	0.36±0.08	61.10±3.25	20.25±0.78	331.50±4.95	5.56±1.48
	给药组	0.40±0.05	60.70±2.43	20.55±0.86	338.25±3.40	7.25±1.62
给药后次日	对照组	0.35±0.06	61.25±3.18	21.15±1.48	245.50±6.36	5.72±1.07
	给药组	0.37±0.04	61.03±2.50	20.53±0.83	336.25±1.89	7.38±1.94
观察结束	对照组	0.38±0.03	61.85±3.61	20.80±0.28	336.00±15.56	5.45±0.95
	给药组	0.39±0.09	61.80±2.17	20.28±0.85	328.00±1.83	6.82±1.56

时点	组别	血糖/(mmol/L)	谷氨酰转移酶/(IU/L)	总胆红素/(mol/L)	碱性磷酸酶/(IU/L)	甘油三酯/(mmol/L)
给药前	对照组	5.55±0.59	4.54±0.25	6.15±0.92	149.37±69.47	0.66±0.21
	给药组	5.70±0.84	4.09±1.93	6.16±3.17	178.20±21.10	0.58±0.28
给药后次日	对照组	5.55±0.27	6.04±0.53	3.60±0.30	161.49±51.07	0.65±0.03
	给药组	5.49±0.80	4.91±1.73	11.21±4.98	208.25±36.36	1.09±0.32
观察结束	对照组	4.25±0.07	3.54±4.41	4.34±0.25	161.99±84.46	0.72±0.11
	给药组	4.05±0.93	3.87±1.56	4.89±1.20	181.46±36.68	0.83±0.28

时点	组别	肌酐/ （mol/L）	血尿素氮/ （mmol/L）	肌酸激酶/ （IU/L）
给药前	对照组	114.00 ± 9.14	3.54 ± 1.51	179.71 ± 27.48
	给药组	107.88 ± 7.55	3.27 ± 1.26	206.65 ± 14.17
给药后次日	对照组	106.53 ± 5.53	3.75 ± 0.52	184.05 ± 38.65
	给药组	111.67 ± 6.60	6.02 ± 2.24	191.88 ± 51.90
观察结束	对照组	105.17 ± 0.67	3.03 ± 0.15	234.00 ± 2.04
	给药组	104.82 ± 11.62	3.94 ± 1.24	276.00 + 72.72

注：对照组 $n = 2$，给药组 $n = 4$。

4　讨论

小鼠实验选用最大给药量法进行，即以芒果苷的最大浓度、小鼠能耐受的最大给药体积，24h 内分 3 次灌胃给予芒果苷，最大给药量为 54g/kg，约相当于临床拟用量的 1714 倍。结果动物外观、行为活动、饮食情况等均未发现明显异常；给药后仅见粪便呈黄色，但其形状、软硬等未见异常，停药后次日恢复正常颜色，分析原因可能是短时间内给予小鼠大量药物，药物吸收不全，随粪便排出所致；动物体重增长正常。实验结束后全部动物存活，大体解剖也未有肉眼可见病理变化。说明在本实验条件下，芒果苷对小鼠未产生明显的毒性反应。

犬 24h 内给予 2 次灌胃，共给予芒果苷 9.0g/kg 后，给药犬粪便颜色为灰白色，发生率为 100%，但为一过性，且与芒果苷颜色相近；连续 14 天观察结束后大体解剖结果表明，给药犬胃肠道未见有明显异常，故粪便颜色的改变考虑为未吸收的芒果苷引起。另外，给药组在给药后次日总胆红素有明显升高，发生率为 25%，但观察结束后又恢复至给药前水平，说明总胆红素的改变能够自行恢复。连续 14 天观察结束后大体解剖结果表明，给药犬肝胆未见有明显异常。表明芒果苷可能影响总胆固醇的代谢，但能够恢复。其余外观、饮食、饮水、一般活动、分泌物、排泄物、体重、心电图、血液生化指标、血液学指标均无明显变化；14 天观察期内未见动物死亡，观察结束后大体解剖均无肉眼可见的改变。本次实验对本品后续毒性试验具有一定的参考价值，对临床应用亦具有一定的参考价值。

参考文献

[1] 袁叶飞，邓家刚，胡祥宇，等. 芒果苷磺酸钠抗白血病的实验研究. 时珍国医国药，2010，21（7）：1664 - 1665.

[2] 李学坚，邓家刚，覃振林，等. 芒果苷小檗碱组合物对大鼠实验性子宫炎症的影响. 时珍国医国药，2008，19（12）：3008 - 3009.

[3] 邓家刚，郑作文，曾春晖. 芒果苷的药效学实验研究. 中医药学刊，2002，20（6）：802.

[4] Sarkar A, Sreenivasan Y, Ramesh G T, et al. Beta-a-Gloucoside suppresses tumor necrosis factor-induced activation of nuclear transcription factor Kappa B but potentiates apoposis. J Biol Chem, 2004, 279

（32）：33768.

［5］蒋杰，李明，向继洲. 知母宁抗流感病毒作用研究. 中国药师，2004，7(5)：335.

［6］国家食品药品监督管理局. 药品非临床研究质量管理规范. 2003.

［7］王治乔，袁伯俊. 新药临床前安全性评价与实践. 北京：军事医学科学出版社，1997.

［8］陈奇. 中药药理实验方法. 北京：人民卫生出版社，1994.

（王勤，郝二伟，谭珍瑗，王峥屹，邓家刚）

芒果叶提取物芒果苷安全性评价Ⅲ
——长期毒性试验

芒果苷是芒果叶中的主要活性成分，是一种天然多酚类化合物，具有广泛的药理活性，主要集中在抗炎、解热、镇咳、免疫调节、抗病毒及抗肿瘤作用等方面[1-7]。对于芒果苷的毒性研究一直未见报道，课题组对芒果苷的毒性进行了研究，并做了系统的评价，本文主要介绍芒果苷长期毒性评价的结果。

1　实验材料

1.1　实验动物

Beagle 犬，普通组，雌雄各半，年龄 5~6 个月，体重 6.00~7.55kg，由高要市康达实验动物科技有限公司提供，质量合格证编号是粤检证字 2005A030，生产许可证号为 SCXK（粤）2004–0009。

1.2　药物

芒果苷，由广西中医药大学提供，纯度 94%，批号为 20070828。

1.3　试剂与仪器

血液生化试剂（利德曼科技有限公司）；血常规试剂（上海东湖仪器试剂科技有限责任公司）；血凝试剂（西安交大开元生物科技开发有限公司）；电解质试剂（深圳市航创医疗设备有限公司）；尿液诊断试剂（拜耳诊断产品有限公司）。

全自动生化仪（日本 TOKYO BOEKI 公司）；血细胞自动分析仪（日本光电公司）；血凝仪（培康医疗电子有限公司）；电解质仪（深圳市航创医疗设备有限公司）；多道生理记录仪（成都仪器厂）；尿液分析仪（德国拜耳公司）。

2　实验方法[8-10]

2.1　动物分组及处理

Beagle 犬按体重、性别随机分为 4 组，每组 6 只，雌雄各半，分别为对照组及芒果苷低、中、高剂量组。芒果苷配制成不同浓度药液后，按 0.2g/kg、1g/kg、4g/kg 剂量灌服给予 Beagle 犬，对照组给予 0.5% 羧甲基纤维素钠，每天给药 1 次，每周给药 7 天，连续 1 个月。

2.2　观察指标

2.2.1　一般症状、体重

每天观察 Beagle 犬外观体征、行为活动、腺体分泌、粪便情况、摄食量等。观察期共 2 次，开始给药后每周测定体重 1 次。

2.2.2　心电图

首次给药前（观察适应期）测 2 次，给药结束和恢复结束时各测 1 次，共计 4 次。检测心率、T 波振幅、P－R 间期、QRS 间期、Q－T 间期、ST 段偏移量。

2.2.3　血液学指标

首次给药前（观察适应期）测 2 次，给药结束和恢复结束时各测 1 次，共计 4 次。检测红细胞（RBC）、白细胞及分类（WBC，DC）、血小板（PLT）、血小板压积（PCT）、血红蛋白（Hb）、红细胞比容（HCT）、平均红细胞体积（MCV）、平均血红蛋白量（MCH）、平均血红蛋白浓度（MCHC）、网织红细胞（Ret）、中性粒细胞（N）、淋巴细胞（L）、嗜酸性粒细胞（E）、嗜碱性粒细胞（B）、单核细胞（M）、凝血酶原时间（PT）。

2.2.4　血液生化指标

首次给药前（观察适应期）测 2 次，给药结束和恢复结束时各测 1 次，共计 4 次。检测丙氨酸氨基转移酶（ALT）、天门冬氨酸氨基转移酶（AST）、碱性磷酸酶（ALP）、血糖（GLU）、血尿素氮（Urea）、总蛋白（TP）、白蛋白（ALB）、总胆红素（TBIL）、肌酐（Crea）、总胆固醇（TC）、甘油三酯（TG）、肌酸激酶（CK）、γ－谷氨酰转移酶（GGT）、钾离子（K^+）浓度、钠离子（Na^+）浓度、氯离子（Cl^-）浓度。

2.2.5　眼科检查

首次给药前（观察适应期）测 2 次，给药结束和恢复结束时各测 1 次，共计 4 次。检测眼睛分泌物、视网膜、视网膜血管、视神经乳头、曲光介质透明度。

2.2.6　骨髓检查

活体抽取犬骨髓，涂片，染色，镜检。给药结束和恢复结束时各测 1 次，共计 2 次。检测巨核细胞系、粒细胞系、单核细胞系、红细胞系、有核细胞增生程度、巨核细胞数。

2.2.7　系统尸解

肉眼观察动物各器官、组织病理变化情况。给药结束和恢复结束时各测 1 次，共计 2 次。

2.2.8　脏器重量及脏器系数

给药结束和恢复结束时各测 1 次，共计 2 次。检测脑、心、肝、脾、肺、肾、肾上腺、胸腺、睾丸、附睾、卵巢、子宫等脏器重量。

2.2.9　组织病理学检查

给药结束和恢复结束时各测 1 次，共计 2 次。检测脑、视神经、垂体、心、肝、脾、肺、肾、肾上腺、脊髓、胸腺、胃、胰腺、大肠和小肠、膀胱、淋巴结、甲状旁腺、坐骨神经、唾液腺、主动脉、睾丸、附睾、前列腺、卵巢、子宫、乳腺、气管、咽、喉、支气管、食管、胸骨、胆囊、眼等脏器病理变化。

2.2.10 统计方法

心电图、血液学检查、血液生化检查、脏器重量及脏器系数等，用 SPSS 统计软件，组间比较采用方差分析，尿液指标采用秩和检验。

3 实验结果

3.1 芒果苷对 Beagle 犬一般症状、体重的影响

在给药期间，给药犬粪便颜色加深，但粪便形状、排便次数、排便量均正常。其余外观体征、行为活动、腺体分泌、摄食情况等无明显异常。芒果苷连续给予 Beagle 犬 1 个月，犬体重增长正常，各给药组在各时点与对照组比较，均无明显差异。

3.2 芒果苷对 Beagle 犬心电图的影响

芒果苷连续给予 Beagle 犬 1 个月，犬心率、T 波、P－R 间期、QRS 间期、Q－T 间期、ST 段偏移量均正常，各给药组在各时点与对照组比较，均无明显差异。具体见表3－5－11。

表 3－5－11 芒果苷对 Beagle 犬心电图的影响 ($\bar{x} \pm s$, $n=6$)

指标	组别	观察期第1次	观察期第2次	给药结束	恢复结束（$n=2$）
心率/（次/分）	空白对照组	129.39 ± 26.33	132.10 ± 31.71	130.73 ± 35.39	141.65 ± 19.27
	低剂量组	144.90 ± 29.77	144.82 ± 17.35	133.09 ± 15.87	167.70 ± 1.53
	中剂量组	123.71 ± 14.37	145.51 ± 9.68	128.76 ± 21.96	14.06 ± 19.66
	高剂量组	136.86 ± 20.93	121.48 ± 14.00	120.21 ± 28.23	161.80 ± 23.72
T 波/mV	空白对照组	0.32 ± 0.11	0.21 ± 0.08	0.25 ± 0.13	0.21 ± 0.06
	低剂量组	0.29 ± 0.11	0.26 ± 0.14	0.20 ± 0.11	0.16 ± 0.06
	中剂量组	0.21 ± 0.06	0.13 ± 0.03	0.13 ± 0.05	0.10 ± 0.04
	高剂量组	0.20 ± 0.17	0.20 ± 0.12	0.13 ± 0.05	0.12 ± 0.05
P－R 间期/ms	空白对照组	73 ± 8	73 ± 11	74 ± 8	79 ± 4
	低剂量组	80 ± 12	74 ± 15	73 ± 17	86 ± 4
	中剂量组	79 ± 14	76 ± 9	75 ± 5	88 ± 9
	高剂量组	87 ± 15	77 ± 7	81 ± 13	88 ± 8
QRS 间期/ms	空白对照组	83 ± 11	84 ± 15	86 ± 6	71 ± 18
	低剂量组	83 ± 22	84 ± 10	86 ± 16	74 ± 9
	中剂量组	76 ± 11	74 ± 11	73 ± 12	60 ± 2
	高剂量组	74 ± 17	72 ± 13	76 ± 7	62 ± 1
Q－T 间期/ms	空白对照组	227 ± 33	255 ± 28	247 ± 51	211 ± 18

指标	组别	观察期第 1 次	观察期第 2 次	给药结束	恢复结束（$n=2$）
	低剂量组	245 ± 28	255 ± 53	255 ± 29	212 ± 14
	中剂量组	258 ± 34	237 ± 33	244 ± 52	220 ± 3
	高剂量组	235 ± 52	234 ± 42	252 ± 30	198 ± 6
ST 段偏移	空白对照组	0.03 ± 0.01	0.03 ± 0.02	0.04 ± 0.02	0.05 ± 0.03
量/mV	低剂量组	0.04 ± 0.01	0.05 ± 0.02	0.07 ± 0.04	0.04 ± 0.01
	中剂量组	0.03 ± 0.02	0.03 ± 0.02	0.04 ± 0.03	0.04 ± 0.00
	高剂量组	0.05 ± 0.02	0.04 ± 0.03	0.04 ± 0.02	0.03 ± 0.01

3.3　芒果苷对 Beagle 犬血液学指标的影响

芒果苷连续给予 1 个月，各犬血液学指标均正常；给药组在各时点与对照组比较，各指标均无明显差异。具体见表 3 - 5 - 12。

表 3 - 5 - 12　芒果苷对 Beagle 犬血液学指标的影响（$\bar{x} \pm s$, $n=6$）

指标	组别	观察期第 1 次	观察期第 2 次	给药结束	恢复结束（$n=2$）
白细胞/（$\times 10^9$/L）	空白对照组	12.9 ± 4.2	14.4 ± 3.1	11.5 ± 1.3	16.0 ± 8.0
	低剂量组	13.4 ± 2.1	13.2 ± 3.2	12.4 ± 5.1	12.3 ± 0.6
	中剂量组	10.8 ± 1.5	13.0 ± 2.8	9.7 ± 1.4	11.1 ± 6.2
	高剂量组	12.9 ± 3.7	10.9 ± 1.7	9.9 ± 1.7	10.5 ± 3.7
红细胞/（$\times 10^{12}$/L）	空白对照组	6.63 ± 0.53	6.42 ± 0.51	7.40 ± 0.52	7.23 ± 0.37
	低剂量组	6.37 ± 0.25	6.31 ± 0.36	7.08 ± 0.42	6.96 ± 1.05
	中剂量组	6.35 ± 0.56	6.15 ± 0.34	7.09 ± 0.73	6.95 ± 0.21
	高剂量组	6.47 ± 0.20	6.26 ± 0.24	7.06 ± 0.40	6.64 ± 0.44
血红蛋白/（g/L）	空白对照组	136 ± 11	133 ± 11	158 ± 10	154 ± 1
	低剂量组	130 ± 7	130 ± 6	150 ± 6	149 ± 11
	中剂量组	130 ± 15	126 ± 9	152 ± 16	152 ± 11
	高剂量组	130 ± 6	126 ± 5	150 ± 8	146 ± 12
血细胞比容/%	空白对照组	40.9 ± 3.7	39.9 ± 3.5	45.1 ± 2.6	44.2 ± 0.0
	低剂量组	38.9 ± 2.0	38.6 ± 1.5	42.9 ± 2.1	42.7 ± 5.7
	中剂量组	38.7 ± 4.6	37.7 ± 2.8	43.4 ± 5.0	43.5 ± 4.2
	高剂量组	39.0 ± 1.6	38.0 ± 1.8	43.3 ± 2.5	40.9 ± 3.5
血小板/（$\times 10^9$/L）	空白对照组	390 ± 130	370 ± 96	376 ± 86	352 ± 257
	低剂量组	437 ± 97	477 ± 65	455 ± 85	506 ± 144
	中剂量组	344 ± 90	370 ± 93	383 ± 66	347 ± 161

续表

指标	组别	观察期第1次	观察期第2次	给药结束	恢复结束（n=2）
血小板压积/%	高剂量组	444±97	437±146	442±84	477±28
	空白对照组	0.32±0.09	0.31±0.03	0.31±0.04	0.26±0.11
	低剂量组	0.38±0.10	0.38±0.08	0.38±0.11	0.45±0.17
	中剂量组	0.32±0.05	0.34±0.05	0.35±0.03	0.30±0.10
	高剂量组	0.34±0.10	0.33±0.11	0.32±0.07	0.31±0.04
平均血细胞体积/fL	空白对照组	61.8±2.9	62.1±2.5	61.0±2.2	61.2±3.1
	低剂量组	61.1±1.7	61.2±2.0	60.7±1.6	61.4±1.1
	中剂量组	60.9±3.0	61.3±2.6	61.2±2.3	62.6±4.2
	高剂量组	60.3±1.1	60.6±1.0	61.4±1.1	61.6±1.2
平均血红蛋白量/pg	空白对照组	20.5±1.0	20.7±0.9	21.4±1.0	21.4±0.9
	低剂量组	20.4±0.6	20.6±0.7	21.2±0.5	21.5±1.7
	中剂量组	20.4±0.9	20.5±0.9	21.5±0.9	21.8±0.9
	高剂量组	20.1±0.4	20.1±0.3	21.3±0.4	21.9±0.4
平均血红蛋白浓度/(g/L)	空白对照组	332±4	333±6	349±8	349±4
	低剂量组	334±3	337±3	350±4	350±22
	中剂量组	334±3	335±3	350±5	349±10
	高剂量组	333±3	332±2	347±5	356±1
网织红细胞/%	空白对照组	0.42±0.20	0.41±0.09	0.40±0.23	0.33±0.04
	低剂量组	0.49±0.17	0.40±0.06	0.25±0.09	0.40±0.21
	中剂量组	0.63±0.29	0.58±0.13	0.37±0.16	0.25±0.00
	高剂量组	0.54±0.29	0.53±0.33	0.42±0.10	0.20±0.00
中性粒细胞/%	空白对照组	62±11	67±11	70±5	76±1
	低剂量组	69±6	68±6	71±6	67±6
	中剂量组	64±6	66±4	67±4	69±1
	高剂量组	71±9	70±8	70±7	71±4
淋巴细胞/%	空白对照组	36±11	32±11	28±4	23±1
	低剂量组	29±7	30±6	28±6	32±7
	中剂量组	34±6	32±5	32±5	30±2
	高剂量组	27±9	28±8	29±7	28±4
嗜酸性粒细胞/%	空白对照组	0±0	0±0	0±1	0±0
	低剂量组	0±1	1±1	0±0	0±0

指标	组别	观察期第1次	观察期第2次	给药结束	恢复结束（$n=2$）
嗜碱性粒细胞/%	中剂量组	0 ± 1	0 ± 0	0 ± 0	1 ± 1
	高剂量组	0 ± 1	0 ± 0	0 ± 0	0 ± 0
	空白对照组	0 ± 0	0 ± 0	0 ± 0	0 ± 0
	低剂量组	1 ± 1	0 ± 0	0 ± 0	0 ± 0
	中剂量组	0 ± 0	0 ± 0	0 ± 0	0 ± 0
	高剂量组	0 ± 0	0 ± 0	0 ± 0	0 ± 0
单核细胞/%	空白对照组	2 ± 1	1 ± 1	1 ± 1	2 ± 0
	低剂量组	2 ± 1	2 ± 1	1 ± 0	2 ± 1
	中剂量组	2 ± 0	2 ± 0	2 ± 1	1 ± 0
	高剂量组	2 ± 1	2 ± 1	2 ± 1	2 ± 1
凝血酶原时间/s	空白对照组	11.1 ± 3.4	9.8 ± 2.1	15.5 ± 7.6	13.7 ± 0.9
	低剂量组	9.3 ± 1.8	10.0 ± 1.3	10.0 ± 1.7	13.3 ± 6.9
	中剂量组	11.0 ± 3.0	10.3 ± 2.5	15.2 ± 5.8	11.9 ± 3.5
	高剂量组	9.4 ± 1.3	9.6 ± 1.0	12.9 ± 3.9	10.8 ± 1.4

3.4 芒果苷对 Beagle 犬血液生化指标的影响

芒果苷连续给予 1 个月，给药组与对照组比较，血液生化学各指标均正常；各给药组在各时点与对照组比较，各指标均无明显差异。具体见表 3-5-13。

表 3-5-13 芒果苷对 Beagle 犬血液生化指标的影响（$\bar{x} \pm s$，$n=6$）

指标	组别	观察期第1次	观察期第2次	给药结束	恢复结束（$n=2$）
丙氨酸转氨酶/（IU/L）	空白对照组	27.67 ± 2.92	28.15 ± 1.66	31.62 ± 2.49	36.11 ± 5.75
	低剂量组	31.86 ± 5.21	38.04 ± 15.52	33.80 ± 6.77	39.72 ± 7.25
	中剂量组	29.71 ± 2.27	31.48 ± 3.82	32.20 ± 2.20	34.34 ± 2.06
	高剂量组	33.81 ± 8.90	33.15 ± 5.30	34.82 ± 5.77	30.49 ± 3.38
天门冬氨酸转氨酶/（IU/L）	空白对照组	33.84 ± 3.40	35.60 ± 3.42	36.15 ± 9.54	32.96 ± 3.10
	低剂量组	33.12 ± 1.44	45.05 ± 21.28	33.35 ± 4.60	34.62 ± 7.69
	中剂量组	33.58 ± 6.39	38.39 ± 8.32	32.60 ± 3.92	34.61 ± 2.47
	高剂量组	32.00 ± 5.51	36.10 ± 6.92	37.19 ± 6.25	37.53 ± 1.32
总蛋白/（g/L）	空白对照组	59.82 ± 3.11	54.19 ± 2.11	59.87 ± 3.41	55.68 ± 3.97
	低剂量组	59.29 ± 2.18	55.10 ± 2.01	59.48 ± 2.20	57.62 ± 1.02
	中剂量组	57.75 ± 2.13	53.92 ± 1.09	58.00 ± 1.80	58.22 ± 2.06
	高剂量组	59.20 ± 2.13	54.56 ± 3.14	58.29 ± 2.24	53.00 ± 1.90

指标	组别	观察期第 1 次	观察期第 2 次	给药结束	恢复结束（n = 2）
白蛋白/(g/L)	空白对照组	33.19 ± 1.66	31.56 ± 1.61	33.30 ± 1.70	30.34 ± 1.57
	低剂量组	32.28 ± 0.92	31.55 ± 0.96	33.25 ± 1.14	31.80 ± 2.66
	中剂量组	32.70 ± 0.95	31.75 ± 0.82	32.51 ± 1.10	33.78 ± 0.91
	高剂量组	32.04 ± 2.21	30.06 ± 2.55	31.32 ± 2.22	31.22 ± 2.52
总胆固醇/(mmol/L)	空白对照组	6.50 ± 1.50	6.33 ± 1.43	6.48 ± 1.22	4.82 ± 0.70
	低剂量组	6.96 ± 0.51	6.90 ± 0.74	6.83 ± 0.62	7.29 ± 0.42
	中剂量组	6.52 ± 0.76	6.07 ± 0.43	6.22 ± 0.87	6.42 ± 1.04
	高剂量组	6.72 ± 1.80	6.35 ± 2.06	4.85 ± 0.64	4.98 ± 0.79
血糖/(mmol/L)	空白对照组	5.09 ± 0.44	4.73 ± 0.47	5.07 ± 0.60	5.21 ± 0.17
	低剂量组	5.42 ± 0.41	5.31 ± 0.56	5.56 ± 0.36	5.79 ± 0.47
	中剂量组	5.49 ± 0.44	5.21 ± 0.74	5.41 ± 0.77	5.40 ± 0.95
	高剂量组	5.60 ± 0.37	5.26 ± 0.25	5.28 ± 0.35	5.90 ± 0.35
谷氨酰转移酶/(IU/L)	空白对照组	3.30 ± 0.89	2.83 ± 1.47	7.71 ± 2.21	8.25 ± 2.18
	低剂量组	3.20 ± 1.03	3.61 ± 1.20	5.93 ± 1.81	6.72 ± 0.86
	中剂量组	3.39 ± 1.67	3.95 ± 1.37	6.07 ± 2.18	9.50 ± 3.78
	高剂量组	3.11 ± 1.41	4.34 ± 2.14	6.56 ± 2.12	8.81 ± 2.40
总胆红素/(μmol/L)	空白对照组	4.48 ± 0.35	4.41 ± 0.90	6.14 ± 1.86	4.26 ± 0.00
	低剂量组	4.13 ± 0.49	4.64 ± 1.07	4.57 ± 0.26	4.93 ± 0.59
	中剂量组	4.21 ± 0.60	4.06 ± 0.61	5.55 ± 1.30	4.90 ± 0.04
	高剂量组	4.36 ± 0.46	4.06 ± 1.11	5.01 ± 0.49	5.86 ± 2.13
碱性磷酸酶/(IU/L)	空白对照组	164.14 ± 35.22	144.60 ± 56.35	167.84 ± 35.91	159.80 ± 53.46
	低剂量组	156.03 ± 23.20	169.04 ± 35.21	153.96 ± 29.41	118.65 ± 40.97
	中剂量组	171.09 ± 25.74	180.42 ± 32.77	187.42 ± 27.09	211.17 ± 21.61
	高剂量组	179.76 ± 36.86	171.56 ± 44.33	161.99 ± 40.89	148.69 ± 20.89
甘油三酯/(mmol/L)	空白对照组	0.60 ± 0.12	0.68 ± 0.20	0.48 ± 0.16	0.67 ± 0.25
	低剂量组	0.66 ± 0.15	0.84 ± 0.26	0.60 ± 0.10	0.83 ± 0.17
	中剂量组	0.66 ± 0.17	0.72 ± 0.16	0.58 ± 0.09	0.83 ± 0.18
	高剂量组	0.70 ± 0.20	0.73 ± 0.15	0.58 ± 0.19	0.98 ± 0.02
肌酐/(μmol/L)	空白对照组	103.85 ± 13.30	93.35 ± 8.02	120.36 ± 11.27	113.69 ± 11.70
	低剂量组	92.89 ± 8.72	88.80 ± 9.57	111.63 ± 11.41	124.64 ± 12.49
	中剂量组	96.72 ± 9.52	89.33 ± 8.75	115.98 ± 5.08	122.55 ± 4.74
	高剂量组	97.97 ± 21.26	92.59 ± 24.56	109.20 ± 12.36	101.37 ± 5.37

指标	组别	观察期第1次	观察期第2次	给药结束	恢复结束（n=2）
血尿素氮/	空白对照组	2.59 ± 0.55	2.72 ± 0.47	3.05 ± 1.16	2.50 ± 0.38
（mmol/L）	低剂量组	2.17 ± 0.84	2.54 ± 0.72	2.73 ± 1.11	5.07 ± 2.87
	中剂量组	2.65 ± 0.55	2.47 ± 0.37	2.79 ± 0.48	4.22 ± 0.35
	高剂量组	3.07 ± 2.05	3.81 ± 3.38	2.92 ± 0.44	2.78 ± 0.47
肌酸激酶/（IU/L）	空白对照组	190.84 ± 29.40	172.83 ± 35.73	241.01 ± 188.77	170.87 ± 17.75
	低剂量组	202.29 ± 49.94	223.53 ± 108.83	182.83 ± 44.58	224.58 ± 71.22
	中剂量组	185.11 ± 59.18	204.95 ± 99.02	179.62 ± 48.18	164.85 ± 3.05
	高剂量组	171.65 ± 38.04	193.22 ± 45.89	223.12 ± 43.60	211.11 ± 14.65
钾离子浓度/	空白对照组	4.91 ± 0.14	5.06 ± 0.21	5.19 ± 0.26	4.91 ± 0.34
（mmol/L）	低剂量组	4.63 ± 0.21	4.90 ± 0.18	5.09 ± 0.26	4.75 ± 0.07
	中剂量组	4.71 ± 0.16	4.91 ± 0.18	5.12 ± 0.32	5.00 ± 0.06
	高剂量组	4.69 ± 0.24	5.00 ± 0.11	5.06 ± 0.17	4.84 ± 0.03
钠离子浓度/	空白对照组	148.7 ± 4.7	150.2 ± 1.6	148.2 ± 1.1	151.3 ± 1.4
（mmol/L）	低剂量组	149.5 ± 1.3	150.8 ± 0.8	149.0 ± 1.7	150.0 ± 1.3
	中剂量组	149.0 ± 1.5	150.6 ± 1.1	147.4 ± 1.1	150.0 ± 0.5
	高剂量组	150.0 ± 1.3	150.7 ± 1.3	147.4 ± 1.2	149.7 ± 0.9
氯离子浓度/	空白对照组	110.9 ± 6.2	110.1 ± 5.0	104.0 ± 1.1	103.6 ± 2.3
（mmol/L）	低剂量组	112.4 ± 0.6	108.1 ± 5.2	103.5 ± 0.8	102.5 ± 0.7
	中剂量组	112.1 ± 1.5	113.0 ± 1.6	102.6 ± 2.8	102.5 ± 0.7
	高剂量组	112.4 ± 1.2	113.5 ± 0.6	104.4 ± 1.0	101.7 ± 0.4

3.5 芒果苷对 Beagle 犬眼科检查的影响

无论给药前，还是给药后，各犬左右两眼曲光介质透明度、视网膜、视网膜血管、视神经乳头均基本正常，未见有芒果苷引起的明显改变。停药恢复2周后，也未见以上各指标有明显改变。

3.6 芒果苷对 Beagle 犬骨髓检查的影响

芒果苷连续给予 Beagle 犬1个月，与对照组比较，给药犬骨髓增生活跃，粒系细胞与红系有核细胞比例正常，粒系及红系各阶段细胞比例未见异常，淋巴系和巨核细胞系亦无特殊，属正常骨髓象；各给药组在各时点与对照组比较，骨髓各类细胞均无明显异常。具体见表3-5-14。

表 3 – 5 – 14 芒果苷对 Beagle 犬骨髓检查的影响 ($\bar{x} \pm s$, %)

检查时点	组别	原粒细胞	早幼粒细胞	中幼粒细胞	晚幼粒细胞	杆幼粒细胞
给药结束 ($n=4$)	空白对照组	0.2 ±0.3	1.8 ±0.5	4.6 ±1.2	8.5 ±2.7	43.8 ±1.3
	低剂量组	0.1 ±0.2	1.8 ±0.3	4.6 ±0.9	8.9 ±1.1	42.0 ±3.0
	中剂量组	0.0 ±0.0	1.6 ±0.5	4.4 ±0.9	8.2 ±0.6	41.2 ±4.1
	高剂量组	0.1 ±0.2	1.1 ±0.2	4.9 ±0.8	8.4 ±2.0	41.0 ±2.2
恢复结束 ($n=2$)	空白对照组	0.0 ±0.0	1.0 ±0.7	4.5 ±2.1	10.8 ±0.4	39.2 ±2.5
	低剂量组	0.2 ±0.4	1.2 ±1.1	5.2 ±0.4	10.2 ±1.1	39.5 ±1.4
	中剂量组	0.2 ±0.4	2.2 ±0.4	4.0 ±0.7	10.8 ±0.4	41.5 ±2.1
	高剂量组	0.0 ±0.0	2.0 ±0.0	4.8 ±1.8	10.8 ±1.1	41 ±0.7

检查时点	组别	嗜酸性粒细胞	嗜碱性粒细胞	原红细胞	早幼红细胞	中幼红细胞
给药结束 ($n=4$)	空白对照组	0.0 ±0.0	0.0 ±0.0	0.2 ±0.3	3.0 ±0.7	14.1 ±1.0
	低剂量组	0.4 ±0.2	0.1 ±0.2	0.2 ±0.3	2.6 ±0.2	15.8 ±1.8
	中剂量组	0.1 ±0.2	0.2 ±0.3	0.2 ±0.3	2.6 ±1.0	15.9 ±3.1
	高剂量组	0.1 ±0.2	0.1 ±0.2	0.1 ±0.2	2.9 ±0.6	16.8 ±0.6
恢复结束 ($n=2$)	空白对照组	0.2 ±0.4	0.2 ±0.4	0.0 ±0.0	1.5 ±1.4	17.8 ±0.4
	低剂量组	0.0 ±0.0	0.0 ±0.0	0.2 ±0.4	1.8 ±0.4	17.0 ±0.7
	中剂量组	0.2 ±0.4	0.0 ±0.0	0.2 ±0.4	1.5 ±0.7	15.8 ±1.8
	高剂量组	0.2 ±0.4	0.0 ±0.0	0.0 ±0.0	2.8 ±0.4	15.8 ±1.8

检查时点	组别	晚幼红细胞	淋巴细胞	单核细胞	巨核细胞
给药结束 ($n=4$)	空白对照组	13.9 ±0.9	8.1 ±0.6	1.6 ±0.5	0.1 ±0.2
	低剂量组	13.4 ±1.9	8.4 ±0.8	1.5 ±0.7	0.2 ±0.3
	中剂量组	15.4 ±0.6	8.2 ±0.6	1.5 ±0.7	0.2 ±0.3
	高剂量组	14.8 ±1.2	8.1 ±0.5	1.5 ±0.4	0.1 ±0.2
恢复结束 ($n=2$)	空白对照组	15.2 ±1.1	7.8 ±1.1	1.8 ±0.4	0.0 ±0.0
	低剂量组	15.5 ±1.4	7.2 ±1.8	1.8 ±0.4	0.0 ±0.0
	中剂量组	13.0 ±2.1	8.5 ±1.4	1.5 ±0.7	0.2 ±0.4
	高剂量组	13.5 ±2.8	7.8 ±0.4	1.5 ±0.0	0.0 ±0.0

3.7 芒果苷对 Beagle 犬脏器重量及脏器系数的影响

芒果苷连续给予 Beagle 犬 1 个月及停药恢复 2 周，与对照组比较，给药犬脏器重量基本正常；各给药组在各时点与对照组比较，高剂量组在给药结束时睾丸和附睾重量明显高于对照组，有统计学意义（$P < 0.05$）。具体见表 3 – 5 – 15。

表 3 – 5 – 15　芒果苷对 Beagle 犬脏器重量的影响（$\bar{x} \pm s$, g）

检查时点	组别	脑	胸腺	心脏	肝脏
给药结束（$n = 4$）	空白对照组	84.0 ± 5.1	5.43 ± 1.52	58.6 ± 3.3	229.1 ± 18.9
	低剂量组	82.9 ± 6.5	5.42 ± 2.44	56.3 ± 8.0	240.0 ± 11.1
	中剂量组	81.1 ± 5.6	3.91 ± 1.57	59.2 ± 5.6	210.1 ± 16.6
	高剂量组	83.8 ± 5.3	2.81 ± 1.29	57.1 ± 5.3	206.8 ± 20.2
恢复结束（$n = 2$）	空白对照组	83.3 ± 5.5	3.00 ± 2.62	59.3 ± 5.2	264.4 ± 33.2
	低剂量组	78.4 ± 4.5	1.74 ± 0.52	55.7 ± 0.5	255.1 ± 35.1
	中剂量组	79.1 ± 0.6	2.39 ± 0.91	53.0 ± 3.6	243.7 ± 26.9
	高剂量组	89.9 ± 6.2	2.16 ± 0.75	51.6 ± 1.7	260.2 ± 27.3

检查时点	组别	脾脏	肺脏	肾脏	肾上腺
给药结束（$n = 4$）	空白对照组	16.7 ± 2.5	68.6 ± 8.7	37.3 ± 2.4	1.18 ± 0.08
	低剂量组	16.5 ± 2.1	68.1 ± 5.0	38.8 ± 2.1	1.23 ± 0.21
	中剂量组	19.8 ± 6.1	71.0 ± 7.7	39.6 ± 4.2	1.16 ± 0.03
	高剂量组	18.1 ± 2.0	67.9 ± 6.5	37.3 ± 4.3	1.24 ± 0.06
恢复结束（$n = 2$）	空白对照组	17.7 ± 4.0	68.1 ± 4.7	39.5 ± 2.8	1.02 ± 0.01
	低剂量组	15.3 ± 2.5	64.6 ± 11.7	39.7 ± 0.7	1.21 ± 0.09
	中剂量组	18.4 ± 5.4	66.6 ± 7.4	36.1 ± 2.1	1.23 ± 0.06
	高剂量组	13.3 ± 2.3	59.5 ± 6.0	41.5 ± 0.1	1.43 ± 0.11

　　芒果苷连续给予 Beagle 犬 1 个月及停药恢复 2 周，与对照组比较，给药犬脏器系数基本正常；各给药组在各时点与对照组比较，高剂量组在给药结束时睾丸和附睾系数明显高于对照组，有统计学意义（$P < 0.05$），其余各组与对照组比较，均无明显差异。结果见表 3 – 5 – 16。

表 3 – 5 – 16　芒果苷对 Beagle 犬脏器系数的影响（$\bar{x} \pm s$,%）

检查时点	组别	脑	胸腺	心脏	肝脏
给药结束（$n = 4$，其中生殖系统 $n = 2$）	空白对照组	10.25 ± 1.36	0.66 ± 0.18	7.12 ± 0.29	27.79 ± 1.63
	低剂量组	10.31 ± 0.55	0.66 ± 0.27	6.98 ± 0.64	29.92 ± 1.91
	中剂量组	9.88 ± 0.77	0.48 ± 0.21	7.23 ± 0.90	25.57 ± 1.41
	高剂量组	10.47 ± 1.14	0.35 ± 0.18	7.12 ± 0.75	25.70 ± 1.65
恢复结束（$n = 2$，其中生殖系统 $n = 1$）	空白对照组	11.48 ± 0.54	0.41 ± 0.35	8.18 ± 0.87	36.42 ± 3.86
	低剂量组	10.84 ± 1.25	0.24 ± 0.09	7.69 ± 0.38	35.38 ± 6.92
	中剂量组	10.91 ± 0.03	0.33 ± 0.12	7.28 ± 0.53	33.48 ± 3.54
	高剂量组	12.88 ± 0.30	0.31 ± 0.12	7.40 ± 0.09	37.25 ± 2.21

检查时点	组别	脾脏	肺脏	肾脏	肾上腺
给药结束（$n=4$，其中生殖系统 $n=2$）	空白对照组	2.00±0.33	8.30±0.58	4.53±0.30	0.14±0.01
	低剂量组	2.05±0.18	8.48±0.66	4.83±0.23	0.15±0.02
	中剂量组	2.14±0.76	8.63±0.64	4.81±0.35	0.14±0.00
	高剂量组	2.26±0.27	8.46±0.71	4.63±0.37	0.15±0.01
恢复结束（$n=2$，其中生殖系统 $n=1$）	空白对照组	2.45±0.59	9.39±0.84	5.44±0.27	0.14±0.00
	低剂量组	2.12±0.48	8.87±1.09	5.49±0.42	0.17±0.00
	中剂量组	2.53±0.75	9.16±1.06	4.95±0.26	0.17±0.01
	高剂量组	1.90±0.24	8.51±0.47	5.95±0.28	0.20±0.01

4　讨论

Beagle 犬连续给予芒果苷 1 个月或停药恢复 2 周，笼旁观察见给药犬粪便颜色加深，但停药后即恢复正常。给药结束时，芒果苷高剂量组睾丸和附睾脏器重量和脏器系数均明显高于对照组；病理检查发现，给药结束时所有雄性犬睾丸发育良好，曲细精管精生上皮细胞并未见明显异形性；但芒果苷高剂量组部分睾丸曲精管内可见呈条形的精子生成，而对照组、芒果苷低剂量组、芒果苷中剂量组睾丸曲细精管内看不到条形的精子生成；恢复结束时各组镜下未见睾丸组织结构有明显异常；无论是给药结束时还是恢复结束时，镜下均未见附睾组织结构有异常改变。恢复结束时芒果苷低剂量组 1 例脾脏囊性病变，低倍镜下见脾脏局部被膜下有数个囊肿，囊腔内充满红色浆液，高倍镜下见囊肿壁有正常脾索构成。恢复期结束时芒果苷低剂量组 1 例肾脏镜下观察见局部肾间质增生，慢性炎细胞浸润，部分肾小管扩张，诊断为局灶性间质肾炎。其余体重、体温、眼科检查、血液学、血液生化学、心电图、尿液、骨髓等指标未见有芒果苷引起的异常变化。

芒果苷连续给药 1 个月和停药恢复 2 周，各给药组均有一些散在病变发生，但病变特征没有共性，也未见有剂量 – 毒性关系，且部分改变也见于对照组，未发现在芒果苷剂量范围，因芒果苷导致的 Beagle 犬的特征病变和毒性靶器官，给药剂量与药时曲线下面积呈正相关，长期经口给予芒果苷于 Beagle 犬体内显露无蓄积倾向。Beagle 犬安全剂量上限范围为 4g/kg，此剂量为人临床拟推荐剂量的 127 倍。因此，按临床拟推荐剂量用药应是比较安全的。

参考文献

[1] 杨海光，方莲花，杜冠华 . 芒果苷的药理作用研究进展 . 中国药理学通报，2016，32（1）：5 – 8.

[2] 卫智权，阎莉，邓家刚，等 . 芒果苷调控单核细胞 NF – κB（P65）与 IκBα 表达对慢性支气管炎大鼠的保护作用 . 药学学报，2014，49(5)：596 – 601.

[3] 郝二伟，邓家刚，杜正彩，等 . 平性活血化瘀药对寒、热 2 种血瘀证双向适用的实验研究Ⅱ. 中国中药杂志，2013，38(4)：605 – 610.

［4］ 卫智权，阎莉，邓家刚，等. 芒果苷对脂多糖诱导的慢性炎症大鼠 MAPK 通路及血清细胞因子的影响. 中草药，2013，44（1）：52 – 58.

［5］ 任晓光，李东伟，何彩梅，等. 芒果苷药理活性研究进展. 中成药，2011，33（5）：860 – 863.

［6］ 邓家刚，郑作文，郝二伟，等. 芒果苷片治疗急性支气管炎的药效学研究. 中成药，2010，32（2）：300 – 303.

［7］ 姜岩青，左春旭. 桤柳化学成分的研究. 药学学报，1988，23（10）：749 – 755.

［8］ 袁伯俊，王治乔. 新药临床前安全性评价与实践. 北京：军事医学科学出版社，1997：43.

［9］ 徐叔云，卞如濂. 药理实验方法学. 北京：人民卫生出版社，2002：231.

［10］ 孙敬方. 动物实验方法学. 北京：人民卫生出版社，2001：82，260.

（郝二伟，王勤，谭珍瑗，王峥屹，邓家刚）

芒果叶提取物芒果苷安全性评价 IV
——遗传、生殖毒性试验

芒果苷，又名芒果素、知母宁，为漆树科植物芒果的叶的主要活性成分。大量实验证明[1-4]，芒果苷的药理作用明确、植物来源广泛。目前临床上主要将其应用于呼吸系统疾病。芒果苷是否具有遗传、生殖毒性，目前尚未见有相关报道。本项目组进行了芒果苷遗传毒性试验、生殖毒性试验研究，以为其临床安全应用提供数据。

1 材料与方法

1.1 试验动物

SD 大鼠，150~170g，SPF 级，雌雄兼有，由上海斯莱克实验动物有限公司提供，合格证号为 SCXK（沪）2007 – 0005。

1.2 供试药物

芒果苷：广西中医药大学制备，批号为 20070828。

1.3 试剂和仪器

叠氮化钠（浙江城关化工厂，950902）；丝裂霉素（浙江海正，050705/071003）；9 – 氨基吖啶（美国 Sigma 公司，96F – 05461）；4 – 硝基喹啉氧化物（美国 Sigma 公司，84F – 0572）；环磷酰胺（0608242/20070201）；羧甲基纤维素钠（CMC – Na，20061120）；茜素红（070918）。HP – 1100 型高效液相色谱仪（美国 Agilent 公司）；GF – 1 型控时调速式高速分散器（江苏海门麒麟医用仪器厂）；ELX800UV 型酶标仪（美国 Bio. Tek 仪器公司）；DHG – 9145A 型电热恒温鼓风干燥箱（上海一恒科技有限公司）。

2 试验方法

2.1 遗传毒性试验

2.1.1 微生物回复突变试验

点试验选用鉴定合格鼠伤寒沙门菌 TA$_{97}$、TA$_{98}$、TA$_{100}$、TA$_{102}$、TA$_{1535}$ 五菌株，芒果苷浓度为 50mg/ml 时，纸片周围无抑菌圈和回变菌落数增加。平板掺入法芒果苷剂量为每皿 0.5、5、50、500、5000μg 时，加或不加肝微粒体复合因子（S$_{9mix}$），于 37℃ 环境下培养 48～72h，观察五菌株平板回变菌落数变化并观察菌苔存在，同时设空白对照组和阳性对照组。

2.1.2 啮齿动物骨髓微核试验

芒果苷 1.44、3.60、9.00g/kg 三个剂量组及溶媒对照组和阳性对照组（环磷酰胺，50mg/kg），每天给药 1 次，连续 4 天，阳性对照组于芒果苷最后一次给药腹腔注射环磷酰胺 50mg/kg，给药 24h 后取骨髓制片。用吉姆萨染色法染片，油镜下观察，每只小鼠计数 2000 个多染红细胞中微核数，计算微核发生率（‰），同时计数 200 个骨髓细胞，求出多染红细胞/正染红细胞的比值。

2.1.3 哺乳动物培养细胞染色体畸变试验[5-9]

预试测得芒果苷 CHLIC 50 为 397.09μg/ml（24h），288.45μg/ml（48h）。芒果苷剂量（终浓度）24h 为 100μg/ml、200μg/ml、400μg/ml；48h 为 75μg/ml、150μg/ml、300μg/ml，加或不加肝微粒体复合因子，与细胞作用 6、24、48h，同时设空白对照组和阳性对照组，加入秋水仙碱后，依次收集细胞，并进行低渗、固定、制片、染色处理，显微镜下观察中期相细胞染色体数目和结构的改变。

2.2 生殖毒性试验

2.2.1 分组给药

孕鼠 32 只，随机分 4 组，每组 8 只。即空白对照组用生理盐水 0.5ml/（100g·d），骆驼蓬总碱低、中、高剂量组用 72.125、144.25、288.5mg/（kg·d）。以上各组孕鼠逐只按上述所示剂量在妊娠第 7 天开始灌胃给药，每天 1 次，连续 10 天，至妊娠第 17 天。开始给药后，每 3 天各组逐只称体重 1 次，根据体重变化，调整给药量。在自然分娩前 1 天颈椎脱臼处死孕鼠，各组逐窝逐只仔细检查。

2.2.2 观测指标与结果

（1）孕鼠检查处死后，立即从腹中线解剖，暴露子宫和卵巢。仔细检查黄体数、着床数、吸收数、死胎数、活胎数及胎盘重量，按窝进行数量登记。

（2）胎数外观检查。对每个活胎测量身长、体重、鉴定性别。观察头部有无脑积水、露脑、脑膜膨出、无眼、小眼、无耳、小耳、腭裂等；四肢有无并趾、少趾、无趾、多趾、足内外翻、短肢等；躯干有无脐疝、腹裂、内脏和脊髓膨出、脊柱裂、脊柱侧突等；有无短尾、卷尾、无尾、尾分叉等；有无肛门闭锁等。

（3）骨骼检查。将每窝 2/3 的活胎鼠剥皮去内脏后放入 Bouin 氏液中固定数天，取出，流水冲洗干净，移至1%透明液中，2~3天见肌肉完全透明、能清晰看见骨骼为止。用小镊子将透明后的胎鼠放在滤纸上，用单面刀片和镊子轻轻地、仔细地将被腐蚀的剩余脏器和组织除去，然后将胎鼠放入茜素红染色液中2~3天，见胎鼠骨骼全部着色（期间更换1~2次新鲜染液）。将染色后的胎鼠再置透明液中1天，即成肌肉透明而骨骼为殷红色的胎鼠标本，用放大镜观察其骨骼的形态。观察内容为：头部骨骼是否完整、骨化状况；是否有多肋（正常13对）、少肋、肋骨分叉、肋骨融合等；有无胸骨节缺失和骨化不全（正常胸骨有6块）；颈、胸、腰、尾椎有无异常；骨化程度，及有无短肢或无肢、畸形、多趾、少趾等。

（4）内脏检查。将每窝另1/3活胎鼠不剥皮浸泡于福尔马林溶液中2~3周固定。标本固定期满后冲洗，将胎鼠放在蜡板上用刀片切片检查内脏。首先将胎鼠头部切四刀，即沿口经耳做水平切面，检查有无腭裂、舌异常。然后，沿顶部做三个纵切面，即眼球前沿切面，观察鼻道是否扩大，是否单鼻道等；眼球正中垂直切面，检查眼球大小；眼球后沿垂直切面，检查有无脑水肿等。接着，沿腹中线和肋下缘水平各切一刀，检查各脏器大小、位置等，再取出心、肝、脾、肺、肾、子宫和睾丸等重要器官以观察有无畸形改变。

3　试验结果

3.1　遗传毒性试验

3.1.1　芒果苷微生物回复突变试验

加与不加肝微粒体复合因子，TA_{97}、TA_{98}、TA_{100}、TA_{102}、TA_{1535}空白对照组和芒果苷各剂量组回变菌落数均在正常范围内，未超过自发回变菌落数的2倍，而阳性对照组回变菌落数均超过自发回变菌落数的2倍。见表3-5-17。

表3-5-17　芒果苷对五菌株平板回变菌落数的影响

组别	S_9	TA_{97}	TA_{98}	TA_{100}	TA_{102}	TA_{1535}
空白对照组	−	151 ± 9	36 ± 2	167 ± 10	273 ± 21	17 ± 2
	+	157 ± 16	34 ± 1	171 ± 17	295 ± 18	15 ± 2
芒果苷每皿 0.5μg	−	134 ± 12	33 ± 2	180 ± 11	268 ± 17	14 ± 3
	+	165 ± 16	33 ± 3	156 ± 22	267 ± 20	12 ± 3
芒果苷每皿 5μg	−	159 ± 15	36 ± 6	141 ± 12	275 ± 27	16 ± 4
	+	160 ± 24	34 ± 4	131 ± 13	261 ± 16	15 ± 3
芒果苷每皿 50μg	−	168 ± 16	39 ± 3	166 ± 11	270 ± 27	8 ± 2
	+	155 ± 19	38 ± 3	147 ± 33	269 ± 26	10 ± 1
芒果苷每皿 500μg	−	165 ± 10	33 ± 3	167 ± 20	279 ± 16	14 ± 1
	+	166 ± 12	35 ± 4	154 ± 40	274 ± 17	14 ± 3
芒果苷每皿 5000μg	−	142 ± 12	34 ± 5	171 ± 5	264 ± 47	13 ± 1

组别	S₉	TA₉₇	TA₉₈	TA₁₀₀	TA₁₀₂	TA₁₅₃₅
	+	160 ± 23	36 ± 4	167 ± 37	266 ± 23	12 ± 2
叠氮化钠每皿 1.5μg	−	—	—	>1000	—	>1000
9 – 氨基吖啶每皿 50μg	−	>1000	—	—	—	—
4 – 硝基喹啉氧化物每皿 0.5μg	−	—	947 ± 46	—	—	—
丝裂霉素每皿 0.5μg	−	—	—	—	>1000	—
2 – 氨基芴每皿 20μg	+	>1000	>1000	>1000	>1000	—
环磷酰胺每皿 200μg	+	—	—	—	—	569 ± 126

3.1.2　芒果苷啮齿动物骨髓微核试验

芒果苷各剂量组多染红细胞和正染红细胞比例未低于溶媒对照组的20%，提示其对骨髓无抑制作用。芒果苷各剂量组及溶媒对照组多染红细胞微核发生率均在5‰以下，而阳性对照组多染红细胞微核发生率为18.55‰。见表3 – 5 – 18。

表 3 – 5 – 18　芒果苷对 NIH 小鼠骨髓微核发生率的影响

组别	药物	剂量/（g/kg）	PCE/NCE	微核率/‰
溶媒对照组	0.5% CMC – Na	—	1.1 ± 0.2	2.45 ± 0.69
阳性对照组	环磷酰胺	0.05	1.1 ± 0.2	18.55 ± 3.58*
芒果苷低剂量组	芒果苷	1.44	1.1 ± 0.2	2.55 ± 0.69
芒果苷中剂量组	芒果苷	3.60	1.1 ± 0.2	2.50 ± 0.58
芒果苷高剂量组	芒果苷	9.00	1.1 ± 0.2	2.50 ± 0.62

注：与溶媒对照组比较，* $P < 0.05$。

3.1.3　芒果苷哺乳动物培养细胞染色体畸变试验

加或不加肝微粒体复合因子，芒果苷和细胞作用6h 或6h、24h 和48h，CHL 细胞染色体畸变率均在5%以下。见表3 – 5 – 19。

表 3 – 5 – 19　芒果苷体外 CHL 细胞染色体畸变试验

剂量组	剂量/（μg/mg）	S₉mix	作用时间/h	计数细胞数/个	畸变率/%	结果判定
空白对照组	—	−	6（24）	200	3.0	
丝裂霉素组	0.4（μg/mg）	−	6（24）	200	17.5*	+
浓度组 1	100	−	6（24）	200	1.0	−
浓度组 2	200	−	6（24）	200	1.5	−
浓度组 3	400	−	6（24）	200	2.0	−
空白对照组	—	−	24（24）	200	2.5	−
丝裂霉素组	0.4（μg/mg）	−	24（24）	200	22.5*	++

剂量组	剂量/（μg/mg）	S_{9mix}	作用时间/h	计数细胞数/个	畸变率/%	结果判定
浓度组 1	100	–	24（24）	200	2.0	–
浓度组 2	200	–	24（24）	200	3.0	–
浓度组 3	400	–	24（24）	200	2.5	–
空白对照组	—	–	48	200	2.5	–
丝裂霉素组	0.4（μg/mg）	–	48	200	13.0*	+
浓度组 1	75	–	48	200	2.0	–
浓度组 2	150	–	48	200	1.5	–
浓度组 3	300	–	48	200	2.5	–
空白对照组	—	+	6（24）	200	1.5	–
环磷酰胺组	40（μg/mg）	+	6（24）	200	21.5*	++
浓度组 1	100	+	6（24）	200	1.5	–
浓度组 2	200	+	6（24）	200	1.0	–
浓度组 3	400	+	6（24）	200	2.5	–

注：与空白对照组比较，$*P<0.05$。

3.2 生殖毒性试验

芒果苷 0.6、1.2、2.4g/kg 灌胃妊娠6～15 天敏感期孕大鼠，除芒果苷高剂量组（2.4g/kg）1 只大鼠出现一过性腹胀不良反应，后自行恢复外，其他怀孕大鼠体重增加，摄食量正常，黄体数、胎仔着床数、活胎数、死胎、吸收胎、胎仔体重、身长、胎盘重量、性别比、骨骼和内脏等均无影响，与对照组比较均无显著性差异。骨骼及内脏检查，与对照组比较无显著性差异。其他各指标亦无明显影响。见表3 -5 -20 至表3 -5 -31。

表3 -5 -20 芒果苷对胚胎仔发育的影响（子宫胎仔重及子宫重量情况）$(\bar{x}\pm s)$

组别	孕鼠数/只	子宫胎仔重/g	子宫重/g
溶媒对照组	20	66.82 ± 22.65	5.47 ± 1.54
芒果苷低剂量组	21	63.85 ± 33.97	5.04 ± 2.40
芒果苷中剂量组	21	72.75 ± 27.65	6.06 ± 1.81
芒果苷高剂量组	23	81.25 ± 21.65	6.71 ± 1.79

表 3 – 5 – 21 孕鼠平均妊娠黄体数及平均着床数（$\bar{x} \pm s$）

组别	孕鼠数/只	妊娠黄体数/个			着床数/个			着床率/%
		左	右	合计	左	右	合计	
溶媒对照组	20	7.95 ± 2.36	7.19 ± 2.19	15.14 ± 2.75	5.70 ± 3.29	6.00 ± 2.38	11.70 ± 4.23	76.22 ± 25.41
芒果苷低剂量组	21	7.67 ± 2.61	7.43 ± 2.56	15.10 ± 3.62	5.57 ± 3.28	5.24 ± 3.67	10.81 ± 5.72	67.95 ± 29.81
芒果苷中剂量组	21	7.86 ± 2.01	7.90 ± 1.61	15.76 ± 2.84	6.14 ± 3.00	6.33 ± 2.56	12.48 ± 4.84	76.92 ± 25.29
芒果苷高剂量组	23	8.52 ± 2.61	8.87 ± 1.71	17.30 ± 2.69	6.78 ± 3.38	7.39 ± 2.82	14.17 ± 4.09	80.83 ± 16.80

表 3 – 5 – 22 芒果苷对胚胎仔发育的影响（活胎数及吸收胎数）（$\bar{x} \pm s$）

组别	孕鼠数/只	每窝平均活胎数/个			每窝平均吸收胎数/个		
		左侧子宫	右侧子宫	合计	左侧子宫	右侧子宫	合计
溶媒对照组	20	5.05 ± 2.95	5.65 ± 2.30	10.70 ± 3.97	0.65 ± 0.88	0.35 ± 0.49	1.00 ± 1.08
芒果苷低剂量组	21	5.19 ± 3.23	4.95 ± 3.69	10.14 ± 5.63	0.29 ± 0.56	0.14 ± 0.36	0.43 ± 0.81
芒果苷中剂量组	21	5.81 ± 2.86	6.14 ± 2.56	11.95 ± 4.72	0.29 ± 0.56	0.19 ± 0.40	0.48 ± 0.75
芒果苷高剂量组	23	6.13 ± 3.06	7.17 ± 2.77	13.30 ± 4.00	0.61 ± 0.84	0.22 ± 0.42	0.83 ± 1.03

表 3 – 5 – 23 芒果苷对胚胎仔发育的影响（吸收胎数及吸收胎率）

组别	孕鼠数/只	吸收胎数/只	胎仔总数/只	有吸收胎窝数/窝	吸收胎率/%
溶媒对照组	20	20	234	12	8.55
芒果苷低剂量组	21	9	222	5	4.05
芒果苷中剂量组	21	10	261	7	3.83
芒果苷高剂量组	23	19	325	13	5.85

表 3 – 5 – 24 芒果苷对胚胎胎仔发育的影响（死胎数及死胎率）

组别	孕鼠数/只	死胎数/只		胎仔总数/只	死胎率/%
		早期死胎数	后期死胎数		
溶媒对照组	20	0	0	234	0
芒果苷低剂量组	21	0	0	222	0
芒果苷中剂量组	21	1	0	261	0.38
芒果苷高剂量组	23	0	0	325	0

表 3 – 5 – 25　芒果苷对胚胎胎仔发育的影响（活胎仔总数及活胎率）

组别	孕鼠数/只	活胎仔总数/只	胎仔总数/只	活胎率/%
溶媒对照组	20	214	234	91
芒果苷低剂量组	21	213	222	96
芒果苷中剂量组	21	251	261	96
芒果苷高剂量组	23	306	325	94

表 3 – 5 – 26　芒果苷对孕鼠胚胎胎仔发育的影响（活胎体重）（$\bar{x} \pm s$）

组别	孕鼠数/只	胎仔数/只	雌性胎仔重/g	雄性胎仔重/g	平均胎仔重/g
溶媒对照组	20	212（雌∶雄 = 103∶109）	3.64 ± 0.34	3.85 ± 0.38	3.74 ± 0.37
芒果苷低剂量组	21	211（雌∶雄 = 112∶99）	3.78 ± 0.44 *	3.98 ± 0.47	3.87 ± 0.46 *
芒果苷中剂量组	21	131（雌∶雄 = 131∶110）	3.73 ± 0.37	3.99 ± 0.41	3.84 ± 0.41
芒果苷高剂量组	23	306（雌∶雄 = 165∶141）	3.64 ± 0.53	3.88 ± 0.46	3.75 ± 0.51

注：与溶媒对照组比较，* $P < 0.05$。

表 3 – 5 – 27　芒果苷对孕鼠胚胎胎仔的影响（活胎身长）（$\bar{x} \pm s$）

组别	孕鼠数/只	胎仔数/只	雌性胎鼠身长/cm	雄性胎鼠身长/cm	胎鼠平均身长/cm
溶媒对照组	20	212（雌∶雄 = 103∶109）	4.107 ± 0.164	4.235 ± 0.205	4.172 ± 0.196
芒果苷低剂量组	21	211（雌∶雄 = 112∶99）	4.168 ± 0.209	4.286 ± 0.244	4.223 ± 0.233
芒果苷中剂量组	21	131（雌∶雄 = 131∶110）	4.144 ± 0.219	4.299 ± 0.155	4.212 ± 0.208
芒果苷高剂量组	23	306（雌∶雄 = 165∶141）	4.132 ± 0.216	4.256 ± 0.199	4.189 ± 0.217

表 3 – 5 – 28　芒果苷对孕鼠胚胎胎仔的影响（胎仔性别）

组别	孕鼠数/只	雌性胎仔数/只	雄性胎仔数/只	雌雄比/%
溶媒对照组	20	103	109	94.5
芒果苷低剂量组	21	112	99	113.1
芒果苷中剂量组	21	131	110	119.1
芒果苷高剂量组	23	163	141	115.6

表 3 – 5 – 29　芒果苷对孕鼠胚胎胎仔发育的影响（胎仔外观）（$\bar{x} \pm s$，只）

组别	外观检查胎儿数	无头无脑畸形	其他	外观畸形总数	发生率/%
溶媒对照组	214	0	0	0	0
芒果苷低剂量组	213	0	0	0	0
芒果苷中剂量组	251	1	0	1	0.398
芒果苷高剂量组	306	0	0	0	0

表 3 - 5 - 30　仔鼠骨骼异常情况统计表

骨骼异常	溶媒对照组骨骼检查胎仔数（102 只）		高剂量组骨骼检查胎仔数（151 只）	
	异常数/只	骨骼畸形率/%	异常数/只	骨骼畸形率/%
胸骨缺失	12	11. 76	26	17. 22
胸骨骨化不全	53	51. 96	87	57. 62
肋骨（多肋）	14	13. 73	24	15. 89
肋骨短小	1	0. 98	0	0
颅顶骨骨化不全	3	2. 94	2	1. 32

表 3 - 5 - 31　芒果苷对仔鼠内脏的影响

内脏异常表现	溶媒对照组内脏检查胎仔数（112 只）		高剂量组内脏检查胎仔数（155 只）	
	异常数/只	窝发生率（$\bar{x} \pm s$）/%	异常数/只	窝发生率（$\bar{x} \pm s$）/%
内脏畸形胎仔数	2	1. 62 ± 5. 70	1	0. 57 ± 3. 77
脑积液	1	1. 93 ± 5. 81	0	0
腭裂	1	1. 32 ± 5. 74	1	1. 14 ± 5. 33
内脏变异胎儿数	7	9. 15 ± 15. 29	13	7. 56 ± 10. 87
肾脏位置变异	7	9. 15 ± 15. 29	13	7. 56 ± 10. 87

4　讨论

药物遗传毒性，是指药物诱发的遗传物质在染色体水平、分子水平和碱基水平上的各种损伤而造成的毒性作用，主要包括药物致染色体畸变、药物致 DNA 损伤和药物致基因突变三类[10]。生殖毒性试验是评价受试物对哺乳动物（啮齿类大鼠为首选）生殖的影响，并将其与其他的药理学、毒理学研究资料综合比较，以推测受试物对人的生殖可能产生的毒性或危害性。

本文采用微生物回复突变试验、啮齿动物骨髓微核试验、哺乳动物培养细胞染色体畸变试验检测芒果苷的遗传毒性。芒果苷 Ames 试验、小鼠骨髓微核试验和体外中国仓鼠肺成纤维细胞染色体畸变试验的结果均为阴性，这提示芒果苷对遗传物质无诱变性。通过灌胃给予不同剂量芒果苷，观察该受试药品对 SD 孕鼠妊娠期胚胎的影响，结果显示芒果苷各剂量组子宫胎儿重、子宫重、黄体数、着床数、着床率、死胎数、死胎率、吸收胎数、吸收胎率等胚胎发育指标与溶媒对照组比较无显著性差异，这说明芒果苷不引起明显的胚胎仔死亡，无明显胚胎毒性作用。因此，本研究结果证实了芒果苷的安全优势，为芒果苷临床应用的安全性提供了科学实验依据。

参考文献

［1］Yoshimi N, Matsunaga K, Katayama M, et al. The inhibitory effects of mangiferin, a naturally occurring glucosylxanth. In bowel carcinogenesis of male F344 Fats. Cancer Lett, 2001, 163(2)：163－170.

［2］Martinez G, Giuliani A, Leon S, et al. Effect of Mangiferin india I. extract（QF808）on protein and hepatic microsome peroxidation. Phytother Res, 2001, 15(7) 581－585.

［3］Muruganandan S, Gupta S, Kataria M, et al. Mangiferin protects the streptozotocin induced oxidative damage to cardic and renal tissues in rats. Toxixology, 2002, 176(3)：165－173.

［4］覃骊兰，梁爱武，邓家刚. 芒果苷片治疗急性上呼吸道感染 30 例. 山东中医药杂志，2008，27(9)：587－588.

［5］国家食品药品监督管理局. 药品非临床研究质量管理规范. 2003.

［6］国家食品药品监督管理局. 药物遗传毒性研究技术指导原则（第二稿）. 2006.

［7］王治乔，袁伯俊. 新药临床前安全性评价与实践. 北京：军事医学科学出版社，1997.

［8］陈奇. 中药药理实验方法. 北京：人民卫生出版社，1994.

［9］刘国廉. 细胞毒理学. 北京：军事医学科学出版社，2000.

［10］高梅，曹冲，汤连升，等. 毛蚶提取物的遗传毒性试验研究. 药物评价研究，2016，39（3）：357－361.

（郝二伟，王勤，谭珍瑗，王峥屹，邓家刚）

第六节　其　　他

人肠道菌群对芒果苷体外代谢转化的研究

芒果叶为漆树科植物芒果的叶子，为广西地方习用药材，收载于《广西中药材标准》1990 年版。芒果叶性酸、甘、凉、平，具有行气疏滞、去瘀积之功，可用于热滞腹痛、气胀、小儿疳积、消渴等[1]。芒果苷（Mangiferin）为芒果叶的主要活性成分，研究表明芒果苷对中枢神经系统、呼吸系统、心血管系统均有不同的药理作用，还有抗辐射、抗肿瘤、抗糖尿病、保肝利胆以及抗炎、退热和免疫调节等作用，具有很好的开发前景[2,3]。目前，用芒果苷为原料的制剂以片剂[4]、滴丸剂[5]等口服制剂为主，然而芒果苷制剂的口服生物利用度并不高，口服后血药浓度偏低。大鼠原位灌注实验也表明灌注的芒果苷浓度在部分肠段有变化，但无血药浓度的增加，提示芒果苷可能在肠道中发生降解或生物转化[6]。本实验采用离体代谢研究的方法，用富含人肠道菌群的培养液与药物在厌氧条件下共同孵育，考察细菌对芒果苷的分解代谢作用，探讨芒果苷在消化道中生物转化的一般规律。

1 材料

美国 Waters 2695 高效液相色谱仪（四元梯度泵，紫外检测器，自动进样器，柱温箱，Empower 2 数据处理软件）；日本岛津 LC-8A 制备液相色谱仪（二元梯度泵，紫外检测器）；美国 Agilent 1100 LC-MS 色谱仪（DAD 检测器，ESI 源检测器）；瑞士 Bruker 600 MHz 核磁共振波谱仪。

芒果苷原料由广西中医药大学中药药效筛选中心提供，是从芒果叶中提取纯化，纯度 >98.0%，批号 20091106；TSB 培养液：胰蛋白胨 1.5%，大豆蛋白胨 0.5%，NaCl 0.5%，用蒸馏水配制而成，调节 pH 为 7.4，经 121℃ 压力蒸气灭菌后使用；甲醇为色谱纯（美国 Fisher 公司）；水为纯化水；其余试剂均为分析纯。

2 方法和结果

2.1 离体人肠道菌对芒果苷的代谢

取健康志愿者的新鲜粪便，按 1g 粪便中加入 5ml TSB 培养液混合，加入玻璃珠振荡 5min，经纱布过滤得到含有人肠道菌的培养液，在培养液上部加入约 0.5cm 厚的液体石蜡以达到厌氧目的[7]。加入芒果苷使培养液中的浓度达 0.1mmol/L，并做空白对照，置 37℃ 恒温培养。分别于 0、4、8、12、24、32h 各取样 0.2ml，加甲醇 1.8ml，涡旋 5min，12000rpm 离心 15min，吸取上清液供高效液相色谱法（HPLC）分析。

2.2 HPLC-MS 色谱条件

Welchrom™C$_{18}$色谱柱（5μm，4.6mm×250mm）。流动相为甲醇（A）-1% 冰醋酸（B），梯度洗脱，0~18min，12%~60%（A）；18~20min，60%~12%（A）；20~22min，12%（A）。流速 1.0ml/min，检测波长 258nm，柱温 35℃（图 3-6-1）。芒果苷的 t_R 在 7min 左右；芒果苷与离体人肠道菌孵育一段时间后，在 13min 左右出现 1 个明显吸收峰；经 200~400nm 紫外分析，二者具有相近的吸收曲线，提示可能有相同的母核。

质谱条件：负离子检测；离子喷射电压 5.0kV；毛细管温度 350℃；毛细管电压 3V；氮气（N$_2$）流速 0.414MPa；辅助气流速 0.035MPa。芒果苷 m/z 422，t_R13.0min 峰的 m/z 260。

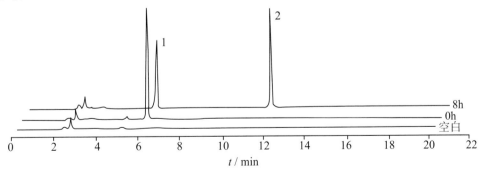

图 3-6-1 芒果苷与离体人肠道菌孵育后的 HPLC 图

1. 芒果苷；2. 代谢物峰

2.3 代谢产物的分离与纯化

按 2.1 项条件配制 1000ml 人肠道菌培养液，加入芒果苷培养 24h 后，培养液用水饱和正丁醇萃取，减压回收正丁醇，残渣用水混悬后，加到处理好的 D101 树脂柱上，用水，30% 和 70% 乙醇洗脱，收集 70% 乙醇洗脱部分，进一步用制备液相纯化，得 28.3mg 代谢产物。

2.4 代谢产物的结构鉴定

淡黄色无定形粉末，ESI - MS m/z 259 ［M - H］$^-$，与芒果苷（m/z 422）相差 162 Da（脱去 1 分子 - $C_6H_{11}O_5$），推测其可能为芒果苷的碳 - 糖键断裂后的苷元。^{1}HNMR（DMSO - d$_6$，600MHz）δ：6.15（1H，d，J = 2.04 Hz，H - 2），6.32（1H，d，J = 2.04 Hz，H - 4），6.86（1H，s，H - 5），7.37（1H，s，H - 8）。^{13}C - NMR（DMSO - d$_6$，150MHz）δ：163.1（C - 1），98.1（C - 2），165.1（C - 3），94.1（C - 4），157.8（C - 4a），154.7（C - 4b），103.1（C - 5），151.4（C - 6），144.3（C - 7），108.4（C - 8），112.2（C - 8a），102.0（C - 8b），179.3（C - CO）。以上数据与文献[8]报道的一致，代谢产物确定为 1，3，6，7 - tetrahydroxyxanthen，即为芒果苷的苷元。

2.5 芒果苷在离体人肠道菌中的代谢情况

浓度为 0.1mmol/L 的芒果苷在与人肠道菌共同孵育 12h 后，芒果苷全部转化为苷元（图 3 - 6 - 2）。此外，还进行了浓度为 0.5mmol/L、2.5mmol/L 的芒果苷与人肠道菌共同孵育试验。结果表明在孵育 12h 后，苷元生成的量趋于平衡，分别为 27.53%、6.65%。

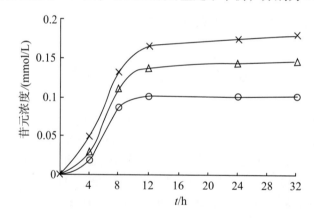

图 3 - 6 - 2 芒果苷在离体人肠道菌中的代谢情况
孵育的芒果苷浓度：○，0.1mmol/L；△，0.5mmol/L；×，2.5mmol/L

3 讨论

肠道菌群存在一些药物代谢酶，特别是 β - 葡糖苷酶等对口服的糖苷类物质有代谢作用[9]，但芒果苷的糖苷键有别于一般的 O - 苷键，而为化学性质更稳定的 C - 苷键。实验结果表明人肠道菌群能快速破坏芒果苷稳定的 C - 苷键，将其代谢为苷元。由于芒果苷口服吸收缓慢（t_{max} 在 4～6h）[10]，而肠道菌群又对芒果苷有迅速地代谢作用，这可能是造成芒果苷口服后血药浓度较低的原因之一。而在大鼠血浆中，作者并未检测到芒果苷的苷元，因此，有必要进一步对芒果苷口服的吸收机制及体内转化过程进行研究，以期阐明芒果苷体内发挥药效的作用物质基础，为新药开发提供参考。

参考文献

［1］广西壮族自治区卫生厅. 广西中药材标准. 桂林：广西科学技术出版社，1992：54.

［2］邓家刚，曾春晖. 芒果叶及芒果苷30年研究概况. 广西中医药大学学报，2003，6（2）：44.

［3］李好文，邓家刚，邓静. 芒果苷国外研究进展. 广西中医药大学学报，2003，6（4）：62.

［4］覃骊兰，梁爱武，邓家刚. 芒果苷片治疗急性上呼吸道感染30例. 山东中医杂志，2008，27（9）：587.

［5］邓家刚，王志萍，李学坚，等. 芒果苷滴丸成型工艺的研究. 中成药，2008，30（7）：1070.

［6］韦玮. 芒果苷体内外吸收特征及机制的研究. 南宁：广西中医药大学，2010.

［7］李艳华，杨勃林. 改良厌氧培养法. 黑龙江医药科学，2000，23（2）：92.

［8］Wang H, Ye G, Ma C H, et al. Identification and determination of four metabolites of mangiferin in rat urine. J Pharm Biomed Anal, 2007, 45：793.

［9］陈昕，周秋丽，王本祥. 人参皂苷 Rb1 在大鼠肠内菌代谢物吸收入血成分的研究. 药学学报，1999，34（7）：481.

［10］Li Y J, Sui Y J, Dai Y H, et al. LC determination and pharmacokinetics study of mangiferin in rat plasma and tissues. Chromatographia, 2008, 67：957.

（黄慧学，谭珍媛，邓家刚，梁秋云，农玉梅，宋年梅）

不同辅料对芒果苷在 Caco – 2 细胞模型吸收转运的影响

芒果苷为广西地方习用药材芒果叶的主要活性成分，对中枢神经系统、呼吸系统、心血管系统等具有不同的药理作用，能止咳化痰、免疫抗炎镇痛、保肝利胆、抗脂质过氧化、抗肿瘤、抗糖尿病、抑菌、抗病毒等，具有广阔的开发前景[1,2]。本课题组在前期以芒果苷为原料制成了片剂[3]、滴丸剂[4]等口服制剂，涉及的制剂辅料有羟丙基 – β – 环糊精、聚乙二醇4000、聚乙二醇6000等。付翔等[5]指出芒果苷的跨膜转运表现为被动扩散且有外排蛋白参与，其中 P – gp 外排蛋白可能是芒果苷口服吸收差的因素之一。为了进一步考察制剂辅料对芒果苷的作用，本文采用 Caco – 2 细胞模型考察不同辅料对芒果苷吸收转运的影响。现报道如下。

1　材料与仪器

1.1　细胞、药品与试剂

Caco – 2 细胞购于中国科学院细胞库；芒果苷对照品（中国食品药品检定研究院，批号 111607 - 200402）；芒果苷原料（广西中医药大学中药药效筛选重点实验室提供，经 HPLC 法测定含量 >99.2%）；高糖 DMEM 培养基（美国 Hyclone 公司）；胎牛血清（FBS，美国 Hyclone 公司）；非必需氨基酸（NEAA，美国 Hyclone 公司）；谷氨酰胺（美国 Hyclone 公司）；磷酸盐缓冲液（PBS，北京 Solarbio 公司）；平衡盐溶液（HBSS，北京 Solarbio 公司）；胰蛋白酶（美国 Hyclone 公司）；羟丙基 - β - 环糊精（山东新大精细化工有限公司）；聚乙二醇 4000，聚乙二醇 6000（天津天成制药有限公司）；甲醇（色谱纯，美国 Fisher 公司）。

1.2 仪器

BC - J80S 二氧化碳培养箱（上海博讯实业有限公司）；MB100 - 2A 微孔板恒温振荡器（海门市其林贝尔仪器制造有限公司）；Millicell - ERS 跨膜电阻仪（美国 Millipore 公司）；Auiance 2695 高效液相仪（美国 Waters 公司）；12 孔聚碳酯膜 Transwell 培养板（膜孔径 0.4μm，膜面积 1.14cm²，美国 Corning 公司）。

2 方法与结果

2.1 Caco - 2 细胞模型的建立

Caco - 2 细胞株，使用高糖 DMEM（含 10% FBS，1% NEAA，1% 谷氨酰胺）为培养基，在 37℃、5% CO₂、相对湿度 90% 的培养箱中培养。隔天换培养基 1 次，每 3~4 天按 1:3 的比例传代。选取对数生长期细胞，按 1×10⁵/孔的密度，吸取 0.5ml 细胞悬液加入到 Transwell 培养板顶端（AP 侧），在底端（BL 侧）加入 1.5ml 新鲜的培养基。种板后隔天换液 1 次，7 天后每天换 AP 侧液，隔天换 BL 侧液，连续培养 21 天。按操作规程[6]检测碱性磷酸酶活性和各孔跨膜电阻值（>500Ω/cm²），选择符合转运条件且细胞生长形态完好的 Transwell 培养孔用于吸收转运实验。实验前用 37℃空白 HBSS 溶液清洗细胞单层 3 次，之后放入 37℃、5% CO₂培养箱中培养 30min。

2.2 色谱条件[7]

Welchrom™ C₁₈ 色谱柱（5μm，4.6mm×250mm），流动相为甲醇（A）- 1% 冰醋酸（B），进行梯度洗脱。洗脱程序为 0~18min，A 为 12%→60%；19~20min，A 为 60%→12%；21~22min，保持 A 为 12%。流速为 1.0ml/min，检测波长为 258nm，柱温为 35℃。

2.3 吸收转运实验

2.3.1 吸收实验

取 2.1 项下培养箱放置 30min 的 Transwell 培养板，吸去缓冲液，在 AP 侧加入含有芒果苷（310μg/ml）与辅料（1:0，1:0.5，1:1，2:1）的 HBSS 供给液 0.5ml；在 BL 侧加入空白 HBSS 溶液 1.5ml。将 Transwell 培养板置微孔板恒温振荡器（37℃，50rpm）中，分别于 30、60、90 和 120min 从 BL 侧吸取转运液 0.1ml，同时补加 0.1ml 空白 HBSS 溶液到 BL 侧。将吸取的 BL 侧转运液按 2.2 项色谱条件测定芒果苷的浓度。

2.3.2 外排实验

取 2.1 项下培养箱放置 30min 的 Transwell 培养板，吸去缓冲液，在 BL 侧加入含芒果苷（310μg/ml）的 HBSS 溶液 1.5ml；在 AP 侧加入含有辅料（1:0，1:0.5，1:1，2:1）

的 HBSS 接收液 0.5ml。将 Transwell 培养板置微孔板恒温振荡器（37℃，50rpm）中，分别于 30、60、90 和 120min 从 AP 侧吸取转运液 0.1ml，同时补加 0.1ml 含不同浓度辅料的 HBSS 液到 AP 侧。将吸取的 AP 侧转运液按 2.2 项色谱条件测定芒果苷的浓度。

2.3.3 数据处理

表观渗透系数（Apparent Permeability Coefficient，P_{app}）的计算按如下公式。

$$P_{app} = dQdt \times 1A \times C_0$$

$dQdt$ 为通透速率，以累积转运量为纵坐标，时间为横坐标做直线回归，直线的斜率即为通透速率；A 为 Transwell 板膜孔面积；C_0 为芒果苷在供给室的初始浓度。每数据点为平行 3 孔的平均值，用 $\bar{x} \pm s$ 表示。

2.3.4 渗透方向率（Permeability Direction，P_{DR}）的计算

按如下公式计算。

$$P_{DR} = \frac{P_{app}（Basal - to - Apical）}{P_{app}（Apical - to - Basal）}$$

其中，P_{app}（Basal - to - Apical）为芒果苷从 BL 侧向 AP 侧转运的表观渗透系数；P_{app}（Apical - to - Basal）为芒果苷从 AP 侧向 BL 侧转运的表观渗透系数。

2.4 辅料对芒果苷吸收转运的影响

随着 AP 侧羟丙基 - β - 环糊精浓度的增加，芒果苷在 Caco - 2 细胞模型的吸收 P_{app}（AP→BL）也显著增加，尤其是在中高浓度（1∶1，1∶2）；而外排 P_{app}（BL→AP）则不断降低，导致渗透方向率 P_{DR} 发生改变。随着 AP 侧聚乙二醇 4000 浓度的增加，芒果苷在 Caco - 2 细胞模型的吸收 P_{app}（AP→BL）也增加，而外排 P_{app}（BL→AP）则不断降低，在高浓度（1∶2）时导致渗透方向率 P_{DR} 发生改变。聚乙二醇 6000 不仅抑制芒果苷在 Caco - 2细胞模型的外排 P_{app}（BL→AP），还抑制其吸收 P_{app}（AP→BL），导致渗透方向率 P_{DR} 增大。结果见表 3 - 6 - 1。

表 3 - 6 - 1 羟丙基 - β - 环糊精对芒果苷吸收转运的影响

芒果苷∶辅料		P_{app}（AP→BL）/（$\times 10^{-8}$cm/sec）	P_{app}（BL→AP）/（$\times 10^{-8}$cm/sec）	P_{DR}
空白（无辅料）	1∶0	2.63 ± 0.58	4.77 ± 0.76	1.81
芒果苷∶羟丙基 - β -	1∶0.5	2.82 ± 0.48	4.69 ± 1.48	1.66
环糊精	1∶1	$5.14 \pm 1.56^*$	3.34 ± 0.90	0.65^*
	1∶2	$10.30 \pm 2.40^*$	$1.82 \pm 0.34^*$	0.18^*
芒果苷∶聚乙二醇 4000	1∶0.5	2.35 ± 0.90	4.32 ± 0.99	1.84
	1∶1	2.83 ± 1.57	3.76 ± 1.77	1.33

续表

芒果苷：辅料		$Papp$（AP→BL） /（$\times 10^{-8}$ cm/sec）	$Papp$（BL→AP） /（$\times 10^{-8}$ cm/sec）	P_{DR}
芒果苷：聚乙二醇 6000	1:2	5.66 ± 1.79[*]	2.26 ± 0.34	0.40[*]
	1:0.5	1.41 ± 1.00	4.66 ± 0.47	3.30[*]
	1:1	0.85 ± 0.52[*]	2.83 ± 0.52	3.33[*]
	1:2	0.66 ± 0.37[*]	1.92 ± 0.25[*]	2.91

注：与空白组（无辅料，1:0）比较，[*] $P < 0.05$。

3　讨论

Caco - 2 细胞模型已在国内外广泛采用了十几年，其特征是可形成与小肠上皮细胞相同的细胞极性和致密的单细胞层组织，在形态和功能上与人小肠上皮细胞相似，因此，用以作为药物吸收研究的一种快速筛选工具[8]。由于芒果苷的吸收受到 P - gp 外排蛋白的作用，导致芒果苷口服吸收差[5]。本实验结果表明：芒果苷在 Caco - 2 细胞模型中的渗透方向率 $P_{DR} > 1.5$，证实了芒果苷的吸收转运存在载体转运机制。

β - 环糊精及其衍生物、聚乙二醇类除了增加药物溶解度外，还能抑制小肠细胞 P - gp 的外排作用，达到促进药物口服吸收的效果。本实验结果表明：随着羟丙基 - β - 环糊精和聚乙二醇 4000 浓度的增加，在芒果苷吸收作用增强的同时，外排作用减弱，促进了芒果苷的吸收转运，提示羟丙基 - β - 环糊精和聚乙二醇 4000 能增加芒果苷的口服吸收率；而聚乙二醇 6000 虽然也能抑制芒果苷的外排，但其吸收作用却明显受抑制（$P < 0.05$），提示聚乙二醇 6000 有可能降低芒果苷的口服吸收率，其中原因有待进一步研究。

参考文献

[1] 邓家刚，曾春晖. 芒果叶及芒果苷 30 年研究概况. 广西中医药大学学报，2003，6(2)：44 - 49.

[2] 任晓光，李东伟，何彩梅，等. 芒果苷药理活性研究进展. 中成药，2011，33(5)：860 - 863.

[3] 覃骊兰，梁爱武，邓家刚. 芒果苷片治疗急性上呼吸道感染 30 例. 山东中医杂志，2008，27(9)：587 - 588.

[4] 邓家刚，王志萍，李学坚，等. 芒果苷滴丸成型工艺的研究. 中成药，2008，30(7)：1070 - 1073.

[5] 付翔，徐勤，邓立东. 高效液相色谱法考察芒果苷在 Caco - 2 细胞上的转运特征. 中国医院药学杂志，2009，29(4)：1194 - 1198.

[6] 杨秀伟，杨晓达，王莹，等. 中药化学成分肠吸收研究中 Caco - 2 细胞模型和标准操作规程的建立. 中西医结合学报，2007，5(6)：634 - 641.

[7] 黄慧学，谭珍媛，邓家刚，等. 人肠道菌群对芒果苷体外代谢转化的研究. 中国中药杂志，2011，36(4)：443 - 445.

[8] 赵静，梁爱华. Caco - 2 细胞模型及其在中药吸收转运研究中的应用. 中国实验方剂学杂志，2009，15(5)：79 - 83.

（黄慧学，梁秋云，邓家刚，农玉梅，韦玮，陈卫卫）

第四章 制剂工艺研究

提取高纯度芒果苷的工艺研究

芒果叶是漆树科植物芒果的叶子，为广西地方习用药材，收载于《广西中药材标准》1990 年版，所含芒果苷是芒果叶止咳、化痰的主要活性成分[1]。我院近年致力于开发以芒果叶为原料，从中提取高纯度芒果苷的工业化生产技术[2]，研究结果报道如下。

1 仪器与试药

HP1100 系列高效液相色谱仪，包括 G1131 四元泵，G1313 自动进样器，G1131 脱气机，G1314A 紫外可见检测器，G1316 柱温箱，配备 HP 工作站；磁力加热搅拌器，苏州威尔实验用品有限公司生产。芒果苷标准对照品（批号 111607 - 200301）、磺胺甲噁唑（批号 025 - 9202），均购自中国药品生物制品检定所。D101、D301、D296 大孔树脂，购于西安电力树脂厂。95% 乙醇，来自广西南宁糖厂，食品级。芒果叶，经广西中医药大学中药鉴定教研室林安平副教授鉴定为芒果的叶子。

2 方法

2.1 工艺流程

将鲜芒果叶在 70℃ 以下干燥，或者置太阳下晒干；后以 90% 以上的乙醇水溶液为溶剂，在 50℃ 下搅拌提取 1h；再用刀片式粉碎机将芒果叶打成一定细度的粉，其最粗粉指碎片尺寸在 0.25cm² 以下。

2.2 芒果苷含量测定

将供试样干燥，打成 12 ~ 24 目的细粉，取 1g，精密称定，置索氏提取器中，加石油醚（30 ~ 60℃）100ml，热回流除尽叶绿素等脂溶性成分，弃去石油醚。药渣挥干石油醚后，用甲醇 90ml 索氏热回流提取至无色，放冷，转移至 100ml 容量瓶中，加甲醇至刻度，摇匀，得供试液。供试液按文献[3]，采用 HPLC 方法测定。

3 结果

3.1 提取溶剂的选择

用55%甲醇或乙醇水溶液作提取溶剂。因提取物中杂质太多，精制过程步骤多，且使用普通方法很难得到芒果苷结晶，而用甲醇或乙醇作溶剂，回收溶剂后可以得到杂质相对较少的芒果苷粗结晶。考虑到生产的安全性和原料来源，研究中采用90%以上的乙醇作提取溶剂。

3.2 干、鲜芒果叶中芒果苷的含量测定

本文选择广西分布最广的良种紫花芒作为研究对象，从芒果树上采收的成熟叶、嫩枝、嫩叶的混合物，没有刻意进行挑选，但其中以成熟叶占绝大多数。

为了考察鲜芒果叶和干芒果叶对芒果苷提取的影响，将鲜芒果叶分为两等份，一份直接打最粗粉，一份干燥后打成同样细度的粉，将之分别进行温浸2次，合并温浸液，回收溶剂，将提取物烘干，测定其中芒果苷的含量，见表4-1。结果表明，干芒果叶中芒果苷的提取率较高。

表4-1 干、鲜芒果叶提取物中芒果苷的含量（$n=3$）

芒果叶	芒果苷含量/%	提取率/%	提取物湿时的性状
鲜芒果叶	58.39 ± 5.83	64.59 ± 3.68*	黑，稠，极黏
干芒果叶	64.43 ± 6.08	75.42 ± 4.53	黑，稠，黏

注：与干芒果叶组比较，*$P<0.05$。

3.3 粉碎度对芒果苷提取的影响

本文将芒果叶打成最粗粉、切成2~4cm²的碎片，以及将整叶投料，分别温浸2次，提取物烘干，测定其中的芒果苷含量，结果如表4-2。结果显示，粉碎度不同对芒果苷含量和提取率有明显的影响。其中打成最粗粉的芒果叶中芒果苷含量最高，提取率最大。

表4-2 不同粉碎度对提取结果的影响（$n=3$）

粉碎度	提取物中芒果苷含量/%	提取率/%	提取物湿时的性状
整叶	43.01 ± 4.15	57.48 ± 4.45**	黑，稠，黏
碎片	58.46 ± 5.98	66.07 ± 3.55*	黑，稠，黏
最粗粉	65.22 ± 3.84	74.35 ± 4.16	黑，稠，黏

注：与最粗粉比较，*$P<0.05$，**$P<0.01$。

3.4 提取温度对芒果苷提取的影响

不同温度对其芒果苷提取的影响见表4-3。结果表明，随着温度升高，芒果苷提取率有增高的趋势，但温度达50℃以后，提取率变化不大。实际提取过程中，以温度控制在50℃左右为宜。

表4-3　不同温度对提取结果的影响（$n=3$）

温度/℃	提取物中芒果苷含量/%	提取率/%	提取物湿时的性状
30	26.89 ± 3.15	32.99 ± 2.58[*]	黑，稠，黏
50	63.88 ± 4.89	76.26 ± 3.50	黑，稠，黏
沸腾	61.33 ± 4.87	77.97 ± 3.65	黑，稠，黏

注：与沸腾组比较，[*]$P<0.005$。

3.5　脱色

芒果苷粗品中，主要含叶绿素和多糖等杂质，采用D101和D296树脂串联脱色效果较理想。分别取30gD101和D296大孔树脂，按说明书进行预处理和再生，装柱，芒果苷粗品用50%乙醇水溶液溶解成5‰的溶液，先上D101柱，流出液再上D296柱，流速15ml/min，收集流出液，回收乙醇，析出芒果苷，得芒果苷精品，结果如表4-4。

表4-4　脱色试验结果

芒果苷粗品 投料量/g	粗品的芒果苷 含量/%	脱色后的芒果苷 精品重量/g	精品的芒果苷 含量/%	收率/%
100	80.76	70.51	95.81	83.64
100	83.62	69.89	98.79	82.57
100	72.57	62.83	97.43	84.32

表4-4结果表明，经过大孔树脂脱色，芒果苷损失较大，达15.68%~17.47%，但去除杂质的效果很理想，芒果苷含量均超过95%，故认为脱色效果是基本可行的。

3.6　试生产

按上述工艺条件进行中试，结果如表4-5。

表4-5　工艺中试结果

批次	芒果叶投料量/含量 （kg/%）	粗品重量/含量 （kg/%）	精品重量/含量 （kg/%）	相对于叶的 收率/%
1	200/1.73	3.189/77.51	2.095/95.78	57.98
2	200/1.86	3.297/81.67	2.194/97.46	57.49
3	200/1.54	2.903/79.13	1.928/97.89	61.30
平均		3.129/79.44	2.073/97.04	58.92

4　讨论

（1）以往文献没有报道过芒果苷的工业化生产技术，本文是第一次。

（2）中试结果表明，从芒果叶中大量提取高纯度芒果苷是可行的，本文的研究成果为工业化生产提供了依据。

（3）中试结果表明，芒果苷收率较低，平均为 58.92%，生产技术尚有待改进。

（4）影响工艺的因素很多，从原料、提取溶剂到提取条件、脱色条件，每一步都影响到提取效率。本文使用单因素优选法选择操作参数，可能存在一定的误区，工艺的可操作性有待在大生产中检验。此外，还可以使用均匀设计等方法再次优化工艺参数。

参考文献

[1] 邓家刚，郑作文，曾春晖. 芒果苷的药效学实验研究. 中医药学刊，2002，7（12）：37.
[2] 邓家刚，李学坚，王勤. 高纯度芒果苷的制备方法. 中国发明专利，200610079234.5.
[3] 黄海滨，李学坚，梁秋云. 即 RP – HPLC 法测定芒果叶中芒果苷的含量. 中国中药杂志，2003，28（9）：839.

（邓家刚，李学坚）

芒果苷单钠盐的制备工艺

芒果苷，又名芒果素、知母宁，广泛存在于百合科植物知母，漆树科芒果树、扁桃树的叶、果实和树皮，龙胆科植物东北龙胆、川西獐芽菜，水龙骨科植物光石韦等植物中。芒果苷为芒果叶的主要成分，含量达 1.92%[1]。芒果叶具有分布地域广，药材资源丰富，原料易得，价格低廉，甚至四季可采等优点。芒果苷有多方面的生理活性和药理作用，且有止咳、祛痰、平喘及抗炎等作用[2]。但芒果苷是一种四羟基的𠮝酮碳糖苷，水溶性极差，难于制成合适浓度的稳定药液，这影响其疗效及其应用。增加难溶性药物的溶解度以满足治疗需要，是中药制剂亟待解决的重要问题。通过结构修饰可改善药物的溶解性，本试验首次利用芒果苷中的 3 – 酚羟基酸性较强的性质，使其与碳酸氢钠反应成盐，再通过加入结晶溶媒使芒果苷单钠成盐析出这一原理制备水溶性芒果苷单钠盐。芒果苷单钠盐合成路线如图 4 – 1。

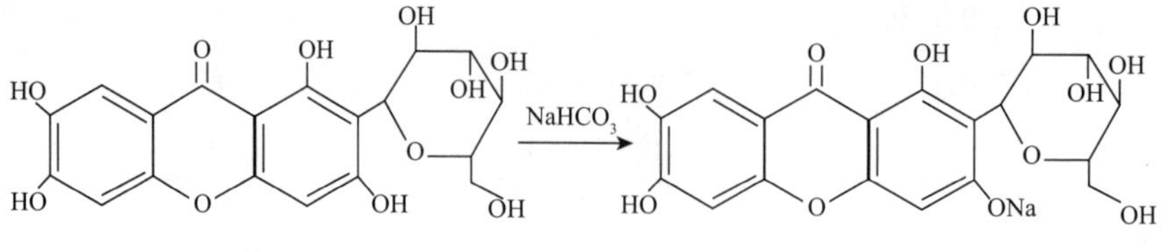

图 4 – 1 芒果苷单钠盐合成路线图
A. 芒果苷；B. 芒果苷单钠盐

1 材料

Carlo－Erba1106 型元素分析仪（意大利）；HP1100 质谱仪（惠普公司）；芒果苷（广西中医药大学中药药效筛选中心，纯度95％）；丙酮、碳酸氢钠均为分析纯。

2 方法和结果

2.1 成盐剂的选择

分别比较氢氧化钠、碳酸钠、碳酸氢钠、醋酸钠等几种成盐剂与芒果苷在水中反应情况。结果显示，醋酸钠几乎不发生反应；氢氧化钠和碳酸钠碱性强，反应溶液 pH 偏高，易发黄变色，过程不易控制；碳酸氢钠反应速度较慢，但所得成品指标合格，稳定性也较好。因此，选择碳酸氢钠作为成盐剂。

2.2 溶解反应条件的筛选

芒果苷单钠盐易溶于水，为保证收率需在保证芒果苷与碳酸氢钠充分反应的前提下尽量减少水量，溶解反应条件比较结果见表4－6。由表4－6可见，在试验条件4时芒果苷溶解速度最快，因此，选择试验条件4作为溶解反应条件。

表4－6 芒果苷与碳酸氢钠溶解反应试验

试验条件	试验内容（55～60℃）	溶解反应情况
1	4.22g 芒果苷一次性投入 56ml 的 1.5% 的碳酸氢钠水溶液中，搅拌	2.5h 后仍有大量不溶物
2	4.22g 芒果苷倒入 10ml 水中，制成混悬液，搅拌下将56ml 的 1.5% 的 $NaHCO_3$ 溶液滴加进去	1.5h 后仍有大量不溶物，补加50ml 丙酮溶清
3	将4.22g 芒果苷倒入 10ml 水、50ml 丙酮中制成混悬液，搅拌下将56ml 的 1.5% 的 $NaHCO_3$ 溶液滴加进去	45min 溶清
4	将4.22g 芒果苷倒入 20ml 水、50ml 丙酮中制成混悬液，搅拌下将56ml 的 1.5% 的 $NaHCO_3$ 溶液滴加进去	20min 溶清

2.3 结晶溶媒的选择

为使溶于水中的芒果苷单钠盐析出，对有机溶媒乙醇、异丙醇、乙酸乙酯、丙酮进行筛选。结果见表4－7。研究结果显示，溶解液中加入乙醇、异丙醇、乙酸乙酯后溶液无晶体析出，不易抽滤洗涤；溶解液中加入丙酮，析出晶体晶型较好，易抽滤洗涤。因此，选择丙酮为结晶溶媒。

表4－7 结晶溶媒选择试验

试验条件	结晶溶媒	现象
1	乙醇	结晶液呈胶冻状，不易抽滤洗涤，无法抽干
2	异丙醇	结晶液呈胶冻状，晶体黏壁现象严重，不易抽滤洗涤
3	乙酸乙酯	晶体大多黏底，结块，不易抽滤洗涤
4	丙酮	结晶液中可见明显晶体，晶体较松散，易抽滤洗涤

2.4 结晶用溶媒总量的确定

结晶溶媒用量试验结果见表4-8。试验结果显示，随着溶媒量增大成品收率增加，当溶媒量达到水量的20倍时收率达到最大，但当溶媒超过15倍时晶体开始变细，因此，确定结晶用溶媒总量为溶解水量的15倍。

表4-8 结晶溶媒用量试验结果

结晶溶媒用量（溶解水体积的倍数）	成品收率/%	结晶溶媒用量（溶解水体积的倍数）	成品收率/%
5	64.5	20	92.9
10	76.8	25	92.7
15	92.8		

2.5 干燥条件的选择

通过考察温度及干燥时间对成品的稳定性、水分及含量的影响，确定干燥条件为0.1kPa，50~60℃，干燥7~8h。

2.6 芒果苷单钠盐的制备及表征

把装有搅拌器和滴液漏斗的500ml三颈瓶安放在已升温至60℃的恒温水浴锅中，在三颈瓶中加入50ml丙酮和20ml水，再加入芒果苷4.22g（0.01mol），搅拌，待芒果苷与溶媒充分混匀后，边搅拌边滴加1.5%的碳酸氢钠溶液56ml（0.01mol），15min内滴完，继续搅拌，恒温反应5~10min。溶液变清亮，快速加入300ml丙酮，搅拌5~10min，冷却至室温，滤过，丙酮洗涤，真空烤箱50~60℃干燥7~8h，得到芒果苷单钠盐4.12g，质量收率为92.8%。所得产品外观为黄色粉末。ESI-MS，m/z：445（M$^+$+1），467（M$^+$+1）。元素分析，计算值（%）：C 51.35，H 3.83，Na 5.18；实测值（%）：C 51.32，H 3.40，Na 5.20。

3 讨论

芒果苷处于邻位的6，7-二酚羟基，因为相邻羟基缔合的缘故，其酸性很弱，不能与碳酸氢钠反应；1-酚羟基与9-羰基形成分子内氢键，其酸性也很弱，不能与碳酸氢钠反应；3-酚羟基的酸性较强，能与碳酸氢钠反应生成盐，故当芒果苷与碳酸氢钠按1:1的物质的量反应时，3-酚羟基转化成3-酚钠。芒果苷转化成钠盐后，改善其水溶性，有利于其在胃肠道的吸收，进而改善其生物利用度和疗效。药效试验表明芒果苷单钠盐的镇咳、化痰和抗炎作用比芒果苷强。

参考文献

[1] 黄海滨，李学坚，梁秋云. RP-HPLC法测定芒果叶中芒果苷的含量. 中国中药杂志，2003，28（9）：839.

[2] 邓家刚，郑作文，曾春晖. 芒果苷的药效学实验研究. 中医药学刊，2002，20(6)：802.

（袁叶飞，邓家刚）

芒果苷滴丸成型工艺的研究

芒果苷具有广泛的药理作用[1-3]，尤其在治疗肝胆湿热所致的各型肝炎方面，效果显著。为了达到芒果苷疗效迅速、生物利用度高的目的，本实验小组拟将芒果苷制成滴丸剂。本实验对芒果苷滴丸的处方组成和成型工艺进行研究，报道如下。

1　材料和仪器设备

1.1　材料

1.1.1　主药

芒果苷（广西中医药大学中药药效筛选中心，批号20050624）。

1.1.2　辅料

聚乙二醇4000（PEG 4000，广东汕头市西陇化工厂，批号0507261）；聚乙二醇6000（PEG 6000，广东汕头市西陇化工厂，批号0508032）；液体石蜡（江西德成制药有限公司，批号050920）；甲基硅油（杭州永明树脂化学有限公司），全部为药用规格。

1.2　仪器设备

滴丸机（烟台康达尔药业有限公司，型号DWJ-C）；ZB-2型智能崩解仪（天津大学精密仪器厂）；BS224S型电子天平（德国赛多利斯公司）；色谱柱（大连依利特分析仪器有限公司）。

2　试验方法

2.1　基质比、药物与基质比的选择

经预试验可知，单独用PEG 4000时制剂易成型，但硬度稍差；单独用PEG 6000时制剂硬度好，但黏度大，不易滴制且成型差，故采用PEG 4000与PEG 6000按一定比例混合作为基质。

从服用量考虑，芒果苷在制剂中的载药量应尽量大，但经试验发现，芒果苷与基质配比的比例较大时，滴丸易拖尾，溶液黏度大，滴制极慢，丸形不好。试验时，应综合考虑载药量及成型难易因素，以确定主药芒果苷与基质的比例。

2.2　冷却剂的选择

经预试验得知，用二甲基硅油作冷却剂时，滴丸下降很慢且互相粘连；用液体石蜡作

冷却剂时，滴丸下降速度较快，经控制滴速可以满足滴制要求，成型较好，故选择液体石蜡为冷却剂。

2.3 滴制条件的选择

影响滴丸的丸形、硬度、重量差异及载药量的因素，除基质比、药物与基质比、冷却剂外，还有滴管内径、滴速、滴距、药液温度、滴管温度、冷却剂温度等滴制条件。

2.3.1 滴管内径

选用中、小两种规格的滴管滴制，结果发现，用中号滴管（内径3.5mm）滴制丸重差异大，重量差异合格率仅68%，用小号滴管（内径3mm）滴制成型好，且重量差异检查合格率为100%，故选用小号滴管。

2.3.2 滴速、滴距

经多次预试验发现，在滴丸滴制时，滴距过大，容易使液滴跌散形成许多细粒，或成扁形；滴距过小，液滴来不及收缩就进入冷凝液中，成型不好。经多次试验确定滴距以8～10cm较理想。滴制速度以滴丸不互相粘连为宜，控制滴速为20～25丸/min，可以防止滴丸粘连，防止堵塞。

2.3.3 药液温度、冷却剂温度、滴管温度

通过单因素试验和正交试验，确定最佳的冷却剂温度、药液温度及滴管温度。

2.3.3.1 药液温度单因素试验

为寻找合适的药液温度，设定以下试验：PEG 4000∶PEG 6000 = 8∶1，芒果苷（过100目筛）∶基质 = 1∶4，水浴熔融搅拌均匀，于不同温度下保温滴制，以圆整度、滴制状况为考察指标，结果由好、较好、次好到差分别用"＋＋＋""＋＋""＋""－"表示。结果见表4－9。

表4－9　药液温度单因素的试验结果

药液温度/℃	圆整度	滴制状况
65	－	滴不出
70	－	滴不出
80	＋＋＋	较慢，30～35丸/min
85	＋＋＋	易滴出，70丸/min
90	＋	易滴出，80丸/min

由上表可见，药液温度在80～90℃时，滴丸的圆整度和滴制状况较好，因此，选择80～90℃为药液温度范围。

2.3.3.2 冷却剂温度单因素试验

PEG 4000∶PEG 6000 = 8∶1，芒果苷∶基质 = 1∶4，水浴熔融混匀后于85℃保温滴制，于不同温度的冷却剂中冷凝，结果见表4－10。

表 4 – 10　冷却剂温度单因素试验结果

冷却剂温度/℃	圆整度
0	不圆整
2 ~ 10	圆整，光滑
10 以上	不能完全冷却，粘连

由表 4 – 10 得知，冷却剂温度在 2 ~ 10℃时滴丸圆整度好，因此，选择 2 ~ 10℃为冷却剂温度范围。

2.3.3.3　多因素正交试验

综合分数打分原则如下：①圆整度：好 10 分，一般 8 分，较差 5 分，差 0 分；②硬度：好 10 分，一般 8 分，较差 5 分，差 0 分；③丸重差异：合格 10 分，不合格 0 分；④溶散时限：合格 10 分，不合格 0 分；⑤芒果苷含量转移率打分细则见表 4 – 11。

以冷却剂温度（A）、药液温度（B）、滴管温度（C）、基质比（D）、药物与基质比（E）、药物与基质比及基质比的交互作用（D×E）等 6 个因素为考察因素，每个因素选两个水平，设定的因素水平表见表 4 – 12。以丸形、硬度、丸重差异、溶散时限及芒果苷含量转移率等综合分数为考核指标，选择 L_8 （2^7）正交表，进行了 8 次试验。结果见表 4 – 13。方差分析见表 4 – 14。

表 4 – 11　芒果苷含量转移率打分细则

转移率	95% ~ 100%	90% ~ 95%	85% ~ 90%	80% ~ 85%	75% ~ 80%	70% ~ 75%	<70%
得分	60 分	50 分	40 分	30 分	20 分	10 分	0 分

注：经预试验得知，芒果苷滴丸的丸形、硬度、丸重差异、溶散时限均较易控制，唯有芒果苷含量转移率不易控制，芒果苷含量转移率受滴制条件、载药量等因素影响很大。因此，将芒果苷含量转移率的满分定为 60 分，而圆整度、硬度、丸重差异、溶散时限的满分均定为 10 分。

表 4 – 12　因素水平表

A	B	C	D	E
冷却剂温度/℃	药液温度/℃	滴头温度/℃	基质比	基质与药物比
4 ~ 6	80 ~ 82	80 ~ 82	8 : 1	4 : 1 (16 : 4)
8 ~ 10	90 ~ 92	90 ~ 92	4 : 1	3 : 1 (15 : 5)

由表 4 – 13 得最佳工艺为：$A_2B_2C_1D_1E_1$，即冷却剂温度为 8 ~ 10℃，药液温度为 90 ~ 92℃，滴管温度为 80 ~ 82℃，基质比（PEG 4000 : PEG 6000）为 8 : 1，基质与药物比（PEG : 芒果苷）为 4 : 1。

表 4 – 13　正交表 L_8（2^7）试验安排及结果（分）

试验号	1	2	3	4	5	6	7	试验结果					
	A	B	C	D	E	D×E	空白	丸形	硬度	丸重差异	溶散时限	转移率	综合分数
1	1	1	1	1	1	1	1	8	10	10	10	60	98
2	1	1	1	2	2	2	2	8	10	10	10	30	68
3	1	2	2	1	1	2	2	8	10	10	10	50	88
4	1	2	2	2	2	1	1	8	10	10	10	30	68
5	2	1	2	1	2	1	2	8	10	10	10	30	68
6	2	1	2	2	1	2	1	8	10	10	10	50	88
7	2	2	1	1	2	2	1	8	10	10	10	40	78
8	2	2	1	2	1	1	2	8	10	10	10	60	98
K_1	80.5	80.5	85.0	83.0	93.0	83.0	83.0						
K_2	83.0	83.0	78.0	50.5	70.5	80.5	80.5						
R	2.5	2.5	7.5	2.5	22.5	2.5	2.5						

表 4 – 14　方差分析表

方差来源	离差平方和	自由度	方差	F 值	P 值	显著性
A	12.5	1	12.5	1.0		
B	12.5	1	12.5	1.0		
C	112.5	1	112.5	9.0	< 0.05	*
D	12.5	1	12.5	1.0		
E	1012.5	1	1012.5	81.0	< 0.01	**
F	12.5	1	12.5	1.0		
G	12.5	1	12.5	1.0		
误差	62.5	5				

注：$F_{0.05}$（1，5）= 6.61；$F_{0.01}$（1，5）= 16.30。

　　由表 4 – 14 方差分析得知，A、B、D 等 3 个因素对结果影响无显著性差异，D 因素与 E 因素无交互作用，而 C 因素对结果的影响有显著性差异，E 因素对结果影响有极显著性差异。

　　因为药物与基质比对试验结果有显著性影响，考虑到尽量减少患者每次服药用量，我们拟再提高滴丸中芒果苷含量,进一步做正交试验。其因素水平表见表4-15,实验安排及结果见表4-16。

表4-15 因素水平表

A	B	C	D	E
冷却剂温度/℃	药液温度/℃	滴头温度/℃	基质比	基质与药物比
4~6	80~82	80~82	8:1	3:1(15:5)
8~10	90~92	90~92	6:1	7:3(14:6)

表4-16 正交表 L₈(2^7)试验安排及结果(分)

试验号	1	2	3	4	5	6	7	试验结果					
	A	B	C	D	E	D×E	空白	丸形	硬度	丸重差异	溶散时限	转移率	综合分数
1	1	1	1	1	1	1	1	8	10	10	10	10	48
2	1	1	1	2	2	2	2	8	10	1	10	10	48
3	1	2	2	1	1	2	2	8	10	10	10	10	48
4	1	2	2	2	2	1	1	8	10	10	10	10	48
5	2	1	2	1	2	1	2	8	10	10	10	0	38
6	2	1	2	2	1	2	1	8	10	10	10	30	68
7	2	2	1	1	2	2	1	8	10	10	10	10	48
8	2	2	1	2	1	1	2	8	10	10	10	30	68
K₁	80.5	80.5	85.0	83.0	93.0	83.0	83.0						
K₂	83.0	83.0	78.0	50.5	70.5	80.5	80.5						
R	2.5	2.5	7.5	2.5	22.5	2.5	2.5						

由表4-16得知,芒果苷含量提高后(≥25%),综合评分均低于70分,无现实意义。因此,滴制最佳工艺仍是表4-13得出的 $A_2B_2C_1D_1E_1$,即冷却剂温度为8~10℃,药液温度为90~92℃,滴管温度为80~82℃,基质比(PEG 4000:PEG 6000)为8:1,基质与药物比(PEG:芒果苷)为4:1。

2.4 验证实验

将2.3.3.3项选出的最佳工艺 $A_2B_2C_1D_1E_1$,重复做3批滴丸,以验证此工艺。滴丸批号分别为20060201,20060202,20060203。结果,3批滴丸质量均符合《中国药典》[4]规定。结果见表4-17。

表 4 – 17　验证实验结果

批号	20060201	20060202	20060203
性状	黄色，类圆球形，光滑，硬度较好	黄色，类圆球形，光滑，硬度较好	黄色，类圆球形，光滑，硬度较好
重量差异检查	合格	合格	合格
溶散时限检查	合格	合格	合格
含量转移率/%	95.3	96.1	98.6

由验证实验得知：此工艺生产的滴丸成品率高，丸形好，含量转移率高，各项检查符合《中国药典》规定，表明此工艺稳定可靠。

3　讨论

在本试验中，药物与基质比对试验结果有极显著影响，基质的种类对成型影响很大，单独用 PEG 4000 或 PEG 6000 都不能获得满意结果，因此，基质由 PEG 4000 与 PEG 6000 以一定比例混合组成。同时试验发现芒果苷含量不宜太高，如果芒果苷含量太高，会影响滴丸的成型及导致主药转移率偏低，无实际意义；芒果苷含量过小，滴丸虽容易成型，但使患者每次服药量增加。冷却剂用甲基硅油时，滴制速度太慢，且滴丸互相粘连；用液体石蜡滴丸下降速度快，可通过控制滴丸的滴速使滴丸不互相粘连。药液温度和滴管温度过低使药液黏度变大，造成滴制困难甚至滴制无法进行；温度过高则滴速快，丸小，粒重差异大，且滴丸不圆整。

参考文献

[1] 廖洪利，吴秋业，叶光明，等. 芒果苷药理研究进展. 天津药学，2005，17(2)：50.
[2] 广西中医药大学芒果叶研究小组. 芒果叶治疗慢性气管炎的药理实验及临床疗效观察. 中医教学，1974，(2/3)：38.
[3] 邓家刚，郑作文，曾春晖. 芒果苷的药效学实验研究. 中医药学刊，2002，20(6)：37.
[4] 中华人民共和国国家药典委员会. 中国药典：一部. 北京：化学工业出版社，2005：附录10，附录62.

（邓家刚，王志萍，李学坚，王勤）

羟丙基 – β – 环糊精包合法提高
芒果苷溶解度的研究

芒果苷具有广泛的药理作用，能抗病毒、抗氧化、抗肿瘤、抗变态反应，具有免疫作用、降血糖作用和保肝利胆作用[1-3]等，但芒果苷属于碳苷类，溶解度很差，难溶于水，也不溶于有机溶剂，严重限制了其制剂的开发，也影响其固体制剂的生物利用度。本课题拟采用羟丙基-β-环糊精（HP-β-CD）对芒果苷进行包合，以期提高芒果苷的溶解度，现报道如下。

1　仪器与试药

SHA-C 恒温振荡器（国华企业）；JB-3 型定时恒温磁力搅拌器（上海雷磁仪器厂新泾分厂）；RE-52AA 旋转蒸发仪（上海亚荣生化仪器厂）；FD-1 冷冻干燥机（北京博医康仪器有限公司）；B3200S-T 超声波发生器［必能信超声（上海）有限公司］；BS224S 电子天平（德国赛多利斯公司）；Agilent 8453 紫外可见分光光度计（美国 Agilent 公司）。

芒果苷原料粉末（广西中医药大学制药厂提供，批号 20050624）；芒果苷标准品（中国药品生物制品检验所提供，批号 111607-200301）；羟丙基-β-环糊精（西安德立生物化工有限公司提供）。

2　方法与结果

2.1　芒果苷包合方法预试验

通过反复预试验得知，磁力搅拌方法较容易使芒果苷与 HP-β-CD 形成包合物，而超声振荡方法不易使芒果苷与 HP-β-CD 形成包合物。

2.2　芒果苷包合物的验证

为了验证芒果苷与 HP-β-CD 是否形成包合物，分别采用了红外分光光度法（IR）、差示热分析图谱法（DTA）和紫外分光光度法等方法进行测定。

2.2.1　红外分光光度法测定

用溴化钾压片法压片，将芒果苷、HP-β-CD、芒果苷-HP-β-CD 包合物及芒果苷与 HP-β-CD 混合物分别测定红外光谱，详见图 4-2。

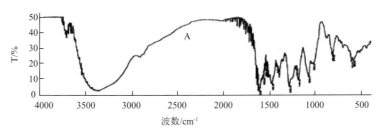

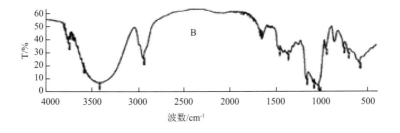

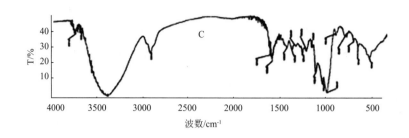

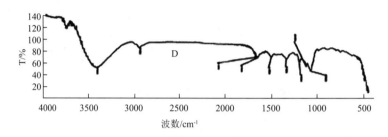

图 4 - 2　样品的红外图谱

A. 芒果苷；B. HP – β – CD；C. 芒果苷和 HP – β – CD 的物理混合物；

D. 芒果苷 – HP – β – CD 的包合物

由图 4 - 2 得知，芒果苷 – HP – β – CD 包合物与芒果苷和 HP – β – CD 的物理混合物图谱明显不同。混合物的红外图谱基本上为芒果苷与 HP – β – CD 两组红外图谱的叠加。包合物的红外图谱有 1 个峰发生红移，即 1296.41→1300.31；4 个峰发生紫移，即 2930.49→2928.08，1620.09→1612.21，1469.51→1462.11，1081.30→1080.92；有 9 个峰消失，即 1406.6、1364.66、1245.83、1196.89、959.22、854.37、749.51、707.57、586.23 等，且包合物的峰强度有改变。这些均表明芒果苷与 HP – β – CD 产生了包合作用。

2.2.2　差示热分析图谱法测定

对芒果苷、HP – β – CD、芒果苷与 HP – β – CD 混合物、芒果苷 – HP – β – CD 包合物进行了差示热分析，结果可见包合物与混合物的图谱有明显区别，混合物图形为芒果苷与 HP – β – CD 两组热分析曲线图形的叠加，而包合物完全形成新的热分析图，芒果苷在 268.6 的吸热峰（芒果苷熔点）消失，HP – β – CD 在 342.9 的吸热峰（HP – β – CD 的熔点）也消失，说明芒果苷与 HP – β – CD 形成新的物相包合物。

2.2.3　紫外分光光度法测定

分别将芒果苷、HP – β – CD、芒果苷 – HP – β – CD 包合物溶液进行紫外可见光全扫描，结果见图 4 - 3。

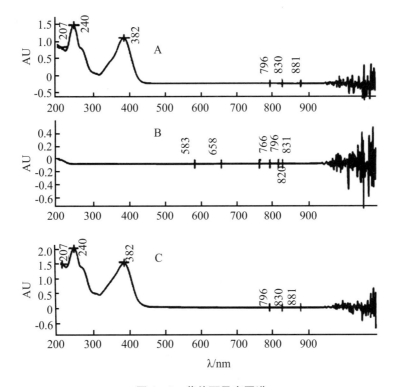

图 4 - 3　紫外可见光图谱
A. 芒果苷；B. HP - β - CD；C. 芒果苷 - HP - β - CD 包合物

由图 4 - 3 得知，HP - β - CD 在整个紫外可见光区无吸收，而紫外光对芒果苷和芒果苷 - HP - β - CD 包合物均无干扰。芒果苷与芒果苷 - HP - β - CD 包合物的紫外扫描光谱图完全吻合，峰形、峰位均无差别，表明包合物中芒果苷与 HP - β - CD 是物理性结合，非化学性结合。

通过以上红外分光光度法、差示热分析图谱法和紫外分光光度法测定，可以得知搅拌法能使芒果苷与 HP - β - CD 之间形成包合物。

2.3　溶解度的测定方法

2.3.1　标准曲线的绘制

精密称量芒果苷对照品，分别配制成 0.0056、0.0070、0.0093、0.0112、0.0140mg/ml 等 5 个浓度的溶液，在 240nm 波长处测定吸收度，以吸收度（A）对质量浓度（C）进行线性回归，得回归方程：$A = 70.2995 * C - 0.0009$，$r = 0.99988$。由此表明芒果苷吸收度在质量浓度 0.0056 ~ 0.0140mg/ml 内呈良好的线性关系。

2.3.2　测定溶解度

定量称取过量的芒果苷原料，芒果苷与 HP - β - CD 的物理混合物及 6 份芒果苷 - HP - β - CD 包合物，分别加水配成过饱和溶液，于 25℃ 水浴振荡器振荡平衡 1 天，用微孔滤膜过滤，取续滤液，加水稀释适当倍数，于 240nm 处测吸收度，根据标准曲线方程，计算各芒果苷在水中的溶解度，结果见表 4 - 18。

表 4 – 18　各芒果苷的溶解度

样品名称	溶解度/（mg/ml）
芒果苷原料	0.111
物理混合物中的芒果苷	0.712
包合物 1 中的芒果苷	11.874
包合物 2 中的芒果苷	11.902
包合物 3 中的芒果苷	12.227
包合物 4 中的芒果苷	13.331
包合物 5 中的芒果苷	12.828
包合物 6 中的芒果苷	12.109

由表 4 – 18 可知，芒果苷与 HP – β – CD 物理混合物的溶解度比芒果苷原料增加约 6.4 倍，而包合物中芒果苷的溶解度比芒果苷原料增加了 102 ~ 119 倍。

2.3.3　绘制相溶解度图

相溶解度图（即药物分子浓度对环糊精浓度的函数图）通常分为 A 型和 B 型[4]。A 型是药物浓度随环糊精浓度增大而增加，表现为增溶作用，其进一步分为 3 个亚型，即 A_L、A_P 和 A_N。若环糊精对药物以 1 : 1 摩尔比例进行包合，相溶解度图呈线性增加，表现为 A_L 型，A_P 和 A_N 分别为线性增加的正偏差和负偏差。

参照 Higuchi 等[4]的方法，精密称取 HP – β – CD 适量，配制成浓度分别为 0、0.33、0.67、1.33、4.00、5.33、6.67、8.00、9.33、10.67、12×10^{-2} mol/L 的 HP – β – CD 溶液，取上述溶液各 10ml，加过量的芒果苷，振荡 3 × 24h，微孔滤膜过滤，取滤液用水稀释至适当倍数，在最大吸收波长 240nm 处测其吸光度。以芒果苷浓度为纵坐标，HP – β – CD 浓度为横坐标，绘制相溶解度图，相溶解度曲线为 A_L 型，详见图 4 – 4。HP – β – CD 浓度对芒果苷浓度进行线性回归得线性方程 $Y = 1.0599 \times 10^{-2} X - 0.0070$，$R = 0.995$。据图，芒果苷溶解度随 HP – β – CD 浓度的增加而增加，由此可知，HP – β – CD 对芒果苷以 1 : 1 摩尔比例进行包合。

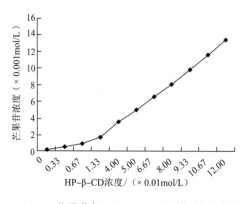

4 – 4　芒果苷与 HP – β – CD 的相溶解度图

2.4　芒果苷包合物干燥方法的确定

采用比较法筛选包合物的最佳干燥方法，即分别取两份芒果苷包合物的溶液，一份用冷冻干燥法进行干燥，另一份用喷雾干燥法进行干燥，观察包合物干燥品的质量情况。结果详见表4-19。

表4-19　芒果苷包合物用两种不同干燥方法的质量情况

干燥方法	干燥时间/h	包合物干燥品质量情况
冷冻干燥法	10	质地蓬松，容易研细，颜色呈鲜黄色
喷雾干燥法	0.5	黏壁，难以刮下，颜色呈深黄色

由此可见，芒果苷包合物采用冷冻干燥法干燥所需的时间虽较长，但制得的芒果苷包合物质量好，颜色鲜黄，质地好，易研易溶；而采用喷雾干燥法干燥所需时间虽短，但物料黏壁，难刮下，且颜色较深。因此，最好采用冷冻干燥法干燥包合物溶液。

2.5　最佳包合条件的筛选

经过多次预试验得知，影响芒果苷-HP-β-CD包合效果的主要因素有包合溶液的pH、包合温度及包合时间。为了优选出最佳包合条件，拟采用$L_9(3^4)$正交试验法来确定最佳的包合溶液pH、包合温度及包合时间等包合条件。

以pH、包合温度及包合时间为考察因素，每个因素设3个水平，以包合物中芒果苷的溶解度为考核指标，采用正交表$L_9(3^4)$进行试验。因素水平设定详见表4-20；正交试验安排及结果详见表4-21；方差分析见表4-22。

表4-20　因素水平表

水平	因素			
	pH	温度/℃	时间/h	空白
1	7.0	30	1	
2	8.3	40	2	
3	8.5	50	3	

表4-21　$L_9(3^4)$正交试验安排及结果

编号	pH	包合温度	包合时间	空白	芒果苷溶解度/
	A	B	C	D	（mg/ml）
1	1	1	1	1	28.3173
2	1	2	2	2	25.8330
3	1	3	3	3	23.3863
4	2	1	2	3	28.1075
5	2	2	3	1	26.7725
6	2	3	1	2	35.9909

| 编号 | pH | 包合温度 | 包合时间 | 空白 | 芒果苷溶解度/ |
	A	B	C	D	（mg/ml）
7	3	1	3	2	33.6168
8	3	2	1	3	33.6204
9	3	3	2	1	32.4831
K_1	25.846	30.014	32.643	29.191	
K_2	30.290	28.742	28.808	31.814	
K_3	33.240	30.620	27.925	28.371	
R	7.394	1.878	4.718	3.443	

表4-22　方差分析表

方差来源	离差平方和	自由度	F 值	P 值
A	83.137	2	6.675	>0.05
B	5.513	2	0.443	>0.05
C	37.743	2	3.03	>0.05
误差（D）	24.91	40		

由表4-21得最佳工艺为 $A_3B_3C_1$，即 pH 为8.5，包合温度为50℃，包合时间为1h。

利用方差分析，如表4-22所示：所选的 pH、包合温度和包合时间等因素均对包合结果无显著性影响。为保证包合率，选用最佳工艺 $A_3B_3C_1$ 作为芒果苷包合工艺，即 pH 为8.5，包合温度为50℃，包合时间为1h。

2.6　最佳包合工艺验证实验

按正交试验法所筛选的最佳包合工艺 $A_3B_3C_1$，即 pH 为8.5，包合温度为50℃，包合时间为1h，重复做3批芒果苷包合物，以验证此工艺合理性，结果见表4-23。

表4-23　包合工艺验证实验结果

产品批号	溶解度/（mg/ml）
20060501	35.99
20060502	33.91
20060503	34.35

由表4-23可见，采用选出的最佳包合工艺 $A_3B_3C_1$ 验证的结果理想，3批包合物中芒果苷的溶解度分别是33.91、34.35、35.99mg/ml，均接近表4-21中的最优结果，而芒果苷原料的溶解度是0.111mg/ml，即用 HP-β-CD 分子包合后的芒果苷溶解度是芒果苷原料的305~324倍，这充分说明最佳工艺 $A_3B_3C_1$ 稳定可靠。

3 讨论

本研究比较了搅拌法和超声波法制备芒果苷－HP－β－CD 包合物，也对冷冻干燥法和喷雾干燥法进行比较来筛选包合物的干燥方法，经红外分光光度法、紫外分光光度法、差示分析图谱法、相溶解度图法以及溶解度测定等方法，对芒果苷－HP－β－CD 包合物进行测定。实验结果为通过搅拌法加喷雾干燥法能形成理想的包合物。

在相平衡溶解度的研究中，根据标准曲线测定芒果苷的溶解度，测得芒果苷的溶解度随 HP－β－CD 浓度的增加且成线性增加，其相溶解度图为典型的 A_L 型，HP－β－CD 对芒果苷以 1∶1 摩尔比例进行包合。红外图谱中，混合物图形为芒果苷原料与 HP－β－CD 两组份图谱的叠加，而包合物与混合物的图谱明显不同，包合物有多峰的位置和峰强度改变。另外，在热差分析研究中，包合物与混合物的图谱也有明显区别，混合物图形为芒果苷与 HP－β－CD 两组份热分析曲线图形的叠加，而包合物完全形成新的热分析图谱，这些均表明芒果苷与 HP－β－CD 形成包合物。

通过芒果苷的溶解度测定，在优选出的包合条件下，包合物中芒果苷的溶解度达 35.99mg/ml，比芒果苷原料溶解度 0.111mg/ml 增加 300 多倍，说明芒果苷包合物能显著提高芒果苷在水中的溶解度。

参考文献

[1] 邓家刚，曾春晖. 芒果叶及芒果苷 30 年研究概况. 广西中医药大学学报，2003，6(2)：44-49.
[2] 李好文，邓家刚，邓静. 芒果苷国外研究进展. 广西中医药大学学报，2003，6(4)：62-66.
[3] 廖洪利，吴秋业，叶光明，等. 芒果苷药理研究进展. 天津药学，2005，17(2)：50-52.
[4] Higuchi T, Connors KA. Phase solubility techniques. AdvAnal Chem Instrum, 1965(4)：117-212.

（王志萍，邓家刚，王勤，李学坚，韦慧鲜）

芒果苷片薄膜包衣工艺的研究

芒果苷片是以芒果苷为主要原料加适当辅料制成的新中药制剂。芒果苷具有多方面的生理活性和药理作用[1]，对呼吸系统的作用尤为明显[2]。因不同批次的芒果苷原料存在色差，使不同芒果苷片存在颜色上的差异，为保证芒果苷片的外观色泽的均一性，同时也为了提高产品稳定性，加上芒果苷片属胃溶制剂，本课题选用胃溶型的薄膜包衣材料进行包衣。为优化包衣工艺，本课题以包衣液的浓度、片床温度、主机转数作为考察因素，以包衣后片剂的外观性状、硬度、增重、耐湿度、溶出度等作为考核指标，采用比较法和正交试验设计对芒果苷片包衣工艺条件进行优选研究。

1 材料与仪器

1.1 材料

芒果苷片（广西中医药大学中药药效筛选研究中心提供，批号 20070602）；易彩薄膜包衣粉（胃溶型，安徽山河药用辅料有限公司提供，批号 070834）；欧巴代膜包衣粉（胃溶型，上海卡乐康包衣技术有限公司提供，批号 85G62764）。

1.2 仪器

磁力搅拌器（JB－2，上海雷磁新径仪器有限公司）；无孔高效包衣机（BGB5－10C，瑞安市乐方制药机械有限公司）。

2 方法与结果

2.1 比较法筛选包衣粉

为了选出一个较理想的薄膜包衣粉，分别用易彩和欧巴代膜包衣粉进行包衣预试验，比较两者包衣后片剂的外观性状、硬度、增重、耐湿度、溶出度等指标，结果如表 4－24 所示。

表 4－24　包衣粉筛选试验结果

考核指标	易彩薄膜包衣粉	欧巴代膜包衣粉
外观性状	黄色，色泽均匀，片面光滑平整	黄色，色泽均匀，片面不光滑，有隐斑
硬度	好	较差
增重	2%	3%
耐湿性	好	较好
溶出度	34.2%	34.5%

表 4－24 结果可知，芒果苷片用易彩薄膜包衣粉包衣，其外观性状、硬度、增重、耐湿度、溶出度等各项指标均理想，而用欧巴代膜包衣粉包衣，其外观性状和硬度不够理想，因此，确定选用易彩薄膜包衣粉作为芒果苷的包衣粉。

2.2 正交试验设计

经小试，包衣液浓度、片床温度、主机转速是影响薄膜包衣质量的主要因素，因此，选择易彩薄膜包衣液浓度、主机转速、片床温度作为考察因素，各设置三个水平如表 4－25 所示，参照文献[1]以包衣外观合格率作为指标，对包衣效果进行评价。按正交表 $L_9(3^4)$ 进行正交试验。见表 4－26。

表 4－25　因素水平表

水平	A（包衣液浓度/%）	B（主机转速/rpm）	C（片床温度/℃）	D（空白）
1	11	8	35	1
2	13	12	45	2
3	15	16	55	3

表 4 – 26　L_9（3^4）正交试验安排及结果

编号	A	B	C	D	包衣外观合格率/%
1	1	1	1	1	76.8
2	1	2	2	2	85.9
3	1	3	3	3	80.0
4	2	1	2	3	99.5
5	2	2	3	1	95.3
6	2	3	1	2	96.2
7	3	1	3	2	91.4
8	3	2	1	3	96.8
9	3	3	2	1	94.9
∑Ⅰ	80.90	89.23	89.93	89.00	
∑Ⅱ	97.00	92.67	93.43	91.17	
∑Ⅲ	94.37	90.37	88.90	92.1	
极差	16.1	3.43	4.53	3.1	

2.3　包衣液的制备

量取适量蒸馏水加入烧杯中，开动磁力搅拌器搅拌使其形成一个漩涡，尽量避免卷入过多空气。称取薄膜包衣粉适量，用小勺均匀地将粉末加入漩涡中，尽量避免粉末漂浮在液体表面，待所有的粉末全部加入溶液后，降低搅拌速度，使漩涡消失，持续搅拌 45min，即得包衣液。

2.4　包衣工艺

将芒果苷片倾入包衣锅中，逐一开启各按钮，按正交表设置片床温度、主机转速，预热 5min，开启喷浆，缓慢拧开喷头上的调节阀，使包衣液成雾状散开为度，喷液 30min后，适当调小喷液量，喷液完毕，关闭喷头，继续干燥 10min，即得。

2.5　正交试验设计安排及结果

正交试验设计安排见表 4 – 26，方差分析见表 4 – 27。由表 4 – 26 得最佳工艺为 $A_2B_2C_2$，即包衣液浓度为 13%，主机转速为 12rpm，片床温度为 45℃。表 4 – 27 的方差分析表明，包衣液浓度对薄膜包衣有显著性影响，而主机转速、片床温度对包衣结果影响不大。

表 4 – 27　方差分析表

因素	离均差平方和	自由度	F 值	P 值
A	447.50	2	29.49	< 0.05
B	18.36	2	1.21	
C	33.87	2	2.23	

续表

因素	离均差平方和	自由度	F 值	P 值
D	15.18	2		
误差	15.18	2		

注：$F_{0.05}$ (2, 2) = 19.00。

2.6 最佳工艺的验证

为了考察所选出的最佳工艺的稳定性，按照工艺 $A_2B_2C_2$ 制备了 3 批芒果苷薄膜包衣片，考察其包衣后的外观性状、硬度、增重、耐湿度、溶出度等各项指标，结果均理想。3 批产品的薄膜包衣外观均无暗斑、无麻面、无断片、表面光亮完整、颜色均匀一致，包衣合格率达到了 99.0% 以上，其他各项质量指标均符合《中国药典》2005 版要求[3]。

3 讨论

薄膜包衣是一种新型的包衣技术，指在片芯外包上比较稳定的薄层高分子衣膜。目前随着高分子薄膜材料的相继问世，薄膜包衣技术已迅速发展，国外基本上以薄膜包衣取代了糖衣。在我国近几年也发展迅速，薄膜包衣已成为制药工业"新的热点"[4]。

薄膜包衣工艺技术的难点是在包衣过程中容易出现一些技术问题，应针对不同的情况，采取相应的措施加以解决[5,6]。本研究主要为解决芒果苷片的色差问题，采用正交试验设计，确定芒果苷薄膜包衣片的最佳工艺条件，使芒果苷片的外观色泽达到均匀一致。经过 3 批产品的重复验证，证实了所筛选确定的最佳工艺是稳定可行的。有关芒果苷薄膜包衣片的耐高温、耐高湿等制剂稳定性，有待进一步进行研究。

参考文献

[1] 廖洪利，吴秋业，叶光明，等. 芒果苷药理研究进展. 天津药学，2005，17(12)：50 - 52.
[2] 邓家刚，郑作文，曾春晖. 芒果苷的药效学实验研究. 中医药学刊，2002，20(6)：802 - 803.
[3] 中华人民共和国国家药典委员会. 中国药典：一部. 北京：化学工业出版社，2005：附录7.
[4] 李玲. 薄膜包衣技术的应用. 中国药业，2007，16(12)：21 - 22.
[5] 曾亚仑，程永红，邓乔华. 薄膜包衣过程中易出现的问题及解决方法. 中国药师，2001，4(2)：157 - 158.
[6] 顾领. 薄膜包衣中常见问题的分析及其解决方法. 江苏药学与临床研究，2003，11(4)：55 - 57.

（邓家刚，王志萍，申文慧，韦慧鲜）

芒果苷油水分配系数的测定

芒果苷是从漆树科植物芒果 *Mangifera indica* L.、百合科植物知母 *Anemarrhena asphodeloides* Bge.、鸢尾科植物射干 *Belamcanda chinensis*（L.）DC. 等植物中提取得到的糖苷，具有抑制中枢神经系统、抗炎、抑菌、抗单纯疱疹病毒、利胆和免疫调节等作用，对模拟高原急性低氧肝损伤有保护作用[1]。芒果苷是具有 xanthones 结构的碳糖苷，溶解度差（纯水及 pH 1.3～5.0 的缓冲溶液中平均溶解度约为 0.16mg/ml），略溶于甲醇、乙醇，可溶于热稀甲醇、热稀乙醇，不溶于非极性溶剂，这很大程度上影响了其应用。预试验发现芒果苷的生物利用度很低。通常造成药物生物利用度较低的原因主要为溶解性低、稳定性不好、膜通透性差及高首过作用。现通过考察芒果苷在不同 pH 环境下的油水分配系数来预测其在胃肠道的通透性。

1　仪器与试药

e-2695 高效液相色谱仪（美国 Waters 公司）；PHS-25 型酸度计（上海雷磁仪器厂）。芒果苷原料药（自制，纯度＞96%）；芒果苷对照品（中国药品生物制品检定所，批号 111607-200301）；乙腈、甲醇为色谱纯；其余试剂为分析纯。

2　方法与结果

2.1　色谱条件

采用 DiamonsilC$_{18}$（2）色谱柱（5μm，4.6mm×250mm）；以乙腈为流动相 A，0.5% 磷酸溶液为流动相 B，按 0～15min、12%→55%（A）、88%→45%（B），15～20min、55%→65%（A）、45%→35%（B），20～21min、65%→12%（A）、35%→88%（B），21～22min、12%（A）、88%（B）进行梯度洗脱；检测波长 258nm；进样量 10μl。理论塔板数按芒果苷峰计应不低于 6×10^3。在该色谱条件下，芒果苷峰的分离效果很好，见图 4-5。

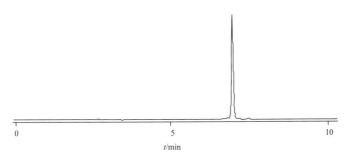

图 4-5　芒果苷的色谱图

2.2 线性关系的考察

精密称取 2.2mg 芒果苷对照品，置 5ml 量瓶中，用 50% 甲醇溶解并定容，制得 440μg/ml 的对照品溶液。精密吸取对照品溶液用 50% 甲醇分别稀释成 0.22、2.2、11、22、44、110、220、440μg/ml 的对照品溶液，照 2.1 项色谱条件测定。以峰面积为纵坐标、浓度为横坐标，进行线性回归，得回归方程为：$Y = 3.284 \times 10^4 X + 7.272 \times 10^4$（$r = 0.9994$）。进样浓度的线性范围为 0.22 ～ 440μg/ml。

2.3 精密度的考察

取 pH 4.5 醋酸盐缓冲溶液制备的正辛醇 - 水混合体系，精密吸取 2ml 上层正辛醇溶液，于 1.02×10^4 rpm 离心 10min，精密吸取 1ml 上清液，置 2ml 量瓶中，加甲醇定容。照 2.1 项色谱条件测定，重复 6 次，芒果苷的平均峰面积 RSD 为 0.86%。

2.4 重复性考察

取 pH 4.5 醋酸盐缓冲溶液制备的正辛醇 - 水混合体系，精密吸取 2ml 上层正辛醇溶液，共 6 份，于 1.2×10^4 rpm 离心 10min，精密吸取 1ml 上清液，置 2ml 量瓶中，加甲醇定容，照 2.1 项色谱条件测定，芒果苷的平均含量为 32.5μg/ml，RSD 为 1.37%。

2.5 加样回收率

取 pH 4.5 醋酸盐缓冲溶液制备的正辛醇 - 水混合体系，精密吸取 2ml 上层正辛醇溶液 6 份，于 1.2×10^4 rpm 离心 10min，精密吸取 0.5ml 上清液，加 22μg/ml 的对照品溶液 0.5ml，置 2ml 量瓶中，加甲醇定容。照 2.1 项色谱条件测定芒果苷的含量，计算加样回收率。计算得平均加样回收率为 99.74%，RSD 为 1.12%，准确度良好。

2.6 稳定性试验

取 2.3 项下溶液，分别于 2、4、6、8、16、24h 时测定峰面积，结果显示溶液在 24h 内稳定性良好，RSD 为 1.76%。

2.7 溶液的制备

取过量的芒果苷，置 50ml 量瓶中，加入适量水饱和的正辛醇溶液，置水浴摇床中，（37±1）℃振摇 48h，经 0.45μm 滤膜过滤，即得芒果苷正辛醇饱和溶液，依法测定芒果苷的浓度（C_0）。配制 100mmol/L，pH 分别为 1.32、2.52、3.32、4.50、6.86、7.40、8.01 的缓冲溶液。吸取适量正辛醇溶液与 pH 不同的缓冲溶液，置恒温水浴摇床中，（37±1）℃振摇 24h，离心分层后，吸取下层溶液，即为正辛醇饱和的水溶液。

2.8 油水分配系数的测定

分别吸取 2ml 芒果苷的正辛醇饱和水溶液，分别加入 2ml pH 分别为 1.32、2.52、3.32、4.50、6.86、7.40、8.01 的缓冲溶液，平行操作 2 份，置恒温水浴摇床中，37℃振摇 24h，离心分层后，精密吸取 1ml 上清液，置 2ml 量瓶中，加甲醇定容。依法测定芒果苷的峰面积，计算油相中芒果苷的浓度（C）及油水分配系数 [$P = C/(C_0 - C)$]。芒果苷在 pH 为 1.32、2.52、3.32、4.50、6.86、7.40、8.01 时的油水分配系数分别为 2.234、2.313、2.125、1.907、0.246、0.008、0.005，以 P 为纵坐标、pH 为横坐标，绘制 P - pH 图（图 4 - 6）。由图 4 - 6 得知，芒果苷的油水分配系数受 pH 影响很大。芒果苷在酸性环境的分配系数较大，说明在酸性环境中分子型比解离型多；在 pH 1.3～3.3，芒果苷的 P

值约为2.2，说明芒果苷在正辛醇相的浓度是水相的2.2倍，但是 P 值较小；在偏中性（pH 6.86 及 pH 7.4）及碱性（pH 8.01）环境中，芒果苷的油水分配系数显著降低，尤其是在 pH 7.4 以上时，P 值非常低，水中芒果苷的量是油相中的 100～200 倍。

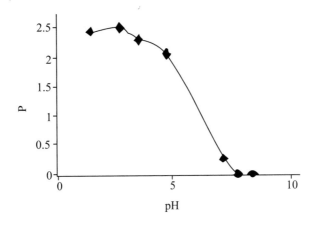

图 4 - 6　芒果苷在不同 pH 下的油水分配系数

3　讨论

　　文献[2]对芒果苷的解离常数（pKa）进行测定时发现芒果苷芳环上 4 个羟基的酸性强弱顺序为 6 - OH > 3 - OH > 7 - OH > 1 - OH，pKa 分别为 pKa1（6 - OH）= 6.52 ± 0.06、pKa2（3 - OH）= 7.97 ± 0.06、pKa3（7 - OH）= 9.44 ± 0.04、pKa4（1 - OH）= 12.10 ± 0.01。结合文中内容，当 pH 6.86（pH > pKa1）时，芒果苷发生一级解离，离子型百分比增加，芒果苷水溶性增加，油水分配系数降低至 0.25；当 pH 8.01（pH > pKa2）时，发生二级解离，分子极性进一步增加，油水分配系数迅速降低至 0.005。芒果苷在酸性环境下（如十二指肠、空肠、回肠部位）1 < P < 3；中性及碱性环境下（如小肠部位）P < 1。根据这些特点，推测芒果苷在 pH 1.3～3.3 下细胞膜通透性不高，但是相比其在碱性环境下，芒果苷的通透性仍然高 10～300 倍。从整体水平看，芒果苷在大鼠肠道的全段通透性较差，与其油水分配系数较低有直接关系。人与大鼠吸收数据相关较好（$r^2 = 0.97$），所以通常选用大鼠作为药物在体肠道吸收模型。人体胃肠道的 pH 梯度为胃中 pH 1～2，小肠中 pH 5～8、十二指肠中 pH 5～6、结肠中 pH 7～8。小肠通过的时间范围为 3～4h[3]。

　　完全溶解的芒果苷溶液在十二指肠、空肠、回肠及结肠部位的吸收符合被动过程一级速度过程，吸收速度回肠 > 空肠 > 结肠 > 十二指肠，芒果苷在各部位的平均吸收半衰期约为 5.25h[4]。结合本实验，由于芒果苷在偏酸性环境（如十二指肠、空肠、回肠部位）的油水分配系数较偏碱性环境（如小肠部位）大，预测芒果苷在十二指肠、空肠、回肠段较结肠段的吸收好，肠道全段吸收较差。同时可预测芒果苷口服给药后，在胃肠道吸收较少，导致生物利用度较低。结果提示芒果苷在十二指肠、空肠、回肠、结肠段的吸收速度常数分别为 0.107 ± 0.012、0.132 ± 0.006、0.164 ± 0.007、0.125 ± 0.008/h。文献[5]对大鼠静脉注射给予 3 个剂量的芒果苷（10、25、50mg/kg），其消除速度常数分别为 0.18 ± 0.01、0.35 ± 0.05、0.58 ± 0.37/h；同时，文献[6]对大鼠灌胃给予知母提取液，血浆中芒果苷的消除速度常数为 0. 1156 ± 0. 0078/h。对比分析发现，芒果苷的吸收速度常数与消除速度常数相近，所以导致血浆中芒果苷浓度很低，故芒果苷是一种吸收慢的药物。

芒果苷在不同 pH 下油水分配系数较小且受 pH 影响显著。低的油水分配系数可能是导致芒果苷在胃肠道全段膜通透性较差的原因之一。可以通过结构修饰的方法，增加芒果苷脂溶性，提高芒果苷的膜通透性来达到提高生物利用度的目的。目前采用最为广泛的方法是制成酯类前体药物，该前体药物进入小肠上皮后可在代谢酶的作用下还原成芒果苷，从而发挥药效。

参考文献

［1］邓家刚，袁叶飞. 芒果苷单钠盐的制备及其与芒果苷的药效比较. 华西药学杂志，2008，23（1）：17 – 18.

［2］Gómez-Zaleta B, Ramírez-Silva MT, Gutiérrez A, et al. UV/vis,^{1}H and ^{13}CNMR spectroscopic studies to determine mangiferin pKa values. Spectrochimica Acta Part A：Mol Biomol Spectro，2006，64（4）：1002 – 1009.

［3］黄世杰. 研制速释口服剂型时体外 – 体内相关的考虑. 国外医学药学分册，2006，33（3）：228 – 230.

［4］徐勤，刘布鸣，邓立东. 芒果苷大鼠在体肠道吸收机制研究. 中国药房，2009，20（21）：1613 – 1615.

［5］YL Hou, SJ Fan, H Zhang, et al. Pharmacokinetic study of mangiferin in rat plasma and retina using high-performance liquid chromatography. Molecular Vision，2010（16）：1659 – 1668.

［6］YJ Li, KS Bi. RP – HPLC determination and pharmacokinetic study of mangiferin in rat plasma after taking traditional chinese medicinal-preparation：Zhimu decoction. Chromatog，2003（57）：767 – 770.

（梁健钦，邓家刚）

采用水基溶剂提取芒果苷的工艺研究

芒果苷是芒果的叶的主要活性成分，具有镇咳、祛痰、平喘等作用[1]。对芒果苷的提取，现有文献都是采用有机溶剂[2,3]。作者开发了一种水基提取溶剂，结合大孔树脂吸附和脱色技术，从芒果叶中提取高纯度芒果苷，形成新的高纯度芒果苷生产工艺，结果报道如下。

1 仪器与试药

美国 Waters515 高效液相色谱仪，2487 紫外检测仪，威玛龙色谱工作站。

芒果苷对照品（批号 111607 – 200402）、磺胺甲噁唑（批号 100025 – 200904），均购自中国食品药品检定研究院。D101 大孔树脂（批号 200811257）、D301 大孔树脂（批号

200706171），均购自西安电力树脂厂。95% 乙醇（批号 20090112，食品级），购自广西南宁糖厂。定量测定试剂为色谱纯，水为重蒸水；其余制剂为分析纯。芒果叶，经广西中医药大学中药鉴定教研室林安平副教授鉴定为芒果的叶子。

2 方法

2.1 工艺流程

鲜芒果叶→弱碱性水煮→滤去药渣→滤液调 pH 小于6→浓缩→静置→滤取沉淀得芒果叶粗提物→强酸水热溶解→静置冷至室温→滤取上清液→上 D101 柱吸附→稀醇溶液洗脱→洗脱液→上 D301 柱除杂质→收集流出液→回收溶剂至少量→析出芒果苷粗品→55% 乙醇回流重结晶→芒果苷产品。

2.2 芒果苷测定

芒果苷测定参阅文献《RP–HPLC 法测定芒果叶中芒果苷的含量》[4]。

3 结果

3.1 提取用水 pH 的影响

预试验结果表明，用 NaOH、KOH、Ca（OH）$_2$、Na$_2$CO$_3$ 等无机碱调节提取用水的 pH 均可。用 NaOH 调节不同 pH 的水溶液，芒果苷提取率结果见表 4–28，综合考虑碱的用量和芒果苷的提取率，采用 pH 为9。

表 4–28 不同 pH 水溶液对芒果苷提取效果的影响（$n=3$）

pH	提取物中芒果苷/%	芒果苷提取率/%	提取物湿时的性状
7	26.86 ± 4.34	29.13 ± 3.43	浅黄泛绿，不甚稠、黏
9	54.61 ± 4.60*	69.15 ± 3.75*	浅黄绿，稠，黏
11	48.85 ± 4.35*	75.70 ± 3.90*	黑，稠，黏

注：与 pH7 组比较，* $P<0.005$。

3.2 煎煮用水量的影响

6 等份鲜芒果叶，分别用不同倍量的 pH 为9 的水煮沸提取 1h，时间到立即滤取煎液，调 pH 为5，测定水提液中芒果苷含量，计算芒果苷提取率，见表 4–29。绘制曲线图，拐点出现在 10 倍量，为保证工艺操作的稳定性，选用 12 倍量。

表 4–29 不同水量对芒果苷提取率的影响（$n=3$）

加水量/倍量	芒果苷提取率/%
5	34.93 ± 2.15
8	53.04 ± 1.32
10	74.88 ± 2.07

加水量/倍量	芒果苷提取率/%
12	79. 36 ± 2. 55
15	84. 72 ± 2. 58
18	87. 15 ± 3. 16

3.3 煎煮时间的影响

5 等份鲜芒果叶碎片，分别用 12 倍量 pH 为 9 的水煮沸 0.25、0.5、1、1.5、2h，时间到立即滤取煎液，调 pH 为 5，测定水提液中的芒果苷含量，计算芒果苷的提取率，见表 4-30。绘制曲线图，拐点在 1h，拐点后芒果苷提取率增加甚缓，但考虑工艺操作的稳定性，选择煎煮时间 1.5h。

3.4 煎煮次数的影响

表 4-30 数据表明，单煮 1 次，芒果苷的提取率可达 91.47%，则煮第 2 次意义不大。

表 4-30 不同煎煮时间对芒果苷提取率的影响（$n=3$）

时间/h	芒果苷提取率/%
0. 25	21. 46 ± 2. 22
0. 5	62. 51 ± 2. 58
1	86. 95 ± 3. 55
1. 5	91. 47 ± 3. 62
2	94. 39 ± 1. 50

3.5 调节提取液 pH 的影响

预试验结果表明，用 HCl、H_3PO_4、H_2SO_4 调节提取液的 pH 均可。用 HCl 将提取液分别调节 pH 为 3、4、5、6、7，浓缩，pH 为 3~6 均可得到沉淀，且其中的芒果苷含量相差不大；pH 为 7 时沉淀不明显，溶液呈难以过滤的混悬状。综合生产成本和生产设备条件，选用 pH 为 5。

3.6 浓缩倍数的影响

提取液调节 pH 为 5 后分成等体积，分别浓缩至 1:0.5、1:1、1:1.5、1:2、1:3（鲜芒果叶质量:浓缩液体积），放冷至室温，静置 48h。结果表明，1:0.5 的成稠液状，沉淀甚少；1:1、1:1.5、1:2、1:3 的均有沉淀出现，但 1:1 的因液体较黏，沉淀相对较少，母液呈混悬状；1:3 的母液清，但沉淀较少。1:1.5、1:2 的较好，母液和沉淀分离清楚，且得膏率相差很小，因此选浓缩倍数（1:1.5）~（1:2）。

3.7 浓缩液静置时间的影响

提取液调 pH 为 5 后，浓缩至 1:1.5（鲜芒果叶质量:浓缩液体积），放冷至室温，静置 24、36、48、60、72h。结果表明，24~36h，母液呈混悬状；48h 后，沉淀明显，母液与沉淀分层清楚。

3.8 溶解粗提物用水的 pH 的影响

预试验结果表明，用 HCl、H_3PO_4、H_2SO_4 调节溶解粗提物的水的 pH 均可，本试验选用 HCl。称取等量芒果叶粗提物，分别用 100 倍量的 pH 为 1、2、3、4、5、6、7 的溶解用水煮沸 1h，放冷，测定水中的芒果苷。结果表明，pH 为 1~3 的水能将大部分粗提物溶解，98% 以上的芒果苷溶于水中；而 pH >4 的水，粗提物溶解不理想，只有少部分芒果苷溶于水中。选用 pH 为 2~3。

3.9 溶解粗提物的用水量的影响

将 5 等份芒果苷粗提物，分别用 25、50、75、100、150、200 倍量的 pH 为 3 的水煮沸 1h，静置并冷至室温 48h。结果表明，75 倍量以下的，粗提物溶解不完全；100 倍量以上的，粗提物大部分溶解，则工艺采用 100 倍量。

3.10 静置时间及溶液温度

将芒果叶粗提物用 100 倍量 pH 为 3 的水煮沸 1h，分成 3 等份，分别静置 24、36、48h。结果表明，36h 以后，溶液中的固形物能很好地沉降，分层清楚。但考虑到大生产中降温需要更多的时间，因此工艺采用 48h。

3.11 D101 上柱体积流量的影响

将 D101 湿法装柱，长径比（树脂流床高度：柱内直径）为 12。将芒果苷粗品用 100 倍量 pH 为 3 的水煮沸 1h，静置 48h，滤取滤液，以不同体积流量过柱，检测流出液中开始出现芒果苷时的总的流出体积，见表 4-31。绘制曲线图，出现下降的拐点在 3BV/h 处。出于操作的稳定性考虑，工艺采用体积流量为 2~3BV/h。

表 4-31 不同体积流量对 D101 柱吸附的影响（$n=3$）

体积流量/（BV/h）	出现芒果苷时的总的流出液体积/BV
1	10.8 ± 0.30
2	10.3 ± 0.25
3	9.9 ± 0.26
4	7.5 ± 0.21
5	4.6 ± 0.32
6	2.9 ± 0.26

3.12 D101 柱洗脱体积流量的影响

用 70% 乙醇溶液对吸附饱和的 D101 柱进行洗脱，测定洗脱液中芒果苷，计算洗下 90% 芒果苷时的总洗脱液体积，见表 4-32。绘制曲线图表明，洗脱液体积随洗脱速度的加快而变大，说明洗脱速度越快，洗脱效果越差，两者呈线性关系，因此，洗脱速度应越小越好。前期试验结果显示，洗脱体积流量为 1BV/h 时，洗脱效果很好，但会出现芒果苷在洗脱液中析出而影响操作的情况。因此，洗脱体积流量选择 2~3BV/h，是比较适宜的。

表 4 – 32　不同洗脱体积流量对 D101 柱解吸附的影响 （$n = 3$）

洗脱体积流量/（BV/h）	洗脱液体积/BV
1	1.6 ± 0.11
2	2.4 ± 0.15
3	2.8 ± 0.26
4	3.7 ± 0.31
5	4.9 ± 0.32
6	5.4 ± 0.38

3.13　体积流量对脱色效果的影响

将等体积（5BV）D101 洗脱液，用不同的速度通过 D301 柱进行脱色，然后收集全部的流出液，浓缩到 0.5BV，观察芒果苷结晶及母液的情况，结果见表 4 – 33。表中数据说明，流速小于 4BV 时是可行的。结合洗脱体积流量，以及芒果苷粗品析出情况，建议采用 2 ~ 3BV/h。

表 4 – 33　体积流量对 D301 柱脱色效果的影响 （$n = 3$）

体积流量/（BV/h）	效果
2	结晶多，母液清
3	结晶多，母液清
4	有结晶，母液清
5	结晶少，母液浊，色深
6	无结晶，母液浊黑

3.14　D301 脱色树脂的用量

不同的 D101 与 D301 质量比值，对料液的脱色效果有明显影响。实验按不同的 D101 与 D301 用量比例将 D301 树脂装柱，然后将等量的 D101 柱洗脱液通过 D301 柱，收集流出液，浓缩到 0.5BV，观察芒果苷结晶情况以及母液的情况，见表 4 – 34。D101：D301 = 1：（0.4 ~ 0.6）时，脱色效果好，且芒果苷损失少。考虑到生产中脱色效果的衰退、安全系数等因素，工艺采用 1：0.5。

表 4 – 34　D301 用量对脱色效果的影响 （$n = 3$）

D101：D301/（w/w）	效果
1：0.3	结晶少，母液色深
1：0.4	有结晶，母液清
1：0.5	有结晶，母液清
1：0.6	有结晶，母液清
1：0.7	结晶少，母液清

3.15　工业化生产验证实验

根据上述工艺优化结果，制定的大生产工艺如下：鲜芒果叶，不用切碎，用 12 倍量 pH 为 9 的 NaOH 水溶液煮沸 1.5h，水提液趁热用 HCl 调 pH 为 5，浓缩至（1:1.5）~（1:2）（鲜芒果叶质量：浓缩液体积），静置 48h，滤过，滤饼用 100 倍量 pH 为 2~3 的 HCl 水溶液煮沸溶解，静置 48h，滤过，滤液上 D101 柱，体积流量 2~3BV/h，吸附饱和后用 70% 乙醇溶液洗脱，体积流量 2~3BV/h，洗脱液接着上 D301 柱，体积流量 2~3BV/h；收集流出液，回收乙醇，析出芒果苷粗品；粗品用 100 倍量的 55% 乙醇回流溶解，滤过，滤液回收溶剂，析出芒果苷。如此重结晶 1~2 次，即可得到纯度不小于 95% 的芒果苷产品。工艺在广西邦尔药业有限公司投入工业化生产，其中 3 批见表 4-35。

表 4-35　芒果苷提取的工业化生产结果

批次	鲜叶投料量/kg	叶中芒果苷/%	产品质量/kg	产品中芒果苷/%	芒果苷转移率/%
20091128	1000	1.12	7.95	95.22	67.59
20091220	1000	1.01	7.00	93.79	65.00
20100517	1000	0.83	5.75	92.86	64.33
平均	1000	0.99	6.90	93.96	65.64

4　讨论

（1）作者曾开发一种制备高纯度芒果苷的工艺[3]，工艺中采用稀醇从芒果叶中提取芒果苷，采用大孔树脂吸附去除提取液中的杂质，最后以稀醇重结晶而获得高纯度芒果苷。文献[2,5,6]也用稀乙醇从芒果叶中提取芒果苷，还用辅助手段如超声波和微波，但尚停留在实验室研究阶段。本工艺采用弱碱性水溶液作提取溶剂，采用 D101 树脂富集、D301 树脂除杂，克服了原工艺中用稀醇作提取溶媒以及没有富集工序的缺点，具有安全、环保、低成本、提取率高的特点。

（2）芒果苷微溶于水[7]，作者预试验结果表明在 pH>4 的水中芒果苷不能被 D101 树脂所吸附。在 pH<3 的强酸性水溶液中，一些苷类可与酸根离子形成某种形态的盐，从而改变其理化性质[8]，芒果苷可能也具有这种特性，因此，在强酸溶液中可被 D101 所吸附。

（3）D101 树脂对中药有效成分具有较大的吸附量和较好的吸附选择性，但同时也对色素有很强的吸附作用[9]；D301 树脂在稀醇溶液中对 D101 树脂所吸附的色素有较强的选择性吸附作用[10]。将 D101 树脂和 D301 树脂联用，富集和脱色效果都很好。

（4）新开发的工艺可归纳为 4 个工序，即提取、富集、除杂、精制，每个工序有 3 个以上的影响因素，每个因素都影响到芒果苷的提取率和产品的纯度，用一张正交表很难同时对 10 多个影响因素进行优化，因此，本实验采用单因素优选法选择操作参数，工业化生产验证结果表明，是可行的。

（5）工艺已得到工业化生产应用，大批量生产结果表明本工艺运行稳定、可行。

参考文献

[1] 邓家刚，郑作文，郝二伟，等. 芒果苷片治疗急性支气管炎的药效学研究. 中成药，2010，32(2)：300 - 303.

[2] 唐燕青，丘丹萍，罗泳林. 芒果叶总皂苷提取工艺的优化研究. 化工技术与开发，2009，38 (7)：18 - 19.

[3] 邓家刚，李学坚. 提取高纯度芒果苷的工艺研究. 中国中医药科技，2008，15(1)：50 - 51.

[4] 黄海滨，李学坚，梁秋云. RP - HPLC 法测定芒果叶中芒果苷的含量. 中国中药杂志，2003，28 (9)：839 - 841.

[5] 谢黎崖，任宽，黄鑫，等. 正交设计优选芒果苷的微波提取工艺. 中国医院药学杂志，2010，30 (15)：1331 - 1333.

[6] 代娟，杨潇，尹雅江，等. 微波辅助提取知母中芒果苷工艺的研究. 中成药，2009，31(9)：1458 - 1460.

[7] 袁叶飞，邓家刚，余昕，等. 芒果苷单钠盐的药效学实验研究. 时珍国医国药，2008，19(4)：816 - 817.

[8] 万春艳，林玉庆. 黄芩苷药剂中 pH 稳定性的研究. 黑龙江医药，2007，20(3)：239 - 240.

[9] 宫健伟，叶蕾. 大孔树脂在中草药及复方提取分离中的应用进展. 甘肃中医，2007，20(4)：55 - 57.

[10] 黄鹤洁. 大孔吸附树脂在分离提取中药皂苷有效部位中的应用. 亚太传统医药，2009，5(6)：41 - 43.

（李学坚，杜正彩，邓家刚）

芒果苷乳膏制备工艺的研究

芒果苷是一种具有 xanthone 结构的葡萄糖 C - 糖苷，为天然多酚类化合物。芒果苷既是藏茵陈治疗肝炎的主要有效成分和知母根茎中抗病毒的活性成分，又是古巴广受欢迎的营养补充剂 VIMANG® 中的主要有效成分。研究表明，芒果苷具有抗疱疹病毒（HSV）活性、抗炎、免疫调节等作用[1-6]。为此，课题组拟开发芒果苷乳膏剂，用于治疗感染疱疹病毒的病人。现课题组对芒果苷乳膏（规格为 0.05g/1g）的处方、制备工艺及制剂稳定性进行了研究[7,8]，制得性质稳定的芒果苷乳膏（5% 芒果苷），可为申报中药 1 类新药提供研究资料。

1 实验部分

1.1 仪器与试药

2695 型高效液相色谱仪（美国 Waters 公司）。芒果苷（广西中医药大学广西中药药效研究重点实验室，从芒果的叶中提取纯化得到，纯度＞98.0%）；芒果苷对照品（中国药品生物制品检定所，批号111607－200402，纯度＞99.0%）；乙腈为色谱纯；其余试剂为分析纯。

1.2　方法与结果

1.2.1　乳膏基质处方的优化

预试验发现硬脂酸、乳化剂和甘油的用量显著影响了芒果苷乳膏的质量，因此，课题组在预试验基础上，考察了硬脂酸（A）、甘油（B）和三乙醇胺（C）的用量，其范围分别为8~12g、5~15g、0.5~1.5g。选择$L_9(3^4)$正交表（表4-36）安排试验，以外观性状为指标进行评分（分4个级别）：外观细腻、有光泽、无沙砾感、易涂布，评为100分；外观细腻、有光泽、无沙砾感、涂布性能一般，评为80分；外观细腻、无显著光泽、轻微沙砾感、轻微油腻感，评为60分；外观细腻、无显著光泽、轻微沙砾感、油腻感重，评为40分。可根据相应级别进行评分增减，以区别质量优劣，并用方差分析进行数据处理。由表4-37极差分析结果可知：因素影响的顺序为B＞A＞C。由表4-38方差分析结果可知：甘油用量（B因素）对芒果苷乳膏质量的影响非常显著（$P<0.05$），其他因素无显著性（$P>0.05$）。由于因素A对乳膏质量影响无显著性，可选择一个中间值10g。综合表4-37、表4-38，可知最佳组合为$A_2B_2C_1$，即每1kg基质中有100g硬脂酸、100g甘油、5g三乙醇胺、25g单硬脂酸甘油酯。

表4-36　正交试验因素水平表（g）

水平	A（硬脂酸）	B（甘油）	C（三乙醇胺）
1	8	5	0.5
2	10	10	1
3	12	15	1.5

表4-37　正交试验安排及结果

序号	A（硬脂酸）	B（甘油）	C（三乙醇胺）	评分
1	1	1	1	85
2	1	2	2	95
3	1	3	3	70
4	2	1	2	85
5	2	2	3	95
6	2	3	1	55
7	3	1	3	80
8	3	2	1	85
9	3	3	2	50

续表

序号	A （硬脂酸）	B （甘油）	C （三乙醇胺）	评分
K_1	250	250	225	
K_2	235	275	230	
K_3	215	175	245	
R	11.67	33.33	6.67	

表 4-38 方差分析表

方差来源	离差平方和	自由度	F 值	P 值
A	205.56	2	9.25	0.097
B	1805.56	2	81.25	0.012
C	72.22	2	3.25	0.235
误差 D	22.22	2		

注：$F_{0.05}$ （2，2） ＝19，$F_{0.01}$ （2，2） ＝99。

1.2.2 芒果苷乳膏的制法

优化后的芒果苷乳膏处方为：50g 芒果苷、100g 硬脂酸、25g 单硬脂酸甘油酯、5g 三乙醇胺、100g 甘油、1g 羟苯乙酯，加水至 1kg。取处方量的硬脂酸、单硬脂酸甘油酯，置水浴中加热熔融，于 80℃ 水浴中保温，制得油相；另取三乙醇胺、甘油、羟苯乙酯及水，混匀，于 80℃ 水浴中保温，制得水相。将油相缓慢加入水相中，搅拌下加入芒果苷，冷却至室温，即得。

1.2.3 色谱条件与系统适用性

采用 Diamonsil C$_{18}$ （2） 色谱柱 （5μm，4.6mm×250mm），流动相为乙腈－0.1% 冰醋酸 （15：85），流速 1ml/min，检测波长 258nm，柱温 30℃，进样量 10μl。在该色谱条件下，芒果苷峰的理论塔板数不低于 $4×10^3$。

1.2.4 溶液的制备

精密称取 5mg 芒果苷对照品，置 50ml 量瓶中，加入适量 40% 甲醇，超声 （200W，45kHz） 处理 10min，放冷，加 40% 甲醇定容，即得对照品溶液。取 0.2g 样品，精密称定，置 100ml 量瓶中，加适量 40% 甲醇，于 60℃ 水浴加热使乳膏熔融，超声 （200W，45kHz，60℃） 处理 10min，冷却至室温，加 40% 甲醇定容，吸取适量样品溶液，于 1.2×10^{4}rpm 离心 10min，即得供试品溶液。

1.2.5 含量均匀度的检查[9]

取 3 批芒果苷乳膏各 1 管，将管内内容物分成 4 等份 ［管颈部 （a）、管上部 （b）、管下部 （c）、管底压褶部 （d）］，每等份样品分别按 1.2.4、1.2.3 项方法制备供试品溶液并测定含量 （表 4-39）。结果表明：各批次芒果苷乳膏的含量均在标示量 90% ~

110%，且同批次样品的4个不同部位（管颈部、管上部、管下部、管底压褶部）的含量差异很小，RSD < 2%。

表4-39 芒果苷乳膏含量均匀度的检查结果

序号	样品号	含量/%	RSD/%
1	a	5.38	1.20
	b	5.29	
	c	5.41	
	d	5.44	
2	a	4.87	1.08
	b	4.90	
	c	4.80	
	d	4.92	
3	a	5.10	1.25
	b	5.19	
	c	5.24	
	d	5.12	

1.2.6 稳定性的考察

分别对所制芒果苷乳膏进行离心试验、耐寒试验、耐热试验，均匀度、稠度与涂布性能的考察。取3份乳膏适量，置10ml刻度离心管中，于 3×10^3 rpm 离心30min，无油水分离现象（离心试验）。取3份乳膏适量，置铝管中，于 -5℃ 冰箱中保存24h，取出放置至室温，无油水分离现象（耐寒试验）。取3份乳膏适量，置10ml刻度离心管中，于55℃水浴12h，取出放置至室温，无油水分离现象（耐热试验）。取乳膏适量，涂抹于皮肤上，无沙砾感；再涂布至玻璃板上，细腻有光泽，无肉眼可见的单独颗粒（均匀度）。乳膏稠度适中，易涂布在皮肤上（稠度与涂布性能）。

取铝管包装的芒果苷乳膏（5%芒果苷），分别在（40±2）℃、室温（25±2）℃、冷藏（4±1）℃条件下，进行稳定性考察。分别于第0、1、2、3月取样测定芒果苷的含量、稠度和均匀度（表4-40）。结果表明：芒果苷乳膏的稳定性很好。

表 4 – 40　芒果苷乳膏的稳定性考察结果

时间/月	(40±2)℃		(25±2)℃		(4±1)℃	
	标示含量/%	均匀度（稠度）	标示含量/%	均匀度（稠度）	标示含量/%	均匀度（稠度）
0	100.64	均匀（适中）	100.64	均匀（适当）	100.64	均匀（稍微增加）
1	99.85	与0月比均无变化	99.13	与0月比均无变化	99.23	与0月比均无变化
2	99.17	与0月比均无变化	100.07	与0月比均无变化	99.71	与0月比均无变化
3	99.95	与0月比均无变化	99.65	与0月比均无变化	99.90	与0月比均无变化

2　讨论

由于芒果苷溶解度较小，制备过程中在水相、油相中均不能溶解完全，因此，制备工艺中需制备空白基质，保温下给予充分搅拌，才能使芒果苷分散均匀，进而制成产品。为了使芒果苷在乳膏中分散达到均匀，必须控制原料药的粒径，将原料药粉碎后需过200目筛，取筛下物备用。文中采用三乙醇胺作为乳化剂，成功制备了芒果苷乳膏（规格为5%），样品外观细腻光滑，稳定性良好。

参考文献

[1] Zheng MS, Lu ZY. Antiviral effect of mangiferin and isomangiferin on herpes simplex virus. Chin Med J, 1990, 103(2): 160 – 165.

[2] Yoosook C, Bunyapraphatsara N, Boonyakiat Y, et al. Anti-herpes simplex virus activities of crude water extracts of Thai medicinal plants. Phyto medicine, 2000, 6(6): 411 – 419.

[3] 邓家刚，杨柯，阎莉，等. 芒果苷对免疫抑制小鼠T淋巴细胞增殖的影响. 中国药理与临床，2007，23(5): 64 – 65.

[4] 邓家刚，袁叶飞. 芒果苷单钠盐的制备及其与芒果苷的药效比较. 华西药学杂志，2008，23(1): 17 – 18.

[5] Bhatia HS, Candelario-Jalil E, de Oliveira AC, et al. Mangiferin inhibits cyclooxygenase – 2 expression and prostaglandin E2 production in activated rat microglial cells. Arch Biochem Biophys, 2008, 477(2): 253 – 258.

[6] 陈毅平，牛晓静，陈双英. 芒果苷的稳定性及其影响因素. 华西药学杂志，2008，23(3): 359 – 361.

[7] 康艳萍，刘紫英. 吡罗昔康乳膏的制备及稳定性考察. 时珍国医国药，2008，19(10): 2429 – 2430.

[8] 舒冰，方焱，肖明，等. 1%盐酸林可霉素乳膏的制备及质量控制. 中国药师，2008，11(9): 1047 – 1049.

[9] 许明哲，尹利辉，胡昌勤. HPLC法测定他克莫司软膏剂含量及含量均匀度. 中国抗生素杂志，2005，30(12): 748 – 751, 755.

（梁健钦，邓家刚，吴玉强，李学坚，王珊珊）

附录一 博士后研究报告摘要

黄慧学博士后研究报告

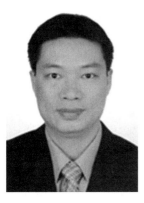

黄慧学，男，博士、博士后，副教授，硕士生导师，主要研究方向为中药、民族药制剂开发及药物体内过程研究。现在广西中医药大学药剂教研室任教，被防城港常春生物技术开发有限公司聘为广西食蟹猴医学应用工程技术研究中心管理委员会委员、中心秘书。2008 年获广西医科大学药理学博士学位，2011 年完成广西百色现代农业科技园区与广西医科大学联合招生的博士后工作。主持厅、局级课题 2 项，参与国家级、省级项目 3 项，发表学术论文 60 余篇。

专利受理情况

（1）防治龋齿甘蔗叶提取物和制剂的制备及其应用，发明人为侯小涛、邓家刚、廖泽勇、黄慧学；发明专利申请号 CN201310014784.9。

（2）甘蔗渣（叶）抗肿瘤作用提取物及其应用，发明人为邓家刚、侯小涛、郭宏伟、周兰萍、吴玉强、黄慧学；发明专利申请号 CN200910114057.3。

（3）一种解酒护肝抗氧化的中药组合物及其应用，发明人为韦毅、黄慧学、阳明、黄卫宣、钟杰璋、潘家丽、陈贻威、梁俊英；发明专利申请号 CN201610755065.6。

（4）铁皮石斛速溶粉的制备方法，发明人为马荣钢、杨柯、黄慧学、韦东谊；发明专利申请号 CN201410116786.3。

（5）一种芒果苷口服液及其制备方法，发明人为邓家刚、黄慧学、杨柯、梁秋云；发明专利申请号 CN201410113534.5。

（6）一种芒果苷注射液及其制备方法，发明人邓家刚、黄慧学、杨柯、梁秋云；发明专利申请号 CN201410113519.0。

获奖情况

（1）广西北海涠洲岛仙人掌果药用价值研究，2010 年获广西医药卫生适宜技术推广一等奖，主要完成人：刘华钢、赖茂祥、邹长坪、黄慧学、梁秋云、杨斌、蒙华琳、曹俊涛、梁蓓蓓。

（2）广西北海涠洲岛仙人掌果药用价值研究，2015 年获广西药学会科学技术一等奖，主要完成人：刘华钢、赖茂祥、黄慧学、梁秋云、邹长坪、杨斌、蒙华琳、曹俊涛、梁蓓蓓。

芒果苷口服吸收和排泄特征及机制的研究

摘　要

1　背景

芒果苷是从芒果叶中提取、分离、纯化得到的黄酮类物质，具有抗炎、抗氧化、抗病毒、抗肿瘤、免疫调节等多方面功效，尤其对急性上呼吸道感染有良好的临床疗效。前期对芒果苷在大鼠体内的药物动力学研究表明：芒果苷在血液中的浓度偏低，导致临床用药量偏大。因此，有必要对其开展相关的药物代谢动力学研究。

2　目的

本研究报告拟从药物的吸收和排泄 2 条途径，系统地研究芒果苷在进入和排出阶段的特征及机制，阐明影响芒果苷吸收的因素，确定芒果苷的排泄形式，为正确理解药物体内过程、合理设计药物处方和制剂、预测临床药物相互作用及指导临床合理用药提供依据。

3　方法

采用大鼠原位灌注模型，研究胃、肠道及不同肠段对芒果苷的吸收行为；通过研究芒果苷在离体肠道菌中的稳定性，推测芒果苷在消化道中可能的代谢途径；建立 Caco - 2 细胞模型，研究芒果苷的跨膜转运特征，考察温度、pH、转运体等对芒果苷跨膜转运的影响；为全面了解芒果苷跨膜转运的影响因素，考察芒果苷的苷元、原料中的杂质——高芒果苷及槲皮素、没食子酸等在 Caco - 2 细胞模型上对芒果苷转运的影响。

建立高效液相色谱（HPLC）法测定大鼠粪便和尿液中芒果苷的方法，考察芒果苷从粪便和尿液排出的行为；利用柱层析、制备液相等分离手段，获得芒果苷的主要代谢产物，并通过 MS、NMR 等分析代谢产物的结构；再次建立 HPLC 法测定大鼠粪便和尿液中芒果苷及其主要代谢产物的方法，全面考察芒果苷从粪便和尿液排泄的行为。

4　结果

芒果苷在大鼠胃部和肠段均有吸收，但肠段对芒果苷的吸收百分率明显高于胃部；给药剂量对芒果苷在胃部吸收无影响，但对肠段的吸收有影响，这提示芒果苷在肠段的吸收存在浓度依赖性，增加给药量能提高吸收率；芒果苷在肠段最佳吸收部位为十二指肠，其他依次为回肠、空肠和结肠。

芒果苷在离体肠道菌群中是不稳定的，其 2 位稳定的 C - 糖苷键被打断，代谢生成苷元；苷元的生成量在 8h 达到峰值，12h 趋于平衡。

芒果苷分子型的吸收优于离子型，当 pH >6.5 时，芒果苷发生解离，吸收百分率明显下降；在 $20 \sim 100 \mu m/ml$ 范围内，芒果苷的跨膜转运存在载体参与，P - 糖蛋白（P - gp）、钠依赖性葡萄糖转运蛋白－1（SGLT1）和多药耐药蛋白－2（MRP2）等转运体参与了芒果苷的跨膜转运。

高芒果苷对芒果苷跨膜的影响较小，而芒果苷的苷元能抑制其跨膜转运；没食子酸对芒果苷的转运影响不明显，但槲皮素能在较低浓度下影响芒果苷的外排作用，从而增加芒果苷的吸收。

粪便和尿液中均有芒果苷原形的排出，但所占比例不大。在 50mg/kg 时，芒果苷的排出量低于给药量的 10%；在 100mg/kg 时，大量芒果苷从粪便中排出。

分离并鉴定了 6 个芒果苷的主要代谢产物，分别为 M1（$C_{13}H_8O_6$，1,3,6,7-tetra-hydroxyxanthone）、M2（$C_{15}H_{12}O_4$，1,7-dimeth-oxyxanthone）、M3（$C_{14}H_{10}O_6$，1,3,7-trihy-droxy-6-methoxyxanthone）、M4（$C_{13}H_8O_5$，1,3,7-trihydroxyxanthone）、M5（$C_{14}H_{10}O_6$，1,3,6-trihydroxy-7-methoxyxanthone）和 M6（$C_{13}H_8O_4$，1,7-dihydroxyxanthone）。

在 50、100 和 150mg/kg 的剂量下，芒果苷及其主要代谢产物在大鼠粪便和尿液中的总排泄量占给药量的 74.59%、79.32% 和 78.27%；其中芒果苷原形排泄量占给药量的 6.19%、17.04% 和 14.65%；粪便以 M1 排泄为主，尿液则以 M4 排泄为主，两者之和占给药量的 47.55%、43.45% 和 45.47%。

5 结论

芒果苷分子型的吸收优于离子型；肠道菌、pH、转运体、苷元及相关物质（如槲皮素）等均能影响芒果苷的口服吸收率。

芒果苷以原形排泄较少，主要以代谢产物的形式排泄，其中在粪便中主要为 M1，尿液则以 M4 为主。

关键词：芒果苷；吸收；排泄；特征；机制

Study on the characteristic and mechanism of Mangiferin absorption and excretion after oral administration

ABSTRACT

1 Background

Mangiferin, an active flavonoid extracted from the leave of *Mangifera indica* L. , and has been demonstrated to have various pharmacological effects, such as anti-inflammatory, antioxidant, anti-virus, anti-tumor, immunoloregulation and so on. Also, it is especially effective in treating acute upper respiratory tract infection. Our previous study of its pharmacokinetics in rat showed that mangiferin had low concentration in plasma and should be used at a large dose clinically. Therefore it's necessary to study mangiferin pharmacokinetics deeply.

2　Objective

This study focus on drug absorption and excretion, systematic studythe characteristics and mechanisms on the stage of mangiferin being absorbed in and eliminated out off the body, clarify the factors that affect the absorption of mangiferin, confirm the main way of mangiferin excretion. All those set a foundation for getting accurate comprehension of the metabolic process of mangiferin, designing scientific drug formulation and preparation, predicting the drug-drug interaction and providing a reasonable clinical drug use.

3　Methods

The characteristic of mangiferin absorption at stamoch, intestine and section bowel was studied by *ratin situ* perfusion model. The possible metabolism of mangiferin in intestine was studied by incubing with intestinal bacteria *in vitro*. The Caco – 2 cell model was used to characterize the transmembrane of mangiferin, and the impacts of temperature, pH value and transporter were studied. To further understand the factors influencing mangiferin transmembrane transport, aglycone, homomangiferin, quercetin and gallic acid were screened by the Caco – 2 cell model.

A HPLC method was established for determining the concentration of mangiferin in rat feces and urine, and applying to mangiferin excretion characteristics study. The main metabolites of mangiferin were isolated by column chromatography, preparative HPLC, their structures were confirmed by MS and NMR. A new HPLC method were established for determining the concentration of mangiferin and its metabolites in rat feces and urine, and re-evaluated mangiferin excretion characteristics.

4　Results

Mangiferin could be absorbed in rat stomach and intestine, and the intestine has significantly higher absorption percentage. Dosage was not a factor influencing absorption percentage of mangiferin in stomach, but it was in the intestine, the result suggested that mangiferin absorbed in the intestine was dose-depedent and increased dose could improve the absorption percentage. In the intestine, the duodenum was the most effective segment in mangiferin absorption, the ileum, jejunum and colon showed successively weakened absorption ability.

Mangiferin was not stable in incubating with intestinal bacteria*in vitro*, the C-glycosidic bond was cleaved and aglycone yield. The production of aglycone reached a peak at 8h and trended to balance at 12h.

Mangiferin was absorbed mainly in the form of molecules. When the pH value was higher than 6.5, mangiferin was dissociatived and the absorption percentage decreased. At $20\mu g/ml$ to $100\mu g/ml$, the transporters such as P – gp, SGLT1 and MRP2 were involved in the transmembrane of mangiferin.

Homomangiferin had little effect on mangiferin transmembrane, but aglycone of mangiferin inhibits the transport ratio. Gallic acid showed no obvious effect on the transport, but quercentin could inhibit the efflux function and increase the absorption of mangiferin at low concentration.

A small proportion of mangiferin prototype could be detected in rat feces and urine. Less than 10% of mangiferin was eliminated in the prototype from rat feces and urine at dose of 50mg/kg, but the amount was up to 17% at dose of 100mg/kg.

The six main metabolites of mangiferin in rat feces and urine wereconfirmed to be M1 ($C_{13}H_8O_6$, 1,3,6,7-tetrahydroxyxanthone), M2 ($C_{15}H_{12}O_4$, 1,7-dimethoxyxanthone), M3 ($C_{14}H_{10}O_6$,1,3,7-trihydroxy-6-methoxyxanthone), M4 ($C_{13}H_8O_5$, 1,3,7-trihydroxyxanthone), M5($C_{14}H_{10}O_6$,1,3,6-trihydroxy-7-methoxyxanthone) and M6 ($C_{13}H_8O_4$, 1,7-dihydroxyxanthone).

At doses of 50, 100 and 150mg/kg, the total excretion amount of mangiferin and its metabolites from rat feces and urine was 74.59%, 79.32% and 78.27% respectively, among which mangiferin accounted for 6.19%, 17.04% and 14.65% respectively. After mangiferin oral administration, M1 was the major excrement in feces and M4 in urine; The total excretion amount of M1 and M4 was 47.55%, 43.45% and 45.47% at oral administration doses of 50, 100 and 150mg/kg.

5 Conclusion

Mangiferin is absorbed mainly in molecular form. Many factors affect the absorption of mangiferin, incluoding intestinal bacteria, pH value, transporters, aglycone and relatedcomponents (such as quercetin). Except a little excretion amount in the prototype, mangiferin is mainly eliminated in the form of metabolites, the major being M1 in feces and M4 in urine.

Keywords：Mangiferin；absorption；excretion；characteristics；mechanism

袁叶飞博士后研究报告

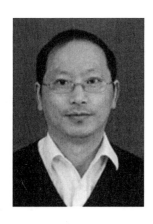

　　袁叶飞，男，博士，博士后，教授，四川省后备学术技术带头人。近 5 年承担国家教育部、广西科技厅、四川省科技厅等省部级以上项目 10 余项。在 *Medicinal Chemistry*、*Natural Product Communications*、《中草药》《中国药学杂志》等期刊发表论文 30 余篇；申请国家发明专利 3 项，授权 1 项。主编《天然药物化学》教材 1 部。

农作物废弃物芒果核仁的化学成分及药理作用研究

摘　要

1　背景

芒果为漆树科芒果，属热带常绿大乔木，分布广泛。芒果核占芒果总重的 20% ~ 60%，其中核仁占芒果核总重的 45% ~75%。但芒果核仁常被作为废弃物，未能得到有效利用。芒果核仁具有补肾、祛肾寒的功效，可用于治疗肾虚、肾寒、腰腿痛等证。芒果核仁还具有健脾、止咳、化痰、行气与消积的功效，可用于治疗饮食积滞、食欲不振、咳嗽、疝气和睾丸炎等证，但目前对芒果核仁的化学成分及生物活性研究较少。本项目主要针对芒果核仁的治疗炎症及补肾的功效，开展有关芒果核仁的抗炎、补肾和治疗少精弱精症的生物活性作用及其活性成分的研究，为临床应用芒果核仁治疗炎症和男性不育症提供理论依据，为开发芒果核仁治疗炎症及男性不育症的新药奠定基础，从而为芒果核仁的有效利用提供一条新途径，变废为宝，增加芒果这种农作物的附加值。

2　目的

（1）研究芒果核仁的抗炎作用，筛选芒果核仁抗炎的活性成分，阐明芒果核仁抗炎的物质基础。

（2）探讨芒果核仁的补肾及对于少精弱精症的疗效，筛选芒果核仁治疗少精弱精症的活性成分，阐明芒果核仁治疗少精弱精症的物质基础。

3　方法

（1）以生物活性为导向，利用硅胶柱层析、聚酰胺柱层析、葡聚糖凝胶柱层析、制备液相色谱等分离技术，以及重结晶等方法进行分离纯化，获取纯净化合物，结合 IR、ESI - MS、^{1}HNMR 和 ^{13}CNMR 等现代波谱分析，表征化合物的结构。

（2）采用 HPLC 测定芒果核仁中没食子酸含量；利用紫外分光光度计，采用 Folin - Ciocalteu 法测定芒果核仁中总多酚含量。

（3）采用二甲苯致小鼠耳郭肿胀、角叉菜胶致小鼠足跖肿胀和醋酸致小鼠毛细血管通透性增加 3 种急性炎症模型，观察芒果核仁的体内抗炎作用；采用 Griess reaction 法研究芒果核仁对 LPS 诱导的小鼠 RAW264.7 巨噬细胞产生 NO 浓度的影响，观察芒果核仁的体外抗炎作用。采用二甲苯致小鼠耳郭肿胀筛选芒果核仁抗炎的有效部位，采用 Griess reaction 法筛选芒果核仁的抗炎的活性成分。

（4）通过氢化可的松建立小鼠阳虚模型，观察芒果核仁对阳虚小鼠游泳时间、脏器指数和耐寒能力的影响，阐明芒果核仁的补肾作用。

（5）以雷公藤多苷灌胃建立雄性小鼠不育症模型，观察芒果核仁对雄性不育症大鼠的主要性器官指数、血清睾酮和黄体生成素水平、附睾精子质量及睾丸组织学变化的影响。以雷公藤多苷灌胃造成雄性大鼠不育症模型，研究芒果核治疗少精弱精症的活性部位，以少精弱精症模型大鼠体外精子筛选芒果核仁治疗少精弱精症的活性成分。

4 结果

（1）从芒果核仁中共分离得到 24 个化合物，包括维生素 E（1）、香豆素（2）、β-谷甾醇（3）、豆甾醇（4）、香兰素（5）、表儿茶素（6）、没食子酸甲酯（7）、山奈酚（8）、槲皮素（9）、3,4-O-异丙基莽草酸（10）、5-羟基-4-氧代吡喃-2-羧酸（11）、鞣花酸（12）、没食子酸（13）、咖啡酸（14）、阿魏酸（15）、柠檬酸（16）、1,2,3,4,6-O-五没食子酰葡萄糖（17）、1,3,6-三-O-没食子酰葡萄糖（18）、L-多巴（19）、熊果苷（20）、金丝桃苷（21）、异槲皮苷（22）、槲皮素-3-O-鼠李糖苷（23）、芒果苷（24）。其中化合物 1、3、4、5、6、8、9、10、11、16、17、18、19、20、21、22、23、24 等 18 个化合物为首次从芒果核仁中分离得到。

（2）没食子酸在 0.52～2.08μg 范围内呈良好线性关系（$r = 0.9997$），平均回收率为 99.84%，RSD 为 1.24%（$n = 9$）；总多酚在 1.32～11.0μg/ml 范围内呈良好线性关系（$r = 0.9998$），平均回收率为 100.3%，RSD 为 1.60%（$n = 9$）。不同品种芒果的芒果核仁中没食子酸和总多酚的含量存在差异，其中台农一号芒的核仁中没食子酸和总多酚含量最高，分别为 2.45% 和 6.23%，其次为象牙芒，最低的为金煌芒。

（3）芒果核仁对二甲苯致小鼠耳郭肿胀、角叉菜胶致小鼠足跖肿胀和醋酸致小鼠毛细血管通透性增加 3 种急性炎症模型均有抑制作用；芒果核仁对 LPS 诱导的 RAW264.7 巨噬细胞 NO 的释放具有抑制作用。芒果核仁乙酸乙酯部位和正丁醇部位为芒果核仁抗炎有效部位，芒果核仁中的香豆素、β-谷甾醇、豆甾醇、没食子酸甲酯、山奈酚、槲皮素、没食子酸、咖啡酸、阿魏酸、五没食子酰葡萄糖、三没食子酰葡萄糖、金丝桃苷、异槲皮苷和芒果苷等一系列化合物对 LPS 诱导的 RAW264.7 巨噬细胞 NO 的释放均有不同程度的抑制作用。

（4）芒果核仁可提高阳虚小鼠游泳时间、脏器指数和耐寒能力。

（5）芒果核仁可提高不育症大鼠的精子密度、精子存活率、精子活力，降低精子畸形率；芒果核仁可升高不育症大鼠的血清睾酮，降低不育症大鼠血清的黄体生成素。芒果核仁乙酸乙酯部位和正丁醇部位为芒果核仁治疗少精弱精症的有效部位，维生素 E 和阿魏酸为芒果核仁治疗少精弱精症的活性成分。

5 结论

（1）芒果核仁具有良好的体内外抗炎的作用。芒果核仁中的香豆素、β-谷甾醇、豆甾醇、没食子酸甲酯、山奈酚、槲皮素、没食子酸、咖啡酸、阿魏酸、五没食子酰葡萄糖、三没食子酰葡萄糖、金丝桃苷、异槲皮苷和芒果苷等一系列化合物是芒果核仁具有抗炎作用的物质基础。

（2）芒果核仁具有补肾、治疗少精弱精症的作用。芒果核仁中的维生素 E 和阿魏酸是芒果核仁治疗少精弱精症的物质基础。

（3）建立的运用 HPLC 直接测定芒果核仁中没食子酸含量的方法及运用紫外分光光度

法测定芒果核仁中总多酚的含量的方法，简便、准确、可靠，重复性好，可用于芒果核仁中没食子酸和总多酚的测定。

6 创新点

（1）首次从芒果核仁中分离得到维生素 E、β-谷甾醇、豆甾醇、香兰素、表儿茶素、山奈酚、槲皮素、3,4-O-异丙基莽草酸、5-羟基-4-氧代吡喃-2-羧酸、柠檬酸、1,2,3,4,6-O-五没食子酰葡萄糖、1,3,6-三-O-没食子酰葡萄糖、L-多巴、熊果苷、金丝桃苷、异槲皮苷、槲皮素-3-O-鼠李糖苷、芒果苷等18个化合物。

（2）首次阐明芒果核仁的抗炎作用，并首次阐明芒果核仁抗炎的活性物质为香豆素、β-谷甾醇、豆甾醇、没食子酸甲酯、山奈酚、槲皮素、没食子酸、咖啡酸、阿魏酸、五没食子酰葡萄糖、三没食子酰葡萄糖、金丝桃苷、异槲皮苷和芒果苷。

（3）首次阐明芒果核仁的补肾和治疗少精弱精症的作用，并首次阐明维生素 E 和阿魏酸是芒果核仁治疗少精弱精症的活性成分。

关键词：芒果核仁；活性成分；抗炎；补肾；少精弱精症

Studies on the chemical constituents and biological activities of mango seed kernel

ABSTRACT

1 Backgroud

Mango, an evergreen tree belonging to the family of anacardiaceae, is widely distributed around the world. Mango nuclear accounted for 20% – 60% of total weight of the mango, while Mango seed nuclear accounts for 45% – 75% of total weight of mango nuclear. But the mango seed nuclear is often regarded as waste, without effective use. Mango seed nuclear has the effects of tonifying kidney, removing kidney cold, which is used for treating kidney deficiency, kidney cold, waist and leg pain. Mango seed nuclear has the effects of tonifying spleen, relieving cough, reducing phlegm, promoting the circulation of Qi and removing food retention, which is used for treating the disease of food stagnation, loss of appetite, cough, colic and orchitis. At present, the less study on chemical constituents and biological activities of Mango seed nuclear has been carried on. Based on the treatment inflammation and kidney effect of Mango seed nuclear, its biological activities and the active components were carried on in this project. The study provided a theoretical basis for the clinical application of mango seed nuclear treating inflammation and male infertility, and laid the foundation for the development of new drugs of mango seed nuclear treating inflammation and male infertility. Accordingly this study provided a new way of the efficient utilization of mango seed nuclear, increasing the added value of mango.

2　Objective

(1)To investigate anti-inflammatory effect of mango seed kernel, screen the anti-inflammatory active ingredients of mango seed kernel, clarify the anti-inflammatory material foundation of mango seed kernel.

(2)To investigate the tonifying kidney and infertility effect of mango seed kernel, screen the active ingredients of mango seed kernel treating oligospermia asthenospermia, clarify the material foundation of mango seed kernel treating oligospermia asthenospermia.

3　Methods

(1)The isolated process of mangoseed kernel was the biological activity oriented, using silica gel column chromatography, polyamide column chromatography, Sephadex column chromatography, preparative liquid chromatography, and recrystallization method to obtain pure compounds from mango seed kernel, and the structural characterization of compounds were identified with IR, ESI – MS, ^{1}HNMR and ^{13}CNMR spectroscopic.

(2)HPLC was established to determine gallic acid, and total polyphenol were determined by Folin-Ciocalteu colorimetry($\lambda = 760$nm)with the UV-Spectrophotometer.

(3)Three kinds of conventional inflammation models including dimethylbenzene-induced ear swelling, carrageenan -induced paw edema swelling and acetic acid-induced celiac capillary permeability addition in mice were applied to evaluate the in vivo anti-inflammatory effect of mango seed kernel; The in vitro anti-inflammatory effect of mango seed kernel was evaluated by using Griess reaction way to observe NO content in RAW264. 7 cells activated by LPS. The anti-inflammatory effective parts of mango seed kernel were selected with dimethylbenzene-induced mice ear swelling, and the anti-inflammatory active ingredients of mango seed kernel were selected with the Griess reaction way.

(4)The Yang deficiency rat model was established with hydrocortisone. The effect of mangoseed kernel on Yang deficiency rat's swimming time, organ index and the cold resistance ability was obsereved.

(5)The male infertility model was established with tripterygium glycosides. The effects of mangoseed kernel on male infertility rat's main organ index, serum testosterone and luteinizing hormone levels, the quality of sperm in epididymis and histological changes of testis were observed. The treating asthenospermia effective parts of mango seed kernel were selected with the male infertility model by intragastric administration tripterygium glycosides, and the treating asthenospermia active ingredients of mango seed kernel were selected with the in vitro sperm of oligospermia asthenospermia rat.

4　Results

(1)24 compounds were gained from mangoseed kernel, including Vitamin E(1), Coumarin

（2），β – sitosterol（3），Stigmasterol（4），Vanillin（5）， Epicatichin（6），Methyl gallate（7）， Kaempferol（8）， Quercetin（9），3,4 – O – Isopropylidene shikimic acid（10）， 5 – hydroxy – 4 – oxopyran – 2 – carboxylic acid（11），Ellagic acid（12），Gallic acid（13），Caffeic acid（14），Ferulic acid（15），Citric acid（16），1,2,3,4,6 – Penta – O – galloylglucose（17），1,3,6 – Tri – O – galloyl – beta – D – glucopyranose （18）， L – dopa（19）， Arbutin（20）， Hyperoside（21）， Isoquercitrin（22）， Quercetin – 3 – O – α – L – rhamnopyranoside（23）， Mangiferin （24）. Eighting compounds of 1, 3, 4, 5, 6, 8, 9, 10, 11, 16, 17, 18, 19, 20, 21, 22, 23, 24 were the first isolated from mango seed kernel.

（2）The results of HPLC quantitative analysis showed that the linear range of gallic acid was 0. 26 ~ 3. 38μg（r = 0. 9997）, and the recovery rate was 99. 84%, RSD = 1. 24%; the results of UV quantitative analysis showed that the linear range of total polyphenol was 1. 32 ~ 11. 0μg/ml （r = 0. 9998）, and the recovery rate was 100. 3%, RSD = 1. 60%. The content of gallic acid and total polyphenols were different in different varieties of Mango seed kernel. The content of gallic acid and total polyphenols were the highest, respectively 2. 45% and 6. 23% in Tainong 1 Mango seed kernel, followed by the Xiangya Mango seed kernel, the lowest for the gold Huangwang Mango seed kernel.

（3）Mango seed kernel could inhibit the mouse ear swelling induced by dimethylbenzene, inhibit the mouse paw edema swelling induced by carrageenan and inhibit the increase of the mouse celiac capillary permeability induced by acetic acid. Mango seed kernel could inhibit NO release by LPS -stimulated RAW264. 7 cells. The ethyl acetate and n-butanol parts were the anti-inflammatory effective parts of mango seed kernel. The compounds could inhibition release of NO in RAW264. 7 cells activated by LPS, including Coumarin, β – sitosterol, Stigmasterol, Methyl gallate, Kaempferol, Quercetin, Gallic acid, Caffeic acid, Ferulic acid, 1,2,3,4,6 – Penta – O – galloylglucose, 1,3,6 – Tri-O – galloyl – beta – D – glucopyranose, Hyperoside, Isoquercitrin and Mangiferin.

（4）Mango seed kernel could improve the Yang deficiency rat swimming time, organ index and the Cold hardiness.

（5）Mango seed kernel could improve infertile rat sperm density, perm survival rate and sperm motility, while decrease sperm deformity rate. Mango seed kernel could improve infertile rat serum testosterone, while decrease luteinizing hormone levels.

5 Conclusion

（1）Mango seed kernel has in vitro and in vivo anti-inflammatory effect. The compounds are the anti-inflammatory material foundation of mango seed kernel, including Coumarin, β – sitosterol, Stigmasterol, Methyl gallate, Kaempferol, Quercetin, Gallic acid, Caffeic acid, Ferulic acid, 1,2,3,4,6 – Penta – O – galloylglucose, 1,3,6 – Tri – O – galloyl – beta – D – glucopyranose, Hyperoside, Isoquercitrin and Mangiferin.

（2）Mango seed kernel has tonifying kidney and treating infertility effect. Vitamin E and ferulic acid are the material basis of treating oligospermia asthenospermia in Mango seed kernel.

(3)The way of the direct determination of the content of gallic acid established HPLC method and total polyphenols established by UV -spectrophotometric method inMango seed kernel are simple, accurate, reliable, reproducible, and can be used for determination of gallic acid and total polyphenols in mango seed kernel.

6　Innovations

(1) For the first time, Vitamin E, β – sitosterol, Stigmasterol, Vanillin, Epicatichin, Kaempferol, Quercetin, 3,4-*O*-Isopropylidene shikimic acid, 5-hydroxy-4-oxopyran-2-carboxylic acid, Citric acid(16), 2,3,4,6-Penta-*O*-galloylglucose, 1,3,6-Tri-*O*-galloyl-beta-D-glucopyranose, L-dopa, Arbutin, Hyperoside, Isoquercitrin, Quercetin-3-*O*-rhamnopyranoside, Mangiferin were isolated from mango seed kernel.

(2)For the first time, theanti-inflammatory effect of mango seed kernel was clarified. For the first time, the anti-inflammatory active ingredients of mango seed kernel were clarified, including Coumarin, β – sitosterol,Stigmasterol, Methyl gallate, Kaempferol, Quercetin, Gallic acid, Caffeic acid, Ferulic acid, 1,2,3,4,6-Penta-*O*-galloylglucose, 1,3,6-Tri-*O*-galloyl-beta-D-glucopyranose, Hyperoside, Isoquercitrin and Mangiferin.

(3)For the first time, the tonifying kidney and treating infertility effect were clarified. For the first time, Vitamin E and ferulic acid areactive ingredients of mango seed kernel treating oligospermia asthenospermia in Mango seed kernel.

Key words: mango seed kernel; active ingredient; anti-inflammatory; tonifying kidney; oligospermia asthenospermia

卫智权博士学位论文

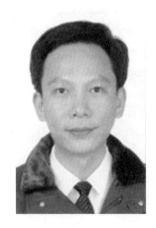

卫智权，博士、讲师；2011 年毕业于广西医科大学药理学专业，获博士学位。现就职于广西中医药大学中医药科学实验中心，任激光扫描共聚焦显微镜实验室、流式细胞仪实验室、PCR 实验室负责人，主要研究方向为中药、天然药物药理学研究。近年来主持或参与省部级及厅局级课题 13 项，发表论文 17 篇，其中 SCI 收录 2 篇。

芒果苷抑制脂多糖诱导慢性炎症的分子机制研究

摘 要

炎症是最重要的基本病理过程之一，各种炎症性疾病在人类疾病谱中占有极为重要的地位。时至今日，典型的慢性炎症性疾病，如慢性支气管炎等依然是严重困扰极大数量人群的常见疾病。不仅如此，近年来的研究表明，许多原本认为与炎症无关或关系不大的疾病事实上也与炎症密切相关。已有大量的研究证据表明，原发性高血压、冠状动脉粥样硬化性心脏病、代谢综合征、2 型糖尿病也是一种慢性炎症过程，并且炎症机制在其众多并发症中持续发挥重要的促进作用。在与心血管疾病、糖尿病一样对预期寿命构成严重威胁的恶性肿瘤的发病机制中，慢性炎症也是一个普遍而重要的因素。革兰阴性菌外膜的脂多糖（LPS）是诱发慢性炎症损伤的最主要的病原分子之一，许多疾病与 LPS 诱导的持续亚临床炎症密切相关。基于与上述研究发现相似的、仍在不断增加的证据，抑制 LPS 相关慢性炎症可能是阻止许多疾病发生以及治疗众多炎症性疾病的关键，然而现有的药物并不能满足在此领域实施有效药物干预的需求。

基于对慢性炎症复杂多样的病理生理机制的理解，从作用温和但药理效应广泛的天然药物中寻找抗炎药物可能是一个合理的选择。芒果叶为漆树科植物芒果的叶，芒果苷是芒果叶中的主要活性成分，是一种天然多酚类化合物。既往进行的研究表明，芒果苷对实验性急性炎症、实验性慢性增生性炎症、实验性免疫性炎症均具有显著抑制作用，在临床上对呼吸道感染性炎症的咳嗽、咳痰、喘息、发热等症状具有显著疗效，并且安全记录良好。虽然芒果苷的具体作用机制目前尚未完全明确，但这些研究证据已经提示芒果苷具备成为有效抑制慢性炎症的药物的潜质。

为阐明芒果苷抑制 LPS 相关慢性炎症的作用机制，本研究采用 LPS 诱导的慢性炎症大鼠为研究对象，探讨芒果苷对 LPS 诱导的慢性炎症的抗炎效应及其分子机制。

1 脂多糖诱导慢性炎症大鼠模型的建立

目的：探讨小剂量 LPS 间断注射建立大鼠慢性炎症模型的可行性。

方法：48 只 SD 大鼠随机分为 6 组，每组 8 只，分别接受生理盐水与 40、80、120、160、200μg/kg 体重剂量 LPS 尾静脉注射，每周 1 次，共 4 周，第 4 周末评估各组大鼠慢性炎症反应，确定合适的建模 LPS 剂量。随后以 40 只 SD 大鼠随机分为 5 组，每组 8 只，按照确定的 LPS 剂量尾静脉注射 LPS，每周 1 次，共 4 周，分别于第 1、2、3、4 周末评估 LPS 所致慢性炎症反应。

结果：未观察到实验动物死亡。SD 大鼠间断尾静脉注射 40、80、120、160μg/kg 剂量的 LPS 共 4 周未能诱导经典的慢性系统性炎症。200μg/kg 剂量的 LPS 间断尾静脉注射 4 周，可引起外周血白细胞总数与中性粒细胞比例的稳定增加，血清 hs-CRP、IL-6、TNF-α 持续位于较高水平，并导致以炎性细胞浸润、组织瘀血水肿为主要病理表现的组织病理变化。

结论：小剂量间断尾静脉注射 LPS 建立 SD 大鼠慢性系统性炎症模型是可行的，可供研究 LPS 相关慢性炎症长期研究观察之用。

2 芒果苷对脂多糖诱导慢性炎症的抗炎效应

目的：探讨芒果苷对 LPS 诱导慢性炎症的抗炎效应。

方法：90 只健康雄性 SD 大鼠随机分为对照组、模型组、泼尼松 [5mg/(kg·d)] 组与芒果苷高剂量 [200mg/(kg·d)] 组、芒果苷中剂量 [100mg/(kg·d)] 组、芒果苷低剂量 [50mg/(kg·d)] 组，每组 15 只，均为灌胃给药。以 LPS 间断尾静脉注射建立慢性炎症模型。药物干预 4 周后，取血进行大鼠全血白细胞计数与分类；取血分离血清，ELISA 测定 hs-CRP、IL-6、TNF-α、sICAM-1；HE 染色观察心脏、肝脏、肺脏、肾脏病理形态变化。

结果：与模型组比较，芒果苷高剂量组全血白细胞计数、中性粒细胞比例与血清 hs-CRP、IL-6、TNF-α、sICAM-1 水平均明显降低（$P<0.01$），心脏、肝脏、肺脏、肾脏的慢性炎症性损伤较轻。芒果苷中剂量组、芒果苷低剂量组全血白细胞计数、中性粒细胞比例与血清 hs-CRP、IL-6、TNF-α、sICAM-1 水平与模型组比较差异无统计学意义（$P>0.05$），心脏、肝脏、肺脏、肾脏的慢性炎症性损伤仍较明显。

结论：芒果苷可有效抑制 LPS 诱导的慢性系统性炎症，其作用机制可能与其抑制白细胞动员活化、降低炎性细胞因子水平、减轻炎症性组织损伤有关。

3 芒果苷对脂多糖诱导慢性炎症中环氧合酶、脂氧合酶的双重抑制作用

目的：探讨芒果苷对 LPS 诱导慢性炎症中 COX – 1、COX – 2、5 – LOX、12 – LOX 及其代谢产物的抑制作用。

方法：50 只 SD 大鼠随机分为对照组、模型组与芒果苷高剂量 ［200mg/（kg·d）］ 组、芒果苷中剂量 ［100mg/（kg·d）］ 组、芒果苷低剂量 ［50mg/（kg·d）］ 组，每组 10 只，均为灌胃给药。以 LPS 间断尾静脉注射建立慢性炎症模型。药物干预 4 周后，取血分离白细胞与血清，ELISA 测定白细胞 COX – 1、COX – 2 及其代谢产物 PGE_2、$PGF_{2\alpha}$ 以及 5 – LOX、12 – LOX 及其代谢产物 LTB_4、LTC_4、LTD_4、LTE_4；RT – PCR 测定 COX – 1、COX – 2、5 – LOX、12 – LOX 的 mRNA 表达。

结果：与模型组比较，芒果苷高剂量组与芒果苷中剂量组的白细胞 COX – 2 及其代谢产物 PGE_2、$PGF_{2\alpha}$，和 5 – LOX、12 – LOX 及其代谢产物 LTB_4、LTC_4、LTD_4、LTE_4，均明显降低（$P < 0.01$ 或 $P < 0.05$），芒果苷高剂量组并可见白细胞 COX – 1 水平明显降低（$P < 0.01$）。除 LTD_4 水平低于模型组外（$P < 0.05$），芒果苷低剂量组的白细胞 COX – 1、COX – 2 及其代谢产物 PGE_2、$PGF_{2\alpha}$，和 5 – LOX、12 – LOX 及其代谢产物 LTB_4、LTC_4、LTE_4 与模型组比较无统计学差异（$P > 0.05$）。

结论：芒果苷对 LPS 诱导慢性炎症中的 COX – 1、COX – 2 与 5 – LOX、12 – LOX 存在双重抑制作用，可能是芒果苷抑制 LPS 相关慢性炎症的作用机制之一。

4 芒果苷对脂多糖诱导慢性炎症中 CD14 – TLR4 – MAPK 细胞信号转导通路基因表达的影响

目的：探讨芒果苷对 LPS 诱导慢性炎症中 CD14 – TLR4 – MAPK 细胞信号转导通路主要信号分子基因表达的影响。

方法：90 只 SD 大鼠随机分为对照组、模型组、泼尼松 ［PNS，5mg/（kg·d）］ 组与芒果苷高剂量 ［200mg/（kg·d）］ 组、芒果苷中剂量 ［100mg/（kg·d）］ 组、芒果苷低剂量 ［50mg/（kg·d）］ 组，每组 15 只，均为灌胃给药。以 LPS 间断尾静脉注射建立慢性炎症模型。药物干预 4 周后，取血分离白细胞，RT – PCR 测定 CD14、TLR4、MyD88、P38、ERK、JNK、NF – κB 的 mRNA 表达。

结果：与模型组比较，芒果苷高剂量组白细胞 CD14、TLR4、MyD88、ERK、JNK、NF – κB 的 mRNA 表达明显较低（$P < 0.01$），但 P38 的 mRNA 表达无明显下调（$P > 0.05$）。芒果苷中剂量组、芒果苷低剂量组 CD14、TLR4、MyD88、P38、ERK、JNK、NF – κB 基因的 mRNA 表达与模型组比较无统计学差异（$P > 0.05$）。

结论：芒果苷可有效地下调白细胞 CD14、TLR4、MyD88、ERK、JNK、NF – κB 的 mRNA 表达，可能是芒果苷抑制 LPS 诱导的慢性炎症的作用机制之一。

关键词： 芒果苷；脂多糖；慢性炎症；炎症介质；环氧合酶；脂氧合酶；细胞信号转导；CD14；TLR4；丝裂原活化蛋白激酶

Molecular mechanism of inhibition of lipopolysaccharide-induced chronic inflammation by Mangiferin

ABSTRACT

Inflammation is one of the foremost basic pathological processes. Various kinds of inflammatory diseases play an important role in disease spectrum of human being. Many chronic inflammatory diseases were kept as common diseases that persecuted great quantity crowd even to this day. Furthermore, recent research shows that some diseases, which were deemed to have nothing on or less relation to the inflammation, were bound up with the inflammation. There have been a lot of research evidences to indicate that essential hypertension, coronary heart disease, metabolic syndrome and type 2 diabetes can be understood as one inflammatory process, and inflammatory mechanism continuously plays a key role in many complications about these diseases. The chronic inflammation is considered as a general and important promoting factor for malignancy, which is as dangerous as cardiovascular disease anddiabetes to human life expectancy. LPS is an important component of outer membrane of Gram-negative bacteria and uppermost one of pathogen molecular inducing chronic inflammatory damage. Many diseases are closely involved in LPS-induced sustaining subclinical inflammation. Based on accumulating evidences similar to the above researches, it may be a key part for disease occurring and treating to inhibit the LPS-induced inflammation.

Based on the understanding of various pathophysiological mechanisms in the chronic inflammation, it could be a reasonable choice to find anti-inflammatory drug from nature products with moderate function and broad-spectrum pharmacological effect. Mango leave comes from smell secco plant mango, and mangiferin, a natural polyphenol compound, is taken as major active constituent. Previous studies have shown that mangiferin may markedly inhibit various inflammations, such as experimental acute inflammation or chronic proliferative inflammation or immunity Inflammation. In addition, mangiferin has remarkable curative effect on cough, sputum, panting, fever due to respiratory infection inflammation and plus with a good safety record in its clinical application. The specific molecular mechanism of inhibition of lipopolysaccharide-induced chronic inflammation by mangiferin is not entirely clear, but these research evidences indicate that mangiferin might be developed into a potential drug which can effectively restrain the chronic inflammation.

This study is designed to clarify the action mechanism of mangiferin on LPS-related chronic inflammation. A rat model with LPS-induced chronic inflammation will be used in this study to investigate theanti-inflammatory action and the molecular mechanism of inhibition of lipopolysaccharide-induced chronic inflammation by mangiferin.

1　Establishment of a rat model with chronic lipopolysaccharide-induced inflammation

Objective：To establish a rat model with chronic inflammation induced by intermittent low dose LPS injection and probe its feasibility.

Methods：48 SD rats were randomly divided into 6 groups with 8 rats in each group. Rats in each group received caudal vein injection respectively with isometric stroke-physiological saline solution or 40, 80, 120, 160, 200μg/kg LPS once a week within 4 weeks. An evaluation on chronic inflammatory reaction was been executed at the end of 4th week to confirmed an appropriate LPS dose for establishing rat model. Afterwards, 40 rats were randomly divided into 5 groups with 8 rats in each group. Rats in each group received caudal vein injection with isometric stroke-physiological saline solution or above conformed dose of LPS once a week within 4 weeks. The evaluations on the chronic inflammatory reaction were executed respectively at the end of 1st, 2nd, 3rd and 4th week.

Results：The animals were all survived up to the endpoint of experiment. The appropriately chronic system inflammation had been not caused by intermittent caudal vein injection respectively with 40, 80, 120 or 160μg/kg dose of LPS within 4 weeks. Not only the peripheral white blood cell count and neutrophils ratio, but also the level of serum IL – 6, TNF – α and hs – CRP of rats, who received 200μg/kg dose of LPS caudal vein injection within 4 weeks, were raised. The tissue injury due to inflammatory cells infiltrating and blood stasis plus hydroncus as primary pathological manifestations was observed after LPS treating.

Conclusion：The SD rat model with classic chronic inflammation can be successfully established by intermittent low dose LPS caudal vein injection. It may be used to study the LPS-related chronic inflammation in the long term.

2　Anti-inflammatory actions of mangiferin on chronic lipopolysaccharide-induced inflammation

Objective：To study the anti-inflammatory actions of mangiferin on the chronic inflammation induced by lipopolysaccharide.

Methods：90 SD rats were randomly divided into control group, model group, positive drug prednisone group [5mg/(kg · d), gavage] and mangiferin high dose [200mg/(kg · d), gavage] group, mangiferin middle dose [100mg/(kg · d), gavage] group, mangiferin low dose [50mg/(kg · d), gavage] group with 15 rats in each group. The chronic inflammation models were established by intermittent lipopolysaccharide caudal vein injection. The treatment was executed within 4 weeks. The leucocyte count and the neutrophil ratio in blood were measured. The levels of serum hs – CRP, TNF – α, IL – 6 and sICAM – 1 were detected by enzyme-linked immunosorbent assay. Regular HE staining was applied to evaluate the inflammatory reaction of heart, liver, lung and kidney tissue.

Results：Compared with the model group, not only the leucocyte count and the neutrophil ratio in blood but also the levels of serum hs – CRP, IL – 6, TNF – α and sICAM – 1 in mangiferin high dose group were well down ($P < 0.01$). Less damage due to chronic inflammation was observed in mangiferin high dose group. However, there were no significant difference for the leucocyte count, the neutrophil ratio and the levels of serum hs – CRP, IL – 6, TNF – α, sICAM – 1 between model group and mangiferin middle dose group or mangiferin low dose group ($P > 0.05$). And the damage due to chronic inflammation was relatively obvious in mangiferin middle dose group and mangiferin low dose group.

Conclusion: Mangiferin may significantly inhibit the chronic inflammation induced by lipopolysaccharide, and the mechanism of its action may be involved in mangiferin inhibiting the activation of leucocytes, lowering the level of inflammatory cytokines and reducing the tissue damage due to inflammation.

3　Dual inhibitory effect of mangiferin oncyclooxygenase and lipoxygenase in chronic lipopolysaccharide-induced inflammation

Objective: To study the inhibitory action of mangiferin on cyclooxygenase – 1 (COX – 1), cyclooxygenase – 2 (COX – 2), 5 – lipoxygenase (5 – LOX), 12 – lipoxygenase (12 – LOX) and their metabolins in the chronic inflammation induced by lipopolysaccharide.

Methods: 50 SD rats were randomly divided into control group, model group and mangiferin high dose [200mg/(kg · d), gavage] group, mangiferin middle dose [100mg/(kg · d), gavage] group, mangiferin low dose [50mg/(kg · d), gavage] group with 10 rats in each group. The chronic inflammation models were established by intermittent lipopolysaccharide caudal vein injection. The treatment was executed within 4 weeks. Either the levels of COX – 1, COX – 2 in the leucocytes and serum PGE_2, $PGF_{2\alpha}$ as their metabolins, or the levels of 5 – LOX, 12 – LOX in the leucocytes and serum LTB_4, LTC_4, LTD_4, LTE_4 as their metabolins, were detected by enzyme-linked immunosorbent assay. The reverse transcription-polymerase chain reaction was applied to evaluate the mRNA expressions of COX – 1, COX – 2, 5 – LOX, 12 – LOX in the leucocytes isolated from blood.

Results: Not only the levels of COX – 2 in the leucocytes and serum $PG E_2$, $PG F_{2\alpha}$ but also the levels of 5 – LOX, 12 – LOX in the leucocytes and serum LTB_4, LTC_4, LTD_4, LTE_4 in mangiferin high dose group and mangiferin middle dose group were markedly lower than in model group ($P < 0.01$), and the level of leucocyte COX – 1 in mangiferin high dose group was obviously lower than in model group ($P < 0.01$). There were no significant difference for the levels of leucocyte COX – 1, COX – 2, 5 – LOX, 12 – LOX and serum PGE_2, $PGF_{2\alpha}$, LTB_4, LTC_4, LTE_4 between model group and mangiferin low dose group ($P > 0.05$), but the level of serum LTD_4 in mangiferin low dose group was lower than in model group ($P < 0.05$).

Conclusion: Mangiferin may simultaneously inhibit leucocyte COX – 1, COX – 2 and 5 – LOX, 12 – LOX in the chronic inflammation induced by lipopolysaccharide, and it may be one action mechanism of mangiferin inhibiting the chronic inflammation concerned with lipopolysaccharide.

4 Effect of mangiferin on cellular CD14 – TLR4 – MAPK signal transduction pathway in chronic lipopolysaccharide-induced inflammation

Objective：To investigate the effect of mangiferin on gene expressions of main signal molecules of CD14 – TLR4 – MAPK signal transduction pathway in the chronic inflammation induced by lipopolysaccharide.

Methods：90 SD rats were randomly divided into control group, model group, positive drug prednisone group [5mg/(kg · d), gavage] and mangiferin high dose [200mg/(kg · d), gavage] group, mangiferin middle dose [100mg/(kg · d), gavage] group, mangiferin low dose [50mg/(kg · d), gavage] group with 15 rats in each group. The chronic inflammation models were established by intermittent lipopolysaccharide caudal vein injection. The treatment was executed within 4 weeks. The reverse transcription-polymerase chain reaction was applied to evaluate the mRNA expressions of CD14, TLR4, MyD88, P38, ERK, JNK and NF – κB in the leucocytes isolated from blood.

Results：Compared with model group, lower mRNA expressions of CD14, TLR4, MyD88, ERK, JNK, NF – κB were detected in mangiferin high dose group ($P < 0.01$), but not for P38 ($P > 0.05$). There were no significant differences for mRNA expressions of CD14, TLR4, MyD88, P38, ERK, JNK, NF – κB between model group and MGF$_M$ or MGF$_L$ group ($P > 0.05$).

Conclusion：Mangiferin may availably down-regulate the mRNA expressions of CD14, TLR4, MyD88, ERK, JNK and NF – κB in leucocytes, and it may be one action mechanism of mangiferin inhibiting the chronic inflammation induced by lipopolysaccharide.

Keywords：mangiferin；lipopolysaccharide；chronic inflammation；inflammatory mediators；cyclooxygenase；lipoxygenase；cell signal transduction；CD14；TLR4；mitogen-activated protein kinase

梁健钦博士学位论文

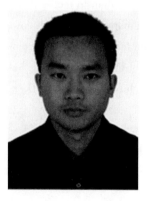

梁健钦，男，1977 年 11 月生，广西桂平人，副教授，博士。2011 年毕业于广西医科大学药理学专业，获博士学位（导师邓家刚教授）。主要从事药物改性及新递药系统研究以及中药和天然药物的抗炎免疫药理方面的研究，主持国家自然科学基金项目（地区基金）1 项、广西自然科学基金项目 2 项，公开发表中文核心期刊文章 10 余篇，申请专利多项。

芒果苷糖酯衍生物的非水相酶促合成及其生物活性研究

摘 要

1 目的与意义

芒果苷（Mangiferin，MGF）是一种具有 xanthone 结构的葡萄糖 C - 糖苷（分子式为 $C_{19}H_{18}O_{11}$，分子量为 422.34），存在于漆树科植物芒果（*Mangifera indica* L.）的果实、叶、树皮，百合科植物知母（*Anemarrhena asphodeloides* Bge.）的根茎、地上部分，鸢尾科植物射干 [*Belamcanda chinensis*（L.）DC.] 的花、叶等植物中。

MGF 分子具有较大的平面结构，溶解度较差（在纯水及 pH 1.3～7.4 的缓冲溶液中平均溶解度 <1mg/ml），而经换算人的口服有效剂量为 630mg，溶解单剂量 MGF 需要的胃肠道的液体体积 >250ml，根据生物药剂学分类系统（Biopharmaceutics classification system，BCS）的定义 MGF 属于一种溶解性差的药物。此外，MGF 在正丁醇 - 水系统中分配系数（Oil/water partition coefficient，P）非常小（pH 1～4 时，P 值约为 2.3，当 pH 大于 6.86 时，P 值仅为 0.01），通常 P 值与胃肠通透性相关性较好，P 值在 100～1000 时，被动吸收较好，推测 MGF 胃肠通透性较差。再者，MGF 在小鼠体内肠道吸收效果较差，证实了 MGF 通透性差。综合 MGF 上述三方面的性质，MGF 的低油水分配系数可能与其在小鼠体内低生物利用度直接相关，按照生物药剂学分类系统（BCS）原则，MGF 可归类为 BCS 第 4 类药物（低溶解性 - 低通透性），此类药物一般存在严重的生物利用度问题。

MGF 具有丰富的药理作用，包括抗炎、抗氧化、抗肿瘤、免疫调节作用、抗糖尿病作用等。因此，课题组拟将 MGF 开发成为一种具有抗炎作用的新药，但研发过程中发现 MGF 存在严重的吸收问题。MGF 在人体中的抗炎剂量为 630mg/次，一日 3 次，作为一个纯度在 90% 以上的单体化合物，服用剂量显然很大。将 MGF 开发成新药，必须解决 MGF 低吸收的问题，如果提高了 MGF 吸收的生物利用度，药效提高，最终能调整 MGF 的给药量。目前，课题组已经开展提高 MGF 溶解性的研究（应用的技术包括成盐、磺酸盐、金属离子螯合物、制剂手段提高溶解度等），而在提高 MGF 通透性方面的研究尚属空白。

将低脂溶性药物制备成酯类化合物或前药，从而提高药物的油水分配系数，是提高该类药物胃肠通透性（即被动吸收）的最常用的前药设计策略。MGF 具有黄酮类结构，还有多个酚羟基及糖基上的多个羟基，可以对这些羟基进行酰化修饰，增加药物分子整体脂溶性。采用化学法对黄酮类化合物进行酰化，空间选择性不高，并且将活性酚羟基酰化，导致抗氧化活性降低。本文利用脂肪酶的酯化反应或酯交换作用，可选择性地将化合物酯化修饰，不但提高黄酮类化合物的脂溶性，还能提高其稳定性及抗氧化活性。

脂肪酶（Lipase，EC 3.1.1.3），即三酰基甘油酯水解酶，该酶催化天然底物油脂的水解，生成的产物包括脂肪酸、甘油和甘油单酯或二酯。脂肪酶被广泛用于酯、硫羟酸酯、酰胺类化合物、多元醇酯、多元酸酯三酰甘油酯及一些疏水性酯类的水解、醇解、酯化、转酯化及酯类的逆向合成反应。在非水有机溶剂中，脂肪酶 Novozym 435 对葡萄糖基 6 位羟基专属性很高，可以催化葡萄糖的单酰化。

为此，本论文针对 MGF 低油水分配系数，从提高 MGF 通透性角度出发，采用酶法合成 MGF 酯类前药，尝试解决 MGF 生物利用度问题，达到提高药效的目的。理论上，还可为 BCS 4 类药物的研发提供思路。

2 方法和结果

全文对 MGF 进行结构修饰，合成酯类前药，并对产物结构及相关理化性质进行测定，最后测定该前药的抗炎活性。方法与结果如下。

（1）该部分对 MGF 溶解度及油水分配系数进行研究。采用 HPLC 法测定 MGF 在 pH 为 1.32、2.52、3.32、4.50、5.00、6.86、7.40、8.01 缓冲溶液中的平衡溶解度。结果显示 MGF 的溶解度随 pH 提高而增加。在 pH 1.3 ~ 5.0 的溶解度约为 0.16mg/ml；在 pH 6.86 ~ 7.4。时溶解度增加至 0.82mg/ml；当 pH 8.01 时溶解度为 1.44mg/ml。

采用摇瓶 - HPLC 法测定 MGF 在正辛醇 - 缓冲溶液（pH 1.32、2.52、3.32、4.50、5.00、6.86、7.40、8.01）体系中的表观油水分配系数（P）。MGF 的油水分配系数随 pH 增加而降低，P 值从 2.313 降低至 0.05。

根据生物药剂学分类系统（BCS），推测 MGF 属于 BCS 4 类药物（低溶解度 - 低通透性药物）。提示，可以通过合成 MGF 脂溶性前药，提高脂溶性达到提高 MGF 通透性的目的。

（2）本部分对 MGF 糖酯衍生物的非水相酶促合成的可行性进行研究。以 MGF 为酰基受体，以甲酸乙酯、乙酸乙酯、丙酸乙酯为酰基供体，利用商品脂肪酶 Novozym 435 为催化剂，在二氧六环中经过转酯化反应，合成了 3 种酰化的 MGF 糖酯衍生物，经 HPLC - MS 分析鉴定 3 种产物为甲酰基 MGF、乙酰基 MGF、丙酰基 MGF。从 HPLC 图谱及 TLC 图谱分析，衍生物的脂溶性均明显提高，达到目标化合物预期目的。

（3）本部分对 $6'-O-$ 丙酰基芒果苷（PMGF）合成、分离、结构鉴定进行研究，并对合成条件进行优化。首先，以 MGF 为酰基受体，丙酸乙酯为酰基供体，利用脂肪酶在有机溶剂中的酯交换作用，在 MGF 糖基 $6'-OH$ 选择性酰化。其次，采用制备液相色谱法分离得到高纯度 PMGF。然后，测定产物的 MS 谱、一维 ^1HNMR 和 $^{13}CNMR$ 确定分子量及分子结构，并测定（g）- HMBC 及（g）- HMQC 对 C、H 进行归属，确定酰化位置，最后确证产物结构为 $6'-O-$ 丙酰基芒果苷。最后，优化酶促反应条件，优化后的酶促反应条件为：在 8ml 二氧六环中加入 30mg Novozym 435、30mg 芒果苷、1ml 丙酸乙酯，在恒温水浴振荡摇床中 60℃下反应 20h。

（4）对 PMGF 水溶解度、油水分配系数、体外水解稳定性进行考察，并与 MGF 做对比研究。首先，采用摇瓶法测定 PMGF 在纯水（37℃）的溶解度，结果显示 PMGF 溶解度为（0.166 ± 0.02）μg/ml，与同条件下 MGF 的溶解度接近，PMGF 并未由于脂溶性提高而导致水溶解度下降。

其次，采用 HPLC 法测定 PMGF 在正辛醇 - 缓冲溶液中的油水分配系数，结果显示 PMGF 在 pH 1.3 ~ 8.01 范围内油水分配系数由 21.104 降低至 0.108，比 MGF 均显著增加，达 4.33～92.36 倍，其中在中性及碱性环境下提高倍数均在 10 倍以上，尤其在模拟肠液的 pH（pH 7.4）环境中增加了 93.36 倍，预测 PMGF 在肠道通透性将有很大程度的提高。

然后，采用 HPLC 法测定 PMGF 在 pH 2.0 及 7.4 溶液中的水解稳定性。PMGF 在该溶液中均能缓慢水解为 MGF。PMGF 在 pH 2 的酸性溶液中，按照一级速度过程水解为 MGF，半衰期为 69.3h；在 pH 7.4 偏碱性溶液中，水解为 MGF 的比例及速度较慢，部分 PMGF 变成 3 种脂溶性高于 MGF 的未知产物（推测是丙酰基转移到其他羟基后形成的产物，脂溶性仍然比 MGF 有所提高），导致 PMGF 浓度下降较快，半衰期为 34.6h。

最后，PMGF 浓度在血浆中按照非线性速度过程水解变成 MGF，半衰期为 11.7～20.6h。

综合上述内容，与原型 MGF 相比较，PMGF 在不降低溶解度前提下脂溶性显著提高，在胃肠 pH 环境下能缓慢水解（水解半衰期 > 30h）为 MGF，主要在血浆中水解为原型 MGF。推测将 MGF 修饰为 PMGF 能显著提高 MGF 的胃肠通透性，在吸收的时间段内，PMGF 比例较大，吸收入血后，能顺利水解还原为 MGF，提示，PMGF 很有潜力作为 MGF 的前药。

（5）本部分研究了人肠道菌群对 MGF 和 PMGF 的代谢作用。采用离体代谢研究的方法，用富含人肠道菌群的培养液与 MGF/PMGF 在厌氧条件下共同孵育，采用大孔树脂、制备液相色谱法分离代谢产物，经 HPLC－MS、一维 ^{1}HNMR 和 ^{13}CNMR 确证代谢产物结构为 MGF 苷元（Norathyriol）。结果如下：PMGF 在孵育开始 0～2h 内全部水解为 MGF，孵育第 4～8h 时间段 PMGF 和 MGF 逐步代谢为 Norathyriol，第 7h 的 Norathyriol 浓度达到最高，随后 Norathyriol 浓度持续下降，第 12h 仍然有明显代谢产物。证实，PMGF 转化为 MGF 的主要部位是肠道，暴露在肠道菌群环境中仅需要 2h 就能将 PMGF 分解完全；MGF 及 PMGF 在肠道菌群作用下转化为 Norathyriol，时滞 4h。在肠道菌群作用下，PMGF 完全水解需要 2h，推测在此水解阶段，未被水解的高脂溶性的 PMGF 持续吸收，净效应就是 PMGF 的吸收速度与程度会比原型 MGF 的要高。此外，代谢产物 Norathyriol 吸收的特征，有待进一步研究。

（6）对比研究了 PMGF 的体内、体外抗炎活性。首先，利用小鼠巨噬细胞株 RAW264.7 在脂多糖刺激下产生炎性细胞因子，观察 PMGF 和 MGF 对炎性细胞因子生成的影响，结果显示低浓度（5μg/ml）MGF 及 PMGF 体外对 NO、IL-1、TNF-α 无显著抑制作用（抑制率 < 7%）。其次，小鼠二甲苯致耳肿胀试验表明，MGF 和 PMGF 均显示显著的抗炎作用（抑制率 > 30%，$P < 0.05$），PMGF 中、低剂量组的抗炎效果高于 MGF 中、低剂量组但无显著性差异（$P > 0.05$），提示，PMGF 中、低剂量组药效具有高于同剂量的 MGF 的趋势，出现以上现象，可能由于提高 MGF 脂溶性改善膜通透性，增加了 MGF 经小鼠胃肠道的生物利用度，达到增效的目的。

3 结论

针对 MGF 溶解度低且油水分配系数低的特性，围绕 MGF 结构修饰主题，通过酶催化反应，最终找到高活性的高脂溶性的 MGF 前药——PMGF，PMGF 的溶解度与原形 MGF 相当，但 PMGF 脂溶性显著提高，抗炎药效有优于 MGF 的趋势，有理由认为 PMGF 作为 MGF 前药是有效的。以上研究，为 MGF 前药的研究提供了新的化合物结构类型，为有目的的开发 MGF 新药奠定了基础。

本文对难溶性药物的开发研究亦有一定的指导意义。本文从通透性方面入手，提高 MGF 脂溶性，动物药效证明酯类前药 PMGF 抗炎效果有优于 MGF 的趋势。可见，从通透性方面改善 BCS 4 类药物的生物利用度是行之有效的。

4 创新点

（1）首次利用固定化脂肪酶 Novozym 435 在非水相中合成了 3 种 MGF 脂溶性衍生物甲酰基 MGF、乙酰基 MGF、丙酰基 MGF。

（2）提高 MGF 脂溶性，动物实验证实达到增效的目的。

（3）首次将 BCS 指导原则应用到 MGF 研究中，以"增加脂溶性来改善膜通透性"为指导思想，指导整个 MGF 前药的设计，并取得良好的效果。

关键词：芒果苷；结构修饰；前药；抗炎；酶促合成；脂肪酶 Novozym 435

Lipase-catalyzed Synthesis of Mangiferin Sugar ester in Non-aqueous Organic Medium and its Anti-inflammatory Activity

ABSTRACT

1 Purpose and significance

Mangiferin [2-C-d-glucopyranosyl-1, 3, 6, 7-tetrahydroxyxantone; $C_{19}H_{18}O_{11}$; Mw, 422.34] is a kind of active flavonoids, a xanthone C-glycoside, and has been reported in various parts of *Mangifera indica*: fruits, leaves, stem bark; *Anemarrhena asphodeloides Bge*: leaves, stem bark, roots; *Belamcanda chinensis*: flower, leaves.

Mangiferin(MGF) has poor solubility(<1mg/ml) over the pH range 1.3 to 7.4, due to the large plane molecular structure. The dose of anti-inflammatory for human is about 630mg. It need more than 250ml volume of aqueous media to dissolve the amount of mangfiferin according Biopharmaceutics Classification System(BCS, abbr.) guidance. BCS is a framework for classifying drug substances based on their aqueous solubility and intestinal permeability. The partition coefficient(P, abbr.) in octanol/water system of MGF is ranging from 0.01 to 2.30, while pH value is from 6.86 to 4.00. At the same time, the bioavailability of MGF in rats is poor which was evaluating by in situ intestinal perfusion model. Permeability is believed to be the key factors of absorption. Partition coefficient of drug has good correlation with gastrointestinal permeability. Typically, partition coefficient on the range of 100 – 1000 is required for efficient passive transcellular transport. So it is presume that low bioavailability of MGF may be owing to low permeability. Therefore, MGF is classified as belonging to BCS – 4 class, low solubility and low permeability, and mostly encounter serious bioavailability problems.

MGF has been reported to have multiple biological effects, including anti-inflammatory, antidiabetic, antioxidant, antitumor, immunomodulatory, anti-allergic, antiviral, antibacterial, etc. The R&D members intended to development MGF as a new drug with anti-inflammatory effect, but we found that MGF had serious absorption problems. To exploit MGF for a new drug, it is essential to ameliorate bioavailability after oral administration. After enhanced the bioavailability of MGF, the given dose of MGF would be reduce ultimately. Currently, some techniques, including salt formation, sulfonate formation, preparation technique to improve solubility, have been carried out to improve the solubility of MGF. But there is no any report on the increase of permeability of MGF.

To improve drug's permeability by increasing partition coefficient, acylation is one of the useful and conventional methods for the synthesis of prodrug. The chemical acylation of flavonoids is notregioselective and produce some phenolic-hydroxyl-mask by-products. For shielded the functional hydroxyl group which are responsible for the antioxidant activity of flavonoids, the activity would decrease more or less. However, the enzymatic acylation of flavonoids by lipases with phenolic acids is more regioselective than chemical acylation and may enhance not only their solubility in various media, but also their stability and their antioxidant activity. Lipase is reported to use for the structure modification such as arbutin, isoquercetin, phloridzin, rutin, narigin, etc.

Lipase(Lipase, EC 3.1.1.3), three acyl ester hydrolase, is a kind of enzyme catalyzed hydrolysis of natural substrate oil to obtain fatty acids, glycerol and glycerol ester or diester. Lipase is widely used for the reactions ofhydrolysis; alcoholysis, esterification, transesterification and ester reverse reaction for substrates(sulfur carboxylates, amides, polyol esters, multi-glycerol triglyceride ester and some hydrophobic ester involved). Lipase Novozym 435(a form of Candida Antarctica lipase B)is found to be an effective biocatalyst for the acylation of glucose alone with high regioselective to 6 – hydroxyl of glucose.

Therefore, the enzymatic synthesis of MGF ester, as a kind of prodrug, was investigated on the aim of bioavailability improvement resulted in the enhancing the permeability. In theory, it will provide someideas for the R&D of BCS – 4 drugs.

2　Methods and results

This work could be divided into several sections, structure modification, Structure identification, Determination of Physical and Chemical Properties and Anti-inflammatory activity assay.

(1)MGF was classified as belonging to BCS – 4 class via research of biopharmaceutics properties of MGF. The solubility and octanol/water partition coefficient of MGF were very low over the pH range 1.3 to 8.0, solubility changed from 0.16 to 1.44mg/ml, partition coefficient was ranging from 2.313 to 0.05, while pH value was from 6.86 to 4. Moreover, the bioavailability of MGF in rats was low. The permeability of MGF could be increased by synthesis the fat-soluble derivatives.

(2)In this part, novel sugar ester prodrugs(formyl MGF, acetyl MGF, propionyl MGF)of

MGF, were synthesized by transesterification in non-aqueous medium using commercial immobilized lipase(Novozym 435)as biocatalyst. The HPLC method for reaction process monitoring was established. The molecular weight of these prodrugs was confirmed by HPLC-MS. The enzymatic synthesis was an attractive and economic way for preparation of mono-ester of glycoside, and provided a promising way for grafting acyl group onto glycoside directly.

(3)In this part, novel sugar ester prodrug($6' - O$ - propionyl MGF, PMGF)was synthesized by transesterification in non-aqueous medium using commercial immobilized lipase(Novozym 435) as biocatalyst MGF as acyl acceptor, ethyl propionate as acyl donor without the need of vinyl ester. The HPLC method and purification process of the prodrug was established. The chemical structure of this prodrug was confirmed by HPLC - MS, ^{1}HNMR, ^{13}CNMR, (g) - HMBC and(g) - HMQC. The effects of the substrate amount, temperature, the nature of the solvent, reaction time and the initial water content were investigated. Novozym 435 retained the highest activity in dioxane. The optimal conditions were the follow: In the 8 mL dioxane containing 30mg MGF and 30mg lipase, adding 1mL ethyl propionate, then the synthesis was performed at 60℃ for 20h. Novozym 435 had a high stability. After the lipase continuously used for 15 times, the concentration of product was not changed significantly compared with the first time. Novozym 435 could catalyze the regioselective acylation of 6' hydroxyl group at glucose moiety through the transesterification.

(4)In this part, the physicochemical and hydrolysis were evaluated in vitro. Firstly, the equilibrium solubility of PMGF was measured by shake-flask method. The solubility was(0. 166 ± 0. 02)μg/ml, and did not decline as a result of fat-soluble increase. Secondly, the octanol/water partition coefficient of PMGF was very low over the pH range 1. 3 to 8. 0, and was ranging from 21. 104 to 0. 08. The partition coefficient of PMGF was increased significantly for 4. 33 – 92. 36 times compared with MGF. The prodrug was significantly more hydrophilic than MGF. Thirdly, the hydrolysis of MGF and PMGF were studied in hydrochloric acid buffer(pH 2), phosphate buffer(pH 7. 4)and plasma solution. MGF showed a high chemical stability in both the aqueous medium of pH 2. 0, pH 7. 4 and plasma PBS(pH 7. 4). But PMGF was hydrolysis to MGF in vitro. Moreover, three unknown substances were detected in PBS(pH 7. 4)medium. It could be due to propionyl transfer to the adjacent hydroxyl of glucose. Summarily, the fat-soluble of PMGF was significantly increased. PMGF was hydrolyzed to prototype MGF in the plasma. It was speculated that the gastrointestinal permeability of PMGF could be increase significantly.

(5)In this part, the metabolisms of PMGF and MGF in human intestinal flora in vitro were investigated. Human intestinal flora and PMGF/MGF were incubated under anaerobic conditions. The metabolite were separated and purified bypreparative HPLC. PMGF was degraded to PMG within 2 h at the beginning of incubation. This characteristic could be benefit to the absorption of PMGF. Moreover, human intestinal flora could transform PMGF and MGF to aglycone of MGF (norathyriol). Norathyriol was detected at 4h. The absorption mechanism of norathyriol would be planning to investigate.

(6)In this part, the anti-inflammatory effect of PMGF was investigated in vitro and in vivo. In vitro, MGF and PMGF(5μg/ml)were tested on TNFα, IL - 1 and NO production in activated macrophages(RAW264. 7 cell line) stimulated with LPS(5μg/ml). All the inhibition effects of MGF and PMGF were below 10%. In vivo, the anti-inflammatory effect of PMGF was determined via mice auricular swelling model induced by dimethylbenzene. MGF and PMGF obviously relieved the mice auricular swelling. The effects of middle and low dose of PMGF were better than that of MGF probably due to a higher bioavailability of PMGF attributed to its high permeability.

3 Conclusion

In conclusion, on the basis of these results obtain in this work, a kind of high lipophilic MGF ester, 6′-O-propionyl MGF, was obtained. The anti-inflammatory effect of PMGF was better than that of MGF probably due to a higher bioavailability of PMGF attributed to its high permeability. PMGF was demonstrated to be suitable for MGF prodrugs design. In theory, all these works could provide some ideas for the R&D of BCS – 4 drugs.

4 Innovation

(1) For the first time, novel sugar ester prodrugs(formyl MGF, acetyl MGF, propionyl MGF)of MGF, were synthesized by transesterification in non-aqueous medium using commercial immobilized lipase(Novozym 435) as biocatalyst.

(2) The fat-soluble MGF prodrug and synergism of anti-inflammatory are achieved.

(3) During the course of structure modification of MGF, BCS guidance is applying into the MGF research. The enzymatic synthesis of MGF ester, as a kind of prodrug, was investigated on the aim of bioavailability improvement resulted in the enhancing the permeability.

Keywords：mangiferin；structure modification；prodrug；anti-inflammatory；enzymatic synthesis；lipase Novozym 435

李学坚博士学位论文

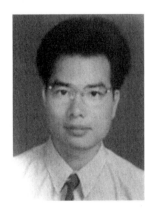

李学坚，男，壮族，1965 年 9 月生，2012 年毕业于广西医科大学，获博士学位（药理学专业，药效物质基础方向），教授级高级工程师，硕士研究生导师。研究方向：中药新产品研发、中药制药工程、中药药效筛选研究。专业特长：中药有效成分的提取分离工艺及其产业化、科技成果的专利保护。作为技术骨干参与六类中药新药"七味刺榆颗粒"的研发，获得药品批准文号（国药准字 Z20090954）。参与国家保健食品"百年乐牌年年乐口服液"研发，获得生产批文（国食健字 G20040896）。主持中成药"康妇炎片"的二次开发，上报国家

药监局（新药受理号 CXZS0505047 桂）。

主持广西科学研究与技术开发项目 3 项，广西自然科学基金 3 项，广西教育厅项目 3 项；参与国家重大项目 1 项，广西科学研究与技术开发项目 9 项。发表研究论文 66 篇，其中第一作者 29 篇，通讯作者 5 篇，SCI 收录 1 篇。作为完成人之一，获得广西科技进步奖二等奖 1 项，广西技术发明奖二等奖 1 项，中华中医药学会科学技术奖二等奖 1 项，南宁市科技进步奖一等奖 1 项，中国民族医药技术发明奖一等奖 1 项和二等奖 1 项。申请发明专利 23 件，获得授权 10 件，其中有 3 件已完成产业化并有产品上市销售。

芒果苷酯化衍生物的化学合成及药理活性研究

摘　要

1　研究背景

芒果苷（Mangiferin）系纯天然化合物，具有广泛的生物活性，植物来源广，生产技术成熟，市售产品纯度高达 95% 以上。芒果苷至今仍未被开发为临床药物的原因之一是其药理作用泛而弱，定位不突出。有学者指出，芒果苷属于 BCS 4 类药物，溶解性和跨膜通透性均很弱，生物利用度低，从而制约了芒果苷药理作用的发挥。

为了提高芒果苷的生物利用度从而提高其药理活性，大多研究从提高芒果苷的水溶性入手，但收效不明显；另有一些研究从提高芒果苷的跨膜通透性入手，这些研究全部集中在制备高脂溶性衍生物方面，虽有一些成效，但也不甚理想，所制备的衍生物至今均未得到开发应用。

本论文也从提高芒果苷的跨膜通透性入手，制备高脂溶性的芒果苷酯化衍生物。目前尚未见到与芒果苷酯化衍生物有关的文献报道，本论文从这一空白点切入，预计会得到一些较有意义的研究结果。

2　方法与结果

本论文的研究，涵盖化学合成、分离纯化、化合物结构确证、理化性质表征、药理学研究等内容。

（1）化学合成。以芒果苷为起始化合物，以酸酐为溶剂，以 H^+ 为催化剂，使芒果苷分别与乙酸酐、丙酸酐和丁酸酐反应，生成芒果苷酯化衍生物。反应的选择性不强，反应产物中包含 3 ~ 5 个酯化程度不同的"多酯化衍生化合物"。

（2）分离纯化和结构确证。采用硅胶柱层析方法从反应产物中分离得到 7 个新结构化合物（化合物 I ~ IV、PAM、HPM、HBM），依据 ^{1}HNMR 图谱、^{13}CNMR 图谱和 HMBC 图谱，全部确证其化学结构。其中 3 个产率较高的分别为：①7,2′,3′,4′,6′ - 五乙酯化芒果苷衍生物，或 7,2′,3′,4′,6′ - penta - acetyl - mangiferin（PAM），分子式：$C_{29}H_{28}O_{16}$；② 3,6,7,2′,3′,4′,6′ - 七丙酯化芒果苷衍生物，或 3,6,7,2′,3′,4′,6′ - hepta - propionyl -

mangiferin（HPM），分子式：$C_{40}H_{46}O_{18}$；③3，6，7，2′，3′，4′－六丁酯化芒果苷衍生物，或
3，6，7，2′，3′，4′－hexa－butyryl－mangiferin（HBM），分子式：$C_{43}H_{54}O_{17}$（结构见图1）。
本论文对这3个化合物进行了重点研究。

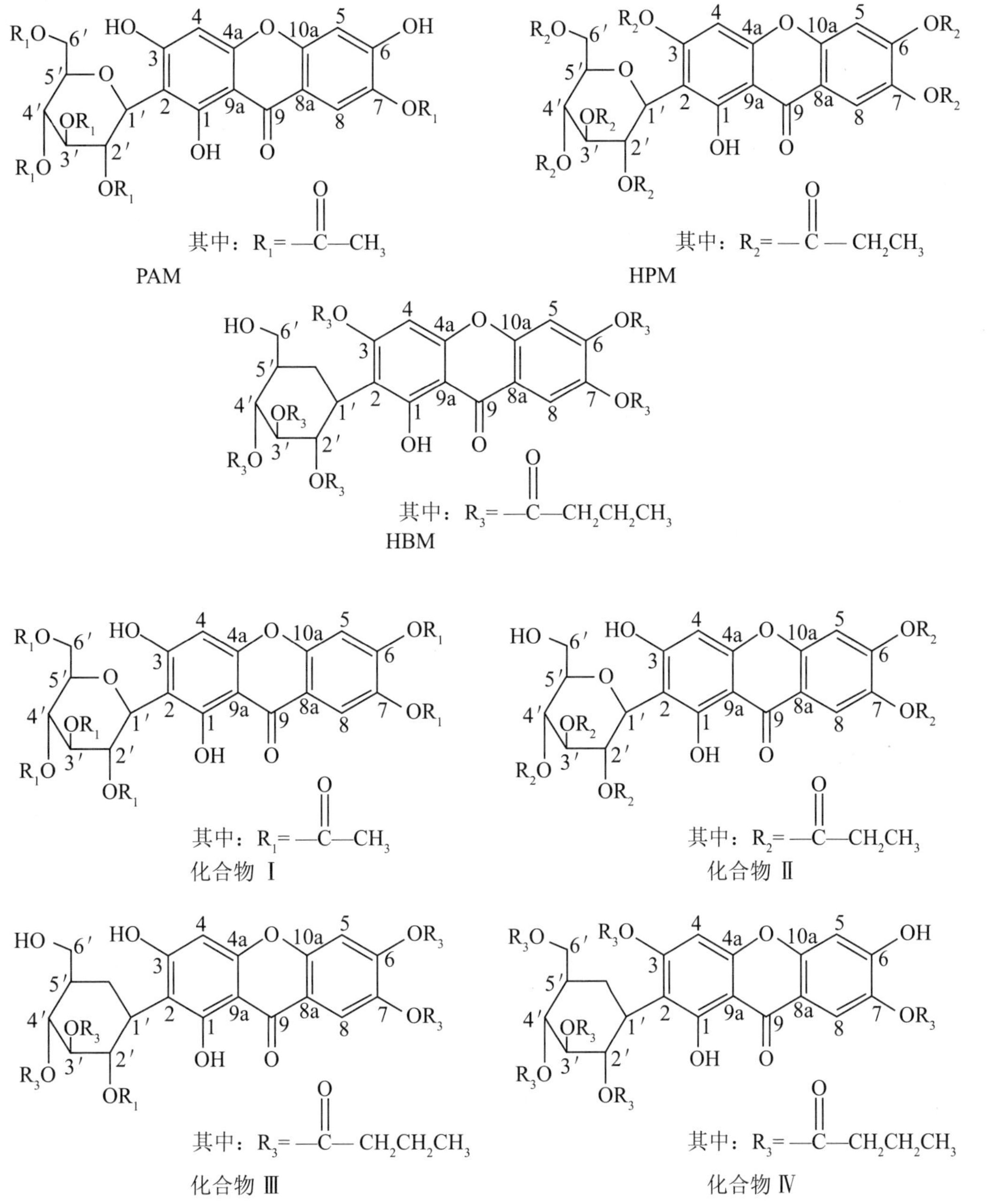

图1　芒果苷酯化衍生物化学结构式

（3）理化性质。PAM、HPM和HBM不溶于水而易溶于乙酸乙酯；在pH＜9的水中
稳定，在碱水中有少部分分解；熔点明显降低，较芒果苷低近100℃；紫外吸收特征

明显。

（4）表观油/水分配系数。分别测定芒果苷、PAM、HPM 和 HBM 在正辛醇和水组成的液－液互萃两相中的浓度，计算出油/水分配系数。芒果苷的油/水分配系数随 pH 的减小而增大，但绝对数值较小（小于6）；PAM、HPM 和 HBM 的油/水分配系数均大于 100，最大值出现在 pH 为 7 时（均大于 270），并随溶液酸度或碱度的增大而减小。

（5）采用浓氨水致咳的小鼠模型研究止咳作用。与空白对照组比较，芒果苷高、中剂量组（1、0.5mmol/kg）均有显著的止咳作用，可显著延长小鼠的咳嗽潜伏期（$P < 0.05$），并能显著减少咳嗽次数（$P < 0.01$）。PAM、HPM 和 HBM 虽有一定的止咳作用趋势，引咳潜伏期也有所延长，但未显示出统计学显著性差异（$P > 0.05$）；咳嗽次数也有所减少，但未显示出统计学显著性差异（$P > 0.05$）。

（6）采用小鼠气管排泌酚红模型研究化痰作用。与空白对照组比较，芒果苷高、中剂量组（1、0.5mmol/kg）均能显著促进小鼠排泌酚红（$P < 0.05$ 或 $P < 0.01$）；PAM、HPM 和 HBM 虽然也有一定的促进排泌作用，但未显示出统计学显著性差异（$P > 0.05$）。

（7）采用组胺－胆碱联合引喘法研究平喘作用。与空白对照组比较，芒果苷高、中剂量组（1、0.5mmol/kg）组均能显著延长豚鼠的引喘潜伏期（$P < 0.05$ 或 $P < 0.01$）；PAM、HPM 和 HBM 虽然也显示出一定的延长作用趋势，但未显示出统计学显著性差异（$P > 0.05$）。

（8）采用体外细菌平皿培养法研究抑菌作用。PAM、HPM 和 HBM 除在最大浓度（75mg/ml）时对金黄色葡萄球菌敏感株（G^+）和乙型副伤寒杆菌（G^-）有抑制作用外，对其他菌株均未表现出抑制作用。

（9）采用体外抗 HSV－1 研究抗单纯疱疹病毒作用。芒果苷、PAM、HPM 和 HBM 均表现出一定的细胞毒性，但毒性很低；对疱疹病毒 HSV－1 的抑制作用不明显，CPE 抑制率均不超过 25%。

（10）通过测定小鼠耳郭肿胀度及其腹腔毛细血管通透性来研究抗炎作用。与空白对照组比较，芒果苷高、中剂量组（1、0.5mmol/kg），PAM 高、中剂量组（0.25、0.125mmol/kg）、HPM 高、中、低剂量组（0.25、0.125、0.063mmol/kg）和 HBM 高、中、低剂量组（0.25、0.125、0.063mmol/kg）均能显著抑制小鼠耳郭肿胀（$P < 0.05$）；芒果苷低剂量组（0.25mmol/kg）、PAM 低剂量组（0.063mmol/kg）虽然有抑制肿胀的趋势，但未显示出统计学显著性差异（$P > 0.05$）。腹腔通透性试验，芒果苷高、中、低剂量组（1、0.5、0.25mmol/kg）、PAM 高、中剂量组（0.25、0.125mmol/kg）、HPM 高、中、低剂量组（0.25、0.125、0.063mmol/kg）和 HBM 高、中剂量组（0.25、0.125mmol/kg）均能显著抑制毛细血管的通透性，减少腹腔液渗出，显示出显著的抗炎作用（$P < 0.01$ 或 $P < 0.05$）；PAM 低剂量组（0.063mmol/kg）和 HBM 低剂量组（0.063mmol/kg）也有抑制毛细血管通透性的作用趋势，但未显示出统计学显著性差异（$P > 0.05$）。

（11）采用 MTT 法和荷瘤动物研究抑制肿瘤作用。MTT 法结果表明，PAM、HPM 和 HBM 能使 7901、hella 和 7404 细胞株的活细胞数量减少，提示药物可促使肿瘤细胞死亡。与空白对照组比较，HBM 高剂量组（1mmol/kg）对小鼠荷瘤（S_{180}）有一定的抑制作用（$P < 0.05$）；中剂量组（0.5mmol/kg）有一定的作用趋势，但未显示出统计学显著性差异（$P > 0.05$）。

（12）降血糖活性及降血糖作用机制研究。①采用链脲佐菌素所致糖尿病小鼠模型研究降血糖作用。与空白对照组比较，PAM 高、中剂量组（0.25、0.125mmol/kg），HPM 高、中剂量组（0.25、0.125mmol/kg），和 HBM 高、中、低剂量组（0.25、0.125、0.063mmol/kg）显示显著的降血糖作用（$P < 0.01$）；芒果苷高、中剂量组（1、0.5mmol/kg），PAM 低剂量组（0.063mmol/kg）和 HPM 低剂量组（0.063mmol/kg）显示一定的降血糖作用（$P < 0.05$）；芒果苷低剂量组（0.25mmol/kg）有降血糖的作用趋势，但未显示出统计学显著性差异（$P > 0.05$）。②采用肾上腺素所致高血糖小鼠模型研究对抗急剧血糖升高的作用。芒果苷高剂量组（1mmol/kg）、PAM 高剂量组（1mmol/kg）、HPM 高剂量组（1mmol/kg）和 HBM 高剂量组（1mmol/kg）均没有对抗肾上腺素的升血糖作用（$P > 0.05$）。③在体外抑制蛋白酪氨酸磷酸酶 1B（PTP1B）活性的试验中，在 5μg/ml 浓度时，PAM、HPM 和 HBM 就显示出较高的 PTP1B 酶抑制作用；在 20μg/ml 浓度时，PTP1B 酶产生明显沉淀，表明 PAM、HPM 和 HBM 具有极强的抑制 PTP1B 酶活性的作用。

3 结论

（1）合成方法简单易行，可产生多种新化合物。采用酸酐直接酰化（酯化）法，很容易从芒果苷制备芒果苷酯化衍生物；采用常规的硅胶柱层析法可方便、较大量地分离和纯化芒果苷酯化衍生物，得到化合物单体。本文所得 7 个酯化衍生物均为新结构化合物，其结构为首次报道。

（2）酯化衍生物 PAM、HPM 和 HBM 的为高脂溶性物质，其理化性质、油/水分配系数的数值大小和变化趋势完全不同于芒果苷；其油/水分配系数远大于芒果苷。

（3）酯化衍生物的药理作用有明显改变。芒果苷在止咳、化痰、平喘、抑菌、抗病毒等方面有一定的活性，而酯化衍生物 PAM、HPM 和 HBM 却没有，提示 PAM、HPM 和 HBM 因化学结构改变而丧失了这些药理活性。PAM、HPM 和 HBM 在体外细胞培养中，能使 7404、hella 和 7901 细胞株的活细胞数量减少，提示其具有促进肿瘤细胞死亡的作用；HBM 对荷瘤小鼠的肿瘤细胞（S_{180}）也有较弱的抑制生长作用，这些作用与芒果苷相似，提示 PAM、HPM 和 HBM 保持了芒果苷的这一活性。PAM、HPM 和 HBM 抗炎和降血糖作用的效价强度比芒果苷的高，只需 1/4 的摩尔剂量，即可产生与芒果苷相似的抗炎和降血糖效果，提示其抗炎和降血糖活性比芒果苷的强；此外，PAM、HPM 和 HBM 能明显抑制蛋白酪氨酸磷酸酶 1B（PTP1B），提示 PAM、HPM 和 HBM 因化学结构改变而使抗炎和降血糖活性较芒果苷大大增强。

（4）抗炎和降血糖作用显示一定的结构 - 效应关系。从芒果苷、PAM（乙酯化）、HPM（丙酯化）到 HBM（丁酯化），酯化基团大小递增，脂溶性也递增，在相同剂量时，抗炎和降血糖作用强度呈递增变化。

（5）酯化衍生物的降糖作用机制。芒果苷及其酯化衍生物 PAM、HPM、HBM 不具有胰岛素样作用，也不能刺激胰岛细胞在短时间内分泌大量胰岛素。PAM、HPM 和 HBM 的降血糖作用机制可能是对 PTP1B 的抑制和促进受损胰岛细胞的恢复：一方面，通过抑制 PTP1B，提高胰岛素受体浓度，从而提高胰岛素的利用率；另一方面，药物的高脂溶性使跨膜通透性增加，使更多药物进入胰岛细胞，使胰岛细胞得到更好地恢复，从而使胰岛细胞的分泌量增加。

（6）化学结构对药理作用的影响大。从结构变化与药理活性变化的关系分析，芒果苷苷元上 –OH 基团的有无及数量，决定了止咳、化痰、平喘、抑菌、抗病毒活性的有无；而抗炎、抑制 PTP1B 活性和降血糖作用，只与芒果苷母核的化学结构和结构特点有关，与母核上链接的其他基团无关。

（7）芒果苷苷元比芒果苷本身更具有研究开发价值。去除葡萄糖基后的芒果苷苷元，在相同剂量下其抗炎、降血糖作用可能更加显著；如进行酯化衍生，衍生物的抗炎、降血糖作用可能会得到飞跃式提升。

4 创新点

（1）用 BCS 药剂分类原则作为指导思想，对芒果苷进行结构修饰，提高其脂溶性，从而提高其跨膜通透性，增加其生物利用度，最终提高其药理活性；药理研究结果表明，抗炎和降血糖作用达到了预期的目的。

（2）首次采用化学方法制备芒果苷酯化衍生物；所制备的 7 个酯化衍生物（化合物 Ⅰ ~ Ⅳ、PAM、HPM、HBM）均具有新的化学结构，为首次报道。

关键词：芒果苷，结构修饰，酰化反应，抗炎，降血糖，作用机制

Synthesis and Pharmacological Activites of Mangiferin Esterified-derivatives

ABSTRACT

1 Background

Mangiferin, a naturally occurring xanthone glucoside, is widely distributed in herbals such as *Mangifera indica* L., *Anemarrhena asphodeloides* Bge and *Swertia mussotii* Franch and has recently attracted much attention due to its anti-diabetic, anti-inflammatory, expectorant, antitussive and anti-asthma activities.

Mangiferin now can be produced in large scale and with very high purity (more than 95%). Unfortunately, to date mangiferin has not yet been developed to clinical drug, just because it has too many activities to focus on a stronger one.

According to scientists, mangiferin has certain bio-activities; its weak pharmacological activity is due to its low solubility, low permeability and low bio-availability. In other words, mangiferin is a BCS – 4 drug.

In order to improve the bio-availability of mangiferin so as to improve its pharmacological activity, some studies were involved in improvement of solubility, and had little effects. Improvement of permeability was another way, but only few studies were involved. These studies all focused on preparation of highly lipid-soluble derivatives, which were still not good enough to be put into application even though they showed certain pharmacological activities.

In this paper we tried to prepare lipid-soluble derivatives too. But one thing was important: we prepared esterified-derivatives, which have not yet been mentioned in existing literatures. These novel esterified-derivatives may lead to some breakthroughs.

2 Methods and results

This paper reported the chemical synthesis, separation and structure confirmation of 7 novel mangiferin esterified-derivatives. In addition, the physicochemical properties and pharmacological activities of 3 maintarget compounds(PAM, HPM and HBM)were studied.

(1)Synthesis. Mangiferin as original compound, H^+ as catalyst, anhydride as solvent, mangiferin respectively reacted with acetic anhydride, propionic anhydride and butyric anhydride to produce esterified-derivatives. The reaction selectivity was so low that the reaction yielded 3 to 5 multi-acylation compounds.

(2)Separation, purification and structure confirmation. Silica gel chromatography was employed to separate target compounds from the reaction product. 7 novel compounds were separated and confirmed by ^{1}HNMR, ^{13}CNMR and HMBC spectrum, their chemical structure seen in the following figure. Out of these 7 novel compounds, 3 main target compounds were as follow: (a)7, 2′, 3′, 4′, 6′ – penta – acetyl – mangiferin(PAM), formula: $C_{29}H_{28}O_{16}$; (b)3, 6, 7, 2′, 3′, 4′, 6′ – hepta – propionyl – mangiferin(HPM), formula: $C_{40}H_{46}O_{18}$; (c)3, 6, 7, 2′, 3′, 4′ – hexa – butyryl – mangiferin(HBM), formula: $C_{43}H_{54}O_{17}$. These 7 compounds were reported for the first time.

PAM

HPM

HBM

$$其中：R_1 = -\overset{O}{\underset{\|}{C}}-CH_3$$

compound I

$$其中：R_2 = -\overset{O}{\underset{\|}{C}}-CH_2CH_3$$

compound II

$$其中：R_3 = -\overset{O}{\underset{\|}{C}}-CH_2CH_2CH_3$$

compound III

$$其中：R_3 = -\overset{O}{\underset{\|}{C}}-CH_2CH_2CH_3$$

compound IV

Fig. the chemical structural formula of Mangiferin esterified − derivatives

(3)Physicochemical properties. PAM, HPM and HBM were easily soluble in ethyl acetate, hardly soluble in water, stable in aq. solution at pH < 9; they partly decomposed in aq. solution at pH > 10, especially at high temperature. Their melting points decreased sharply with a rate of about 100℃. They had obvious features of UV absorption.

(4)Oil/Water distribution coefficient. The concentrations of mangiferin, PAM, HPM and HBM in water and n-octanol, by which to form a liquid-liquid extraction system, were determined respectively so as to calculate the Oil/Water distribution coefficient. The Oil/Water distribution coefficient of mangiferin was smaller than that of PAM, HPM and HBM, and it increased when pH decreased. The distribution coefficients of PAM, HPM and HBM were all bigger than 100, with a max at pHwas7(> 270); and with the increase of acidity or alkalinity, they decreased.

(5)Coughing mice induced by strong ammonia were employed to study the antitussive activity. Mangiferin's high and mid-dose group(1, 0.5mmol/kg)showed certain antitussive effect because they could significantly decrease the cough frequency($P < 0.01$)and prolong the cough incubation period($P < 0.05$). The antitussive effect of PAM, HPM and HBM was not significant($P > 0.05$)even though they had the trend to decrease the cough frequency and to prolong the cough incubation period.

(6)Phenol red secreting mice were used to study the expectorant activity. Mangiferin's high and mid-dose group(1, 0.5mmol/kg)showed certain expectorant effect because they could significantly increase the secretory of phenol red($P < 0.05$ or $P < 0.01$); the expectorant effect of PAM, HPM and HBM was not significant($P > 0.05$)even though they had the trend to increase the secretory of phenol red.

(7) Asthma guinea pigs induced by histamine-Ach were used to study the anti-asthma activity. Mangiferin's high and mid-dose group(1, 0.5mmol/kg) showed certain anti-asthma effect because they could significantly prolong the asthma incubation period($P < 0.05$ or $P < 0.01$); the anti-asthma effect of PAM, HPM and HBM was not significant($P > 0.05$) even though they had the trend to prolong the asthma incubation period.

(8) Bacteria culture in vitro was employed to study the bacteriostatic activity. Although PAM, HPM and HBM showed bacteriostatic effect for MRSA(sensitive) and Bacillus paratyphosus at the max concentration(75mg/ml) they didn't show that for other bacteria, or at other concentration levels.

(9) HSV – 1 inhibition test was used to study the anti-virus activity. Cytotoxicity of mangiferin, PAM, HPM and HBM was all not so strong; they could not obviously inhibit HSV – 1, and the CPE inhibition rate was less than 50%.

(10) Swelling of mice ear and permeability of mice celiac capillary were used to evaluate the anti-inflammatory activity. Mangiferin's high and mid-dose group(1, 0.5mmol/kg), PAM's high and mid-dose group(0.25, 0.125mmol/kg), HPM's high, mid and low-dose group(0.25, 0.125, 0.063mmol/kg) and HBM's high, mid and low-dose group(0.25, 0.125, 0.063mmol/kg) could significantly inhibit the ear swelling, showed obvious anti-inflammatory effect; although mangiferin's low-dose group(0.25mmol/kg) and PAM's low-dose group(0.063mmol/kg) had the trend to inhibit the ear swelling, the inhibition effect was not significant($P > 0.05$).

In another test, mangifrin's high-dose group, mid-dose group and low-dose group(1, 0.5, 0.25mmol/kg), PAM's high and mid-dose group(0.25, 0.125mmol/kg), HPM's high, mid and low-dose group(0.25, 0.125, 0.063mmol/kg) and HBM's high and mid-dose group(0.25, 0.125mmol/kg) could significantly decrease the permeability of mice celiac capillary($P < 0.01$ or $P < 0.05$), showed obvious anti-inflammatory effect; although PAM's low-dose group(0.063mmol/kg) and HBM's low-dose group(0.063mmol/kg) had the trend to decrease the permeability of mice celiac capillary their anti-inflammatory effect was not significant($P > 0.05$).

(11) MTT and tumor bearing mice were used to evaluate the anti-tumor activity. In MTT test, PAM, HPM and HBM showed the effect to enhance the apoptosis of 7901, hella and 7404 tumor cell. In another test, HBM high-dose group(1mmol/kg) could significantly inhibit the S_{180} tumor cell in vivo ($P < 0.05$). Although HBM mid-dose group(0.5mmol/kg) had the trend to inhibit tumor cell its inhibition effect was not significant($P > 0.05$).

(12) PTP1B inhibition test and hyperglycemia model mice were used to evaluate the hypoglycemic activity and to investigate the hypoglycemic mechanism.

In hyperglycemia mice induced by STZ, the mangiferin's high and mid-dose group (1, 0.5mmol/kg) and all dose levels group(0.25, 0.125, 0.063mmol/kg) of PAM, HPM and HBM significantly showed hypoglycemic effect($P < 0.01$ or $P < 0.05$). Although mangiferin's low-dose group(0.25mmol/kg) had the trend to decrease the mice glucose level its effect was not significant ($P > 0.05$). In hyperglycemia mice induced by adrenaline, high-dose group(1mmol/kg) of PAM,

HPM and HBM could not supress the sharp increase of mice glucose level($P > 0.05$). In PTP1B inhibition test *in vitro*, at $5\mu g/ml$, PAM, HPM and HBM showed obvious PTP1B inhibition effect; precipitates appeared at $20\mu g/ml$, this indicated that PAM, HPM and HBM had very high PTP1B inhibition activity.

3　Conclusions

(1) Esterified-derivatives not only can be easily prepared from mangiferin by direct acylation reaction, but also can be easily, efficiently separated and purified from the reaction product. Novel compound I – IV, PAM, HPM and HBM in this paper are reported for the first time.

(2) The physicochemical properties and the o/w distribution coefficient of PAM, HPM and HBM are different from those of mangiferin.

(3) PAM, HPM and HBM do not show any antitussive, expectorant, anti-asthma, bacteriostatic and antiviral effect even though mangiferin certainly showes these activities. This indicates that esterified-derivatives lose these activities because of being acylated. On the other hand, PAM, HPM and HBM can slightly enhance the apoptosis of 7901, hella and 7404 tumor cell *in vitro*, and have slight inhibition effect on S_{180} tumor cell *in vivo*. This indicates that esterified-derivatives inherit the slight tumor inhibition activity from mangiferin. Third, in the case of showing similar anti-inflammatory and hypoglycemic effect, mangiferin requires four times the molar dose that derivatives neede; in addition, PAM, HPM and HBM can significantly inhibit PTP1B. This indicates that esterified-derivatives have stronger hypoglycemic activity than mangiferin.

(4) For the mangiferin esterified-derivatives, there exists a trend that the longer esterification moieties(non→acetyl→propionyl→butyryl), the higher lipid-solubility, and the stronger anti-inflammatory and hypoglycemic activity. In other words, there exists a certain structure-activity relationship.

(5) Mangiferin, PAM, HPM and HBM neither have the insulin-like activity nor have the activity to stimulate the islet cell to secrete insulin heavily in short time. The hypoglycemic mechanism of PAM, HPM and HBM may lie in PTP1B inhibition and islet cell repair. First, PTP1B inhibition can increase the concentration of insulin receptor as to increase the availability of insulin; on the other way, high lipid-solubility means high transmembrane permeability, more drugs get into the islet cell and make the cell recover from the STZ damage as to increase the insulin secretion.

(6) By analyzing the corresponding relation of the chemical structure changes and the pharmacological activity changes, it indicates that-OHs on the aglycon exist or not would directly make the compound to have antitussive, expectorant, anti-asthma, bacteriostatic and antiviral activityor not; in addition, PTP1B inhibition, anti-inflammatory and hypoglycemic activity only get related with the chemical structure and the structure features of the aglycon, or to say, these activities have nothing to do with other moieties on the aglycon.

(7) The aglycon is more valuable than mangiferin itself. The pharmacological activity of mangiferin depends on its aglycon; and the aglycon reasonably has stronger activity than mangiferin,

for example, the anti-inflammatory and hypoglycemic activity. It would be certain that acylated aglycon of mangiferin had very strong anti-inflammatory and hypoglycemic activity.

4　Innovations

(1) Took BCS principles as guidelines, the chemical structure of mangiferin was modified to increase the lipid-solubility of the target compounds. High lipid-solubility led to high transmembrane permeability, so that more drugs got into the cell to increase the bio-availability, and as a result, the pharmacological activity significantly strengthened. The study results in this parer indicated that the anti-inflammatory and hypoglycemic activity of mangiferin esterified-derivatives (PAM, HPM and HBM) achieved the expected purpose.

(2) For the first time, esterified-derivatives of mangiferin were chemically prepared. The esterified-derivatives (compound Ⅰ – Ⅳ, PAM, HPM and HBM) mentioned in this paper were novel compounds. The anti-inflammatory and hypoglycemic activities of PAM, HPM and HBM were far more stronger than these of mangiferin, their parent compound.

Keywords: mangiferin; structure modification; acylation reaction; anti-inflammatory activity; hypoglycemic activity; hypoglycemic mechanism

郭宏伟博士学位论文

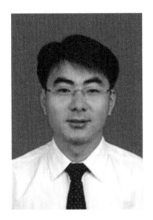

郭宏伟，男，山西文水人，2012 年毕业于山东中医药大学，获中药学博士学位。现为广西医科大学药学院副教授、副院长，广西实验动物学会理事，第九批南宁市新世纪学术和技术带头人第三层次培养人选。曾受国家留学基金委资助，在美国密歇根大学进行为期 1 年的访问学习，主要从事中药抗肿瘤/免疫药理的研究。先后主持国家自然科学基金 1 项，中国博士后科学基金面上项目 1 项，广西科学研究与技术开发计划项目 2 项，广西自然科学基金面上和青年基金各 1 项，广西卫生厅中医药科技专项 1 项，广西教育厅面上项目 1 项，广西中药药效研究重点实验室（省级）开放课题 1 项，广西壮族自治区研究生创新课题 1 项，主要参与科研课题 8 项（国家级 4 项，省部级 4 项）。发表相关科研论文 30 篇，其中以第一或通讯作者发表论文 10 篇，SCI 收录 5 篇，出版学术专著 2 部（副主编 1 部），参编教材 1 部，申请国家发明专利 9 项，已授权 3 项。曾获"第十一届全国医药卫生青年科技论坛"药物组二等奖和第二届中泰传统医药大会"young scientist"称号。

芒果叶提取物——芒果苷治疗过敏性哮喘的
作用及其免疫分子机制研究

提　要

1　目的

运用卵白蛋白（OVA）致敏和激发的方法建立过敏性哮喘小鼠模型，观察芒果叶提取物——芒果苷治疗过敏性哮喘的药效作用，并进一步探讨芒果苷平喘的免疫分子机制及作用靶点。同时运用中医理论，初步阐明芒果苷平喘的中医理论基础。

2　方法

将72只4~5周SPF级BALB/c雌性小鼠随机分为6组：空白对照组、模型对照组、地塞米松阳性对照组（1.25mg/kg）、芒果苷高剂量组（400mg/kg）、芒果苷中剂量组（200mg/kg）和芒果苷低剂量组（100mg/kg），每组12只。采用OVA致敏和激发构建小鼠哮喘模型。

2.1　芒果苷治疗过敏性哮喘的药效学研究

观察激发时各组小鼠的哮喘发作表现；细胞涂片进行支气管肺泡灌洗液（BALF）中白细胞分类计数；HE染色观察肺组织病理切片炎症细胞浸润情况；采用ELISA法检测小鼠血清中OVA特异性IgE（OVA-sIgE）和BALF中白三烯C_4（LTC_4）和前列腺素D_2（PGD_2）的含量。

2.2　芒果苷治疗过敏性哮喘的免疫分子机制研究

采用蛋白芯片技术检测小鼠血清中20种相关炎症细胞因子的蛋白表达水平；采用RT-PCR法检测小鼠肺组织中Th1型细胞因子IFN-γ、IL-12和Th2型细胞因子IL-4、IL-5、IL-13的mRNA表达水平；采用IHC和WB法检测小鼠肺组织中STAT4/6的表达、组织定位及磷酸化水平。

2.3　推断芒果苷的性味功能

运用中医理论，结合芒果叶的性味功效，从芒果苷平喘的角度初步推理芒果苷的中药性味功能。

3　结果

3.1　芒果苷治疗过敏性哮喘的药效学研究

与模型组比较，各芒果苷治疗组小鼠哮喘发作表现如呛咳、呼吸急促、躁动不安、腹肌收缩、发绀等症状明显减轻（$P < 0.05$）；芒果苷各剂量组均能明显减少 BALF 中嗜酸性粒细胞（EOS）的比例（$P < 0.05$），芒果苷高、中剂量组能减少 BALF 中白细胞总数（$P < 0.01$）；芒果苷各剂量组均可不同程度地改善肺组织的病理学改变，减轻气道炎症（$P < 0.05$）；芒果苷各剂量组均可显著降低血清中 OVA - sIgE 含量（$P < 0.01$）；芒果苷高剂量组可降低 BALF 中 PGD_2 水平（$P < 0.05$），而芒果苷中、低剂量组对 PGD_2 表达有降低趋势（$P > 0.05$）；芒果苷各剂量组对 LTC_4 水平有降低趋势（$P > 0.05$）。

3.2　芒果苷治疗过敏性哮喘的免疫分子机制研究

3.2.1　芒果苷对哮喘小鼠血清中相关细胞因子蛋白水平的影响

蛋白芯片结果显示：与模型组相比，芒果苷各剂量组均可显著提高小鼠血清中 IFN - γ、IL - 2、IL - 10、IL - 12 的表达水平（$P < 0.05$）；芒果苷高剂量组可明显降低 IL - 3、IL - 4、IL - 5、IL - 9、IL - 13、IL - 17、TNF - α 的表达水平（$P < 0.05$）；芒果苷中剂量组可明显降低 IL - 3、IL - 5、IL - 9、IL - 17、TNF - α 的表达水平（$P < 0.01$），对 IL - 4、IL - 13 的表达有降低趋势（$P > 0.05$）；芒果苷低剂量组可明显降低 IL - 9 和 TNF - α 的表达水平（$P < 0.01$），对 IL - 13、IL - 17 有降低趋势（$P > 0.05$）。芒果苷各剂量组对 GM-CSF、IL - 1α、IL - 1β、IL - 6、MCP - 1、RANTES、VEGF 表达水平的影响无统计学意义，但对 GM-CSF、IL - 1α、IL - 1β、MCP - 1、RANTES 有总体降低的趋势（$P > 0.05$）。

3.2.2　芒果苷对 Th1/Th2 型细胞因子 mRNA 表达的影响

RT-PCR 结果显示：同模型组相比，芒果苷高剂量组可降低肺组织中 Th2 型细胞因子 IL - 4、IL - 5 和 IL - 13 mRNA 表达水平（$P < 0.05$）；芒果苷中剂量组可降低 IL - 4 和 IL - 13 mRNA 表达水平（$P < 0.05$）；芒果苷各剂量组可不同程度地增强 Th1 型细胞因子 IL - 12α 和 IFN - γ mRNA 表达水平（$P < 0.05$）。

3.2.3　芒果苷对 JAK-STAT 信号通路中 STAT4/6 影响的研究

IHC 结果显示：与模型组相比较，芒果苷各剂量组淋巴细胞内 STAT6 的阳性表达明显减少（$P < 0.01$），细胞核表达率也有不同程度的降低（$P < 0.05$）；而芒果苷各剂量组对 STAT4 蛋白在淋巴细胞中的表达无明显影响，对细胞核表达率有增高趋势（$P > 0.05$）。WB 结果显示：与模型组相比，芒果苷各个剂量组均能显著抑制 STAT6 的磷酸化水平（$P < 0.01$）；而对 STAT4 的磷酸化表达则有不同程度的提高，但无统计学意义（$P > 0.05$）。

3.3　芒果苷的性味功能

芒果苷其性平，味甘，归肺、脾、胃经，具有祛风化痰、补益脾肺、调理肺气宣降之功。

4　结论

（1）芒果苷可明显减轻激发时哮喘小鼠的发作表现，可减少哮喘小鼠体内 EOS 浸润及 OVA - sIgE、PGD_2 含量，改善肺组织病理学改变，减轻气道炎症，进一步证实了芒果苷具有平喘的药效作用。

（2）芒果苷治疗过敏性哮喘的免疫分子机制可能是：①调节 Th1/Th2 细胞分化失衡，即可上调 Th1 型细胞因子 IL - 2、IL - 12、IFN - γ 的表达，抑制 IL - 3、IL - 4、IL - 5、IL - 9、IL - 13 等 Th2 型细胞因子的表达；②调节 Treg/Th17 细胞的分化失衡，即上调 Treg

型细胞因子 IL – 10 的表达和降低 Th17 型细胞因子 IL – 17 的表达；③降低促炎因子 TNF – α 的表达，从而减轻气道炎症反应。

（3）芒果苷可增强哮喘小鼠肺组织中 Th1 型细胞因子 IL – 12α 和 IFN – γ mRNA 的表达水平，降低 Th2 型细胞因子 IL – 4、IL – 5 和 IL – 13 mRNA 的表达水平，从基因水平进一步证实了芒果苷调节 Th1/Th2 细胞分化失衡的作用。

（4）抑制 JAK – STAT 信号转导通路中核转录因子 STAT6 的表达及活性可能是芒果苷调控 Th1/Th2 细胞分化失衡的机制之一。

（5）芒果苷性平，味甘，归肺、脾、胃经，具有祛风化痰、补益脾肺、调理肺气宣降之功，这是芒果苷治疗过敏性哮喘的中医理论基础。其化痰之功可能与其抑制哮喘气道炎症相关。

关键词：芒果叶；芒果苷；哮喘；小鼠；药效学；免疫机制

Effects and Immunological Mechanism of Mangiferin Extracted from Mango Leaves on Asthma in Mice

ABSTRACT

1 Objective

To study the pharmacodynamics and immunological mechanism of mangiferin extracted from mango leaves on asthma with a BALB/c mice model of allergic asthma induced by ovalbumin(OVA). Meanwhile, to explore the theoretical basis of mangiferin relieving asthma based on TCM theory.

2 Methods

72 female BALB/c mice, aged 4 – 5 weeks, were randomly divided into 6 groups: normal control group, model control group, positive drug dexamethasone [Dex, 1. 25mg/(kg · d), ig] group, mangiferin high-dose [MGFH, 400mg/(kg · d), ig] group, mangiferin middle-dose [MGFM, 200mg/(kg · d), ig] group, mangiferin low-dose [MGFL, 100mg/(kg · d), ig] group with 12 mice in each group. The mice model of asthma were sensitized and challenged with OVA.

2. 1 Research on thepharmacodynamics of mangiferin treating asthma

The behaviors of mice during the challenging period were observed; the total and differential cells in bronchoalveolar lavage fluid(BALF) were counted; histological study of lung sections on airway inflammation were carried out with haematoxylin and eosin(HE) staine; the expression levels of ovalbumin-specific immunoglobulin E(OVA – sIgE) in serum and leukotriene C_4(LTC$_4$), prostaglandin D_2(PGD$_2$) in BALF were detected by enzyme-linked immunosorbent assay(ELISA).

2.2 Research on the immunological mechanism of mangiferintreating asthma

The serum levels of 20 cytokines related to asthma were quantitative measured with protein array; the mRNA expressions of cytokines mainly produced by Th1/Th2 lymphocytes such as IFN - γ, IL - 12 and IL - 4, IL - 5, IL - 13 were semi-quantitative analyzed with reverse transcription polymerase chain reaction (RT - PCR); the protein expression and activities of signal transducer and activator of transcription 4/6 (STAT4/6) in lung tissues were respectively detected by immunohistoehemisry (IHC) and western blot (WB).

2.3 Deduce the property of mangiferin

The property of mangiferin was deduced by TCM theory, combined with the property of mango leaves and the effect of mangiferin relieving asthma.

3 Results

3.1 Research on the pharmacodynamics of mangiferin treating asthma

Compared with the model group, during the challenging period, the symptoms on mice such as sneezing, cough, tachypnea, contraction of abdominal muscle, cyanosis and so on were significantly improved after treated with different doses mangiferin ($P < 0.05$); All three-doses mangiferin could decrease the eosinophils (EOS) ratio in BALF ($P < 0.05$), MGFH and MGFM could reduce the total number of white blood cells (WBC) in BALF ($P < 0.01$); HE stain demonstrated that the peribronchial inflammatory cells infiltration were inhibited significantly after treated with mangiferin ($P < 0.05$); ELISA showed mangiferin with different doses could significantly decrease the level of OVA - sIgE in serum ($P < 0.01$), and the level of PGD_2 in BALF could be reduced by MGF_H group ($P < 0.05$), however, there is no significant difference for LTC_4 expression between model group and three mangiferin groups ($P > 0.05$).

3.2 Research on the immunological mechanism of mangiferintreating asthma

3.2.1 The effects of mangiferin on serum levels of 20 cytokines related to asthma

Protein array showed, compared with the model group, three mangiferin groups could increase the serum levels of IFN - γ, IL - 2, IL - 10, IL - 12 ($P < 0.05$); MGFH group could reduce the serum levels of IL - 3, IL - 4, IL - 5, IL - 9, IL - 13, IL - 17, TNF - α ($P < 0.05$); MGFM group could significantly decrease the serum levels of IL - 3, IL - 5, IL - 9, IL - 17, TNF - α ($P < 0.01$); MGFL group could significantly relieve the serum levels of IL - 9, TNF - α ($P < 0.01$); there are no significant differences for the serum levels of GM-CSF, IL - 1α, IL - 1β, IL - 6, MCP - 1, RANTES, VEGF between model group and three mangiferin groups ($P > 0.05$), but after treatment with mangiferin, there is a decreasing tendency for the serum levels of GM - CSF, IL - 1α, IL - 1β, MCP - 1, RANTES ($P > 0.05$).

3.2.2 The effects of mangiferin on mRNA expression of cytokines produced by Th1/Th2 lymphocytes

RT-PCR demonstrated that, compared with the model group, lower mRNA expressions of IL - 4, IL - 5, IL - 13 from Th2 lymphocytes were detected in MGFH group ($P < 0.05$); in addition, the mRNA expressions of IL – 4, IL – 13 in MGFM group were also lower than in model group($P < 0.05$); meanwhile, different doses mangiferin could increase the mRNA expressions of IL – 12α, IFN – γ released by Th1 lymphocytes($P < 0.05$).

3.2.3 The effects of mangiferin on STAT4/6 in JAK – STAT signal pathway

IHC showed, compared with model group, different doses mangiferin could significantly inhibit the expression of STAT6 in lymphocytes of lung issue($P < 0.01$), what's more, the expression rates of STAT6 in lymphocyte nuclei are decreased($P < 0.05$). However, there are no significant changes for the positive expression of STAT4 between model group and three mangiferin groups, there are only slight increase for the expression rates of STAT4 in lymphocyte nuclei($P > 0.05$). WB demonstrated, compared with the model group, different doses mangiferin could significantly inhibit the activity of STAT6($P < 0.01$), and have a slight improvement on the activity of STAT4($P > 0.05$).

3.3 The property of mangiferin

Mangiferin, characterized by neutral nature, sweet taste, entering the lung, spleen and stomach meridians, could dispel wind and reduce phlegm, tonify spleen and benefit lung, regulate the functions of lung qi.

4 Conclusion

（1）Mangiferin can improve the asthma symptoms in mice model, decrease the total number of WBC and EOS ratio in BALF, reduce the levels of OVA – sIgE in serum and PGD_2 in BALF, inhibit the peribronchial inflammatory cells infiltration in lung tissue, which all demonstrate mangiferin does have pharmacodynamic action on treating allergic asthma.

（2）The immunological mechanism of mangiferin on treating asthma may be as follows: ① To regulate the imbalance between Th1 and Th2 lymphocytes: mangiferin could promote the expressions of Th1 cytokines IL – 2, IL – 12, IFN – γ and has a reverse effect on Th2 cytokines IL – 3, IL – 4, IL – 5, IL – 9, IL – 13; ② To regulate the imbalance between Treg and Th17 lymphocytes: Mangiferin could increase the level of Treg cytokine IL – 10 and decrease the level of Th17 cytokine IL – 17; ③ To reduce the level of proinflammatory cytokine TNF – α so as to reduce the airway inflammatory reponse.

（3）Mangiferin can increase the mRNA expressions of IL – 12α, IFN – γ released by Th1 lymphocytes, decrease the mRNA expressions of IL – 4, IL – 5, IL – 13 released by Th2 lymphocytes in lung tissue, which further demonstrate the effect of mangiferin on regulating the imbalance between Th1 and Th2 lymphocytes.

（4）To inhibit the expression and activity of STAT6 in JAK – STAT signal pathway may be one mechanism of mangiferin to regulate the imbalance between Th1 and Th2 lymphocytes.

（5）Mangiferin, characterized by neutral nature, sweet taste, entering the lung, spleen and stomach meridians, could dispel wind and reduce phlegm, tonify spleen and benefit lung, regulate the functions of lung qi, which may be the TCM theoretical basis of mangiferin relieving asthma. The function of reducing phlegm may be related to inhibiting peribronchial inflammation.

Key words：Mango Leaves；Mangiferin；Asthma；Mouse；Pharmacodynamics；Immunological Mechanism

李好文博士学位论文

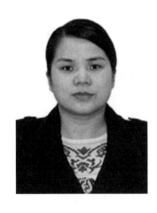

李好文，女，1979年6月生，2013年6月毕业于华中科技大学同济医学院，获医学博士学位。研究方向：天然药物对重金属污染防护研究。研究特色：传统中药及农作物废弃物研究在劳动卫生与环境卫生领域的应用。

芒果苷对铅暴露大鼠的保护作用及信号转导机制研究

摘 要

芒果苷是一种高效的抗氧化剂，且具有络合、吸附及还原重金属的功能，这些性质使其缓解重金属离子的毒害作用成为可能。

铅是常见的环境污染物，可通过多种途径进入体内，造成机体多种器官系统的损害，其中中枢神经系统是毒性作用的主要靶器官之一。儿童对铅毒性尤为敏感，较低水平的铅暴露即可造成中枢神经系统功能障碍。已有研究表明，活性氧介导的氧化损伤参与铅中毒的病理学过程。近年发现的红系衍生核因子2相关因子和抗氧化反应元件（Nrf2 - ARE）通路具有神经保护作用。

本研究以铅引起神经组织氧化应激为切入点，利用整体动物实验模型，应用生物化学与分子细胞生物学技术和方法来研究：①芒果苷对断乳期铅暴露大鼠的空间学习记忆能力以及大脑皮层、海马组织结构的影响；对铅暴露大鼠体内铅负荷的影响；②芒果苷是否通过诱导 Nrf2 - ARE 通路下游的相关酶参与改善铅暴露大鼠的氧化损伤；③Nrf2 - ARE 通路是否在芒果苷拮抗铅致大鼠脑损害中发挥作用。主要研究结果如下。

1 芒果苷对铅暴露大鼠神经系统结构、功能及体内铅负荷的影响

目的：研究芒果苷对铅暴露大鼠神经系统结构、功能及体内铅负荷的影响。

方法：将96只Wistar大鼠随机分为阴性对照组（空白对照组）和铅暴露组（以500 ppm醋酸铅溶液作为大鼠饮用水），染毒8周后，将铅暴露后的大鼠再随机分为5个组，

以 50mg/kg、100mg/kg 和 200mg/kg 剂量的芒果苷（药物组）和二巯基丁二酸（DMSA）组分别给其中四组大鼠灌胃，剩余一组（铅暴露模型组）给予等体积蒸馏水。给予芒果苷 4 周后，用 Morris 水迷宫进行空间学习记忆能力检测。Morris 水迷宫实验结束后，脱颈椎处死动物，采用电感耦合等离子体质谱法（Inductively coupled plasma mass spectrometry，ICP－MS）进行铅含量测定。HE 染色，光镜下观察大脑皮层病理改变，TEM 透射电镜观察海马 CA1 区超微结构。

结果：Morris 水迷宫实验中，铅暴露模型组与空白对照组相比，各统计指标没有统计学差异。芒果苷治疗组（200mg/kg）与铅暴露模型组比，第三象限的停留时间较长，跨平台次数较多，均有显著性差异（$p < 0.05$）。铅暴露对断乳期大鼠体重影响不明显，但可引起海马组织内各种细胞超微病理结构的变化，包括空泡化、线粒体肿胀、核浓缩和凋亡等，芒果苷治疗组（100mg/kg，200mg/kg）上述病理改变有很大改观。大鼠断乳期铅暴露，可使大鼠血液及各脏器中铅含量增加，而芒果苷能使铅负荷降低。其在骨和脑中的效果与 DMSA 组相比没有显著性差异。

结论：铅对本实验中断乳期大鼠空间学习记忆能力没有明显影响，这可能和大鼠的神经代偿有关；和空白组相比，芒果苷治疗组（200mg/kg）能显著提高大鼠的空间学习记忆能力；芒果苷能改善断乳期铅暴露大鼠的病理损害，对铅暴露大鼠有保护作用；芒果苷还能降低血液及骨、脑、肝和肾中的铅，这可能和它的螯合特性有关；芒果苷能降低脑铅，可能与它的分子量较小、较易穿透血脑屏障有关。

2 对血液和脑组织的氧化损伤的保护作用

目的：研究芒果苷是否干预 Nrf2－ARE 通路所调控的抗氧化酶、Ⅱ相解毒酶、谷胱甘肽（GSH）及相关的调节酶。

方法：应该商用试剂盒检测 H_2O_2、MDA 含量以及 Nrf2 下游的抗氧化酶（SOD，CAT）活力、Ⅱ相代谢酶（GST，NQO1，HO－1）活力、GSH 调节酶类（γ－GCS，GR，GPx）以及 GSH 和 GSSG 的含量。

结果：铅可以显著提高脂质过氧化物水平，降低抗氧化物酶活力。不同浓度的芒果苷治疗组均可以显著降低脂质过氧化物水平，提高抗氧化物酶活力，其中 200mg/kg 芒果苷的作用最为明显。铅可以显著抑制 HO－1、NQO1 酶，同时也抑制了 GSH 相关调节酶，使得 GSH 耗竭，GSH/GSSG 比例下降。芒果苷各治疗组均可以提高Ⅱ相代谢酶以及谷胱甘肽调节酶类，提高 GSH 含量和 GSH/GSSG 比例，其中 200mg/kg 芒果苷的作用最为明显。

结论：芒果苷各治疗组均可以提高机体氧化还原能力，提高大脑组织及血中 Nrf2 下游的Ⅱ相代谢酶以及 GSH 调节酶类活力，抑制由铅诱导的氧化压力，从而拮抗铅诱导的损伤。以上研究结果提示 Nrf2－ARE 信号通路可能参与了芒果苷的氧化应激防御机制。

3 Nrf2－ARE 信号通路在芒果苷拮抗铅致大鼠脑损害中的作用

目的：研究 Nrf2－ARE 信号通路是否在芒果苷拮抗铅致大鼠脑损害中发挥作用。

方法：实时荧光定量 PCR（Real-time quantitative Polymerase Chain Reaction，RT－qPCR）、Western Blot，免疫组织化学检测 Nrf2、GCLM、GCLC 以及 HO－1 mRNA 和蛋白表达；Western-blot 检测 Nrf2 总蛋白和 Nrf2 核蛋白表达。

结果：RT-qPCR 表明 Nrf2 mRNA 水平在铅暴露大鼠有较弱的提高，在芒果苷各治疗组也呈较弱的提高。γ-GCS 和 HO-1 在铅暴露大鼠中被抑制，在芒果苷各治疗组中有显著的提高，且呈剂量相关性。免疫组化检测显示 Nrf2 在空白组未阳性神经细胞及铅暴露大鼠中阳性神经细胞中有少量表达，在芒果苷各治疗组中的表达有大幅增加；γ-GCS 阳性细胞在铅暴露大鼠中较空白组少，在芒果苷各治疗组中的表达大幅增加。

结论：Nrf2 可被铅激活，也可以被芒果苷进一步激活，其调控并非发生于基因转录水平，而可能发生在转录后的 Nrf2 入核和出核转运水平。Nrf2 可能是芒果苷干预铅暴露大鼠抗氧化基因表达的关键转录调控因子。给予芒果苷后 Nrf2 的激活上调了其下游的 γ-GCS、HO-1 水平，提示 Nrf2-ARE 信号通路可能参与了芒果苷的氧化应激防御机制。

综上所述，我们可以得出如下结论：芒果苷能减轻铅暴露大鼠的氧化损伤，对铅暴露大鼠有神经保护作用；这种神经保护作用可能是通过激活 Nrf2-ARE 信号通路诱导下游抗氧化/解毒酶等基因的表达从而抑制氧化损伤来实现的；Nrf2-ARE 信号通路的药物对铅中毒大鼠的防治具有良好的应用前景。Nrf2-ARE 信号通路示意图及芒果苷的可能作用机制见图 1。

本研究的创新之处：将强抗氧化剂芒果苷应用于重金属铅的研究中；从 Nrf2 通路解释芒果苷对神经系统的保护作用。

关键词：芒果苷；铅；氧化应激；Ⅱ相酶；红系衍生的核因子 2 相关因子；γ-谷氨酰半胱氨酸合成酶

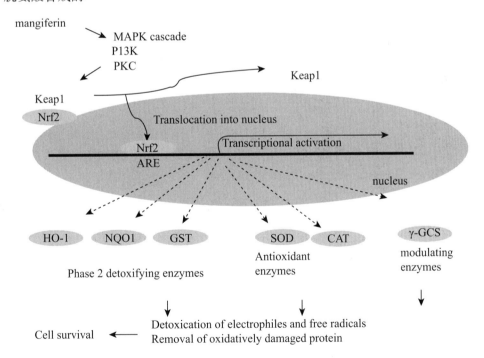

图1 Nrf2-ARE 信号通路示意图及芒果苷的可能作用机制

Protective effects of mangiferin in subchronic developmental lead-exposed rats and the study on its signal transduction mechanism

ABSTRACT

Mangiferin(MGN) is an effective antioxidant, and it was reported tochelate with metals and relieve toxicity caused by heavy metals such as mercury, cadmium and arsenic. These properties make it possible to relieve the toxicity caused by lead. Lead is a ubiquitous environmental and industrial pollutant. Exposure to excessive amounts of lead is especially harmful to the central nervous systems of infants and young children, and oxidative stress has been reported as a major mechanism of lead-induced toxicity.

Recent studies have shown that Nrf2 – ARE pathway has neuroprotective effect. In the central nervous system, Nrf2 plays an important role by protecting neurons against oxidative stress. Nrf2 promotes the transcription of a series of genes such asGlutathione-S-transferase(GST), glutamate cysteine ligase(GCLC and GCLM), NAD(P)H: Quinone oxidoreductase 1(NQO1), heme oxygenase – 1(HO – 1).

In our study, molecular biological technique were used to evaluate: ① The influence of MGN on the structure and function of nervous system; the influence of MGN on lead burden. ② The influence of MGN on lipid peroxidation and the Nrf2 downstream enzymes in the cerebral cortex and serum. ③ the role of Nrf2 – ARE pathway in the protective effect of MGN in lead-exposed rats. Major findings are as follows.

1 The influence of MGN on the structure, function of nervous system and the influence on the lead burden

Objective: To evaluate the influence of MGN on the structure, function of nervous system and the influence on the lead burden.

Methods: 96 weaned Wistar rats were divided into six groups (n = 16 in each group, half male and half female): five groups exposed to 500 ppm of lead acetate in the drinking water and one group as blank control. After 8 weeks, MGN(50, 100, 200mg/kg body weight) and DMSA were orally administrated to intoxicated groups for four supplemental weeks; the other intoxicated group was left as lead-exposed model group. After the four weeks of administration, all rats received Morris water maze training and test. Rat brain sections were detected by HE staining and transmission electron microscopy(TEM). Blood, femur, brain, liver and kidney lead were determined by ICP – MS.

Results: During the course of the Morris water maze experiment, compared with blank control group, the lead-exposed group showed no significant difference. While compared with the lead-exposed group, the MGN-treated group(200mg/kg) showed significant differences in spatial probe test($P < 0.05$). Under TEM, in the region CA1 of lead-exposed group, the changes include neuropile vacuole, abnormal dense bodies in cytoplasm and lysosome in the peripheral vessels, pyknotic compact of gliocyte, etc. While in the MGN-treated groups, the anomaly was mild. The cells in the CA1 area in hippocampus were almost normal. Compared with the lead-exposed group, MGN-treated group lowered the lead concentration in blood, bone and brain significantly($P < 0.05$), the effect of MGN in bone and brain showed no significant difference between DMSA group and MGN-treated group(200 mg/kg).

Conclusion: In our study, compared with blank control group, the lead-exposed group showed no deficit in spatial learning. It may be due to the neural compensation. MGN can improve the spatial learning in the MGN-treated group, compared with the lead-exposed group. MGN may ameliorate histopathological lesion in hippocampus. MGN can chelate with lead in vivo, that maybe due to its chelating property.

2 The influence of mangiferin on lipid peroxidation and the Nrf2 downstream enzymes in the cerebral cortex and serum

Objective: To study if MGN intervene the lipid peroxidation and the Nrf2 downstream enzymes.

Methods: Commercial kit were used to detect H_2O_2, MDA, and the Nrf2 downstream antioxidant enzymes, phase II detoxification enzymes and GSH related enzymes and GSH/GSSG content.

Results: Lead can significantly improve the level of lipid peroxides, reduce the antioxidant enzyme activity. MGN-treated groups could significantly reduce the level of lipid peroxidation, improve the activity of antioxidant enzymes, phase II detoxification enzymes and GSH related enzymes, wherein the 200mg/kg mangiferin has the most obvious effect.

Conclusion: The results of the above studies showed that MGN-treated groups can improve the activity of antioxidant enzymes, phase II detoxification enzymes and GSH related enzymes, inhibit the oxidative stress induced by lead, and thus resist the lead-induced damage. It indicated that Nrf2 – ARE maybe involved in the antioxidant mechanism of MGN.

3 The role of Nrf2 – ARE pathway in protective effects of MGN in lead-exposed rats

Objective: To study the role of Nrf2 – ARE pathway in protective effects of MGN in lead-exposed rats.

Methods: Real-time quantitative polymerase chain reaction(RT – qPCR), Western-blot and immunohistochemistry detection were used to detect the expression of Nrf2, GCLC, GCLM, HO – 1 mRNA and protein expression; Western-blot was used to detect the expression of nuclear Nrf2 protein and total Nrf2.

Results: RT-qPCR showed that Nrf2 mRNA levels in lead-exposed group and MGN-treated groups increased. γ – GCS, HO – 1 mRNA and protein expression were inhibited in lead-exposed group, while in MGN-treated group, they were improved significantly and were in a dose-dependent manner. In immunohistochemistry results, no Nrf2 positive cells in blank control group were observed. A few in lead-exposed group were observed, while lots of Nrf2 positive cells in MGN-treated group were observed. γ – GCS positive cells in lead-exposed group were less than that in blank control group, the amount in MGN-treated groups increased significantly.

Conclusion: Nrf2 can be activated by lead, while MGN can further activate it, the regulation is not at the level of gene transcription, but may be in the post-transcriptional level. Nrf2 may be the critical transcription factor when MGN intervene the expression of antioxidant genes. γ – GCS、HO – 1 levels were raised after the activation of Nrf2, it indicated that Nrf2 – ARE pathway take part in protective effects of MGN in lead-exposed rats.

In summary, we can draw the following conclusions: MGN can relieve the oxidative stress caused by lead, it has neuroprotective effects to lead-exposed rats. The effects were achieved by the activation of the Nrf2 downstream genes such as antioxidant enzymes, phase Ⅱ detoxification enzymes and GSH related enzymes.

The innovation of this study: Antioxidant mangiferin was used in the lead(Pb) study; Nrf2 pathway was used to explain the neuroprotective effect of MGN.

Key Words: mangiferin; lead; reactive oxygen species; nuclear factor-erythroid 2 – related factor 2; γ – glutamylcysteine synthase

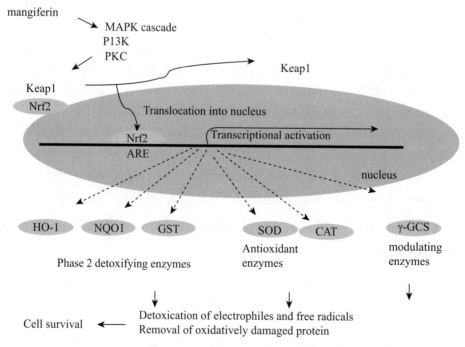

Fig. The schematic diagram of the Nrf2 – ARE signaling pathway and the possible mechanism

覃文慧博士学位论文

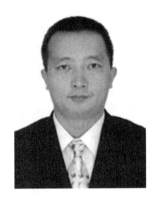

覃文慧，男，1976 年 11 月生，博士，现任广西中医药大学药学院副教授，长期从事中药基础理论与中药药效筛选研究。2014 年 06 月毕业于成都中医药大学药学院，获中药学博士学位。2001 年 07 月至今于广西中医药大学药学院从事教学及中药药性及药效学研究工作。近年来作为负责人承担的省级科研项目 2 项，作为主要参与者参加国际自然基金 3 项；近五年，在国内外发表学术论文十多篇。作为编委参编《桂本草》《广西临床常见中草药》《中医中药基础学》等 8 部教材及专著。

复方芒果苷对 BLM 联合 LPS 诱导的慢阻肺小鼠（气虚痰瘀型）药效及作用机制研究

摘　要

1　目的

研究复方芒果苷对博来霉素联合内毒素诱导的 COPD 小鼠（气虚痰瘀型）的药效及作用机制，为复方芒果苷治疗 COPD 提供实验信息及科学依据，同时也为复方芒果苷开发成治疗 COPD 新型、安全、有效的新药提供理论基础及实验依据。

2　方法

2.1　建立 COPD（气虚痰瘀型）模型

取健康雄性小鼠随机分为空白组、B1 组、L1 组、B3 组、L3 组和 B + L 组，每组 48 只。诱导方法按照每只每次 40μl 滴鼻。B1 组：第 0 天 1 次性滴鼻 3.75mg/ml BLM。L1 组：第 0 天 1 次性滴鼻 5mg/ml LPS。B3 组：第 0、7、14 天分别滴鼻 1.25mg/ml BLM。L3 组：第 0、7、14 天分别滴鼻 1.5mg/ml LPS。B + L 组：第 0 天滴鼻 3.75mg/ml BLM 和 1.5mg/ml LPS，第 7、14 天再分别滴鼻 1.5mg/ml LPS。每组分别于第 28、42、56 天各处死 16 只小鼠，取肺组织进行相关指标测定。指标包括①观察中医表征（后爪皮肤及舌底颜色变化、自主活动、体重变化）；②采用 HE 染色法在显微镜下观察肺组织结构变化，用 Masson 染色法观察小鼠肺组织胶原沉积的变化；③应用 ELISA 法测定肺组织中细胞因子 IL－1β、IL－4、IL－8、TNF－α 和 TGF－β1 的含量；④采用免疫组化方法检测肺组织高黏液分泌指标 MUC5AC、AQP5 和氧化/抗氧化指标 Nrf2、Bach1、γ－GCS 蛋白表达；

⑤采用紫外分光光度法测定肺组织的 GSH、MDA、T - AOC 含量及 SOD 的活力。

2.2 复方芒果苷对 COPD（气虚痰瘀型）模型小鼠的药效及机制研究

采用 B + L 组的方法制作 COPD（气虚痰瘀型）模型小鼠，将模型小鼠随机分为 4 组，即模型组（生理盐水），复方芒果苷高、低剂量组和阳性组（地塞米松），另设空白组（生理盐水），每组 10 只，于造模结束后第 1 天开始灌胃给予相应药物或生理盐水，给药容量是 20ml/kg，连续 6 周。于末次给药后第 2 天处死小鼠，取肺组织进行相关指标测定。指标包括①观察中医表征（后爪皮肤及舌底颜色变化、自主活动、体重变化）；②采用 HE 染色法在显微镜下观察小鼠肺组织结构变化，用 Masson 染色法观察小鼠肺组织胶原沉积的变化；③应用 ELISA 法测定肺组织中细胞因子 IL - 1β、IL - 4、IL - 8、TNF - α 和 TGF - β1 的含量；④采用免疫组化方法检测肺组织高黏液分泌指标 MUC5AC、AQP5 和氧化/抗氧化指标 Nrf2、Bach1、γ - GCS 蛋白表达；⑤采用紫外分光光度法测定肺组织的 GSH、MDA、T - AOC 含量及 SOD 的活力；⑥采用实时荧光定量 PCR 检测小鼠肺组织中 TNF - α、TGF - β1、CXCL8、MUC5AC mRNA 的基因表达。

3 结果

3.1 构建 COPD（气虚痰瘀型）模型

①中医表征：与空白组比较，各模型诱导组体重增长显著缓慢，其中 B + L 组增长最缓慢（$P < 0.01$）；B + L 组和 B1 组小鼠自主活动次数显著减少，后爪皮肤及舌底颜色变紫暗，其中以 B + L 组最明显（$P < 0.01$）。②模型诱导组小鼠肺组织从第 28 天开始出现明显病理改变，并呈时间进行性加重，且 B + L 组病理改变较其他组明显，表现在小鼠支气管黏膜下层及肌层可见明显炎症细胞浸润，管腔内有大量渗出物，部分肺泡壁破坏并形成肺气肿，部分支气管纤毛上皮脱落，血管壁炎症细胞浸润，局部肺泡隔增厚，支气管平滑肌厚度增加较明显，支气管变狭窄，间质纤维组织增生。其中 B + L 组小鼠肺组织的肺支气管炎、肺支气管周围炎及肺气肿病理学改变明显，提示联合诱导优于其他单因素诱导方法。③模型构建过程中的模型小鼠肺组织中 IL - 1β、IL - 4、IL - 8、TNF - α、TGF - β1 显著升高（$P < 0.05$）。④模型构建过程中的模型小鼠 MUC5AC 蛋白表达均显著升高（$P < 0.01$），AQP5 蛋白表达在第 42 天开始显著下降（$P < 0.05$），并呈时间进行性下降；在整个模型构建过程中小鼠肺组织 γ - GCS、Nrf2 蛋白表达显著增高（$P < 0.05$），Bach1 蛋白表达显著降低（$P < 0.05$）。⑤在整个模型构建过程中小鼠肺组织的 GSH、SOD、T-AOC 均显著降低（$P < 0.05$），MDA 显著升高（$P < 0.05$）。

3.2 复方芒果苷对 COPD（气虚痰瘀型）模型小鼠的药效及机制研究

①与模型组比较，复方芒果苷能明显恢复 COPD（气虚痰瘀型）模型小鼠体重增幅、改善后爪及舌底紫暗状态，恢复模型小鼠的自主活动能力等体征（$P < 0.05$）。②复方芒果苷可以明显改善肺部病理改变，具体表现为支气管黏膜下层及肌层、血管壁仅有轻度炎症细胞浸润，管腔内有少量渗出物，少部分肺泡壁被破坏，支气管轻度狭窄，少量支气管纤毛上皮脱落，支气管平滑肌厚度轻度增加，少许肺泡隔增厚，间质纤维组织轻度增生。复方芒果苷各剂量组均可不同程度地改善肺组织的病理改变，减轻肺支气管炎、肺支气管周围炎（$P < 0.05$），抑制肺气肿形成（$P < 0.05$）。③复方芒果苷能显著降低模型小鼠肺组

织中炎症相关因子 IL - 1β、IL - 4、IL - 8、TNF - α 和 TGF - β1 的含量（$P < 0.05$）。④复方芒果苷能显著降低小鼠肺组织 MUC5AC 蛋白表达（$P < 0.05$），显著升高 AQP5 蛋白表达（$P < 0.05$）。复方芒果苷能显著降低肺组织中 γ - GCS、Nrf2 蛋白表达（$P < 0.05$），显著提高模型小鼠肺组织 Bach1 蛋白表达（$P < 0.05$）。⑤复方芒果苷能显著提高 GSH、SOD、T-AOC 的含量（$P < 0.05$），显著降低 MDA 的含量（$P < 0.05$）。⑥复方芒果苷能显著抑制模型小鼠肺组织中 TNF - α、CXCL8、TGF - β1、MUC5AC mRNA 表达。

4 结论

4.1 病证模型构建

应用博来霉素联合内毒素诱导能够成功构建符合病证结合的 COPD（气虚痰瘀型）小鼠模型，该模型既体现中医病证的症状和体征（气虚、痰阻、血瘀），也呈现 COPD 的病理形态学改变。

4.2 复方芒果苷药效研究

复方芒果苷具有化痰平喘、益气散瘀的功效，可恢复小鼠体重增长、恢复小鼠自主活动能力、减轻舌底和后爪皮肤瘀血等症状，减轻肺组织炎症，减少肺气肿的形成，改善模型肺组织形态的病理学改变。

4.3 复方芒果苷作用机制研究

复方芒果苷可以通过抑制肺组织及气道炎症、减少黏液高分泌、改善氧化/抗氧化失衡等多重保护由博来霉素联合内毒素诱导的 COPD（气虚痰瘀型）模型小鼠。其作用机制可能与降低模型小鼠肺组织中 IL - 1β、IL - 4、IL - 8、TNF - α、TGF - β1 的含量及抑制 CXCL8、TNF - α、TGF - β1mRNA 表达；抑制模型小鼠肺组织中 MUC5AC 蛋白及 mRNA 表达，提高 AQP5 蛋白表达；提高模型小鼠肺组织中 GSH 和 SOD、T - AOC 水平，降低 MDA 水平，下调 Nrf2 蛋白表达，上调 Bach1 蛋白表达，下调 γ - GCS 蛋白表达等有关。

关键词：复方芒果苷；组分中药；慢阻肺（气虚痰瘀型）；博来霉素联合内毒素

Study on the Efficacy and Mechanism of Compound Mangiferin to the Model Mice with COPD (Syndrome of Qi Deficiency and Phlegm Statisis) Induced by BLM and LPS

ABSTRACT

1 Objective

The aim of this study is to provide scientific and reliable theoretical basis for the treatment of

COPD with compound mangiferin, and provide the theory and experimental basis for the development of compound mangiferin as new, safe and effective drug for the prevention and treatment of COPD, by studying on the efficacy and mechanism of compound mangiferin to the model mice with COPD induced by BLM and LPS.

2. Methods

2. 1　Establish the COPD model(with the syndrome of qi deficiency and phlegm statisis)

Healthy male mice were randomly divided into control group, group B1, group L1, group B3, group L3 and group B + L, 48 mice each group. Group B1: Mice were given BLM, 3. 75mg/ml, at day 0 by nasal drip. Group L1: Mice were given LPS, 5mg/ml, at day 0 by nasal drip. Group B3: Mice were given BLM, 1. 25mg/ml, respectively at day 0, day 7 and day fourteen by nasal drip. Group L3: Mice were given LPS, 1. 5mg/ml, respectively at day 0, day 7 and day 14 by nasal drip. Group B + L: Mice were given BLM, 3. 75mg/ml and given LPS, 1. 5mg/ml at day 0, then given LPS, 1. 5mg/ml at day 7, and day 14. 16 mice of each group were sacrificed at day 28, day 42 and day 56, measured the relevant index in lung tissue, icluding observing TCM characterization: claws and tongue skin color changes, locomotor activity, weight changes, observing following changes in the lung tissue by HE staining. Observing the changes in collagen deposition in the lung tissue of mice by Masson staining. Determining cytokines content of IL - 1β, IL - 4, IL - 8, TNF - α and TGF - β1 in lung tissue by ELISA . Testing protein expression of MUC5AC and AQP5, which were lung mucus secretion high index, and Nrf2, Bach1and γ - GCS, which were oxidant / antioxidant index by immunohistochemistry. Testing the content of GSH, MDAand T - AOC, and activity of SOD of lung tissue by using UV spectrophotometry.

2. 2　Study on the efficacy and mechanism of compound mangiferin to the model mice

Study on the efficacy and mechanism of compound mangiferin to the model mice According the above research results, the methods of establishing model were using the combination of BLM and LPS. Model mice were randomly divided into 4 groups, model control group(given NS), compound mangiferin high dose group(given compound mangiferin), compound mangiferin high dose group(given compound mangiferin), positive control group(given dexamethasone); and the blank control group(given NS) was normal mice, 10 mice per group. Mice were given corresponding drugs and NS, 20ml/kg, by gavage at the first day after establish model. Mice were sacrificed at second day after the last administration, and the relevant index in lung tissue were measured, icluding observing TCM characterization: Claws and tongue skin color changes, locomotor activity, weight changes, observing following changes in the lung tissue by HE staining, Observing the changes in collagen deposition in the lung tissue of mice by Masson staining, determining cytokines content of IL - 1β, IL - 4, IL - 8, TNF - α and TGF - β1 in lung tissue by ELISA, testing protein expression of MUC5AC and AQP5, which were lung mucus secretion high index, and

Nrf2, Bach1 and γ – GCS, which were oxidant / antioxidant index by immunohistochemistry, testing the content of GSH, MDA, and T – AOC, and activity of SOD of lung tissue by using UV spectrophotometry; testing the mRNA expression of TNF – α, TGF – β1, CXCL8 and MUC5AC in lung tissue by using real-time quantitative PCR.

3 Results

3.1 Establish the COPD model(with the syndrome of qi deficiency and phlegm statisis)

①TCM characterization: compared with the blank control group, the increasing of weight of model control group were more slow, the group B + L were most slow($P < 0.01$), group B + L and group B1's number of independent activity of were significantly reduced, hind paw skin and tongue color were change into dark purple, group B + L were most obvious($P < 0.01$). ②Lung tissue of model mice appeared significant pathological changes at day 28, and showed a progressive increase. The group B + L were most obvious than other group, bronchial submucosa and muscular mice showed obvious infiltration of inflammatory cells, there were a lot of exudate within the lumen, partial alveolar wall destructed the and formed emphysema, part of the bronchial ciliated epithelium, vessel wall were infiltrated by inflammatory cell, local alveolar septa became thick, bronchial smooth muscle were significantly became thick, bronchus became narrowing, interstitial fibrous tissue proliferated. The group B + L had the more obvious pathological changes of pulmonary bronchitis, emphysema, lung and bronchial inflammation around than other group, which showed the combination of BLM and LPS, was better than other inducing methods. ③The content of IL – 1β, IL – 4, IL – 8, TNF – α and TGF – β1 in lung tissue of model group were obviouly increased($P < 0.05$). The protein expression of MUC5AC of model mice were obviously increased ($P < 0.01$), the protein expression of AQP5 of model mice were obviously decreased at day forty-two($P < 0.05$), the protein expression of γ – GCS and Nrf2 of model mice were obviously increased($P < 0.05$), the protein expression of Bach1 of model mice were obviously decreased($P < 0.05$). ⑤The content of GSH, SOD and T – AOC of model mice were obviously decreased($P < 0.05$), the content of MDA of model mice were obviously increased($P < 0.05$).

3.2 Study on the efficacy and mechanism of compound mangiferin to the model mice

①Compared with the model control group, compound mangiferin could obviously recoverd the increasing of mice weight with the COPD, improving the condition of hind paw skin and tongue color, recovered the autonomic activity in mice($P < 0.05$). ②Compound mangiferin could obviously improve the pathological changes in the lungs, bronchial submucosa and muscular, vascular wall had only mild inflammatory cell infiltration, small amount of exudate within the lumen, destroied a small part of the alveolar walls, mild bronchial stenosis, a small amount of bronchial ciliated epithelium, bronchial smooth muscle thickness increased slightly, slight thickening of alveolar septa, mild interstitial fibrous tissue hyperplasia. Compound mangiferin could improve the pathological changes of lung tissue at different degrees, reduce pulmonary bronchitis, bronchial inflammation around the lungs($P < 0.05$), inhibited the formation of emphysema($P < 0.05$). ③Compound mangiferin could decrease the content of IL $-$ 1β, IL $-$ 4, IL $-$ 8, TNF $-$ αand TGF $-$ β1 in the lung tissue of model mice($P < 0.05$). ④Compound mangiferin could obviously decrease the protein expression of MUC5AC in lung tissue($P < 0.05$), and obviously increase the expression of AQP5 in lung tissue($P < 0.05$). ⑤Compound mangiferin could obviously increase the content of GSH, SOD and T $-$ AOC($P < 0.05$), obviously decrease the content of MDA. ⑥ Compound mangiferin could obviously inhibit the gene expression of TNF $-$ α, CXCL8, TGF $-$ β1 and MUC5AC mRNA in lung tissue of model mice.

4　Conclusions

4. 1　Establish the COPD model(with the syndrome of qi deficiency and phlegm statisis)

The combination of the BML and LPS can successfully used in the establishing of the COPD mice model(with the syndrome of qi deficiency and phlegm statisis), which not only reflect the signs and symptoms of TCM(Qi deficiency, phlegm stasis, and blood stasis), but also reflect the pathological changes of COPD.

4. 2　Study on the efficacy of compound mangiferin

Compound mangiferin can restore the growth of mouse weight, restore the spontaneous activity of mice, reduce the ability of skin blood stasis tongue and jaw performance, further confirm that compound mangiferin has effects of nourishing qi, eliminating phlegm and activating blood.

4. 3　Study on the mechanism of compound mangiferin

Compound mangiferin can protect the COPD mice model by the multiple mechanisms, including inhibition of lung tissue and airway inflammation, reducing mucus hypersecretion, improving the imbalance between oxidant and antioxidant. The mechanism may be related with the effects of mangiferin, including reducing the contents of IL $-$ 1β, IL $-$ 4, IL $-$ 8, TNF $-$ α and TGF $-$ β1 in lung tissue, inhibiting the mRNA expression of CXCL 8, TNF $-$ α and TGF $-$ β1, inhibiting the protein expression of MUC5AC, decreasing the content of TNF $-$ α, inhibiting the mRNA expression of MUC5AC, enhancing the level of GSH, SOD and T $-$ AOC in tissue of model mice, decreasing the level of MDA, down-regulating the protein expression of Nrf2, up-regulating the protein expression of Bach1, down-regulating the protein expression of γ $-$ GCS.

Key words: Compound Mangiferin; Multi-component Chinese Medicine; COPD(Syndrome of qi deficiency and phlegm statisis); Combination of BLM and LPS

附录三 农作物废弃物药用研究学术交流

2009 年 10 月 23 日，在广西百色市现代农业技术研究推广中心二楼多功能厅，广西中医学院与广西百色国家农业科技园区共同成功举办了"农作物废弃物功能成分筛选暨首届芒果苷研究国际研讨会"。研讨会以"农作物废弃物功能成分筛选和芒果苷研究"为主题，古巴药理学会主席 Rene Delgado – Hernandez 教授、印度马尼帕尔大学 B. S. Satish Rao 教授、印度国家科学院 K. I. Priyadarsini 院士、美国德克萨斯大学奥斯汀分校 John Chambers Christopher 博士、马来亚大学 Ling Lai Teng 博士、北京中医药大学高学敏教授、中国药科大学中药学院院长孔令义教授、中国医学科学院药物研究所庾石山研究员、中国中医科学院王智民首席研究员等国内外专家学者共 100 多人出席会议。与会专家在会议上进行了广泛深入的学术交流。

此次会议由广西中医学院邓家刚教授发起、组织，会上成立了国际芒果苷研究联合会。会议出版了第一届会议论文集《芒果叶与芒果苷研究 Ⅰ》（英文）。

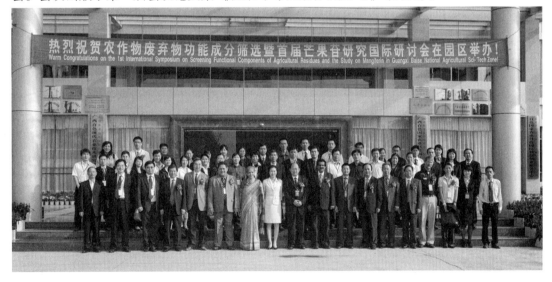

农作物废弃物功能成分筛选暨首届芒果苷研究国际研讨会

2011 年 8 月 13—15 日，"农作物废弃物功能成分筛选研究暨第二届芒果苷研究国际学术论坛"在广西百色国家农业科技园区隆重召开。来自英国、美国、法国、澳大利亚、泰国、马来西亚、越南及中国的相关科研院所的 80 余位专家学者出席本次论坛。与会代表以"农作物废弃物的药用研究和中药活性成分及质量标准的研究"为主题，围绕农作物废弃物（芒果苷等）的基础研究、应用研究、中药活性成分研究的现状，及最新进展、研究思路及方法、热点与难点、中药药效物质基础、中药质量控制研究等进行了深入的交流和讨论。会议出版了第二届会议论文集《芒果叶与芒果苷研究 Ⅱ》（英文）。

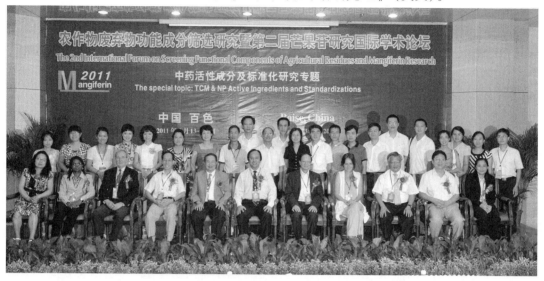

农作物废弃物功能成分筛选暨第二届芒果苷研究国际学术论坛

2013 年 9 月 7—8 日，"农作物废弃物功能成分筛选研究暨第三届芒果苷研究国际学术研讨会"在广西百色国家现代农业科技园区隆重召开。本届研讨会以"农作物废弃物、传统中药、天然药物功能成分提取与创新中药"为主题，来自泰国孔敬大学、泰国清迈大学、缅甸传统医学部、越南河内药科大学、越南 DK 制药有限公司、越南民族药用植物研究和开发中心、马来西亚拉曼大学、老挝传统医药学院、澳大利亚格里菲斯大学、北京中医药大学、成都中医药大学、天津药物研究院、南开大学、广西中医药研究院、广西医科大学、广西药用植物园、广西中医药大学、广西百色国家现代农业科技园区、广西防城港常春生物技术开发有限公司等的专家学者和企业代表共 100 多人出席会议。会议出版了第三届会议论文集《芒果叶与芒果苷研究 Ⅲ》（英文）。

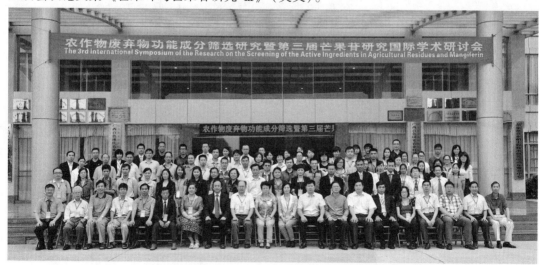

农作物废弃物功能成分筛研究选暨第三届芒果苷研究国际学术研讨会

附录四 芒果叶、芒果核及其提取物芒果苷研究论文索引

[1] 胡小勤，杜正彩，李琦，等．芒果苷联合葛根素对自发性高血压大鼠肾脏炎性损伤的协同保护作用．科学技术与工程，2016（32）：196 – 204．

[2] 张帅，黄思诗，覃文慧，等．芒果三芪肺纤方对博来霉素致小鼠肺纤维化作用研究．药物评价研究，2016（05）：758 – 762．

[3] 胡小勤，邓家刚，曾学文，等．芒果苷对自发性高血压大鼠外周血单核细胞活化及血清炎性因子表达的影响．天然产物研究与开发，2016（07）：1144 – 1149．

[4] 袁叶飞，余昕，黄光平，等．芒果核仁水提物的体外抗炎作用研究．华西药学杂志，2016（01）：34 – 36．

[5] 欧贤红，邓家刚，余昕，等．红象牙芒果核仁抗炎活性成分研究．中国药学杂志，2015（19）：1673 – 1677．

[6] 聂妍，侯媛媛，李云鹍，等．生物活性结合 UPLC – Q/TOF 分析的芒果核仁中抗炎药效物质筛选研究．中草药，2015（18）：2743 – 2749．

[7] 卫智权，阎莉，邓家刚，等．芒果苷对慢性支气管炎大鼠 CD4 + T 淋巴细胞的影响．天然产物研究与开发，2015（07）：1166 – 1170．

[8] 唐慧勤，陈莲，阎莉，等．芒果苷国内研究进展．湖南中医杂志，2015（06）：200 – 202．

[9] 陈仪新，卫智权，陆广利，等．芒果不同部位化学成分和药理作用的研究近况．广西中医药大学学报，2015（02）：102 – 105．

[10] 卫智权，阎莉，邓家刚，等．芒果苷对慢性支气管炎大鼠超氧化物歧化酶同工酶表达的影响．中国药学杂志，2015（11）：941 – 946．

[11] 周丹丹，戴航，王硕，等．经典"农作物废弃物"的药用价值分析．世界中西医结合杂志，2014（05）：551 – 553．

[12] 卫智权，阎莉，邓家刚，等．芒果苷调控单核细胞 NF – κB（P65）与 IκBα 表达对慢性支气管炎大鼠的保护作用．药学学报，2014（05）：596 – 601．

[13] 黄慧学，梁秋云，邓家刚，等．不同辅料对芒果苷在 Caco – 2 细胞模型吸收转运的影响．广西中医药大学学报，2014（01）：60 – 62．

[14] 杜正彩，邓家刚，黄慧学，等．芒果叶醇提取物对小鼠急性酒精性肝损伤的影响．中国实验方剂学杂志，2013（22）：250 – 253．

[15] 胡文姬，李学坚，刘布鸣，等．芒果苷苷元研究进展．时珍国医国药，2013（11）：2759 – 2763．

[16] 袁叶飞，胡祥宇，黄光平，等．芒果核仁中没食子酸及总多酚的测定．中成药，2013（10）：2298 – 2301．

[17] 杜正彩，邓家刚，李好文．芒果苷与顺铂联用对肝癌细胞 HepG2 增殖及 PTK 活性的

影响．广西中医药，2013（03）：59 – 63.

［18］吕建珍，于洋，邓源，等．芒果苷对人肺腺癌 A549 细胞增殖的抑制作用及其机制研究．四川大学学报（自然科学版），2013（03）：611 – 614.

［19］李学坚，杜正彩，黄艳，等．芒果苷酯化衍生物的合成及其降血糖活性（英文）．中国天然药物，2013（03）：296 – 301.

［20］卫智权，邓家刚，阎莉，等．芒果苷对慢性炎症大鼠外周血单核细胞髓样分化因子88 表达的影响．中国药理学通报，2013（04）：482 – 486.

［21］袁叶飞，胡祥宇，王琳，等．芒果核仁乙酸乙酯部位化学成分．中国实验方剂学杂志，2013（09）：161 – 163.

［22］李学坚，杜正彩，邓家刚，等．芒果苷酰化衍生物降血糖活性的研究．时珍国医国药，2013（01）：51 – 53.

［23］卫智权，阎莉，邓家刚，等．芒果苷对脂多糖诱导的慢性炎症大鼠 MAPK 通路及血清细胞因子的影响．中草药，2013（01）：52 – 58.

［24］董小娟，邓家刚，袁叶飞．芒果核壳化学成分定性鉴别的试验研究．泸州医学院学报，2012（05）：469 – 471.

［25］李学坚，杜正彩，邓家刚，等．3 个芒果苷酰化衍生物的化学合成及抗炎作用研究．中国实验方剂学杂志，2012（24）：228 – 232.

［26］邓家刚．芒果叶提取物对小鼠急性酒精性肝损伤的影响．中华中医药学会．2012 第五届全国临床中药学学术研讨会论文集．北京：中华中医药学会，2012：5.

［27］胡小勤，杨秀美，曾学文，等．芒果苷对自发性高血压大鼠心脑肾组织形态学的影响．科学技术与工程，2012（25）：6278 – 6281.

［28］郭宏伟，邓家刚，运晨霞，等．芒果苷抑制哮喘小鼠气道炎症的机制．中国实验方剂学杂志，2012（09）：187 – 190.

［29］梁健钦，邓家刚，吴玉强，等．芒果苷乳膏制备工艺的研究．华西药学杂志，2012（02）：165 – 167.

［30］卫智权，阎莉，邓家刚，等．芒果苷对脂多糖诱导慢性炎症中环氧合酶/脂氧合酶的双重抑制作用．中国新药杂志，2012（06）：670 – 674.

［31］吴玉强，邓家刚，梁健钦，等．芒果苷乳膏质量标准研究．中国医药导报，2012（08）：104 – 105，108.

［32］李学坚，杜正彩，邓家刚．采用水基溶剂提取芒果苷的工艺研究．中成药，2012（01）：161 – 164.

［33］李学坚，胡文姬，邓家刚，等．析因分析法研究槲皮素对芒果苷抗炎祛痰作用的影响．时珍国医国药，2012（01）：27 – 28.

［34］李学坚，杜正彩，胡文姬，等．采用析因设计方法研究槲皮素和没食子酸对芒果苷镇咳作用的影响．中国实验方剂学杂志，2011（23）：145 – 147.

［35］运晨霞，郭宏伟，邓家刚，等．芒果苷对 2215 细胞 MAPK 信号通路的影响．细胞与分子免疫学杂志，2011（08）：915 – 917.

［36］李学坚，杜正彩，邓家刚．D101 大孔树脂吸附芒果苷的影响因素．中国实验方剂学杂志，2011（15）：24 – 26.

[37] 卫智权，阎莉，邓家刚，等．芒果苷对慢性炎症 MAPK 信号通路的影响．中国中药杂志，2011（13）：1798 – 1802.

[38] 王勤，邓家刚，杨柯，等．芒果苷对慢性支气管炎大鼠炎症因子及小鼠巨噬细胞环氧化酶 – 2 表达的影响．中国中药杂志，2011（10）：1348 – 1352.

[39] 梁健钦，邓家刚．芒果苷油水分配系数的测定．华西药学杂志，2011（02）：193 – 195.

[40] 邓家刚，邓静，周文强，等．芒果苷对 HepG2.2.15 细胞 β – arrestins 信号通路影响的研究．中药药理与临床，2011（02）：22 – 24.

[41] 卫智权，邓家刚，阎莉，等．芒果苷对脂多糖诱导慢性炎症的抗炎作用．中药药理与临床，2011（02）：43 – 45.

[42] 邓家刚，兰太进，杨柯，等．芒果苷对 DHBV 感染鸭脾细胞内 cAMP，cGMP 水平影响的实验研究．广西中医药，2011（01）：57 – 59.

[43] 黄慧学，谭珍媛，邓家刚，等．人肠道菌群对芒果苷体外代谢转化的研究．中国中药杂志，2011（04）：443 – 445.

[44] 袁叶飞，邓家刚，胡祥宇，等．芒果苷单钠盐的抑菌作用研究．中国实验方剂学杂志，2011（06）：173 – 175.

[45] 冯旭，邓家刚，覃洁萍，等．芒果叶挥发油化学成分研究．时珍国医国药，2011（01）：83 – 84.

[46] 运晨霞，邓家刚，王坤，等．芒果苷对化疗荷瘤小鼠细胞因子及 T 细胞内第二信使水平的影响．广西医科大学学报，2010（06）：829 – 832.

[47] 邓家刚，郭宏伟，运晨霞，等．芒果苷抑制鸭乙肝病毒感染的免疫机制．细胞与分子免疫学杂志，2010（10）：1046 – 1047.

[48] 袁叶飞，邓家刚，胡祥宇，等．芒果苷磺酸钠抗白血病的实验研究．时珍国医国药，2010（07）：1664 – 1665.

[49] 邓家刚，郑作文，郝二伟，等．芒果苷片治疗急性支气管炎的药效学研究．中成药，2010（02）：300 – 303.

[50] 李学坚，邓家刚，覃振林，等．复方芒果苷滴眼液中芒果苷和盐酸小檗碱的鉴别及含量测定．华西药学杂志，2010（01）：118 – 119.

[51] 李学坚，邓家刚，覃振林，等．芒果苷、小檗碱组合物抑菌、抗炎、镇痛作用的研究．中国中医药科技，2010（01）：36 – 37.

[52] 王志萍，邓家刚，谭珍媛．芒果苷片体外抑菌杀虫作用的实验研究．时珍国医国药，2009（09）：2167 – 2168.

[53] 黄小鸥，陈壮，邓家刚．芒果苷滴丸对小鼠实验性肝损伤的保护作用．中国药师，2009（09）：1184 – 1187.

[54] 王勤．芒果苷对慢性支气管炎大鼠的影响．中华中医药学会中药基础理论分会．第二届临床中药学学术研讨会论文集．北京：中华中医药学会中药基础理论分会，2009：5.

[55] 黄小鸥，邓家刚，陈壮．芒果苷滴丸对大鼠慢性肝损伤的保护作用．中国药师，2009（06）：701 – 704.

[56] 曾春晖，潘小姣，杨柯，等．反相高效液相色谱法测定家兔粪便中芒果苷的含量．科学技术与工程，2009（09）：2429 – 2431，2436.

[57] 韦乃球，邓家刚，冼寒梅，等．芒果叶水煎液、去芒果苷芒果叶水煎液及芒果苷祛痰镇咳药效比较的实验研究．河南中医，2009（01）：42 – 44.

[58] 李学坚，邓家刚，覃振林，等．芒果苷小檗碱组合物对大鼠实验性子宫炎症的影响．时珍国医国药，2008（12）：3008 – 3009.

[59] 李学坚，邓家刚，覃振林，等．芒果苷小檗碱组合物降血糖作用的试验研究．中国现代中药，2008（12）：26 – 28.

[60] 冯旭，王胜波，邓家刚，等．高效液相色谱法同时测定芒果叶中芒果苷与高芒果苷的含量．中成药，2008（10）：1504 – 1506.

[61] 邓家刚，郝二伟，郑作文，等．芒果苷对两种不同炎症模型前列腺素 E – 2 含量的影响．中华中医药学刊，2008（10）：2085 – 2086.

[62] 邓家刚，王志萍，申文慧，等．芒果苷片薄膜包衣工艺的研究．中国药师，2008（10）：1140 – 1142.

[63] 覃骊兰，梁爱武，邓家刚．芒果苷片治疗急性上呼吸道感染 30 例．山东中医杂志，2008（09）：587 – 588.

[64] 王志萍，邓家刚，王勤，等．羟丙基 – β – 环糊精包合法提高芒果苷溶解度的研究．中成药，2008（08）：1123 – 1126.

[65] 邓家刚，阎莉，郭力城．芒果苷对花生四烯酸代谢产物的影响．中国民族医药杂志，2008（08）：26 – 28.

[66] 邓家刚，覃骊兰．芒果苷近 5 年研究进展．长春中医药大学学报，2008（04）：463 – 464.

[67] 邓家刚，王志萍，李学坚，等．芒果苷滴丸成型工艺的研究．中成药，2008（07）：1070 – 1073.

[68] 覃洁萍，邓家刚，冯钰锜，等．有机质谱分析在芒果苷原料药微量杂质结构鉴定中的应用．质谱学报，2008（04）：218 – 225.

[69] 冯旭，邓家刚，覃洁萍，等．芒果苷原料药中杂质高芒果苷的含量测定．时珍国医国药，2008（06）：1295 – 1296.

[70] 邓家刚，郭力城，郑作文，等．芒果苷对豚鼠肺组织释放慢反应物质的影响．广西中医药，2008（03）：58 – 59.

[71] 袁叶飞，邓家刚，余昕，等．芒果苷单钠盐的药效学实验研究．时珍国医国药，2008（04）：816 – 817.

[72] 冯旭，王胜波，邓家刚，等．HPLC 法测定芒果叶中没食子酸的含量．山西中医学院学报，2008（01）：45 – 46.

[73] 邓家刚，袁叶飞．芒果苷单钠盐的制备及其与芒果苷的药效比较．华西药学杂志，2008（01）：17 – 18.

[74] 袁叶飞，邓家刚．芒果苷单钠盐的制备工艺．中国医院药学杂志，2008（03）：181 – 183.

[75] 邓家刚，李学坚．提取高纯度芒果苷的工艺研究．中国中医药科技，2008（01）：50 – 51.

[76] 李学坚，邓家刚，覃振林．影响芒果叶中芒果苷含量的生长因素研究．时珍国医国药，2008（01）：7-8.

[77] 王柳萍，邓家刚．芒果别名小考．中国实验方剂学杂志，2007（12）：22-23.

[78] 邓家刚，陈勇，王勤，等．芒果苷原料药的质量标准研究．中药材，2007（11）：1464-1466.

[79] 邓家刚，杨柯，阎莉，等．芒果苷对免疫抑制小鼠T淋巴细胞增殖的影响．中药药理与临床，2007（05）：64-65.

[80] 邓家刚．芒果苷对免疫抑制小鼠T淋巴细胞增殖的影响．中国药理学会中药药理专业委员会．第十届全国中药药理学术会议论文集．北京：中国药理学会中药药理专业委员会，2007：2.

[81] 覃振林，邓家刚，李学坚，等．植物性农药防治芒果叶病虫害的研究．广西中医药大学学报，2007（03）：82-83.

[82] 李学坚，邓家刚，杨兴，等．芒果叶药材规范化种植技术．中国现代中药，2007（08）：34-38.

[83] 冯旭，邓家刚，覃洁萍，等．芒果叶不同组织部位高效液相色谱指纹图谱比较．时珍国医国药，2007（07）：1569-1571.

[84] 李学坚，邓家刚．芒果树不同植株部位的芒果苷含量比较．山西中医学院学报，2007（02）：43-44.

[85] 邓家刚，杨柯，郑作文，等．芒果苷在鸭体内抑制鸭乙型肝炎病毒感染的实验研究．广西中医药大学学报，2007（01）：1-3.

[86] 邓家刚，冯旭，王勤，等．不同产地及不同品种芒果叶中芒果苷的含量对比研究．中成药，2006（12）：1755-1756.

[87] 张赟赟．芒果叶中有机氯残留量的检测．中国药学会.2006第六届中国药学会学术年会论文集．北京：中国药学会，2006：8.

[88] 李学坚，莫长林，邓家刚．不同良种芒果叶中芒果苷的含量比较．时珍国医国药，2006（06）：927.

[89] 邓家刚，冯旭，王勤，等．芒果叶与芒果枝条中芒果苷的含量对比研究．广西中医药，2006（02）：53-55.

[90] 邓家刚，郑作文，杨柯．芒果苷对内毒素致热家兔体温的影响．中国实验方剂学杂志，2006（02）：72-73.

[91] 王乃平，邓家刚，黄海滨，等．芒果叶总苷片的主要药效学研究．中国中药杂志，2004（10）：88-89.

[92] 郑作文，邓家刚，杨柯．芒果苷在2215细胞培养中对乙肝病毒HBsAg、HBeAg分泌的影响．中医药学刊，2004（09）：1645-1646.

[93] 李好文，邓家刚，邓静．芒果苷国外研究进展．广西中医药大学学报，2003（04）：62-66.

[94] 邓家刚，曾春晖．芒果叶及芒果苷30年研究概况．广西中医药大学学报，2003（02）：44-49.

[95] 邓家刚，郑作文，曾春晖．芒果苷的药效学实验研究．中医药学刊，2002（06）：

802 – 803.

［96］郑作文，邓家刚，林启云. 芒果止咳片的药效学研究 I. 中医药学刊，2002（03）：358 – 359.

［97］邓家刚，郑作文，周文光. 芒果止咳片治疗风热犯肺型咳嗽的疗效观察. 辽宁中医杂志，2000（09）：411 – 412.